“十四五”时期国家重点出版物出版专项规划项目

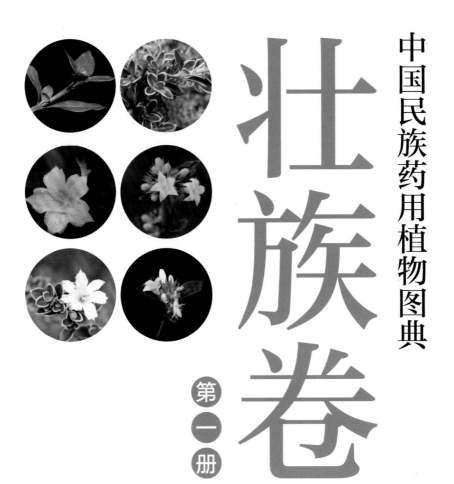

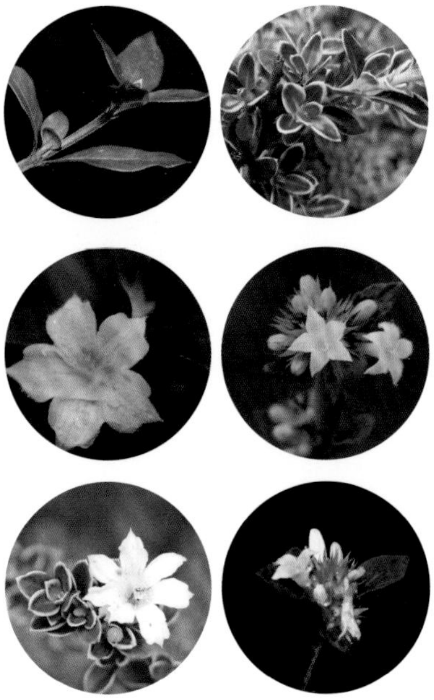

中国民族药用植物图典

壮族卷

第一册

U0236120

总 主 编：肖培根　诸国本

主　　编：彭　勇　谢　宇　李海霞

副 主 编：齐　菲　杨　芳　马　华　刘士勋　高楠楠　项　红　孙　玉　薛晓月

编　　委：马　楠　王　俊　王忆萍　王丽梅　王郁松　王梅红　卢　军　卢立东　田大虎　冯　倩
吕凤涛　刘　芳　刘　艳　刘士勋　刘卫华　刘立文　孙　宇　孙瑗琨　严　洁　李　惠
李远清　李俊勇　杨　帆　杨冬华　余海文　邹智峰　宋　伟　张　坤　张印辉　陈艳蕊
陈朝霞　罗建锋　郑小玲　赵白宇　赵卓君　段艳梅　饶　佳　秦　臻　耿赫兵　莫　愚
贾政芳　翁广云　郭春芳　黄　红　蒋思琪　程宜康　翟文慧　戴　峰　鞠玲霞　魏献波

图片摄影：周重建　谢　宇　裴　华　邬坤乾　袁井泉　孙骏威　谢　言　钟炯平　李　萍　夏云海

湖南科学技术出版社 · 长沙
国家一级出版社　全国百佳图书出版单位

“十四五”时期国家重点出版物出版专项规划项目

《中国民族药用植物图典》丛书编委会

总主编： 肖培根　诸国本

编　委： 马光宇　王　庆　叶　红　田华敏　宁迪敏
朱　进　朱　宏　任智标　全继红　刘士勋
刘卫华　刘立文　刘建新　齐　菲　孙　真
孙瑗琨　严　洁　芦　军　李建军　杨　帆
肖　卫　吴　晋　吴卫华　何清湖　汪　冶
汪　昕　张在其　陈艳蕊　罗建锋　周　芳
周重建　赵志远　赵来喜　赵梅红　莫　愚
徐　娜　郭　号　程宜康　谢　宇　谢　言
路　臻　蔡　伟　裴　华　翟文慧　曾朝辉

前言

中国是一个历史悠久、幅员辽阔、人口众多的多民族国家。民族医药主要是指中国少数民族的传统医药，少数民族传统医药是我国少数民族同胞在漫长的历史长河中创造和沿用的中医药的统称，它们在长期的生产生活实践活动中，为保护少数民族同胞的生命健康发挥了积极作用。民族医学和中医学有着相似的哲学思维、医疗特点、用药经验和历史命运，都属于中国的传统医药。民族医药是祖国医药学宝库的重要组成部分，发展民族医药事业，不但是各族人民健康的需要，更是对增进民族团结，促进民族地区经济、文化事业的发展，建设具有中国特色的社会主义医疗卫生事业有着十分重要的意义。

2002年10月19日，中共中央、国务院《关于进一步加强农村卫生工作的决定》指出：“要认真发掘、整理和推广民族医药技术。”

2004年2月19日，时任国务院副总理吴仪在全国中医药工作会议上指出：“民族医药在保障人民群众身体健康方面也发挥着重要作用，要认真做好挖掘、整理、总结、提高工作，大力促进其发展。”

中药资源家底不清、保护不力是我国目前中医药现代化发展面临的七大难题之一，民族医药更是如此。在这样的背景下，全面、系统地对各民族医药资源现状进行整理和归纳，组织出版《中国民族药用植物图典》丛书，既为切实保护、合理利用、深度开发我国民族医药资源提供了基础数据和科学依据，也是大力宣传党中央、国务院坚定不移地发展中医药包括民族医药事业、切实推进其继承与创新的一项重要举措。

本丛书第一辑包括《中国民族药用植物图典·苗族卷》《中国民族药用植物图典·壮族卷》《中国民族药用植物图典·藏族卷》《中国民族药用植物图典·蒙古族卷》《中国民族药用植物图典·水族卷》《中国民族药用植物图典·维吾尔族卷》。每卷收录该类民族药数百种，每种配以高清彩色药物照片6～10幅，并详细介绍了每种药物的民族药名、别名、来源、性味归经、识别特征、生境分布、采收加工、药材鉴别、功效主治、药理作用、用法用量、民族药方、使用注意等内容。本丛书是我国第一套系统整理和深度总结各少数民族传统药物的大型专著，有效填补了民族药研究和应用领域的一项空白。各分册主编均长期从事相应领域的实践工作，均为各自领域的研究专家，有着丰富的实践经验和长期的资源积累（包括文字和图片）。本丛书的出版对更好地保护和开发民族药物将发挥积极的作用，对民族药物知识的传播和可持续发展都将产生深远的影响，对少数民族药物临床应用及各种研究也会起到积极的作用。

本丛书的问世，充分展现了我国科学技术和民族医药发展的成果，必将对提升我国民族医药产业的整体水平，促进我国民族医药卫生事业高质量发展发挥重要的作用。衷心希望本丛书在普及民族药知识、保护和开发民族药资源方面起到积极作用。同时，我们也希望在开发利用各民族药物时，能够注意生态平衡、保护野生资源及物种。对那些疗效佳、用量大的野生药物，应逐步引种栽培（或培育），建立种植生产基地、资源保护区，使我国有限的民族药物资源能永远延续下去，更好地为人类健康造福。

本丛书的出版不仅可以填补这一领域的学术空白，还可为我国民族药物资源的进一步保护和发展夯实基础、指明方向，为广大民族药医疗、教学和科研工作者提供重要参考和权威指导，对从事药物研究、保护、管理的专业技术人员以及中药企业、中药院校师生和中医药爱好者都具有极高的参考价值和指导意义。

由于时间仓促，书中难免有错漏之处，还望广大读者批评指正。

《中国民族药用植物图典》丛书编委会

2023年2月

凡例

一、本丛书第一辑分为《中国民族药用植物图典·苗族卷》《中国民族药用植物图典·壮族卷》《中国民族药用植物图典·藏族卷》《中国民族药用植物图典·蒙古族卷》《中国民族药用植物图典·水族卷》《中国民族药用植物图典·维吾尔族卷》共六卷，每卷又分若干册。

二、为更好地普及和传播少数民族常用中草药知识，让更多的读者认识和了解少数民族的中医药文化，本丛书以《中华人民共和国药典（2020年版）》（一部）及《中药学》（第7版）为指导，共收录药物品种4000余种（为达到更好的传播效果，本丛书所收录品种以各民族常用中药为主）。

三、为便于读者快速识别各民族药物，每种药物均配有6～10幅高清彩色照片，包含药物的生境图、入药部位图、局部识别特征放大图、药材图和饮片图。对于多来源的药物品种，原则上只为第一来源的品种配图。

四、正文部分收录的内容有民族药名、别名、来源、性味归经、识别特征、生境分布、采收加工、药材鉴别、功效主治、用法用量、民族药方、使用注意。

1.民族药名：为该种药物在该民族的唯一名称。

2.别名：为该种药物在临床用法中的常用名称，一般收录2～6种。

3. 来源：即药物基原，详细介绍药物的科、种名、拉丁文及药用部位。

4. 性味归经：该种药物的药性、药味和归经。

5. 识别特征：该种药物的形态识别特征，包含根、茎、叶、花、果的详细识别特征及花、果期。

6. 生境分布：该种药物的生长环境和主要分布区域。

7. 采收加工：该种药物的最佳采收季节、采收方法、加工技术和注意事项。

8. 药材鉴别：该种药物的药材形状、颜色、气味等。

9. 功效主治：该种药物的功效和主治疾病。

10. 药理作用：该种药物的作用机制，以及药物组合所发挥的作用。

11. 用法用量：该种药物的单味药煎剂的成人一日干品内服量，外用无具体用量者均表示适量取服。

12. 民族药方：收录该民族区域内以该种药物为主，对功效主治有印证作用或对配伍应用有实际作用的古今效验方。

13. 使用注意：该种药物对某些症状的毒副作用或配伍禁忌等。

内容简介

本书为《中国民族药用植物图典》系列丛书之一，收录壮族习用药、常用药近300种，详细介绍了每种药物的壮药名、别名、来源、性味归经、识别特征、生境分布、采收加工、药材鉴别、功效主治、用法用量、民族药方、使用注意等知识，并配以近3000幅药物高清彩色照片。本书是国内第一部全面、系统介绍壮族药识别与应用知识的彩色图鉴，对更好地挖掘、保护和开发壮族传统药物将发挥积极作用，对壮族药知识的传播和可持续发展将产生深远影响，对弘扬和开发中国传统中医药文化，特别是少数民族传统特色药物文化具有重要意义。本书集识药、用药于一体，适合广大医药专业学生、医院、研究机构、药企、药农、药材销售从业人员、医药爱好者及医务工作者收藏和阅读。

总目录

第一册

第二册

第三册

第四册

第五册

第六册

第七册

第八册

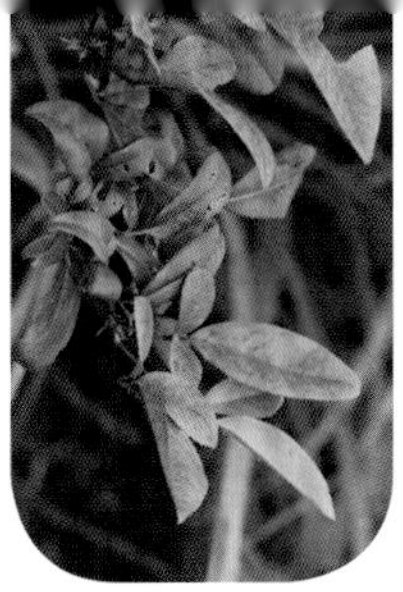

目 录

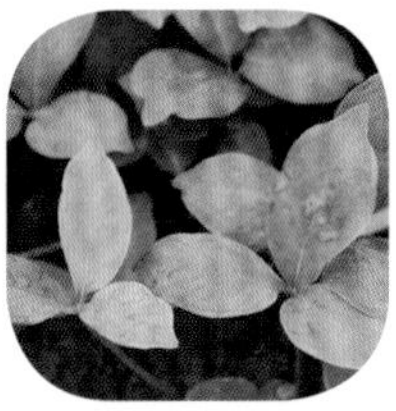

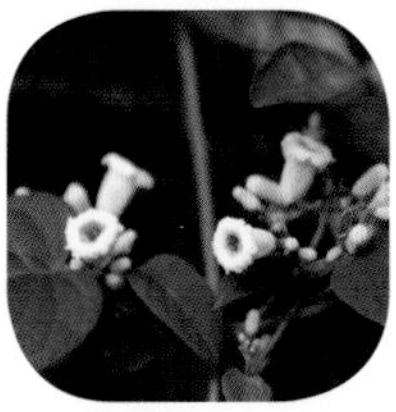

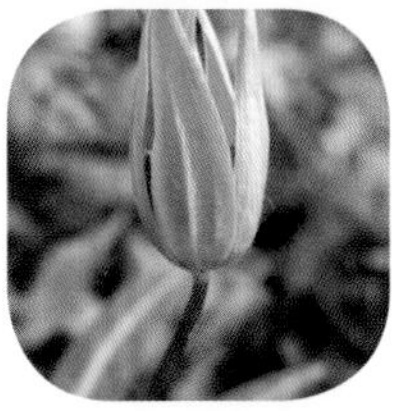

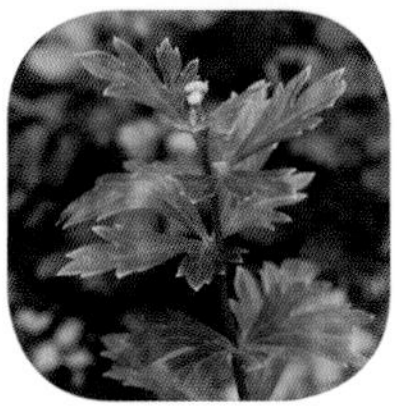

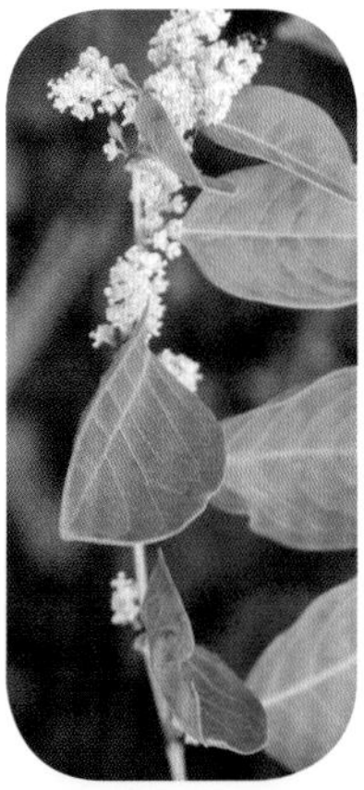
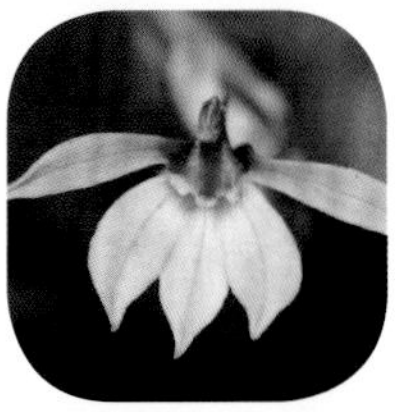
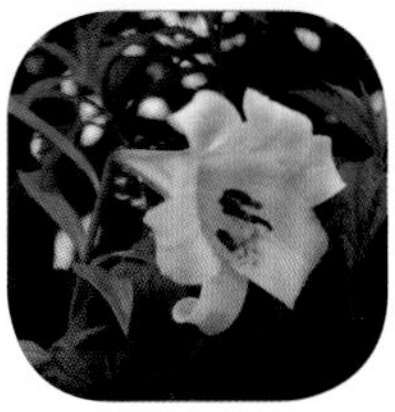

中国民族药用植物图典（第一辑）

壮族卷（第一册）

中国民族药用植物图典·苗族卷
中国民族药用植物图典·壮族卷
中国民族药用植物图典·藏族卷
中国民族药用植物图典·蒙古族卷
中国民族药用植物图典·水族卷
中国民族药用植物图典·维吾尔族卷

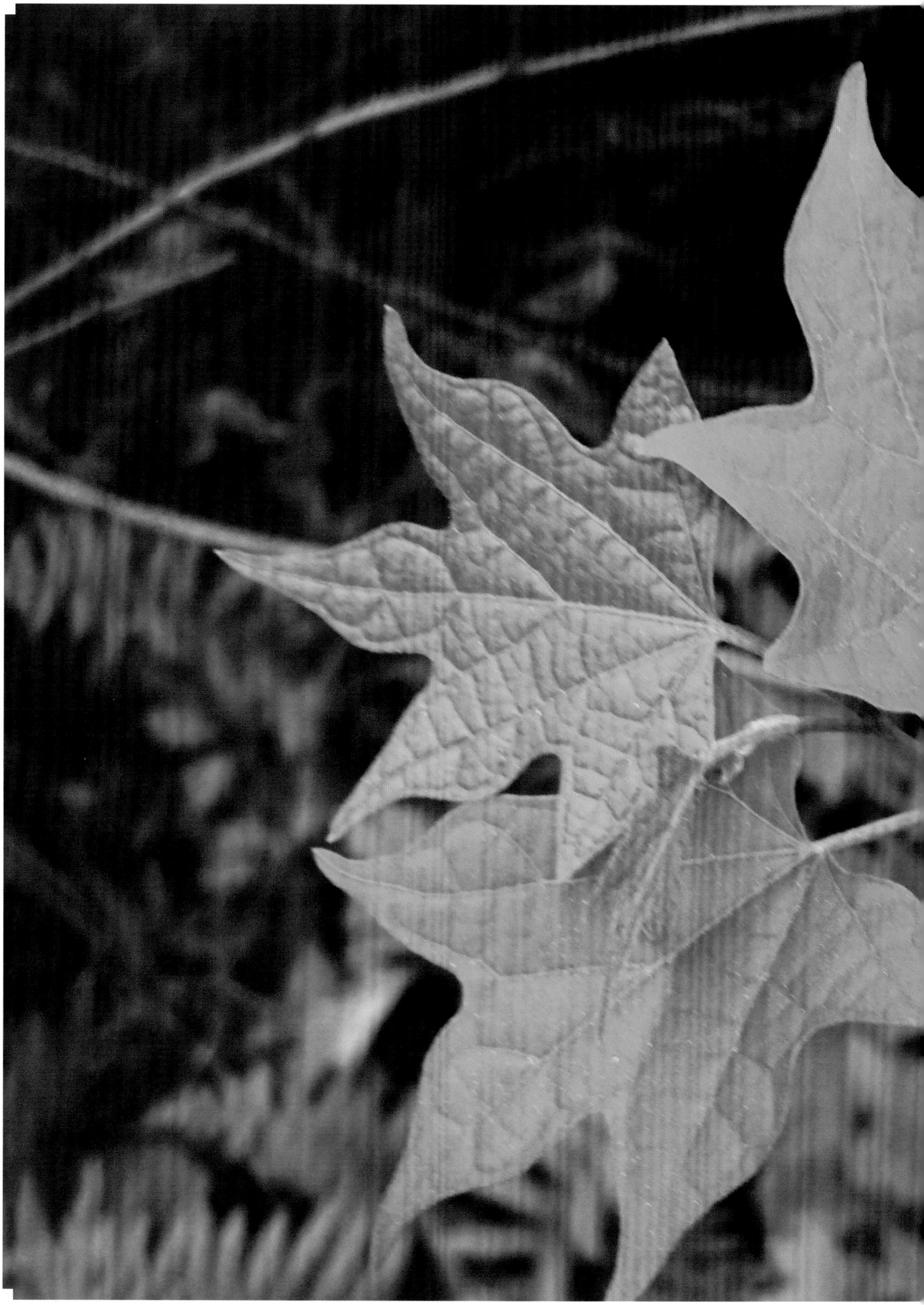

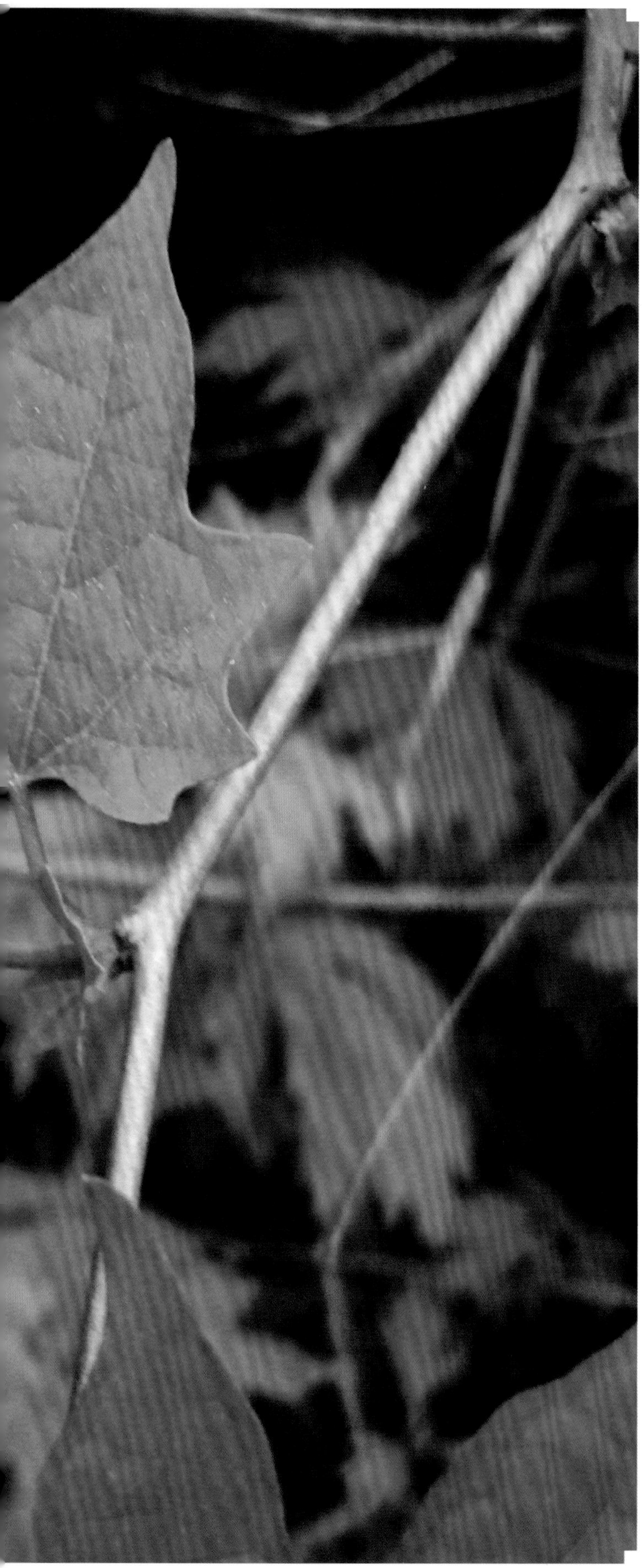

八角枫

【壮药名】棵景。

【别　名】牛尾巴花、大风药叶、白龙须（须根）、白金条（根）、八角王、七角枫。

【来　源】本品为八角枫科植物八角枫 *Alangium chinense*（Lour.）Harms 的花、叶、根、须根及根皮。

【性味归经】味辛、麻，性热；有毒。归肝、胃、肾经。

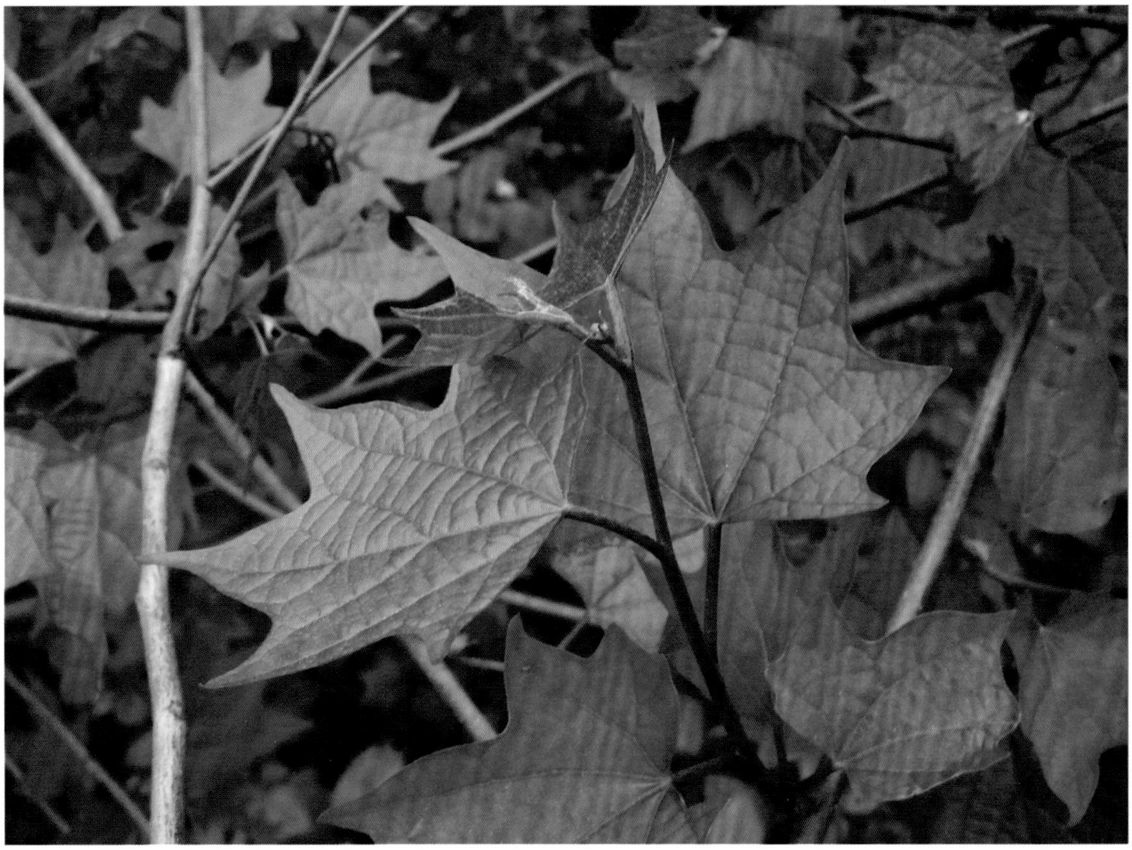

八角枫

识别特征

落叶乔木或灌木，高3～5 m。小枝略呈“之”字形，幼枝紫绿色。叶互生，纸质，近圆形、椭圆形或卵形，长13～26 cm，宽9～22 cm，顶端锐尖或钝尖，基部阔楔形或截形，稀心形，两侧不对称，不分裂或3～9裂，裂片短锐尖或钝尖，上面无毛，下面脉腋有簇状毛，基出脉3～7，成掌状，侧脉3～5对，叶柄长2.5～3.5 cm。聚伞花序腋生，有花7～50朵，花梗长5～15 mm；花萼圆筒形，长1.0～1.5 cm，先端裂为6～8枚齿状裂片；花瓣6～8片，线形，长1.0～1.5 cm，初白色，后变黄色，基部黏合，上部开花后反卷；雄蕊与花瓣同数而近等长；花盘近球形；子房2室，柱头头状。核果卵圆形，长5～7 mm，直径5～8 mm，先端有宿存的萼齿。种子1颗。花期5—7月，果期7—10月。

生境分布

生长于海拔1800 m以下的山地或疏林中。分布于华东、中南及陕西、甘肃、台湾、四川、贵州、西藏等地。

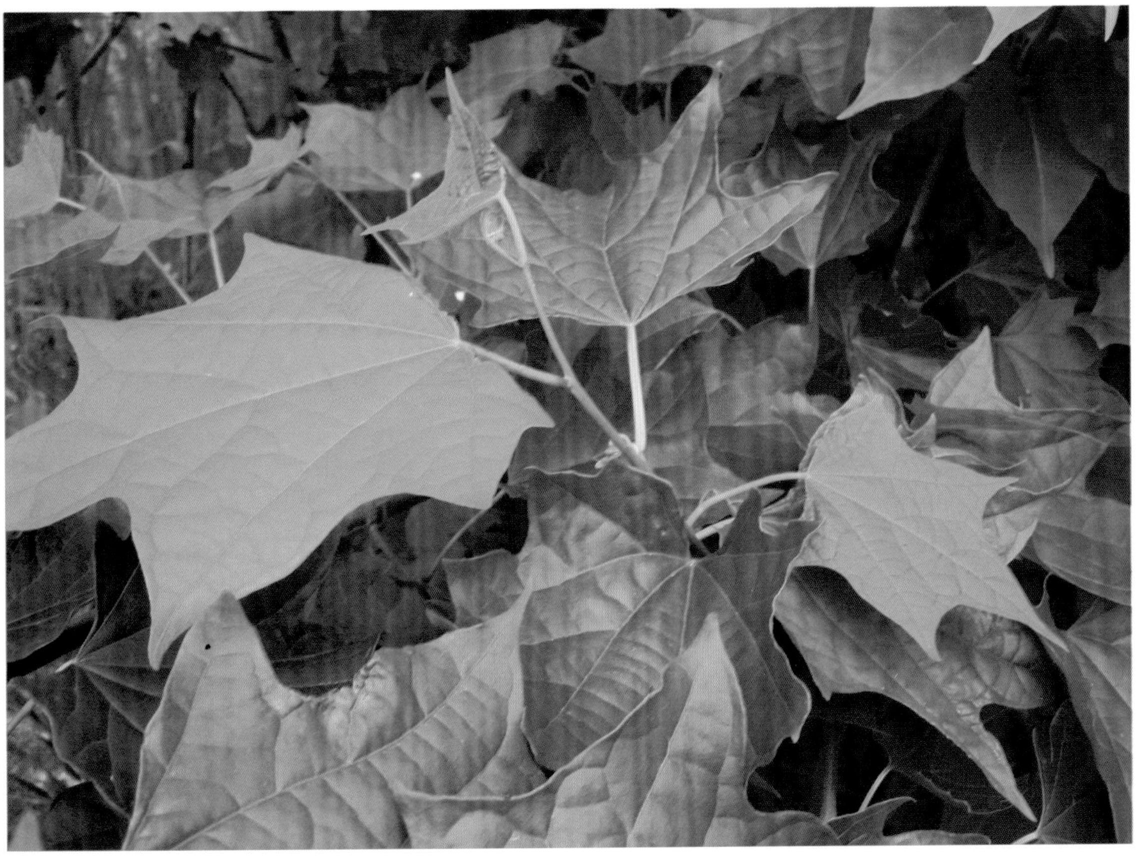
八角枫

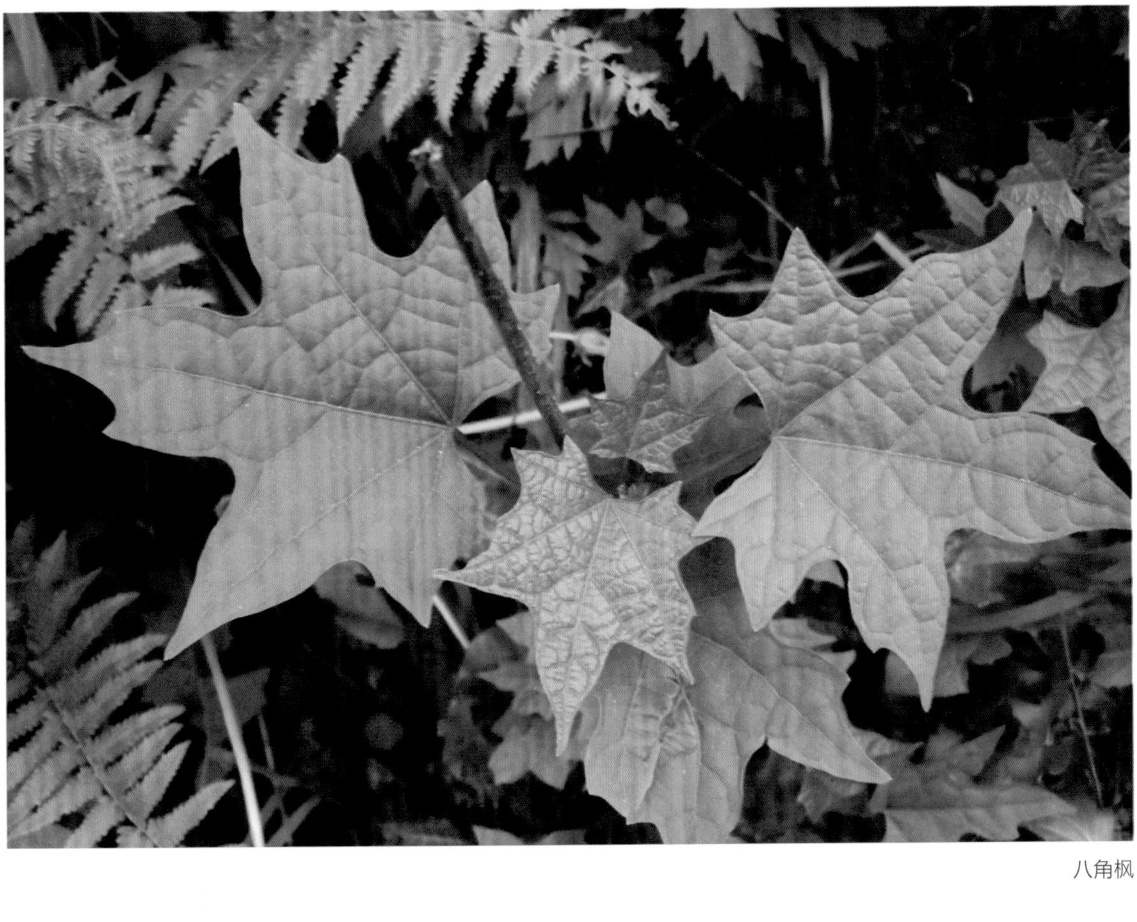
八角枫

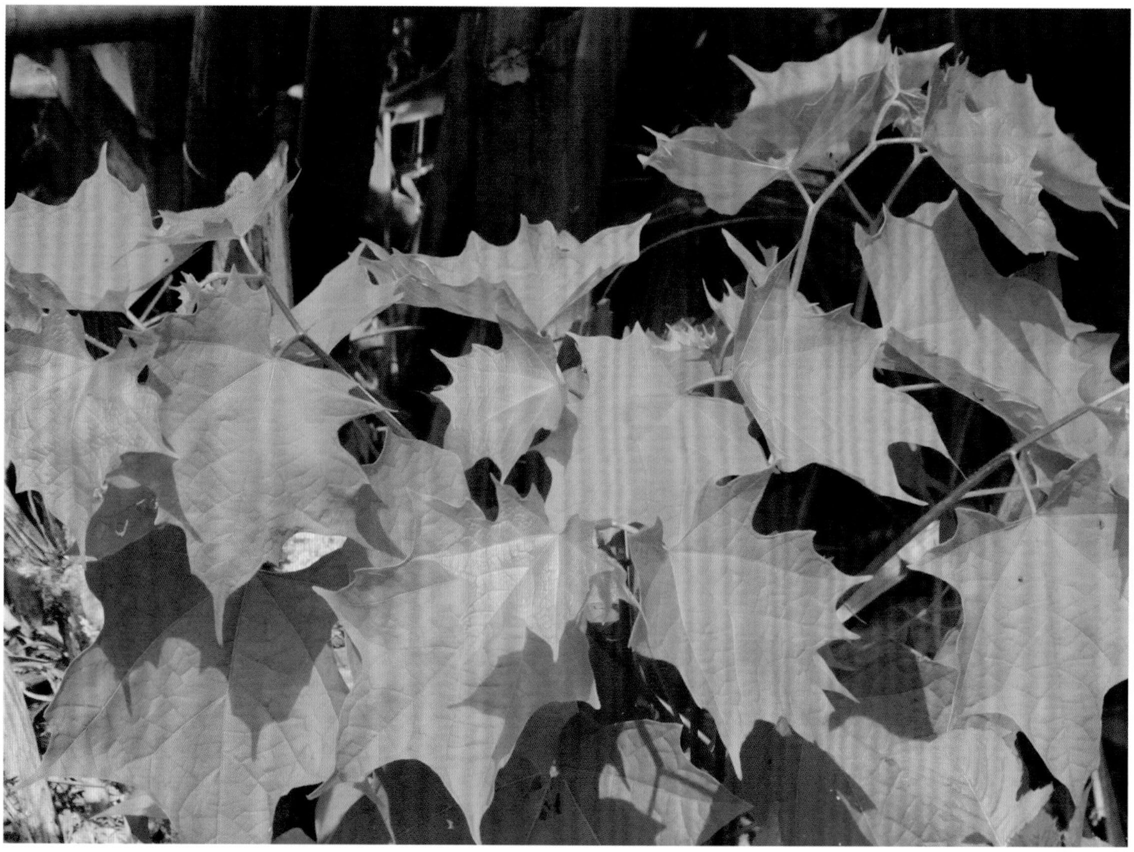

八角枫

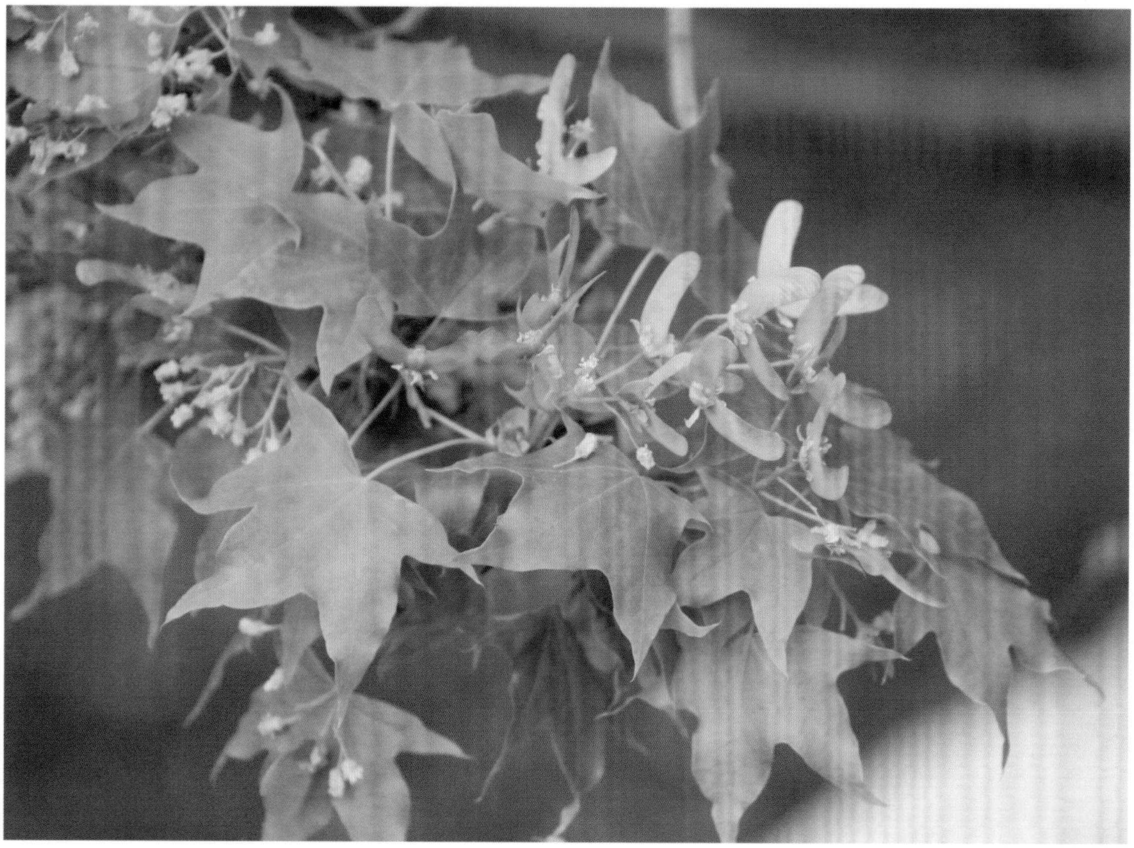

八角枫

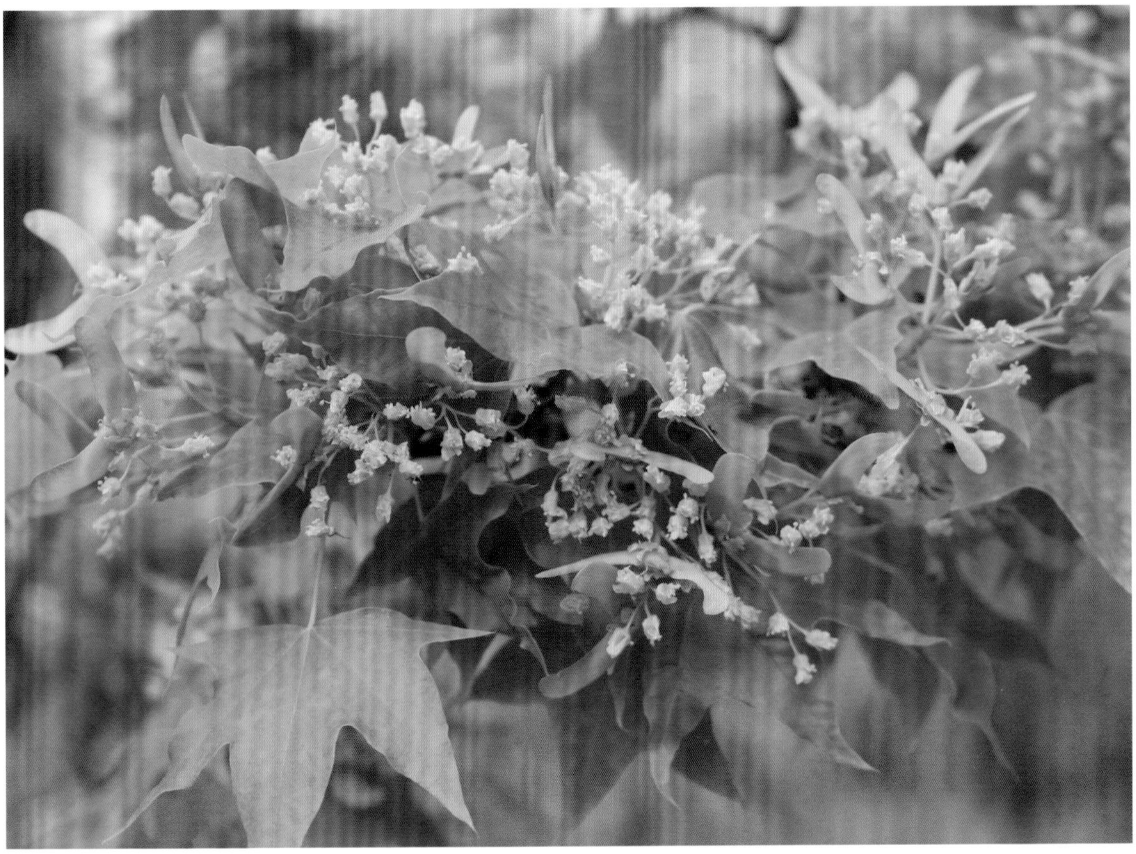

八角枫

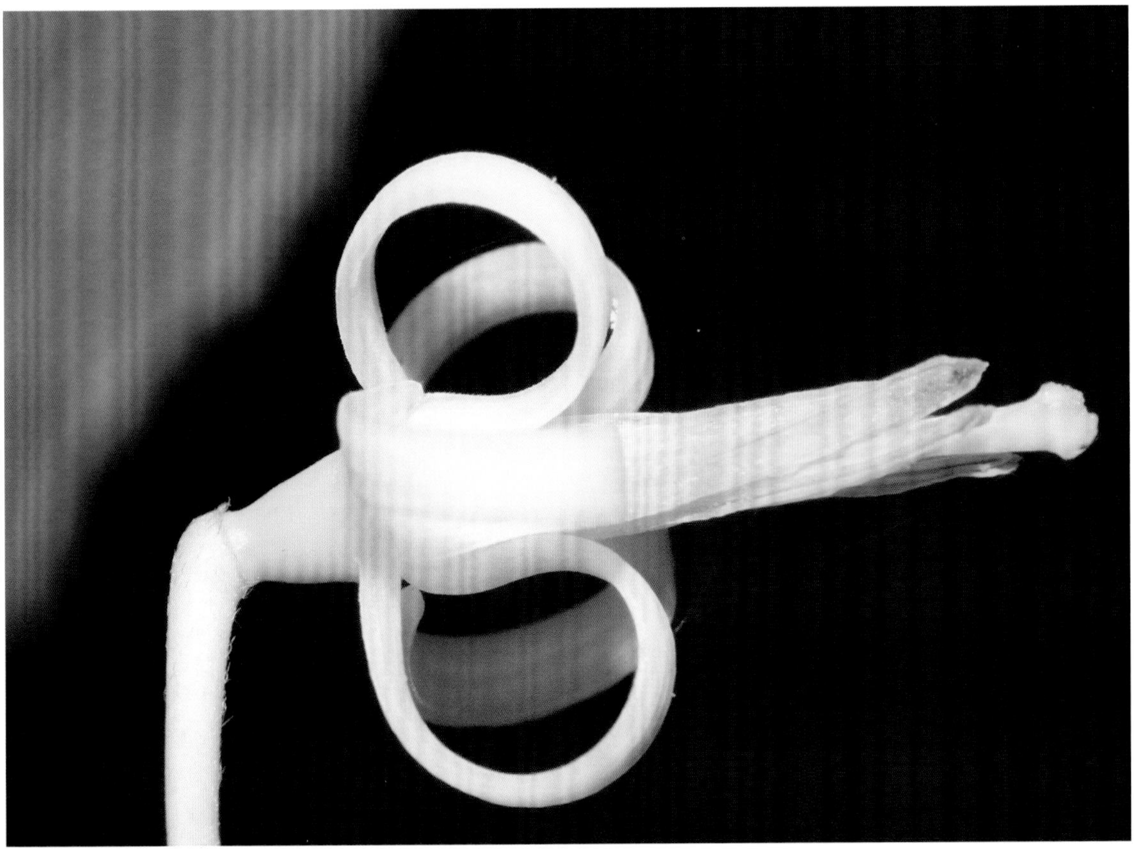

八角枫

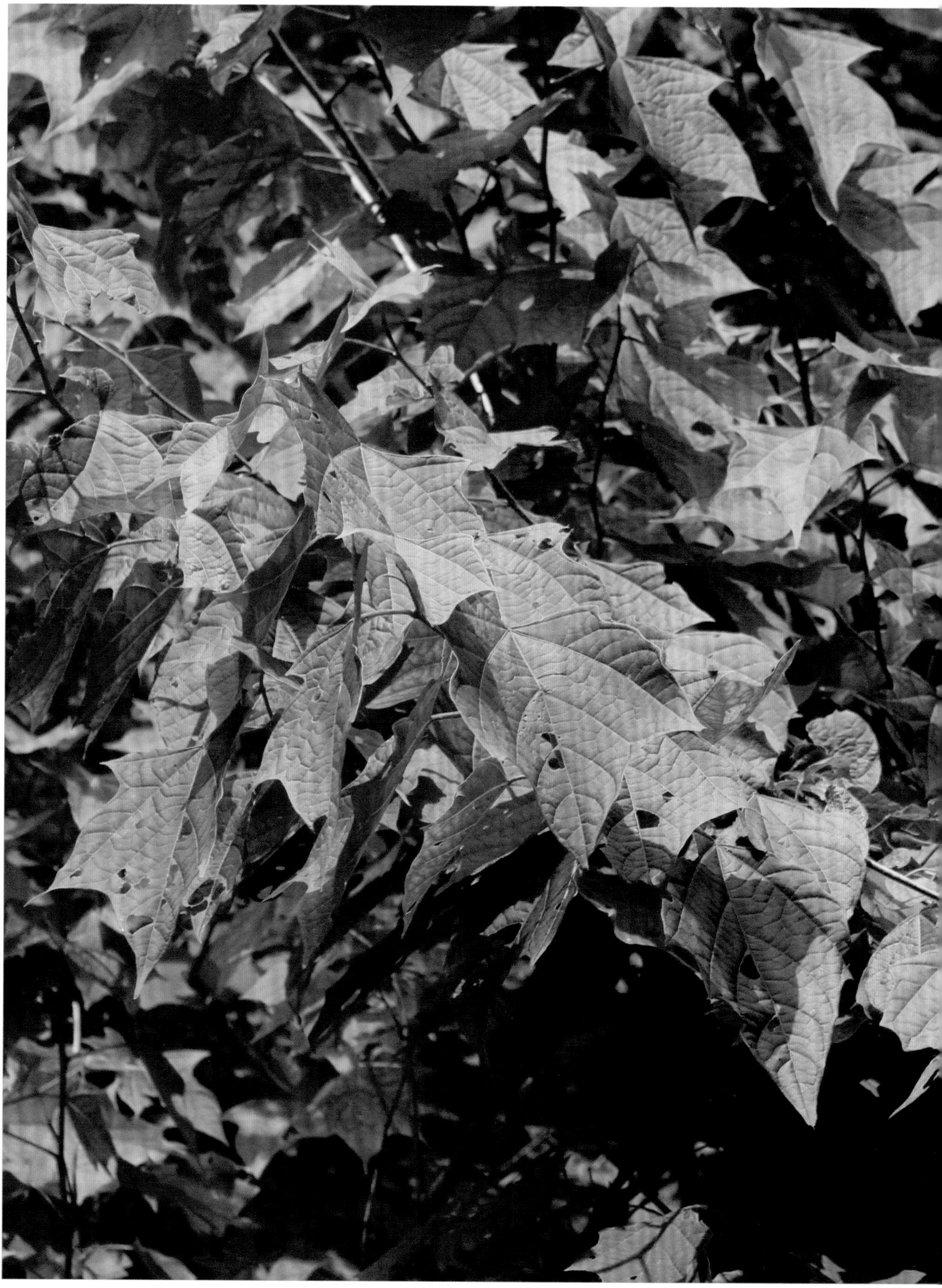

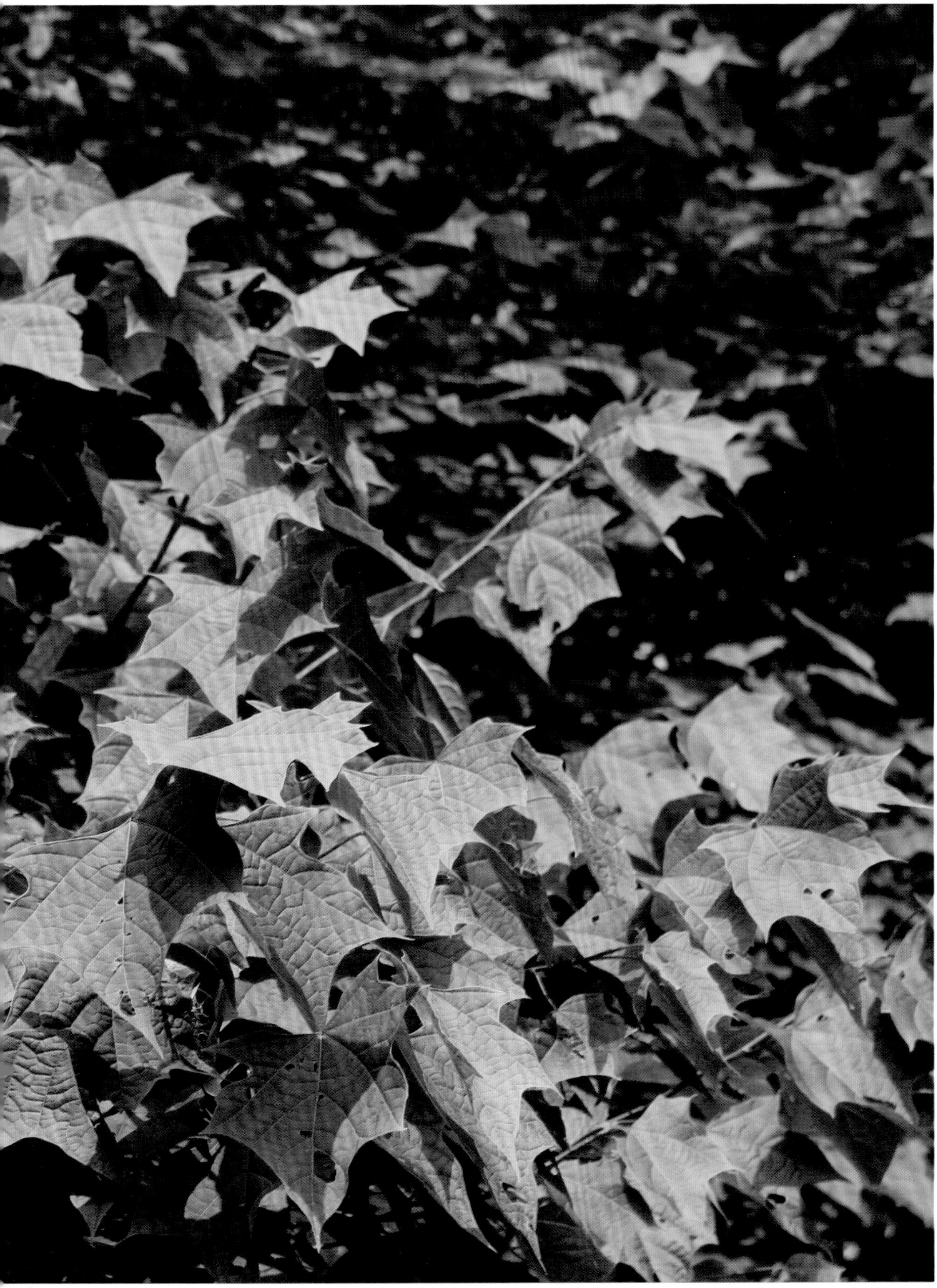

八角枫

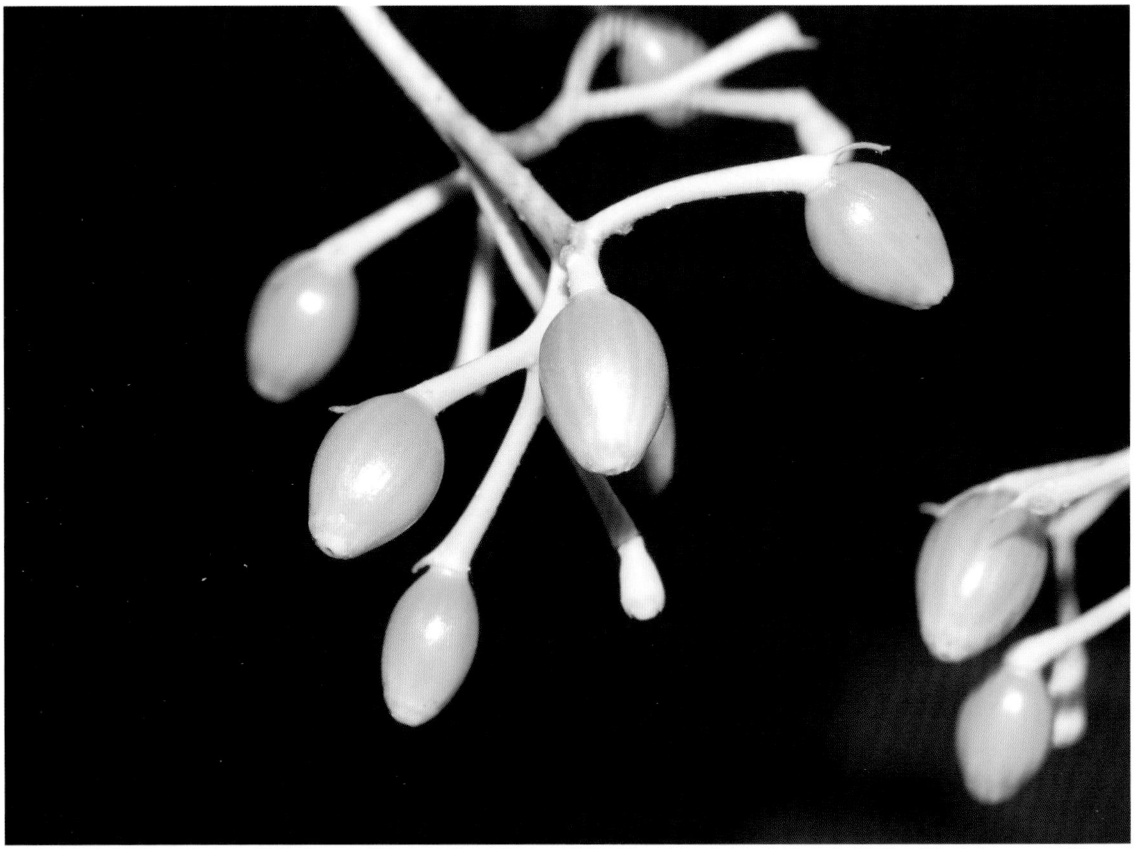

八角枫

采收加工

花：5—7 月采花，晒干。叶：夏季采收，鲜用或晒干研粉。根：全年均可采，挖起根或须根，洗净，晒干。

药材鉴别

根：本品细根呈圆柱形，略带波状弯曲，长短不一，长者可达 1 m 以上，直径 2 ~ 8 mm，有分枝及众多纤细须状根或其残基，表面灰黄色至棕黄色，栓皮纵裂，有时剥离。质坚脆，折断面不平坦，黄白色，纤维性。气微，味淡，微辛。

功效主治

祛风除湿，舒筋活络，散瘀止痛。主治风湿痹痛，四肢麻木，跌打损伤。

用法用量

内服：须根 1 ~ 3 g，根 3 ~ 6 g，煎汤或浸酒。外用：适量，捣烂外敷或煎汤洗。

民族药方

1．风湿骨痛　干八角枫根21 g，白酒500 ml。浸7日，每日早、晚各服15 ml。

2．筋骨疼痛　八角枫根1.2 g，白牛膝9 g。炖猪脚吃。

3．风湿、麻木、瘫痪　八角枫根20 g，铁筷子15 g。泡酒1000 ml，每日25 ~ 50 ml。

4．鹤膝风　八角枫根15 g，松节、红牛膝、白牛膝各9 g。切细，加烧酒500 ml浸泡，每服药酒15 g，常服。

5．劳伤腰痛　八角枫根9 g，牛膝（醋炒）、生杜仲各30 g，甜酒、水各180 ml。蒸服。

6．半身不遂　八角枫根4.5 g。蒸鸡吃。

7．跌打损伤　八角枫根9 g，牛膝（醋炒）30 g。童便引，煎服，每日3次。

8．无名肿毒　八角枫根适量。捣茸外敷。

9．变应性接触性皮炎（过敏性皮炎）　八角枫根适量。煎水外洗。

10．乳结疼痛　八角枫叶数十张。抽去粗筋，捣烂敷中指（左乳痛敷右中指，右乳痛敷左中指），轻者1次，重者3次。

11．刀伤出血　八角枫叶适量。研为细末，撒于伤口上。

使用注意

孕妇忌服，内服不宜过量，小儿及年老体弱者禁服。

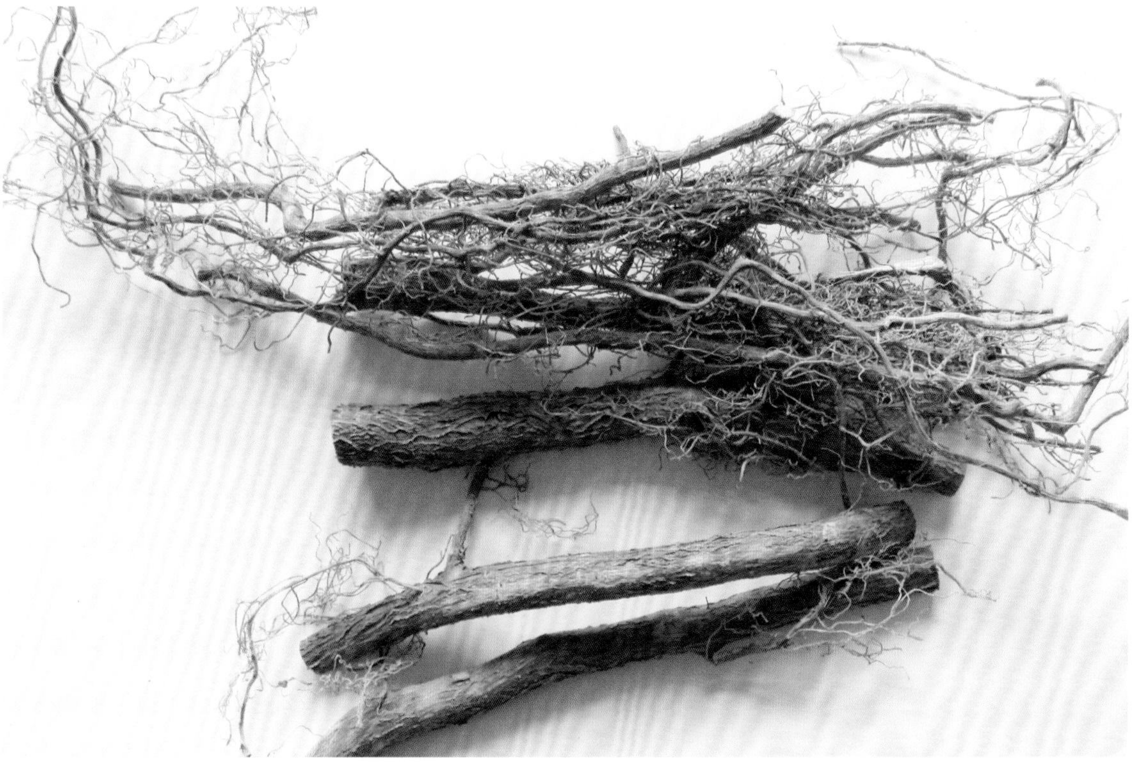

八角枫药材

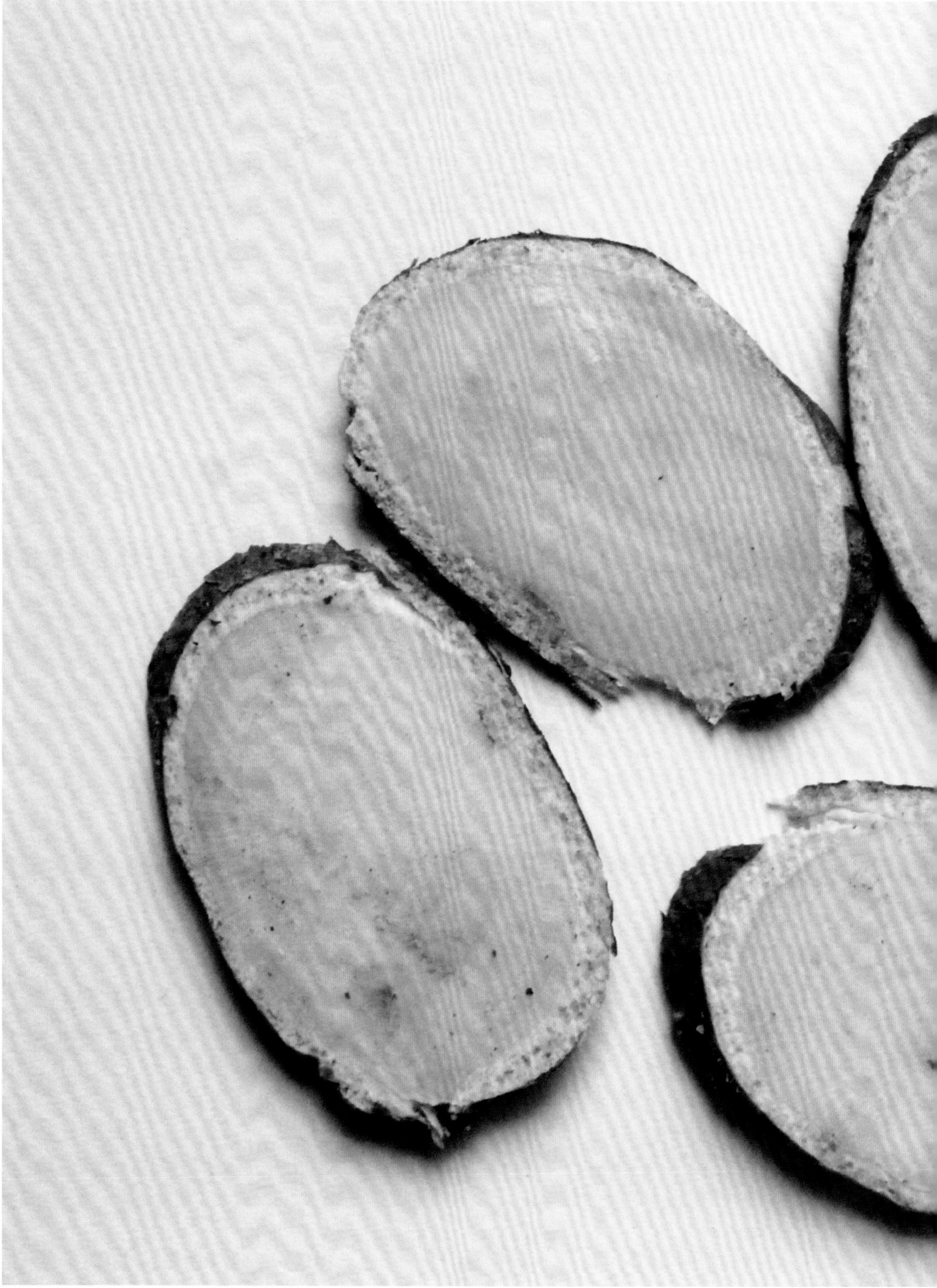

八角枫

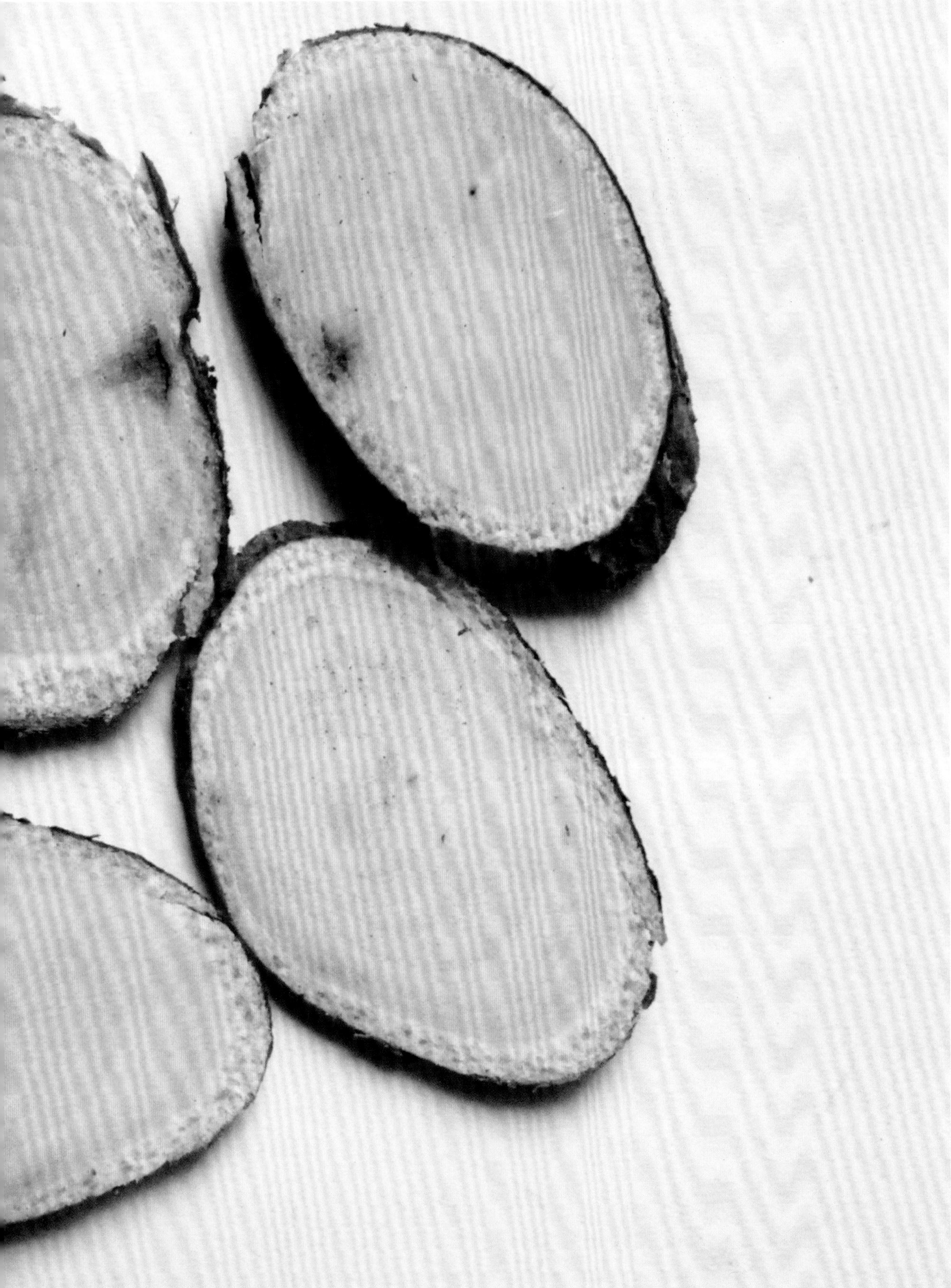

八角枫饮片

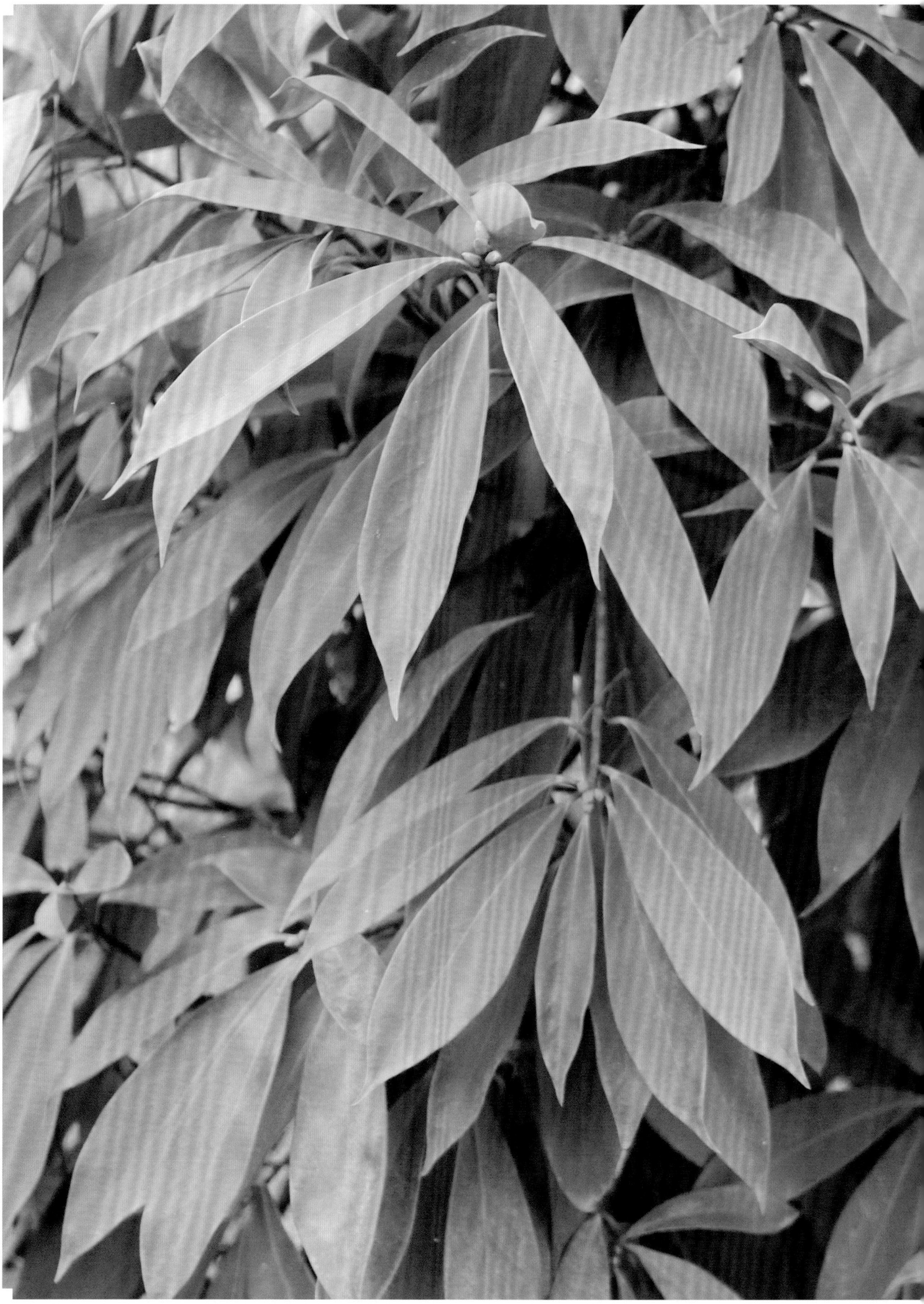

八角茴香

【壮药名】芒抗。

【别　名】八角、大茴香、八月珠、五香八角。

【来　源】本品为木兰科植物八角茴香 *Illicium verum* Hook. f. 的干燥成熟果实。

【性味归经】味辛，性温。归肝、肾、脾、胃经。

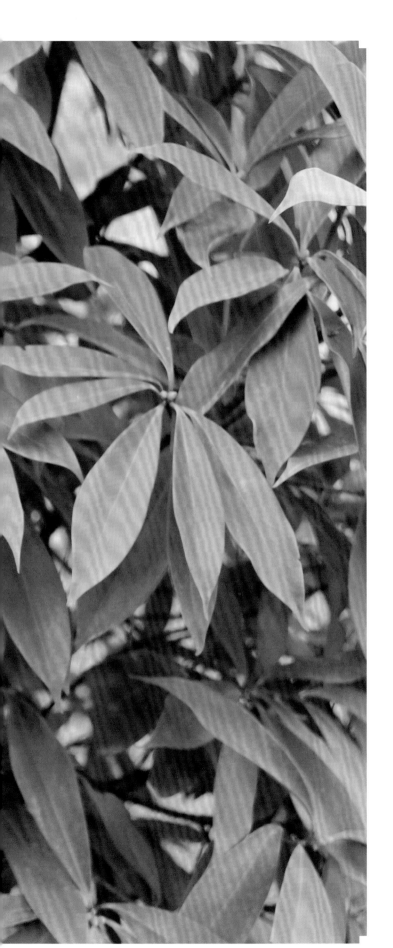

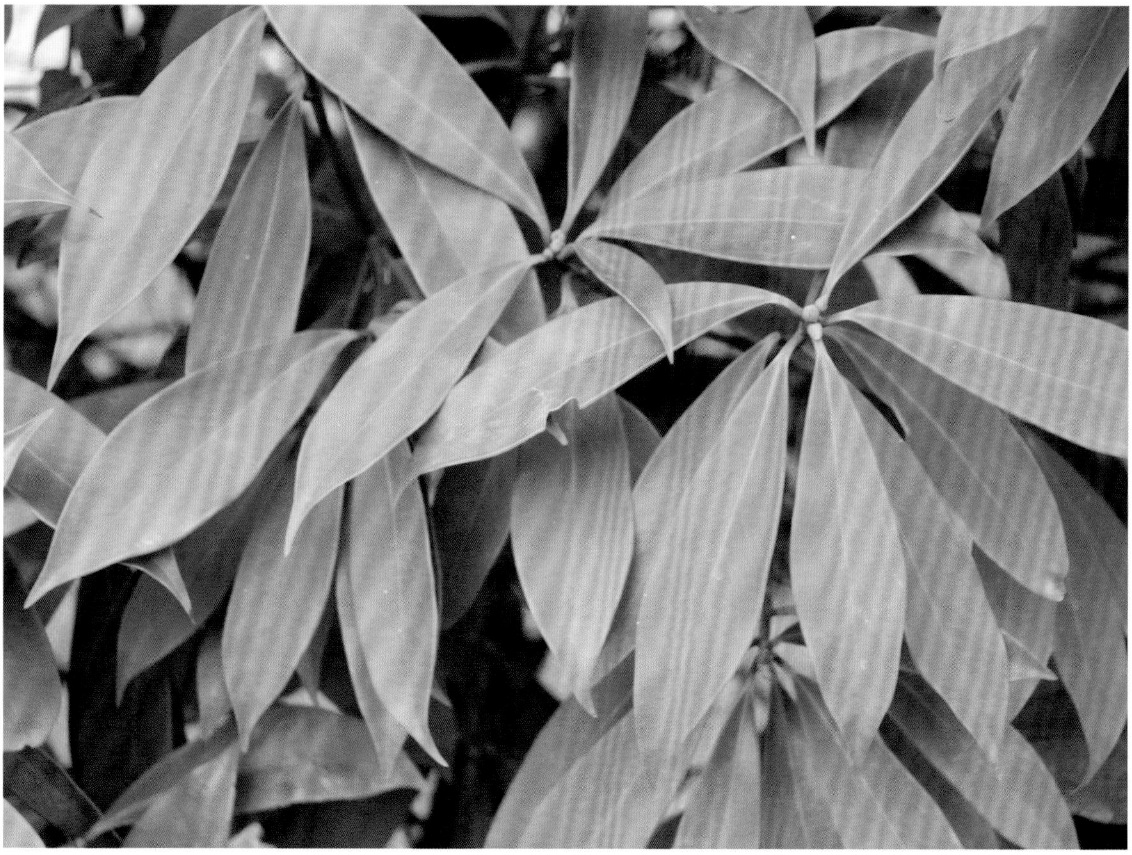

八角茴香

识别特征

常绿乔木，高达 20 m。树皮灰色至红褐色。叶互生或螺旋状排列，革质，椭圆形或椭圆状披针形，长 6 ~ 12 cm，宽 2 ~ 5 cm，上面深绿色，光亮无毛，有透明油点，下面淡绿色，被疏毛。花单生长于叶腋，有花梗；萼片 3，黄绿色；花瓣 6 ~ 9，淡红色至深红色；雄蕊 15 ~ 19；心皮 8 ~ 9；胚珠倒生。聚合果星芒状。花期春、秋二季，果期秋季至翌年春季。

生境分布

生长于阴湿、土壤疏松的山地。分布于广东、广西等省区。

采收加工

秋、冬二季果实由绿变黄时采摘，置沸水中略烫后干燥或直接干燥。

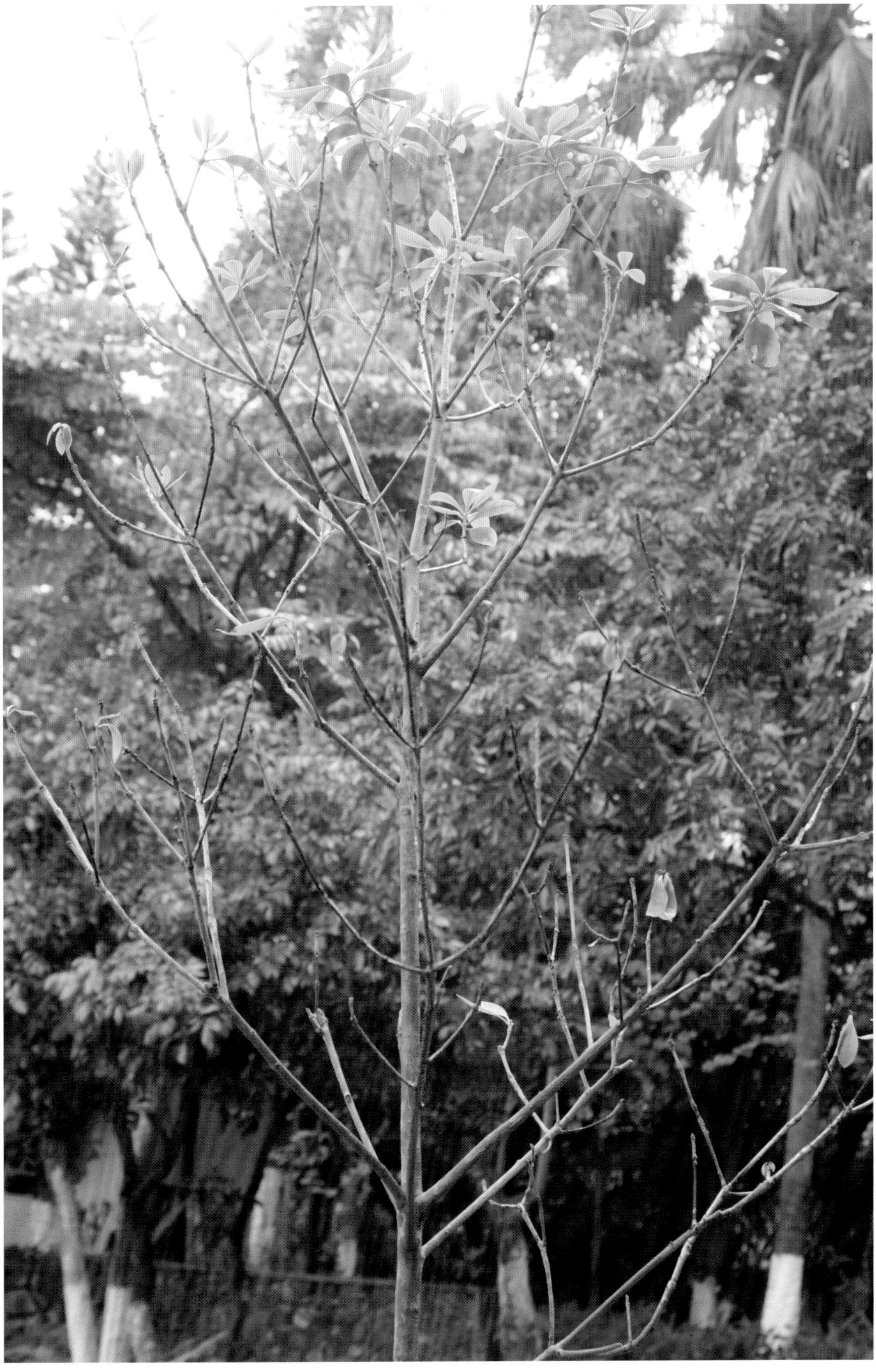

八角茴香

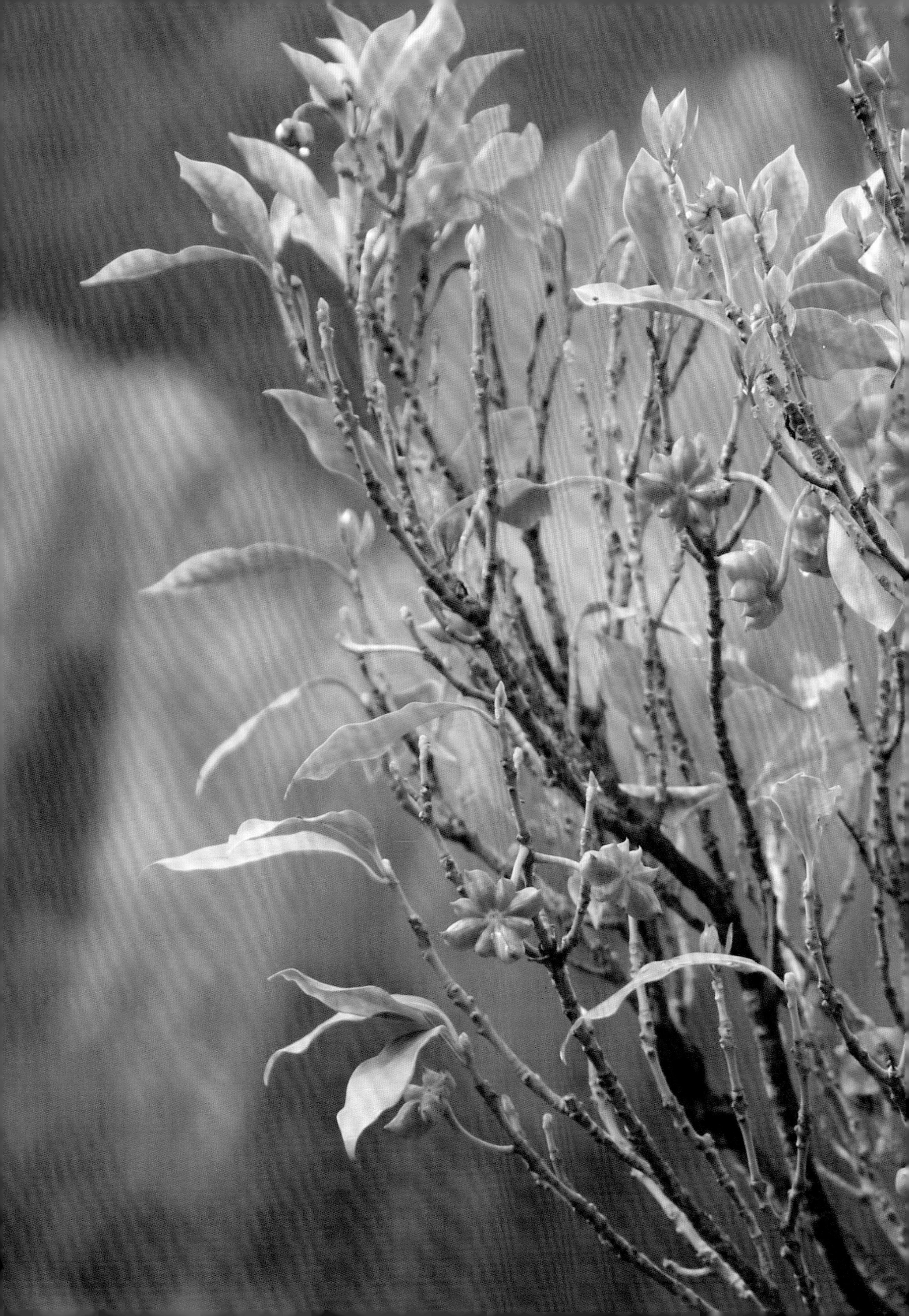

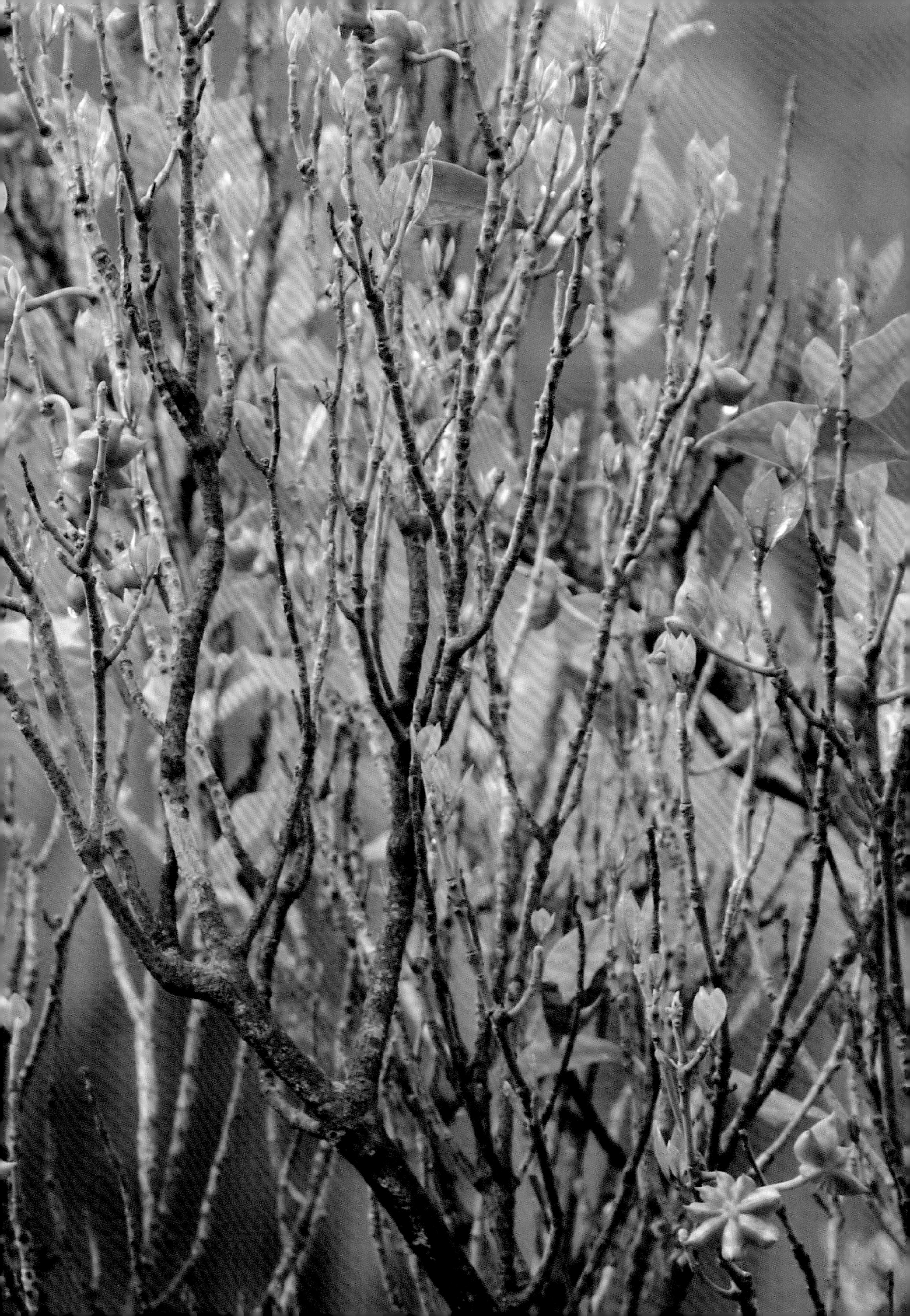

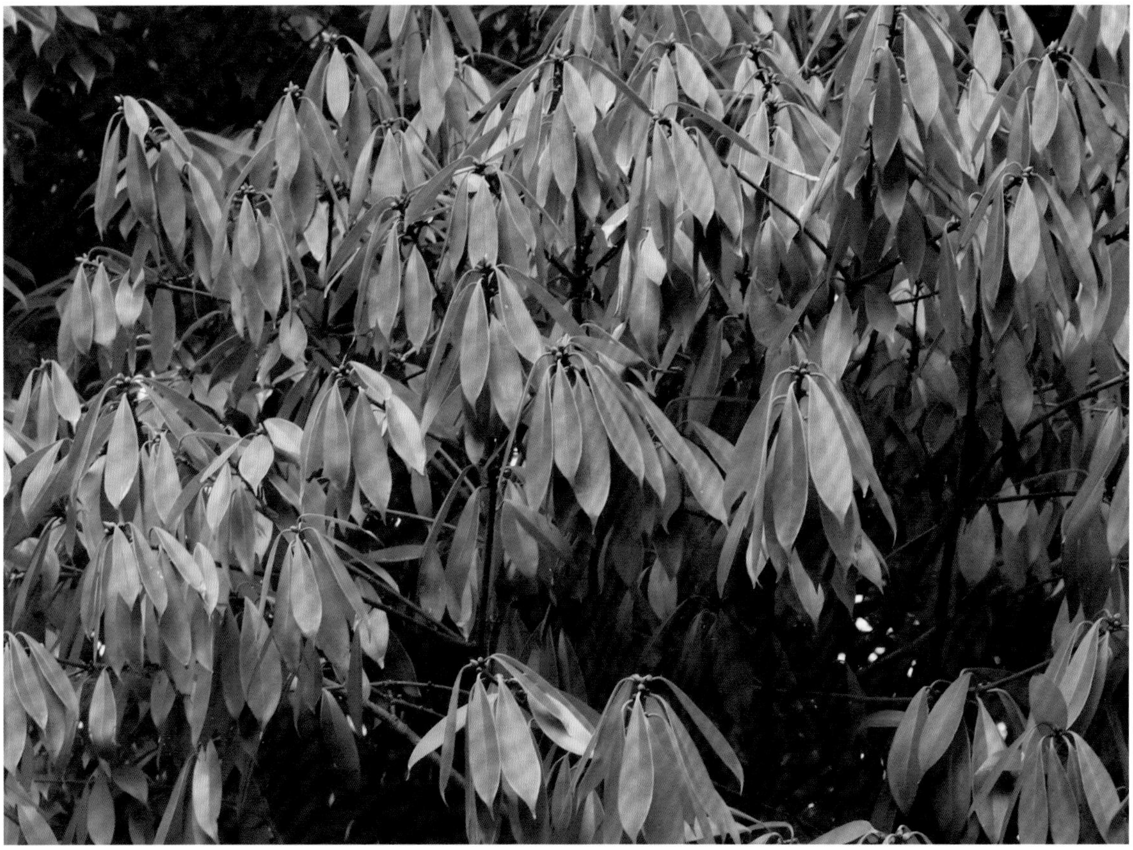

八角茴香

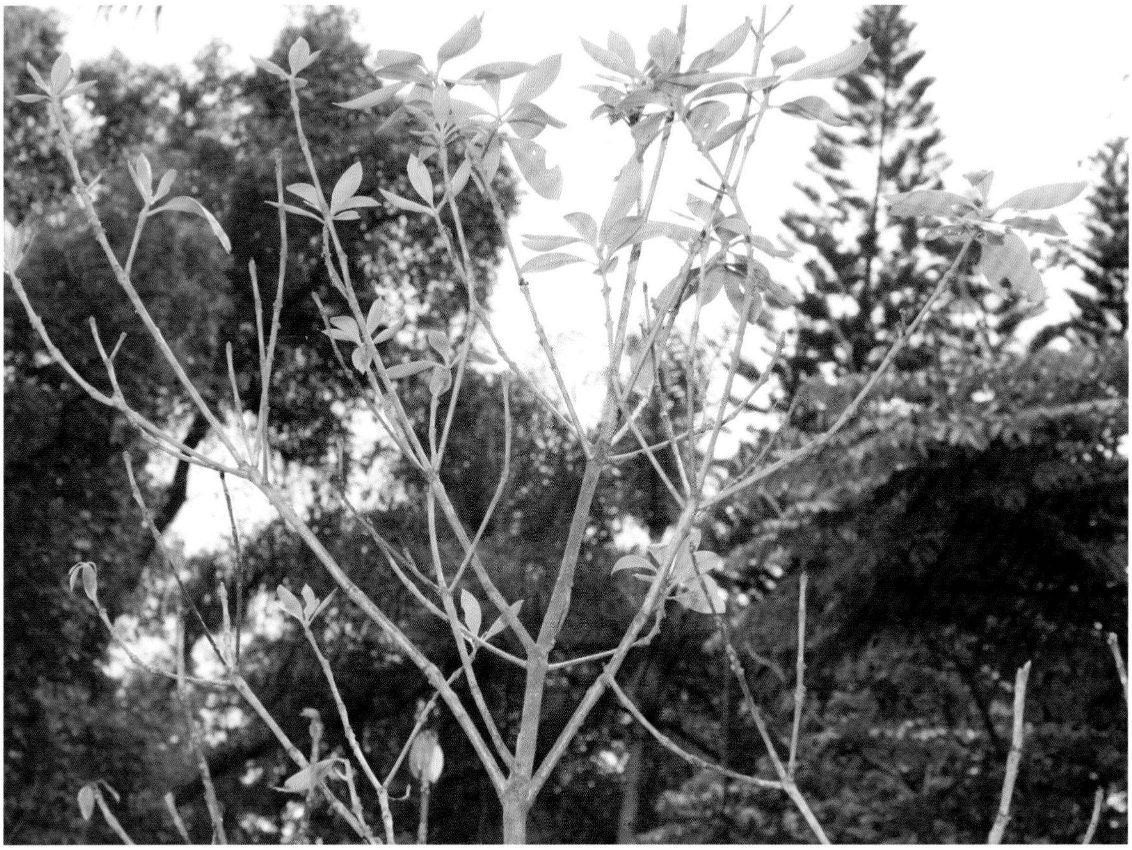

八角茴香

药材鉴别

本品为聚合果，多由 8 枚蓇葖果组成，放射状排列于中轴上。蓇葖果外表面红棕色，有不规则形的皱纹，顶端呈鸟喙状，上侧多开裂；内表面淡棕色，平滑，有光泽；质硬而脆。每个蓇葖果含种子 1 粒，红棕色或黄棕色，光亮，尖端有种脐；胚乳白色，富油性。气芳香，味辛、甜。

功效主治

温阳散寒，理气止痛。用于寒疝腹痛，肾虚腰痛，胃寒呕吐，脘腹冷痛。

药理作用

本品具有抑菌作用，刺激作用，升白细胞作用，有雌激素活性。八角茴香的乙醇提取物对金黄色葡萄球菌、肺炎链球菌、白喉棒状杆菌、枯草杆菌、霍乱弧菌、志贺菌属及常见致病性皮肤真菌均有较强的抑制作用。

用法用量

内服：3 ~ 6 g，煎服；或入丸、散服。外用：适量，研末调敷。

民族药方

1．腰重刺胀　八角茴香 10 g。炒后研为末，饭前酒调服。

2．小肠气坠　八角茴香 50 g，花椒 25 g。炒后研为末，每次 5 g，酒下。

3．大小便闭，臌胀气促　八角茴香 7 个，火麻仁 25 g。研为细末，生葱白 7 根，同煎汤，调五苓散服之，每日 1 剂。

4．风火牙痛　八角茴香适量，乌头10 g。先将八角茴香烧灰，与乌头熬水一茶杯送下。

5．腰痛如刺　八角茴香（炒研）适量。每次 10 g，饭前盐汤下。同时，取糯米 1 ~ 2 kg，炒热，袋盛，拴于痛处。

6．胃寒痛　八角茴香、木香、丁香各 6 g，豆蔻 10 g。共研细粉，开水送服，或水煎服。

7．小儿定时腹痛　八角茴香、木香各 3 g，葱头 3 ~ 4 个。水煎服。

8．膀胱疝气　八角茴香 10 g，吴茱萸 6 g，荔枝核 30 g。水煎服。

9．阳气虚寒之妊娠腰痛　八角茴香、北五味子、蕲艾各 6 g，牡蛎 4 g，川芎 4 g，生姜 3 片。水煎服，每日 1 剂。

10．疝气　八角茴香（炒）、高良姜、肉桂各 15 g，苍术（泔浸）30 g。共研为末，酒糊为丸，如梧桐子大，每服 10 丸，姜汤送下；痛盛，酒下。

使用注意

阴虚火旺者慎服。

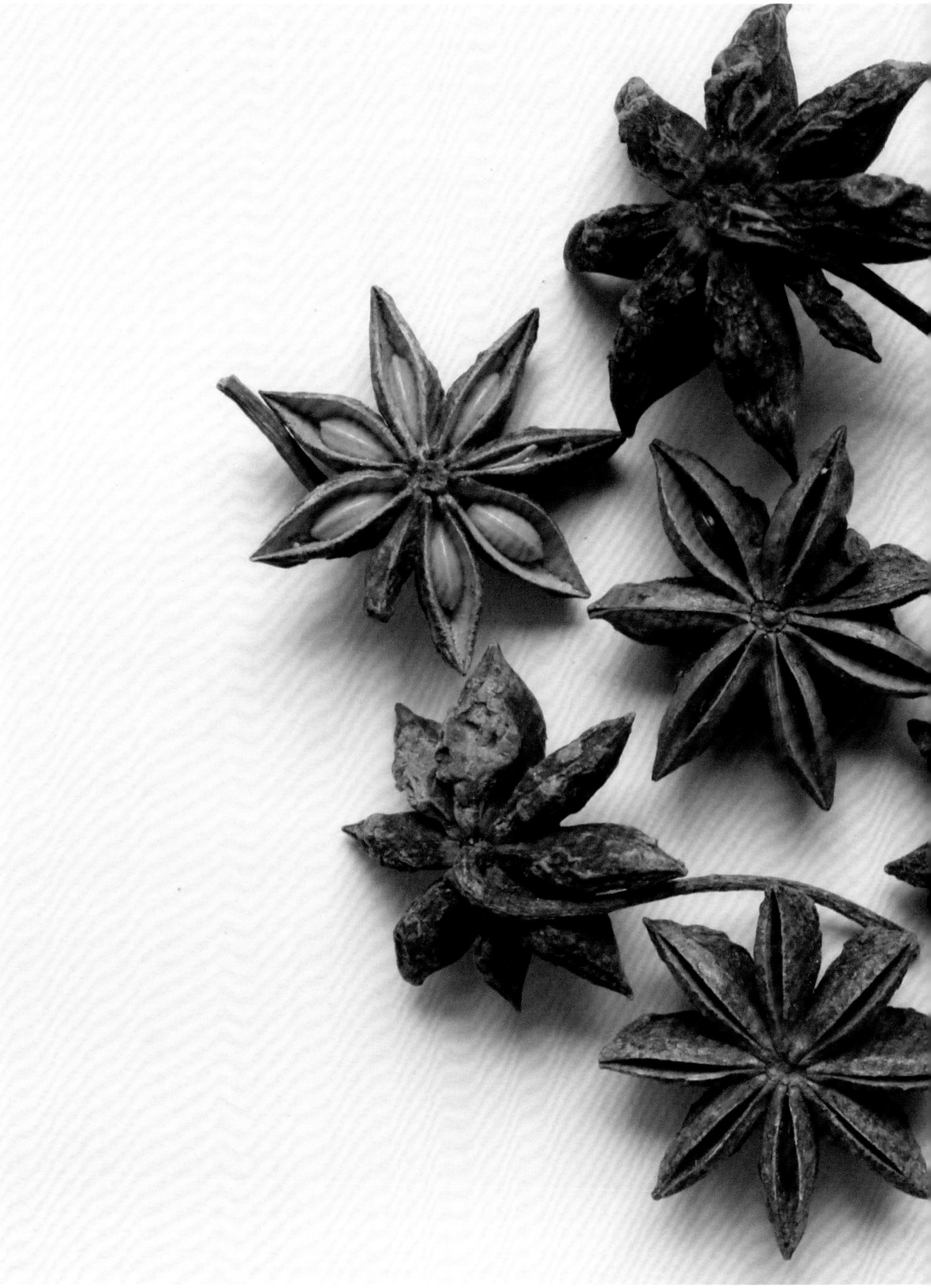

八角茴香

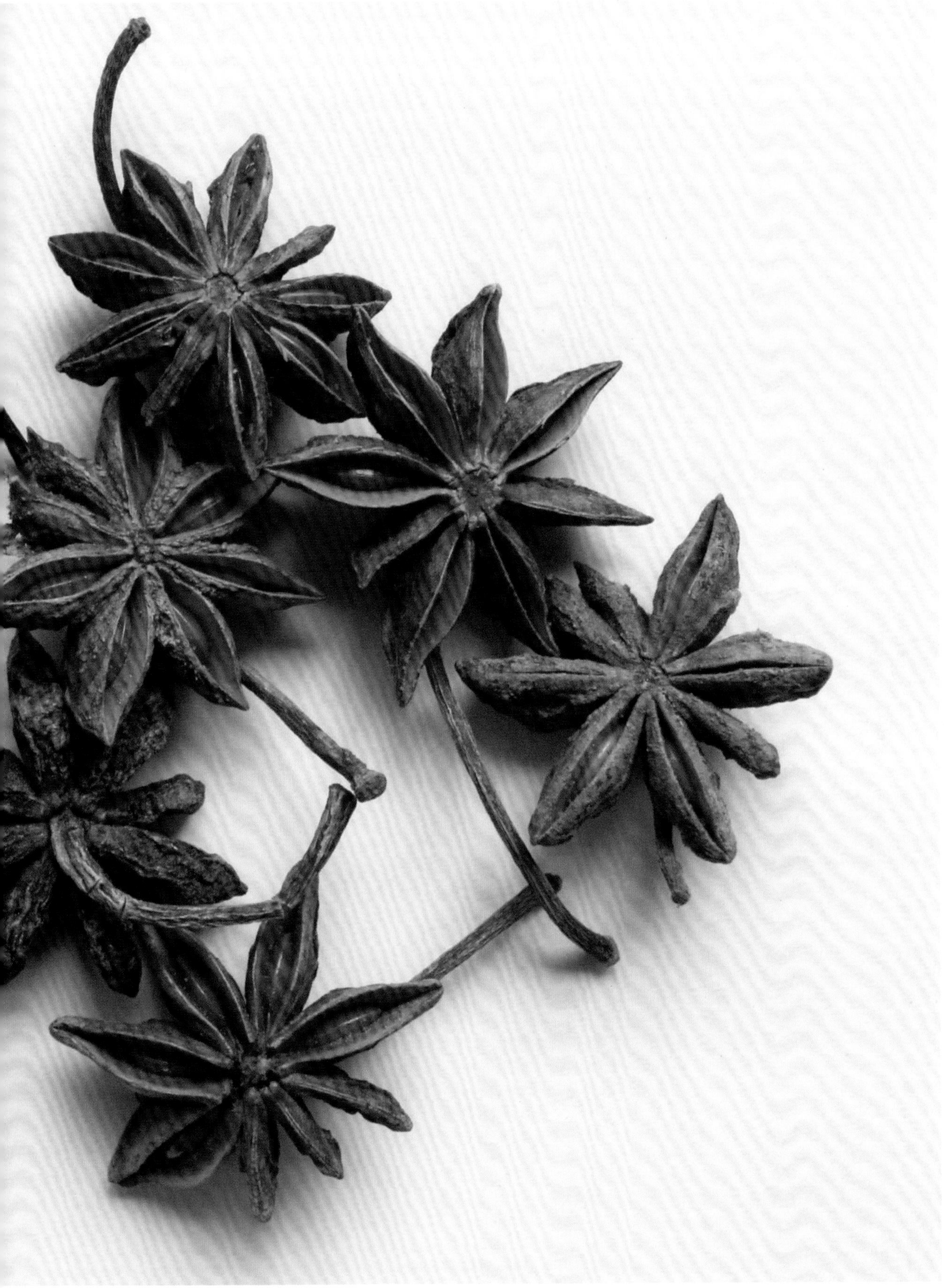

八角茴香饮片

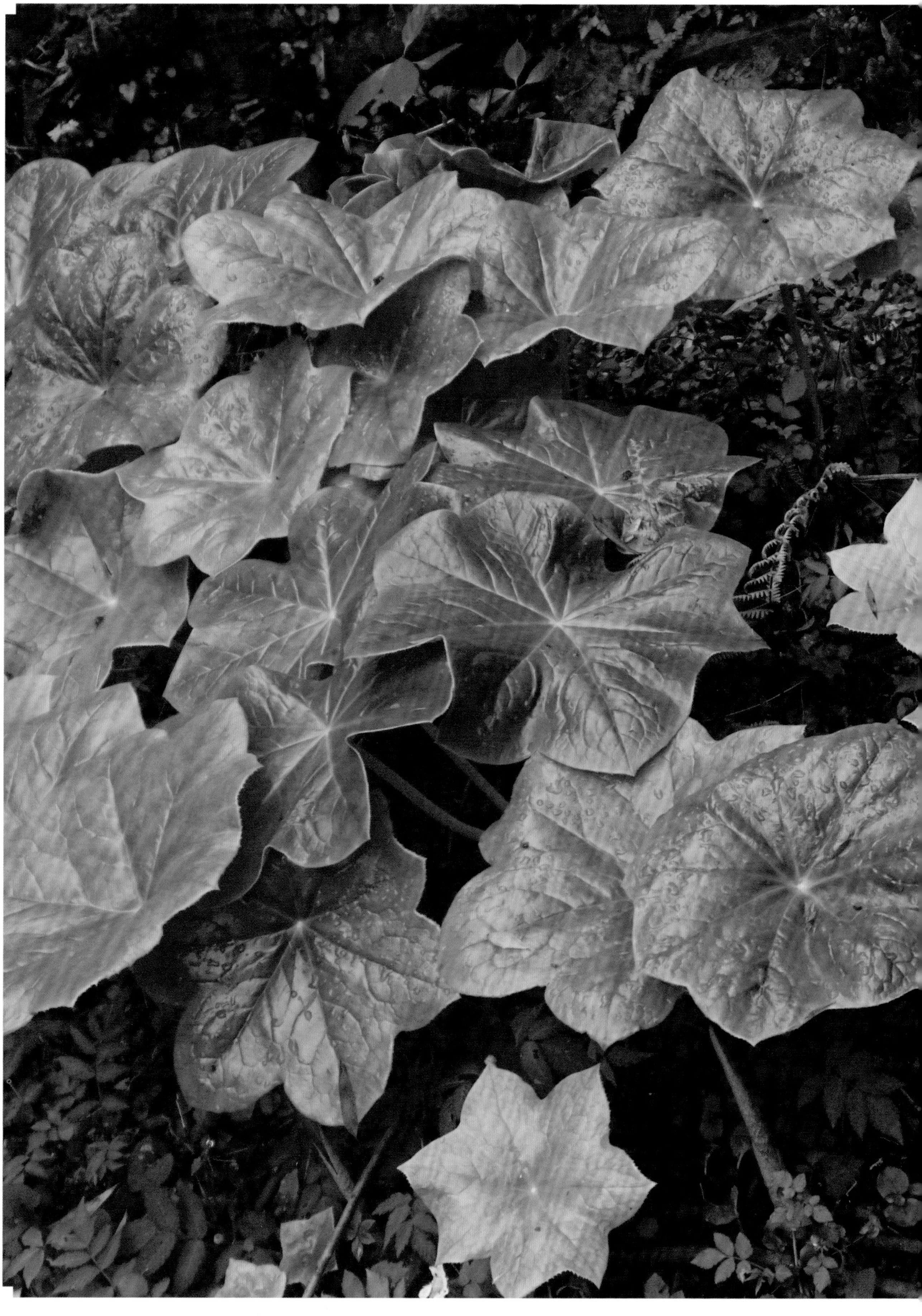

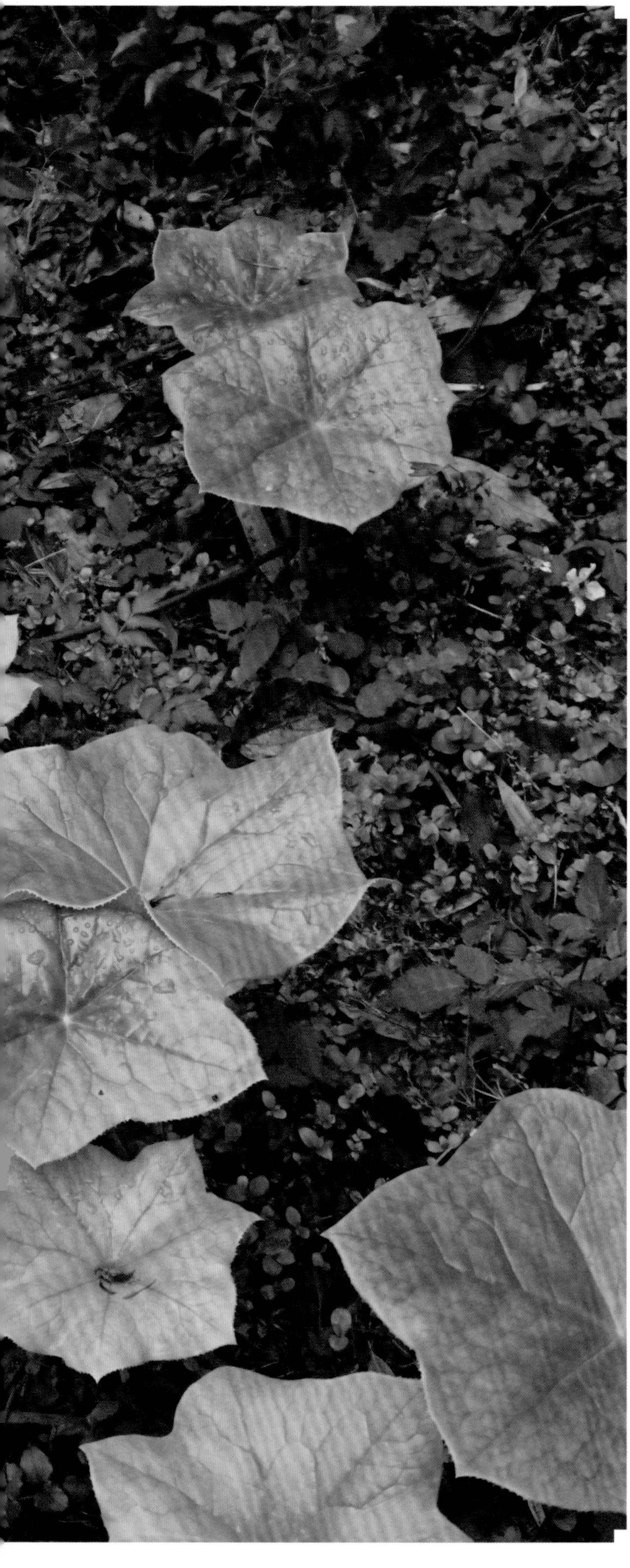

八角莲

【壮药名】莲边抗。

【别　名】八角盘、白八角莲、独角莲、八角莲、江边一碗水。

【来　源】本品为小檗科植物八角莲 *Dysosma versipellis*（Hance）M. Cheng ex Ying 的根茎。

【性味归经】味辛，性冷。归肝、肺经。

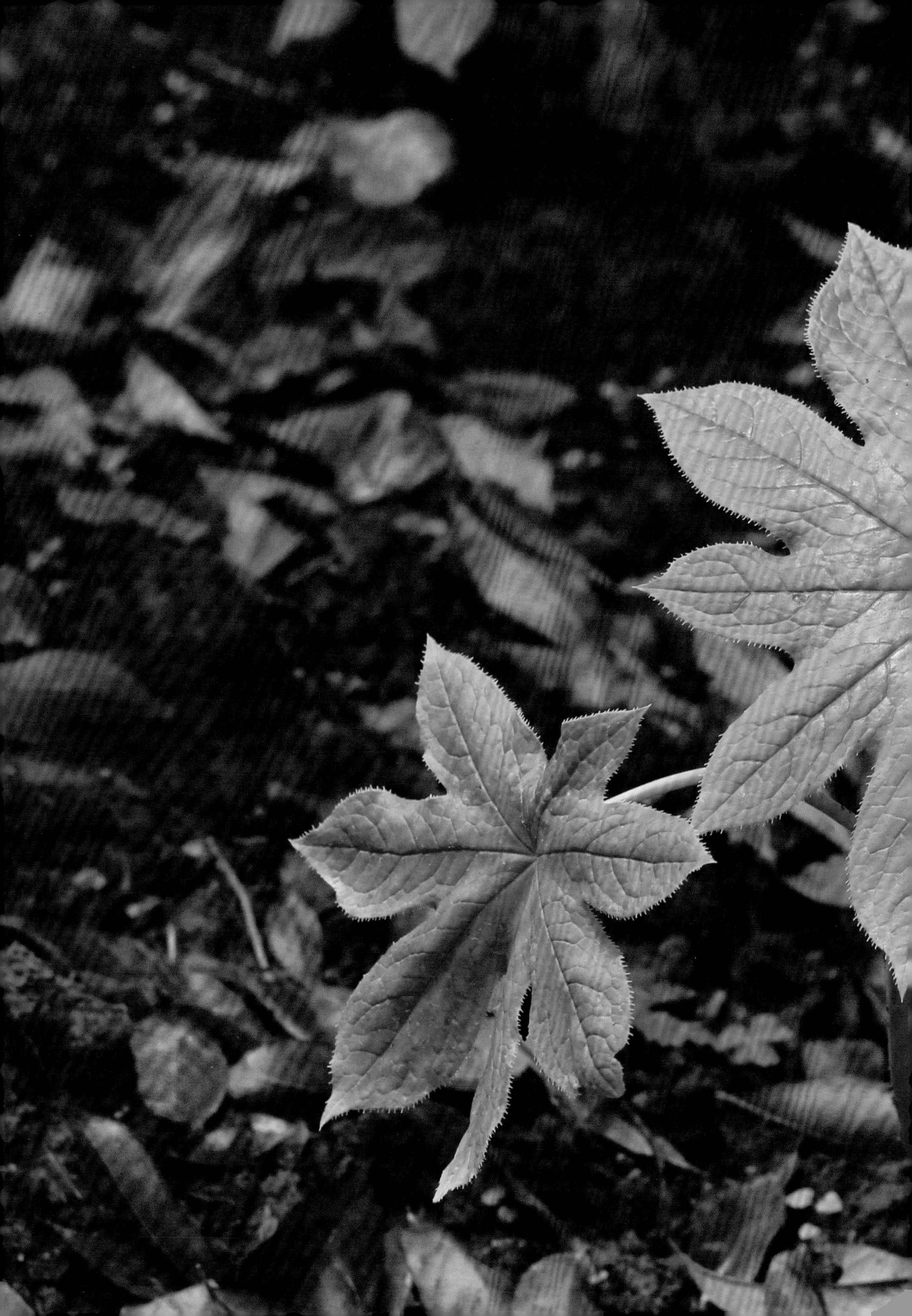

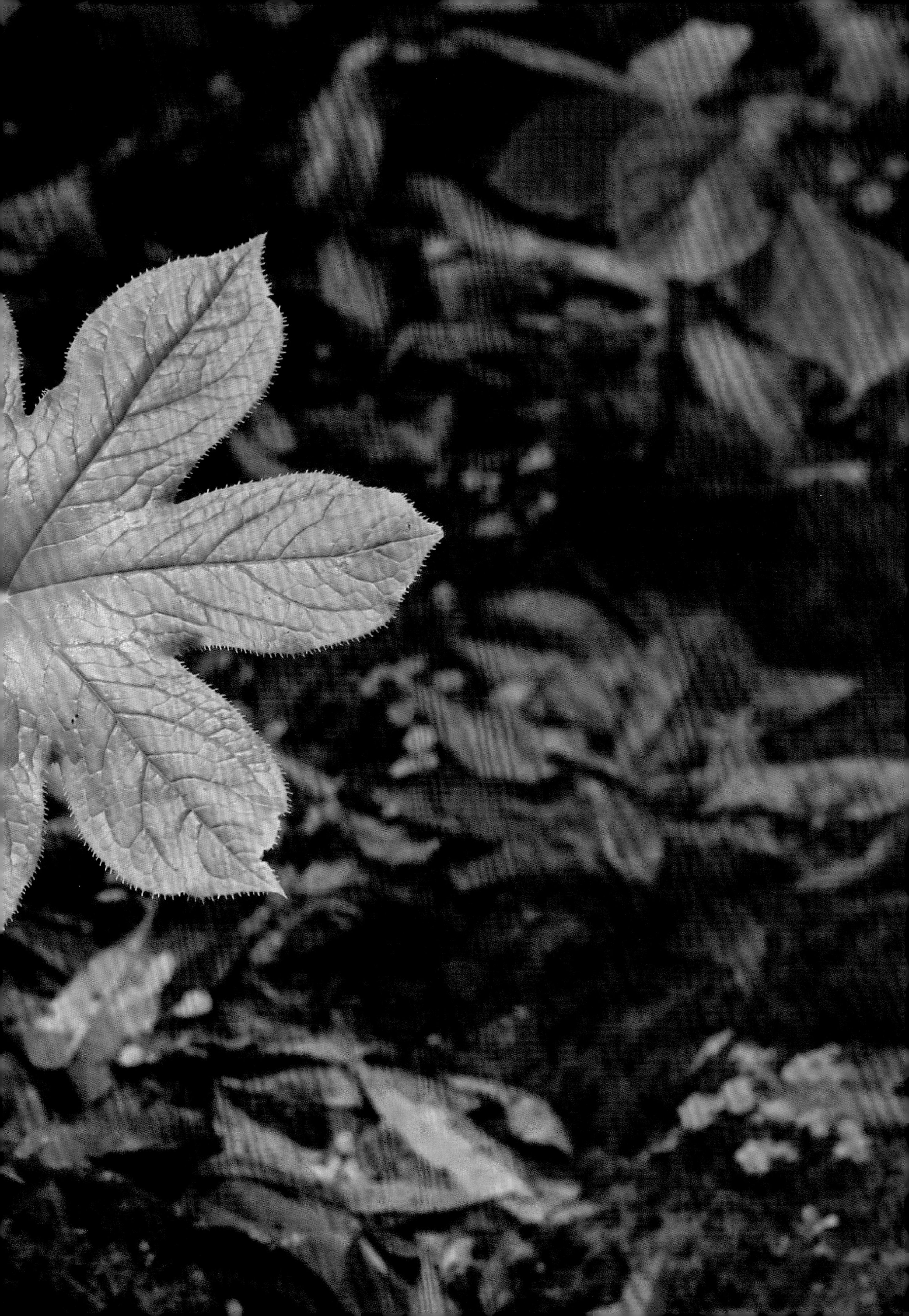

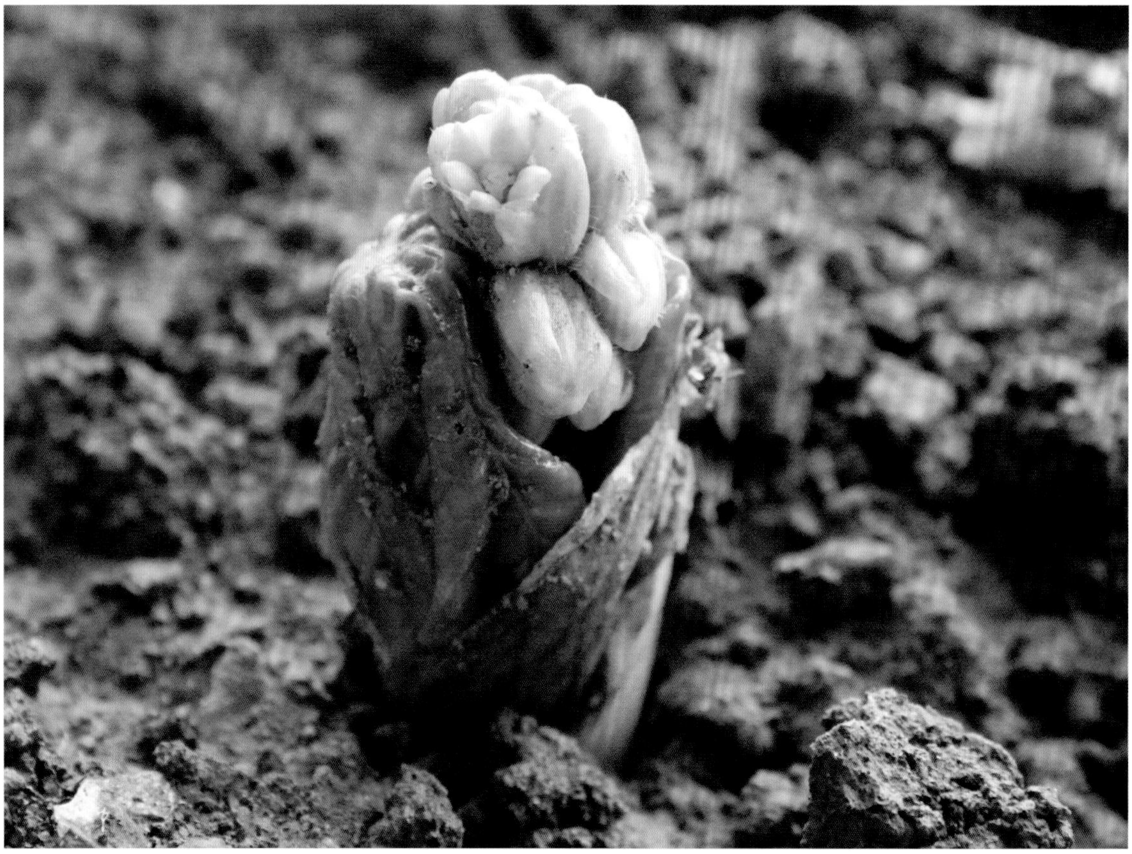

八角莲

识别特征

多年生草本植物，高达 1 m。根状茎粗壮，横生，结节状。茎不分枝，光滑无毛；茎生叶 2，在近茎顶端处相接；叶片盾状，圆形，直径达 30 cm，4 ~ 9 浅裂；裂片宽三角状卵圆形或矩圆形，边缘有针刺状细齿；花 5 ~ 8 朵簇生于近叶柄顶端离叶基 8 ~ 10 cm 处，下垂，深红色；萼片 6，外面被疏长毛；花瓣 6；雄蕊 6；子房上位，1 室，柱头盾状。浆果圆形。花期 3 ~ 6 月，果期 5 ~ 9 月。

生境分布

生长于海拔 300 ~ 2400 m 的阔叶林或竹林下阴湿处。长江以南各省区有分布。

采收加工

全年均可采，秋季为佳。全株挖起，除去茎叶，洗净泥沙，晒干或烘干，切忌受潮；鲜用亦可。

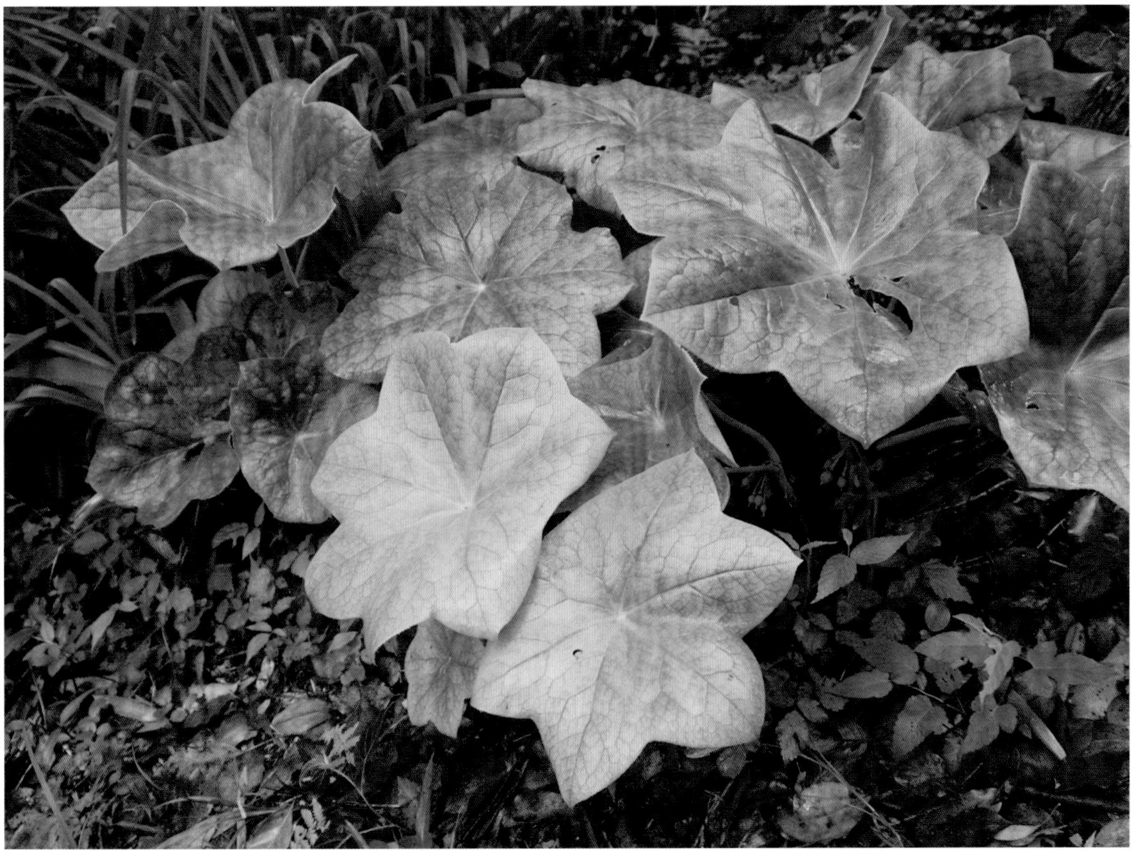

八角莲

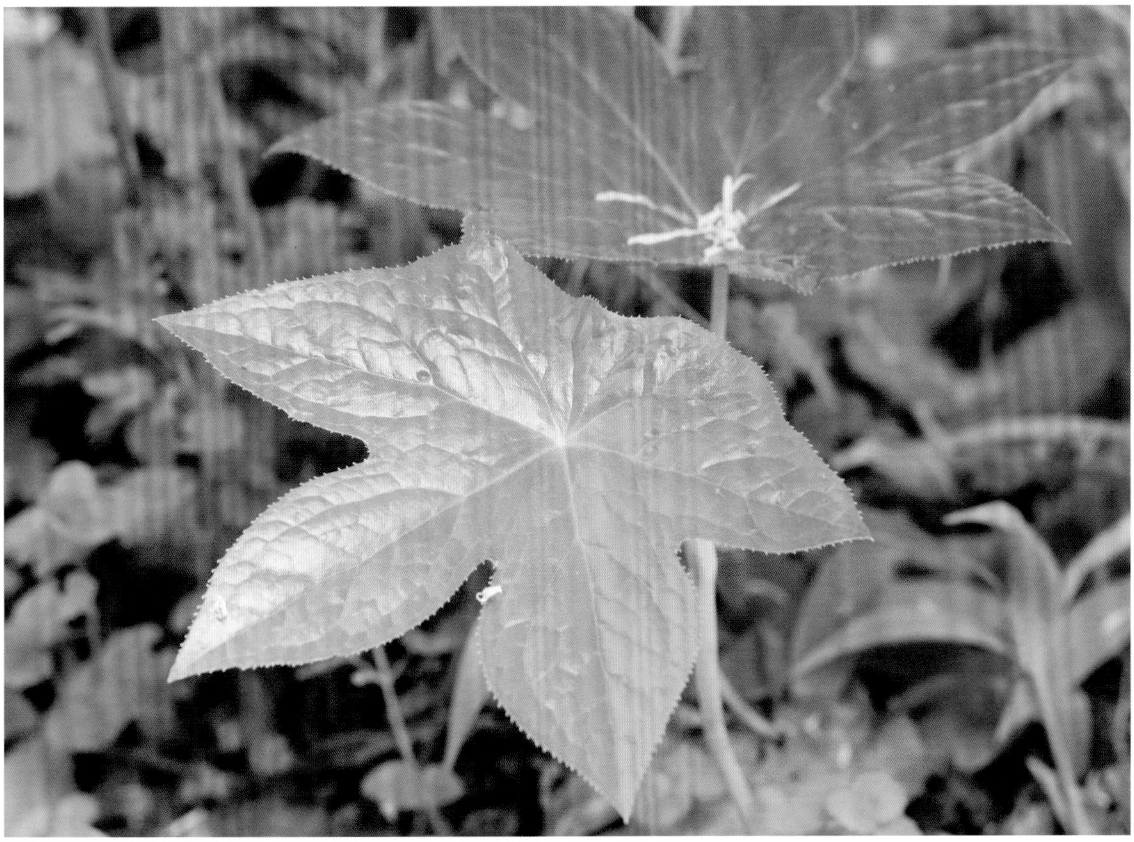

八角莲

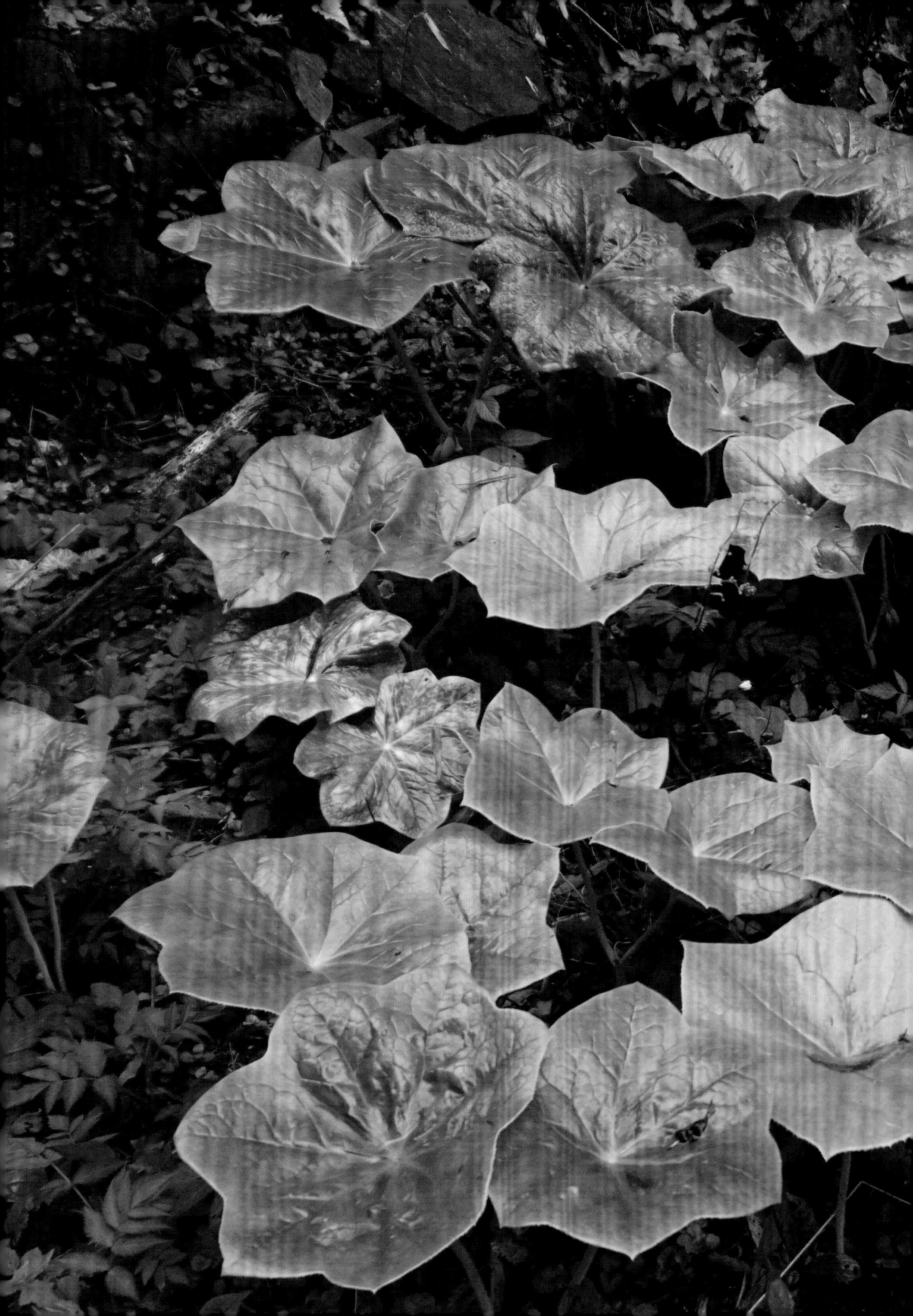

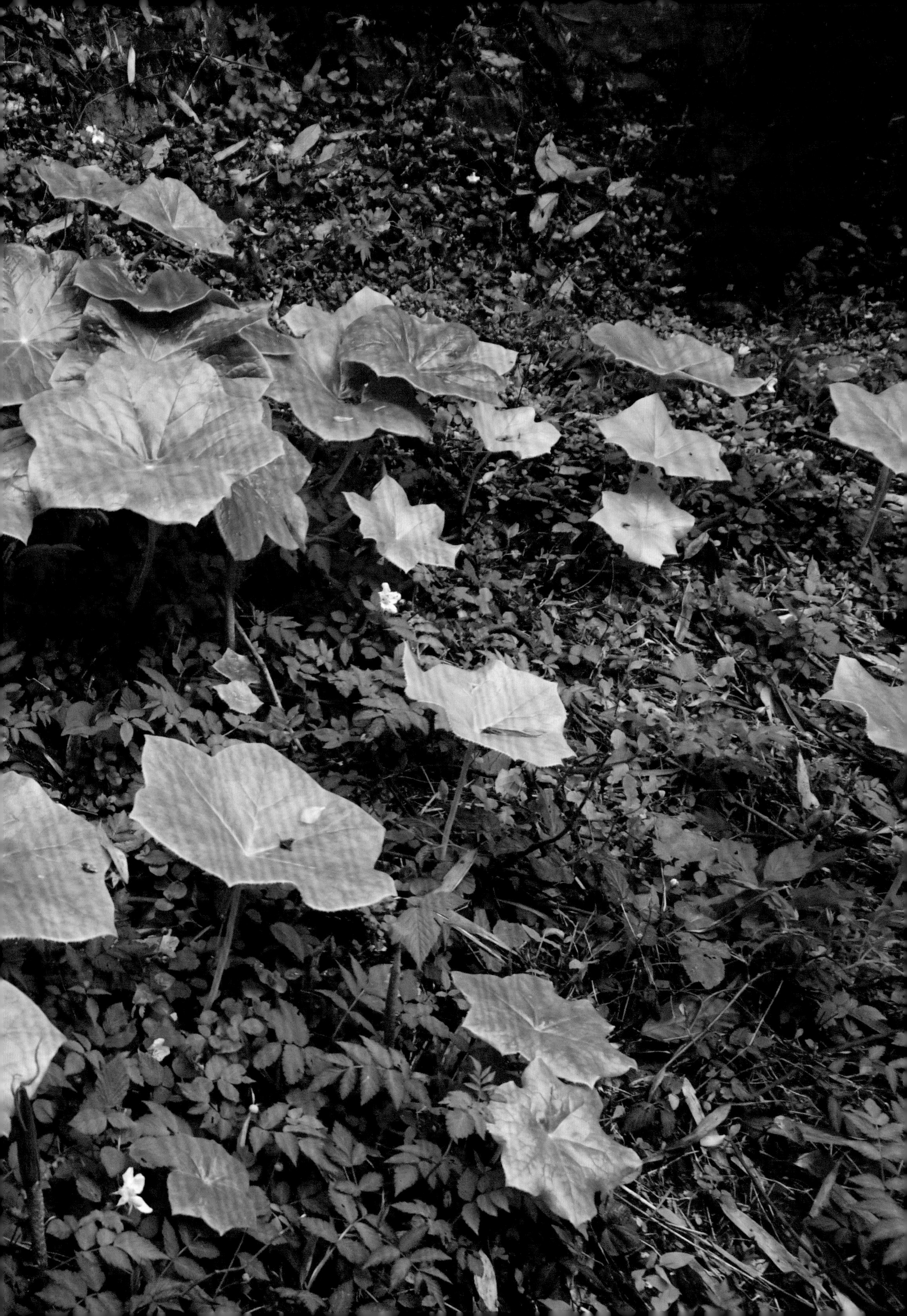

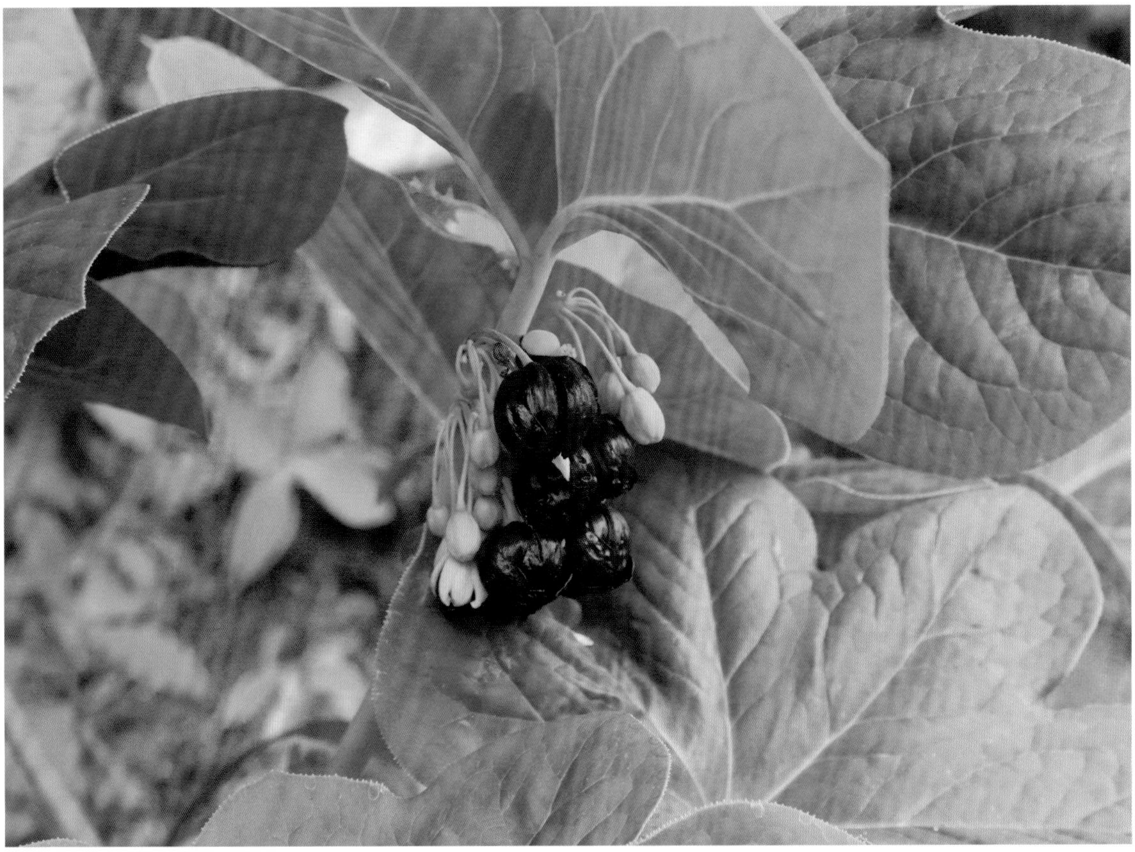

八角莲

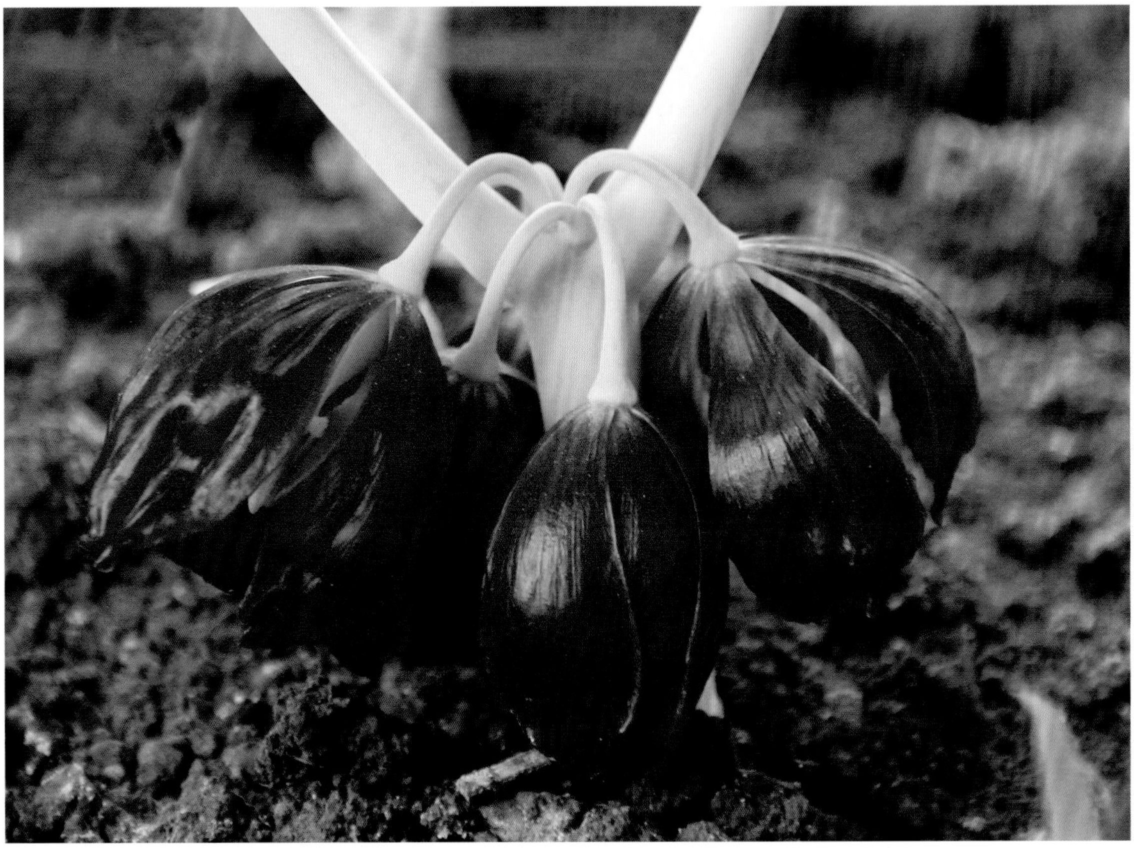

八角莲

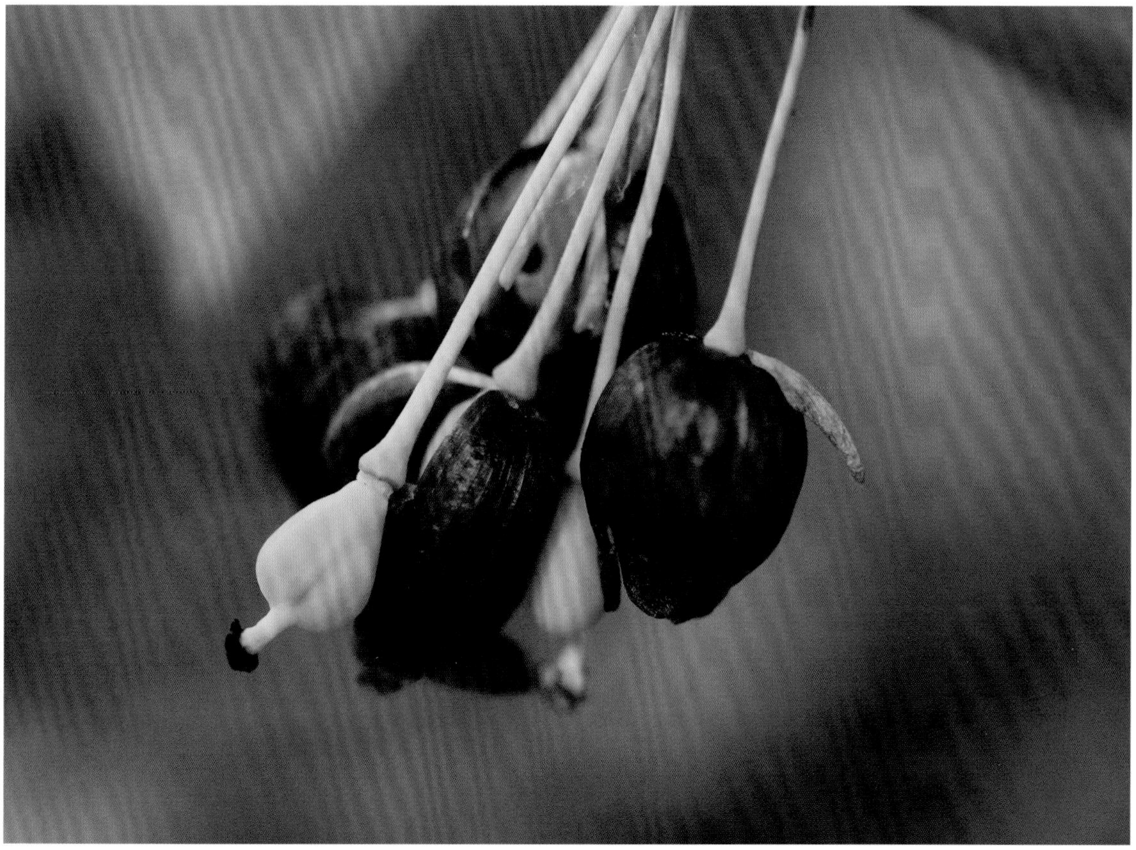

八角莲

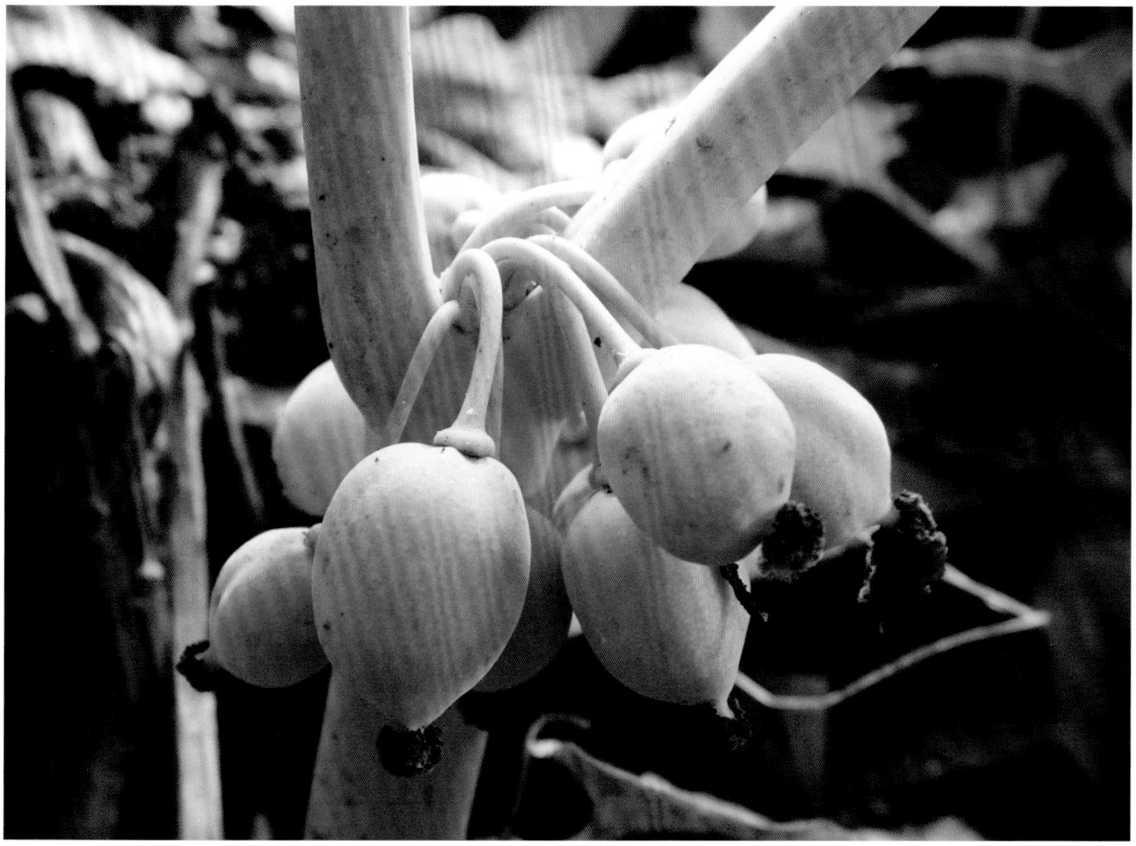

八角莲

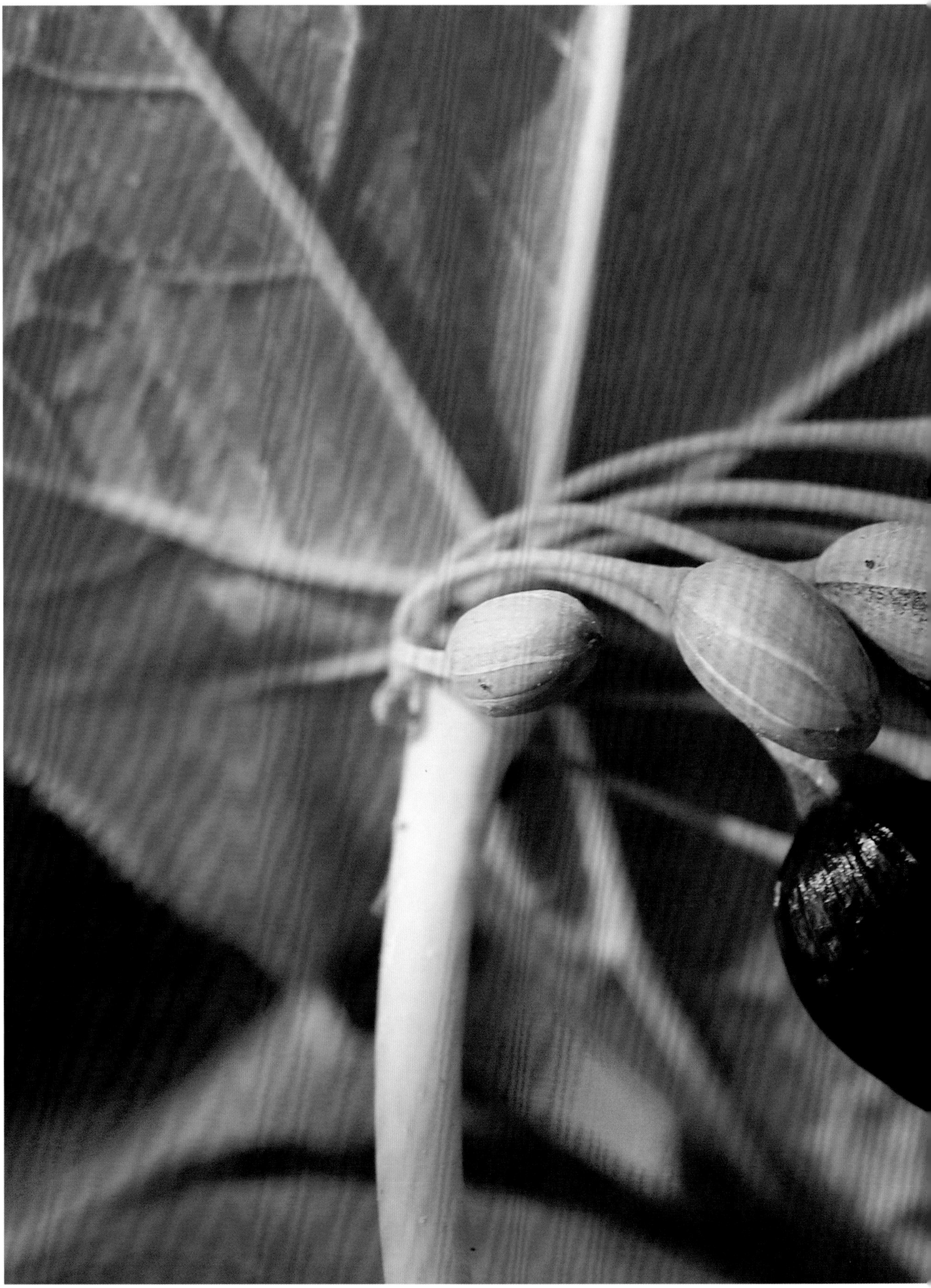

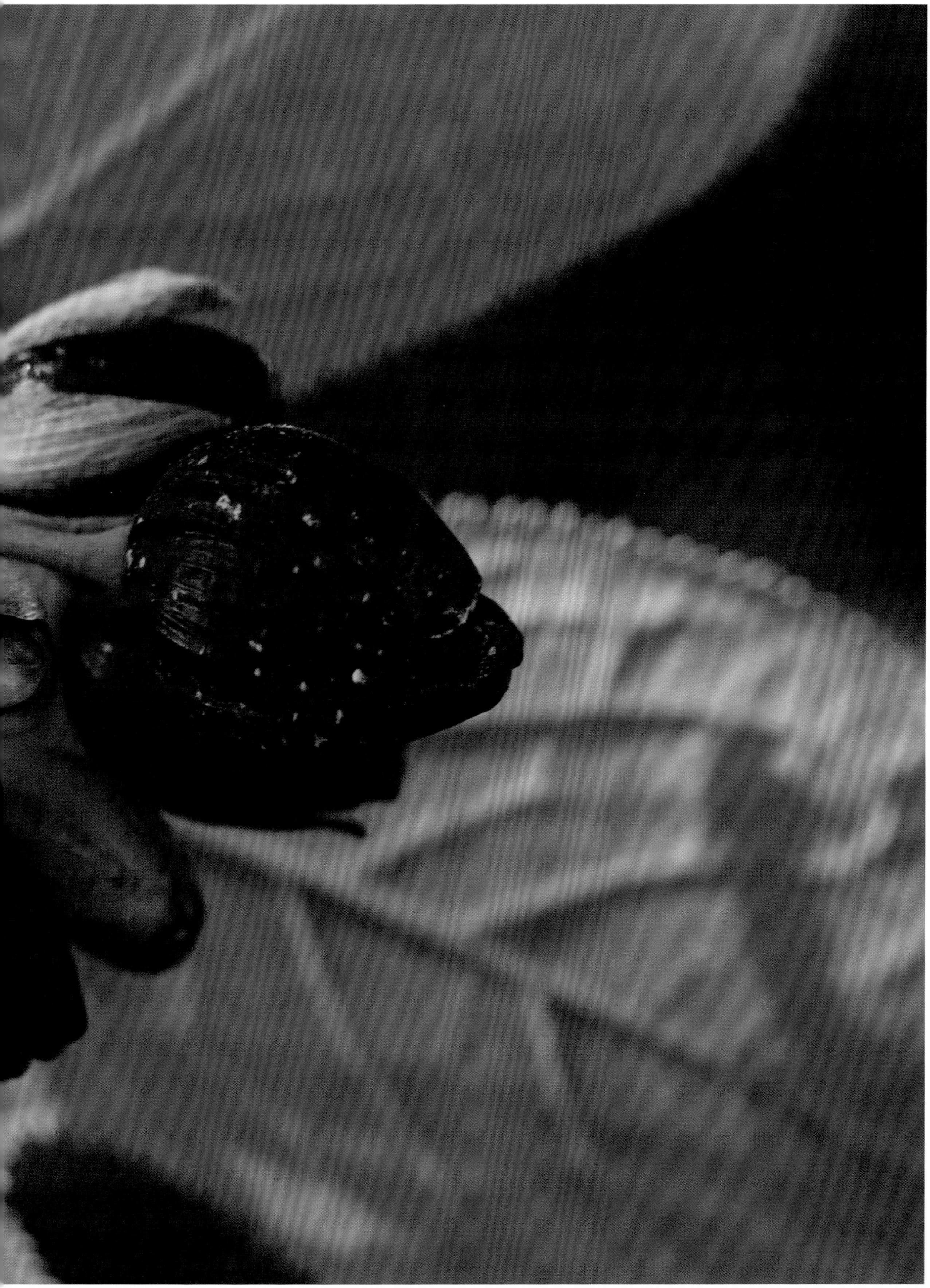

八角莲

药材鉴别

本品根茎横生，数个至数十个连成结节状，每一结节圆盘形，大小不一，直径 0.6 ~ 4 cm，厚 0.5 ~ 1.5 cm。表面黄棕色，上方具大型圆凹状茎痕，周围环节明显，同心圆状排列，色较浅，下方有环节及不规则皱纹或裂纹；可见圆点状须状根痕或须根，直径约 1 mm，浅棕黄色。质极硬，不易折断，折断面略平坦，颗粒状，角质样，浅黄红色，横切面平坦，可见维管束小点环列。气微，味苦。

功效主治

化痰散结，祛瘀止痛，清热解毒。主治咳嗽，咽喉肿痛，瘰疬，瘿瘤，痈肿，疔疮，毒蛇咬伤，跌扑损伤，痹证。

药理作用

本品所含鬼臼毒素能抑制细胞中期的有丝分裂，对动物肿瘤有明显的抑制作用。对心肌的作用：根中提取的结晶性物质，作用类似足叶草素，对离体蛙心有兴奋作用，能使其停于收缩状态。对血管的作用：对兔耳血管有扩张作用；对蛙后肢血管、家兔小肠及肾血管则有轻度的收缩作用。对平滑肌的作用：抑制离体兔肠、兴奋兔及豚鼠的离体子宫。

用法用量

内服：3 ~ 12 g，煎汤；或磨汁；或入丸、散服。外用：适量，磨汁或浸醋、酒涂搽；捣烂敷或研末调敷。

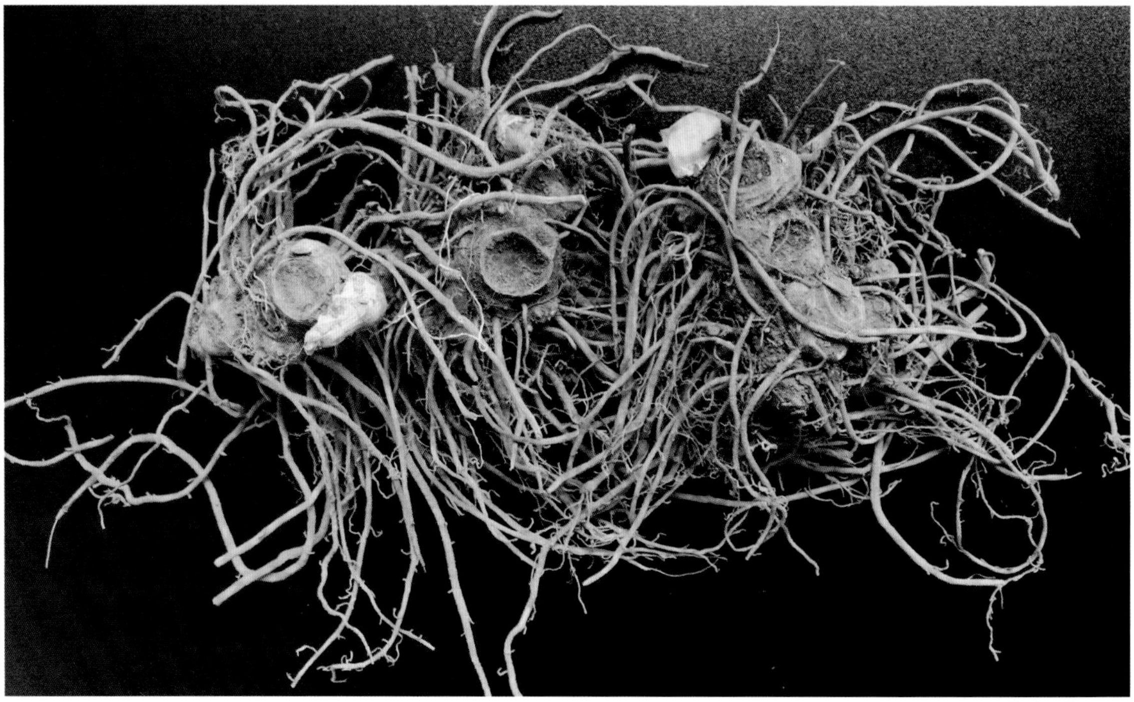

八角莲药材

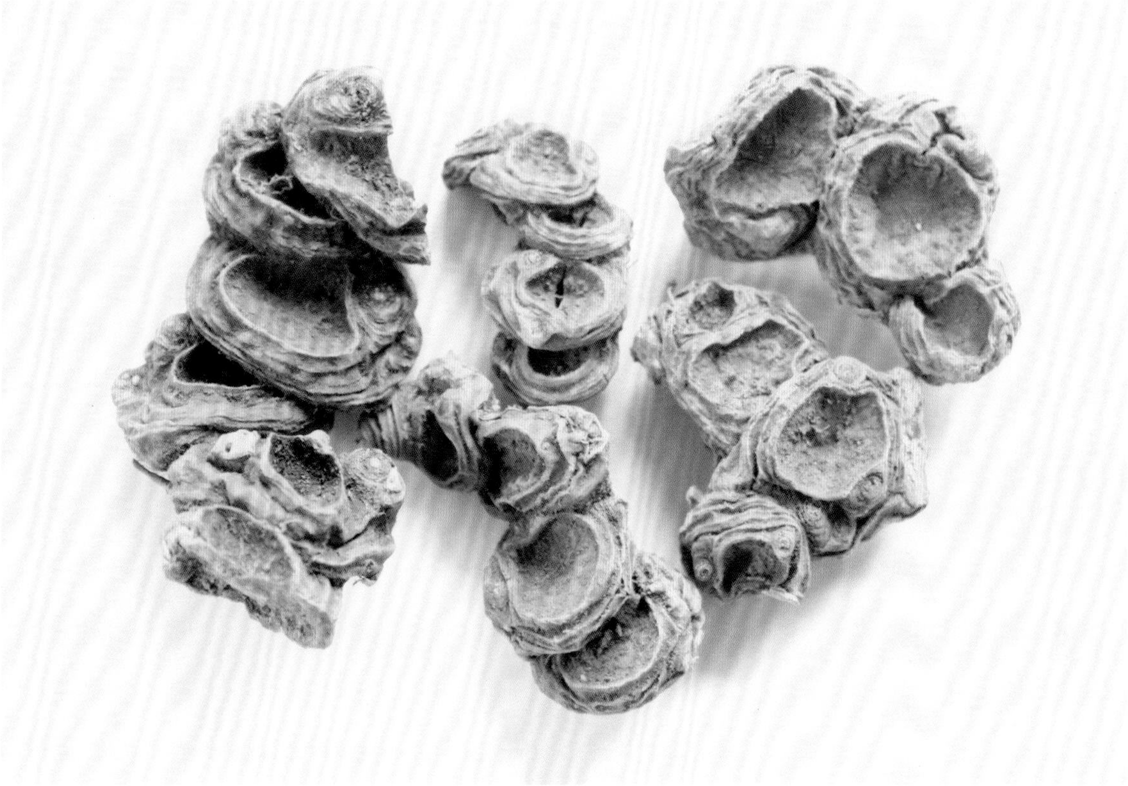

八角莲药材

民族药方

1．慢性气管炎，跌打损伤　八角莲 10 g，淫羊藿、黑骨藤各 5 g，八角枫 10 g。泡酒服，有毒，喝酒不能过量，睡前服 1 小杯。

2．脱肛　八角莲根 10 g。将药切细，用甜酒煎熬，1 次服完。

3．无名肿毒　八角莲、野葵、蒲公英各等份。捣烂敷患处。

4．带状疱疹，单纯性疱疹　八角莲根适量。研细末，醋调敷患处。

5．蛇毒咬伤　八角莲 9 ~ 15 g。捣烂，汁冲酒服，渣敷伤口周围。

6．胃痛　八角莲、山慈菇、矮霸王各 3 g。研末对酒，分 3 次吞服。

7．瘰疬　八角莲 30 ~ 60 g，黄酒 60ml。加水适量煎服。

8．体虚气弱，神经衰弱，痨伤咳嗽，虚汗盗汗　八角莲 9 g。蒸鸽子或炖鸡、炖猪肉 250 g服。

9．喉蛾　八角莲细末 0.6 g，薄荷 0.3 g。研细末，水冲服。

10．肿毒初起　八角莲、红糖、酒糟各适量。共捣烂贴敷，每日换 2 次。

11．疔疮　八角莲 10 g，蒸酒服；并用须根捣烂敷患处。

12．跌打损伤　八角莲根 5 ~ 15 g。研细末，酒送服，每日 2 次。

使用注意

孕妇禁服，体质虚弱者慎服。

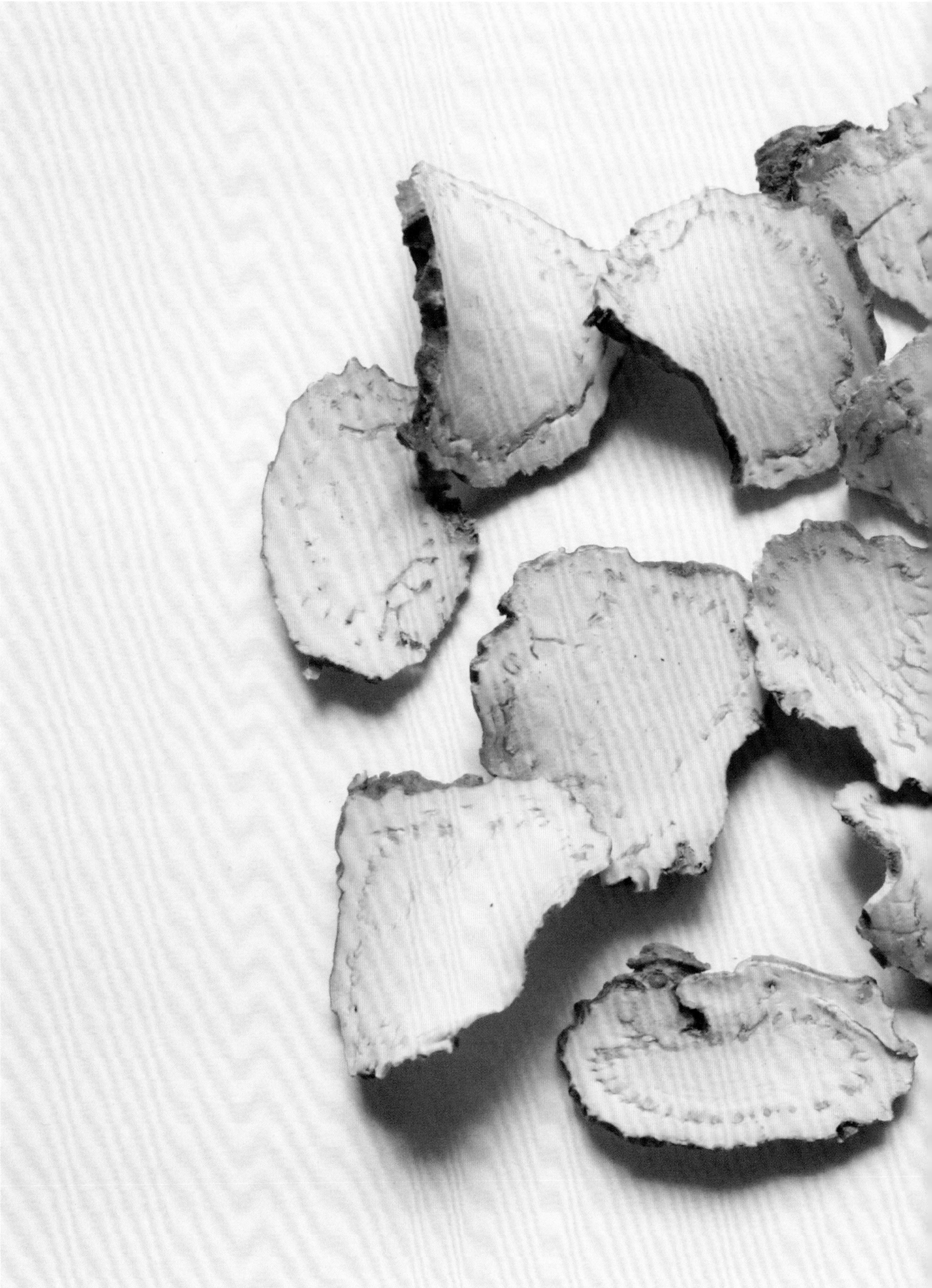

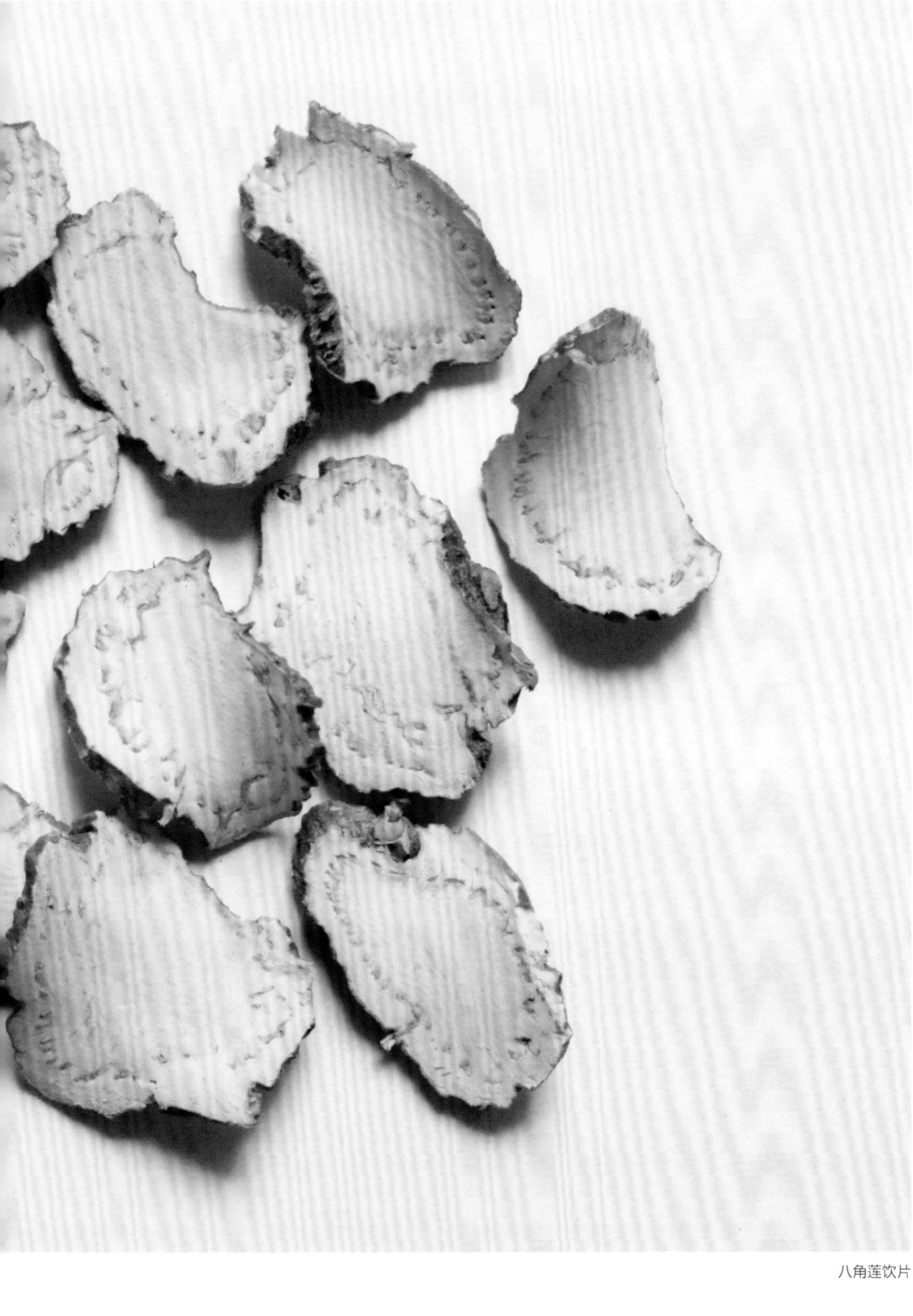

八角莲饮片

八角莲

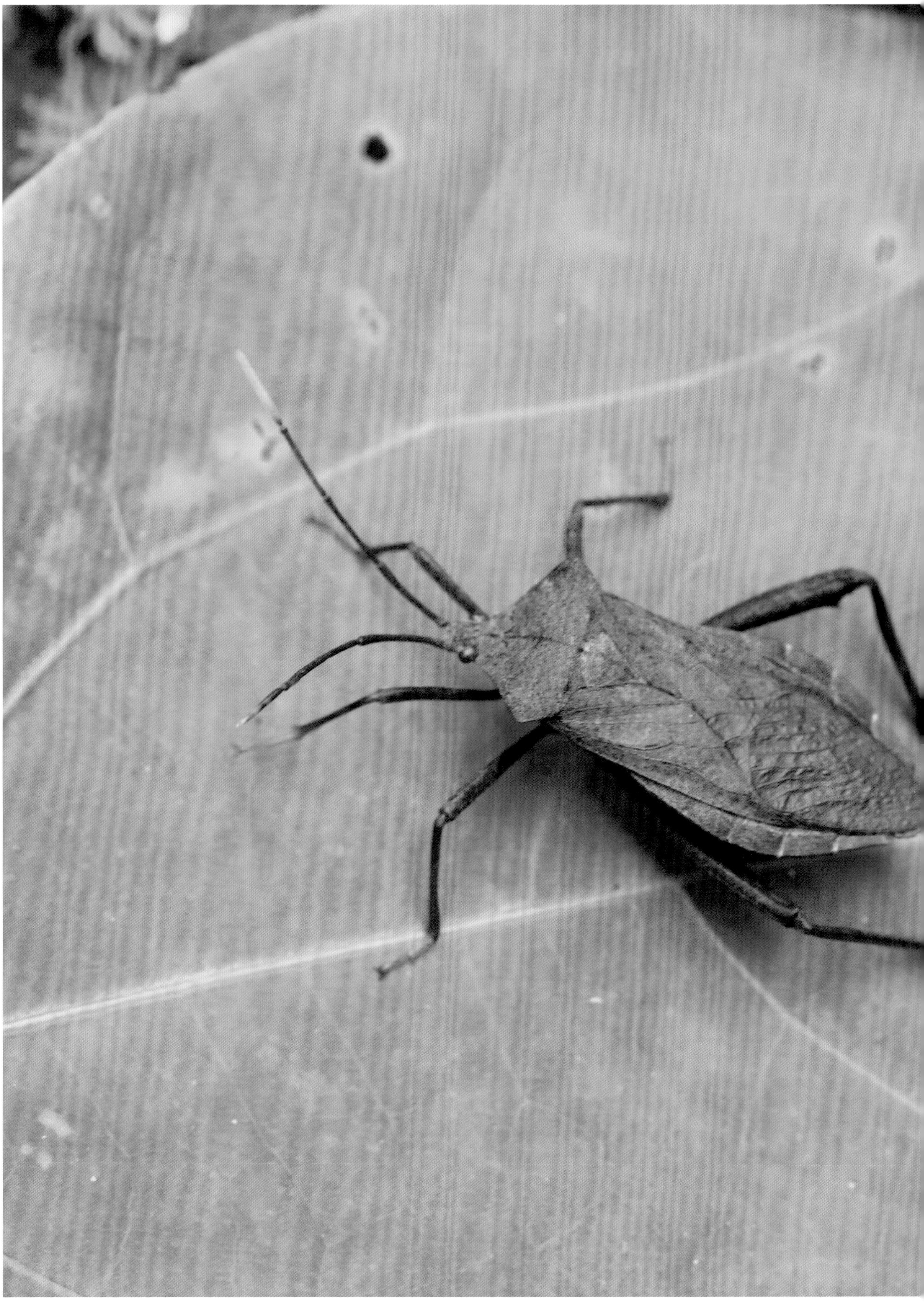

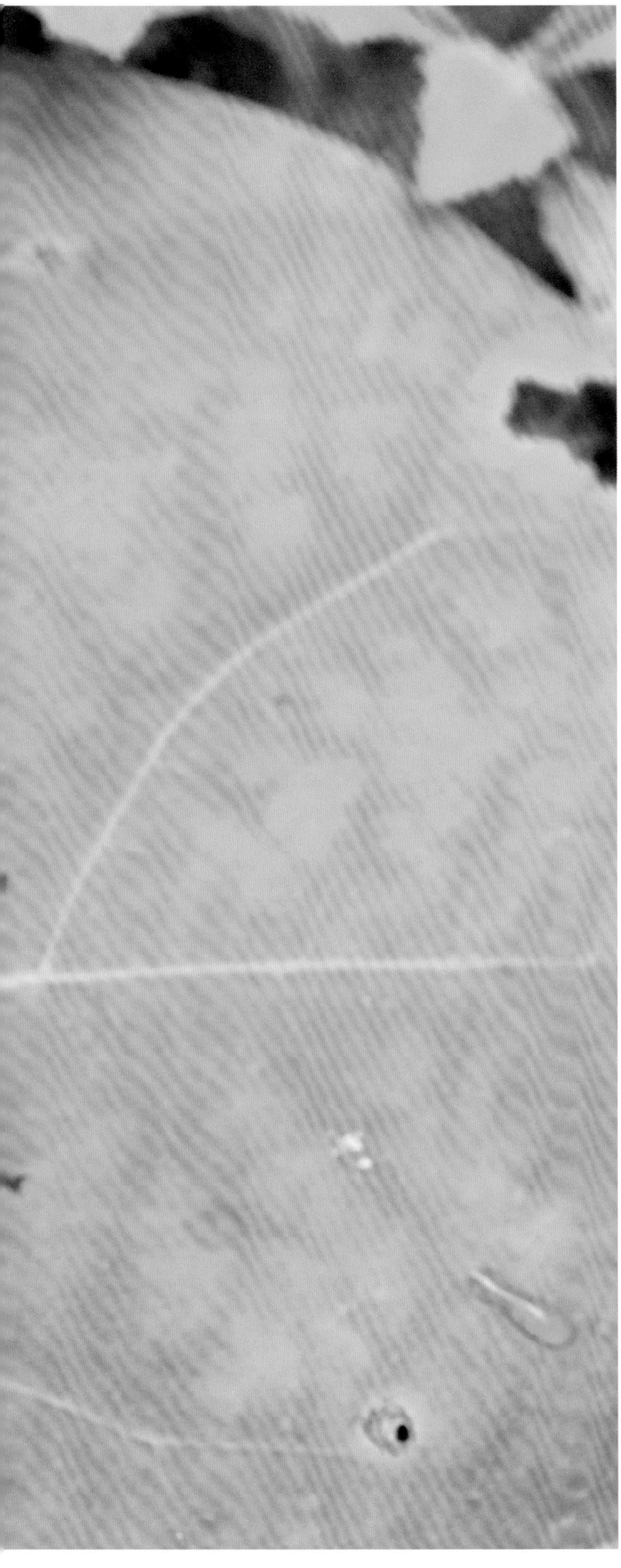

九香虫

【壮药名】九香虫。

【别　名】黑兜虫、瓜黑蝽、屁板虫、打屁虫、屁巴虫。

【来　源】本品为蝽科昆虫九香虫 *Aspongopus chinensis* Dallas 的全虫。

【性味归经】味咸，性温。归肝、脾、肾经。

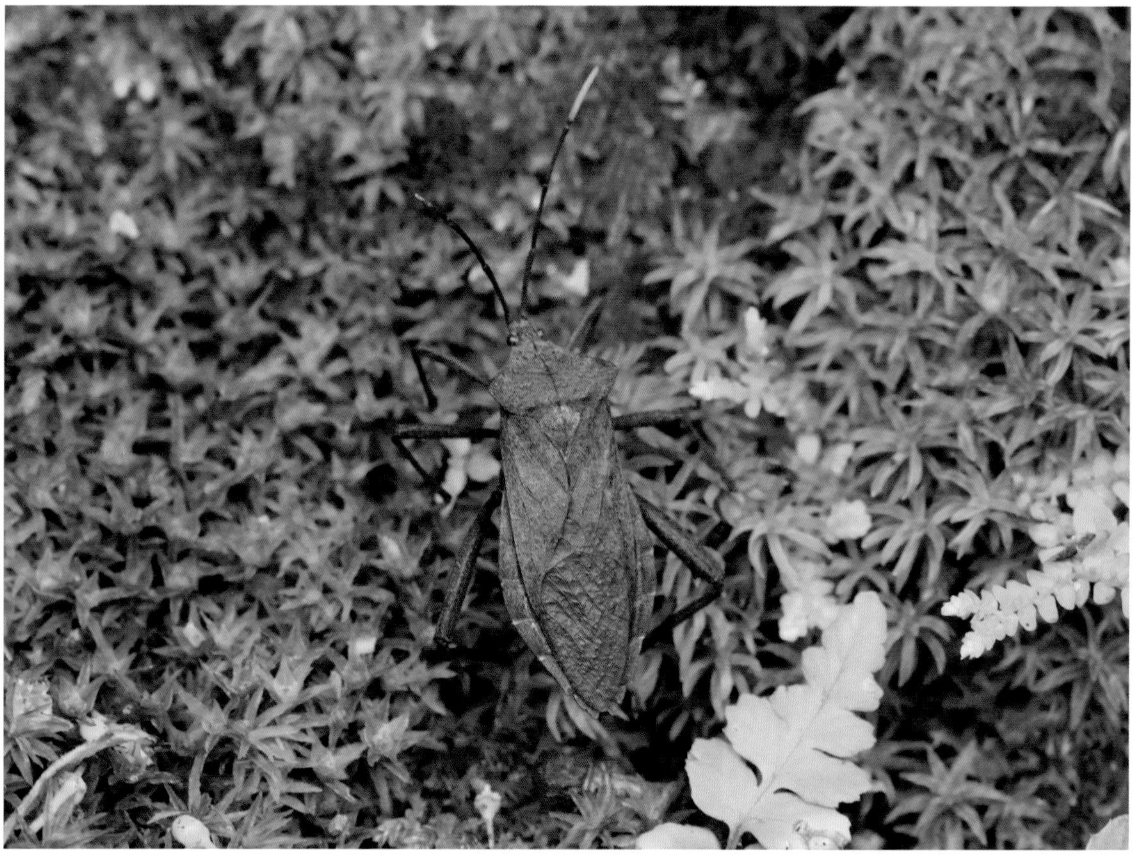

九香虫

识别特征

全体椭圆形而扁，长 1.7 ~ 2.2 cm，宽 1.0 ~ 1.2 cm。体紫黑色，伴铜色光泽。头小，略呈三角形，黑色，背部有膜质半透明的翅两对，棕色或棕褐色。触角黑色 5 节，第 1 节较粗，圆筒形，长度约为第 2 节之半，其余 4 节较细长而扁，第 2 节长于第 3 节，2、3 节长度比例约为 4 ：3 到 5 ：3 之间，为本品的一个重要特征。腹部有环节，足 3 对，褐色，以后足最长。

生境分布

栖息于土石块下、石缝中、瓜棚或墙缝中穴内。主要分布于云南、四川、贵州、广西等省区。

采收加工

11 月至次年 3 月前捕捉，置适宜容器内，用酒少许将其闷死，取出阴干。或置沸水中烫死，取出，干燥。

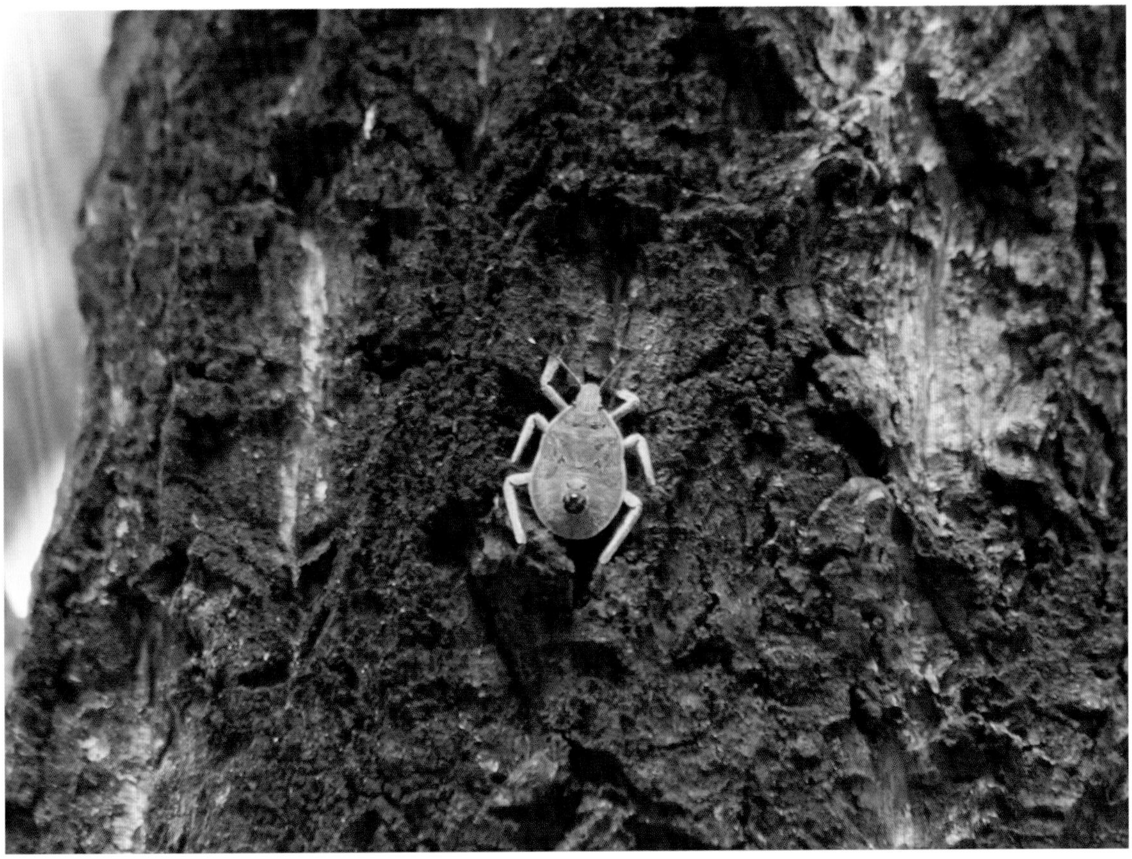

九香虫

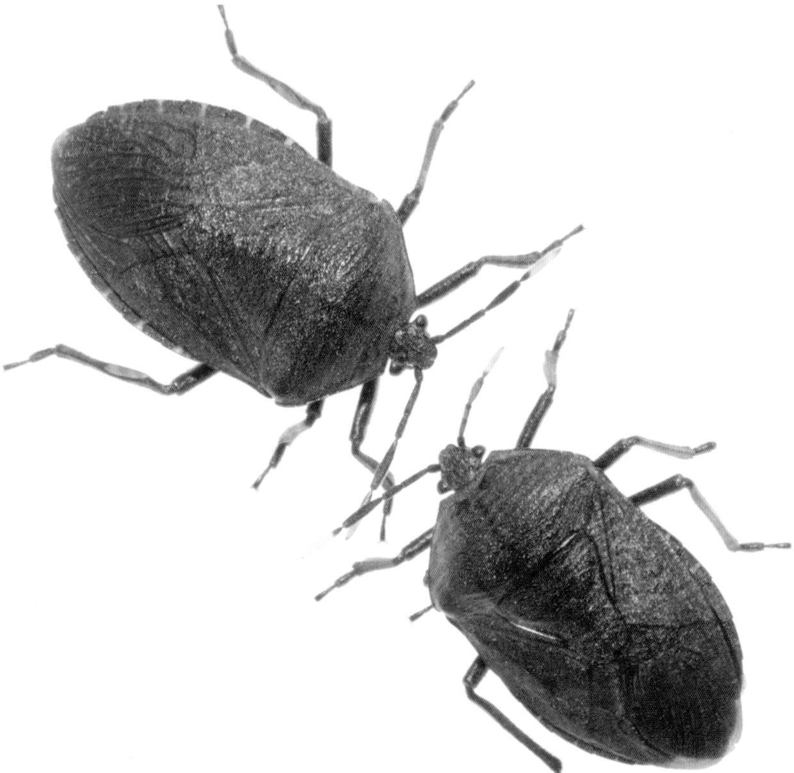

九香虫

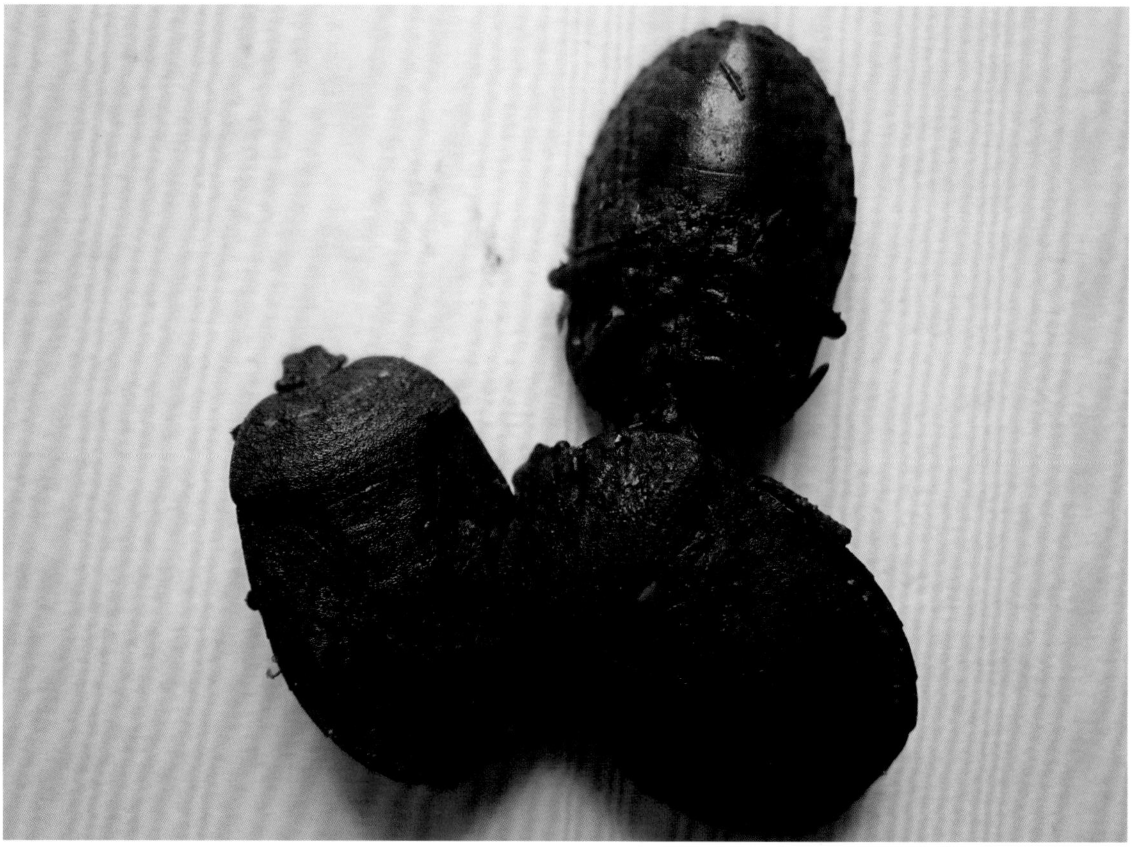

九香虫

药材鉴别

本品略呈六角状扁椭圆形，长 1.6 ~ 2 cm，宽约 1 cm。表面棕褐色或棕黑色，略有光泽，头部小，与胸部略呈三角形，复眼突出，卵圆状，单眼 1 对，触角 1 对各 5 节，多已脱落。背部有翅 2 对，外面的 1 对基部较硬，内部 1 对为膜质，透明；胸部有足 3 对，多已脱落。腹部棕红色至棕黑色，每节近边缘处有突起的小点。质脆，折断后腹内有浅棕色的内含物。气特异，味微咸。

功效主治

理气止痛，温肾助阳。主治胃寒胀痛，肝胃气痛，肾虚阳痿，腰膝酸痛。

药理作用

本品对金黄色葡萄球菌、伤寒沙门菌、副伤寒沙门菌有较强的抗菌作用；并有促进机体新陈代谢作用。

用法用量

内服：3 ~ 10 g，煎服。

民族药方

1．胸脘胁痛 九香虫 90 g，炙全蝎 60 g。共研细末，蜜丸，每丸 5 g 重。每次服半丸，每日 2 次。

2．胸隔间气滞，脾肾亏损，阳痿 九香虫（半生半熟）30 g，车前子（微炒）、陈皮各 12 g，白术 15 g，杜仲（酥炙）25 g。共研为细末，炼蜜为丸，空腹服。

3．肾虚阳痿 九香虫 30 g，花椒粉、食盐各等份。九香虫用油炒熟，放入花椒粉、食盐拌匀后嚼食，用酒或温开水送下。

4．肝肾虚损，腰膝酸痛，而有脾虚少食、气滞、脘腹满闷的症状者 九香虫 30 g，杜仲 25 g，白术 15 g，陈皮 12 g。共研为细末，炼蜜为丸服，每次 5 g，早、晚各服 1 次，淡盐水送下。

5．阳痿，腰膝冷痛 九香虫、木香、延胡索、厚朴各等份。水煎去渣，取汁，温水送服。

6．胃寒疼痛 九香虫、淫羊藿、杜仲、巴戟天各等份。共研成细末，温水送服，每次 10 g，每日早、晚各 1 次。

使用注意

凡阴虚内热者忌服。

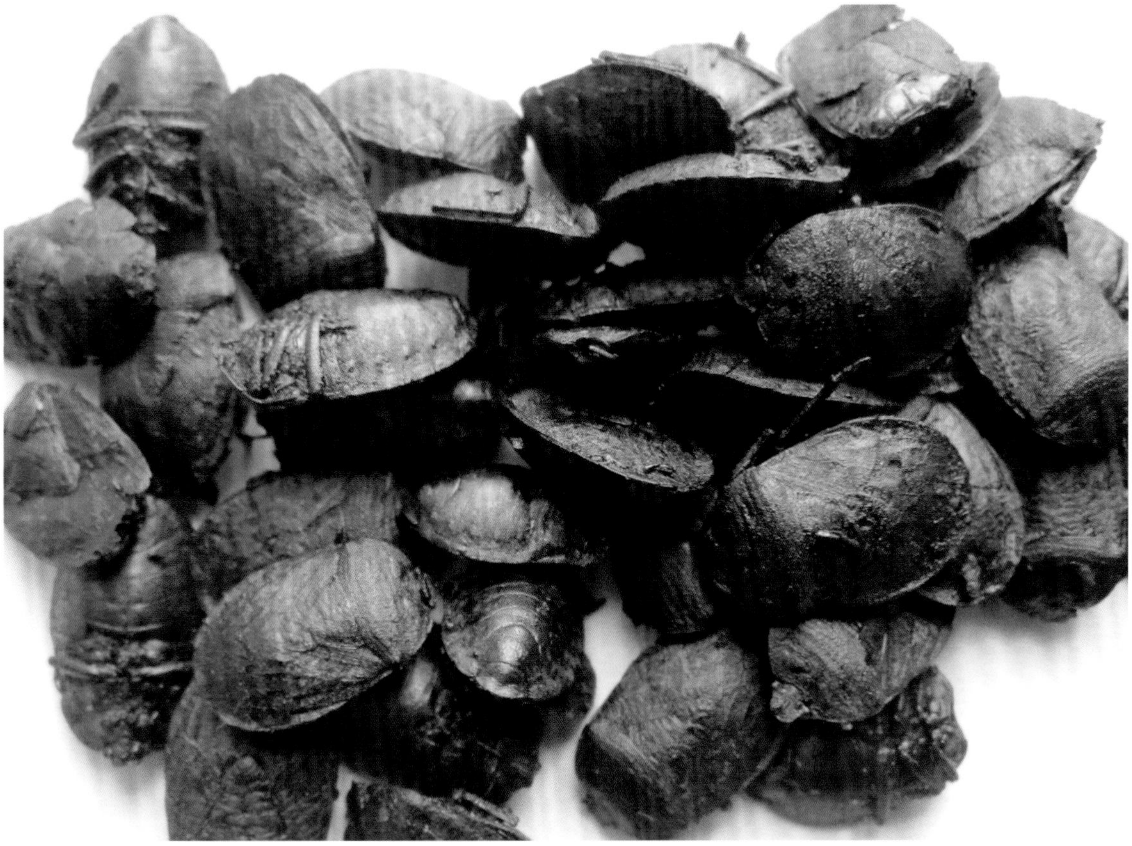

九香虫

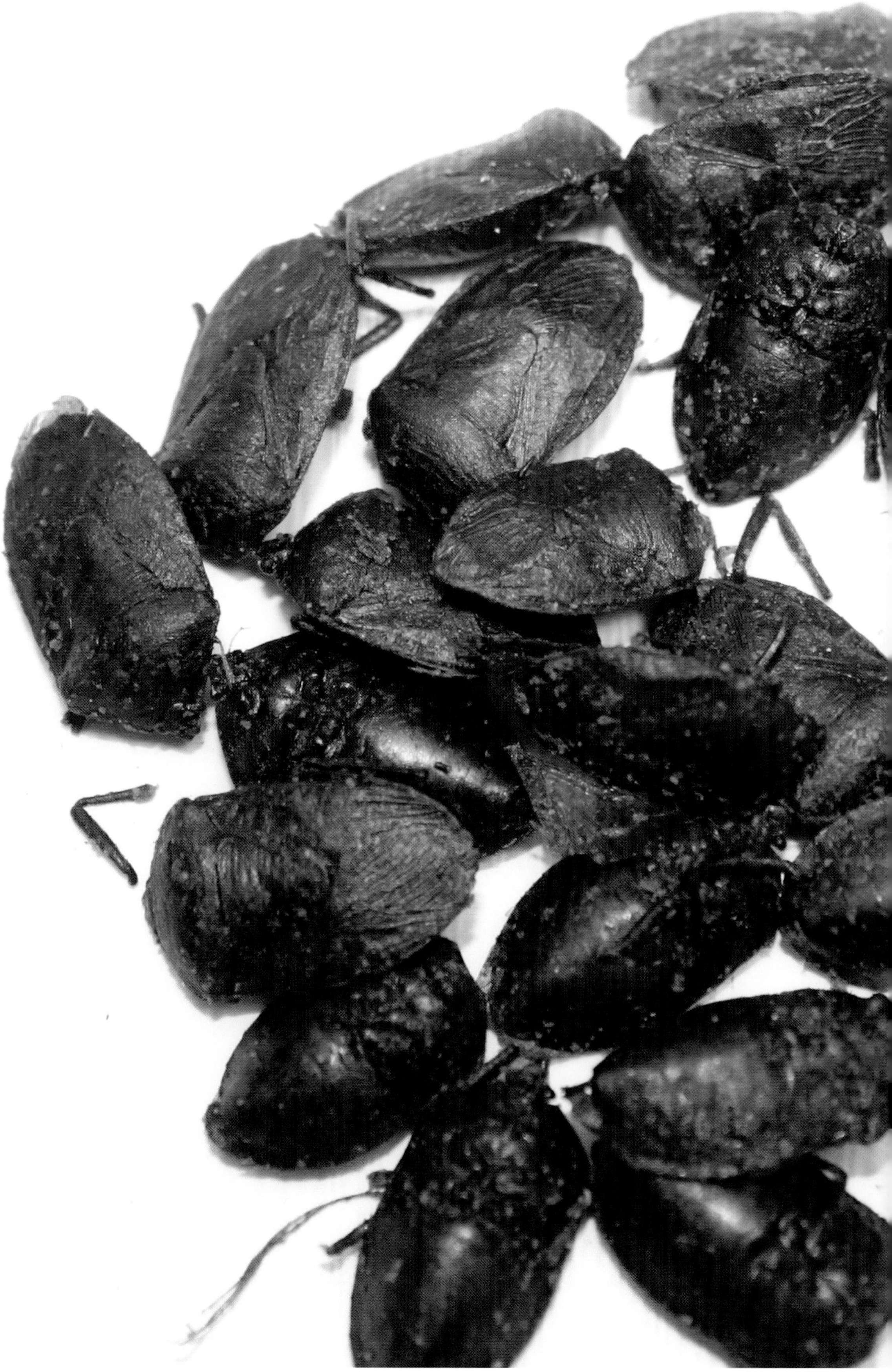

九香虫

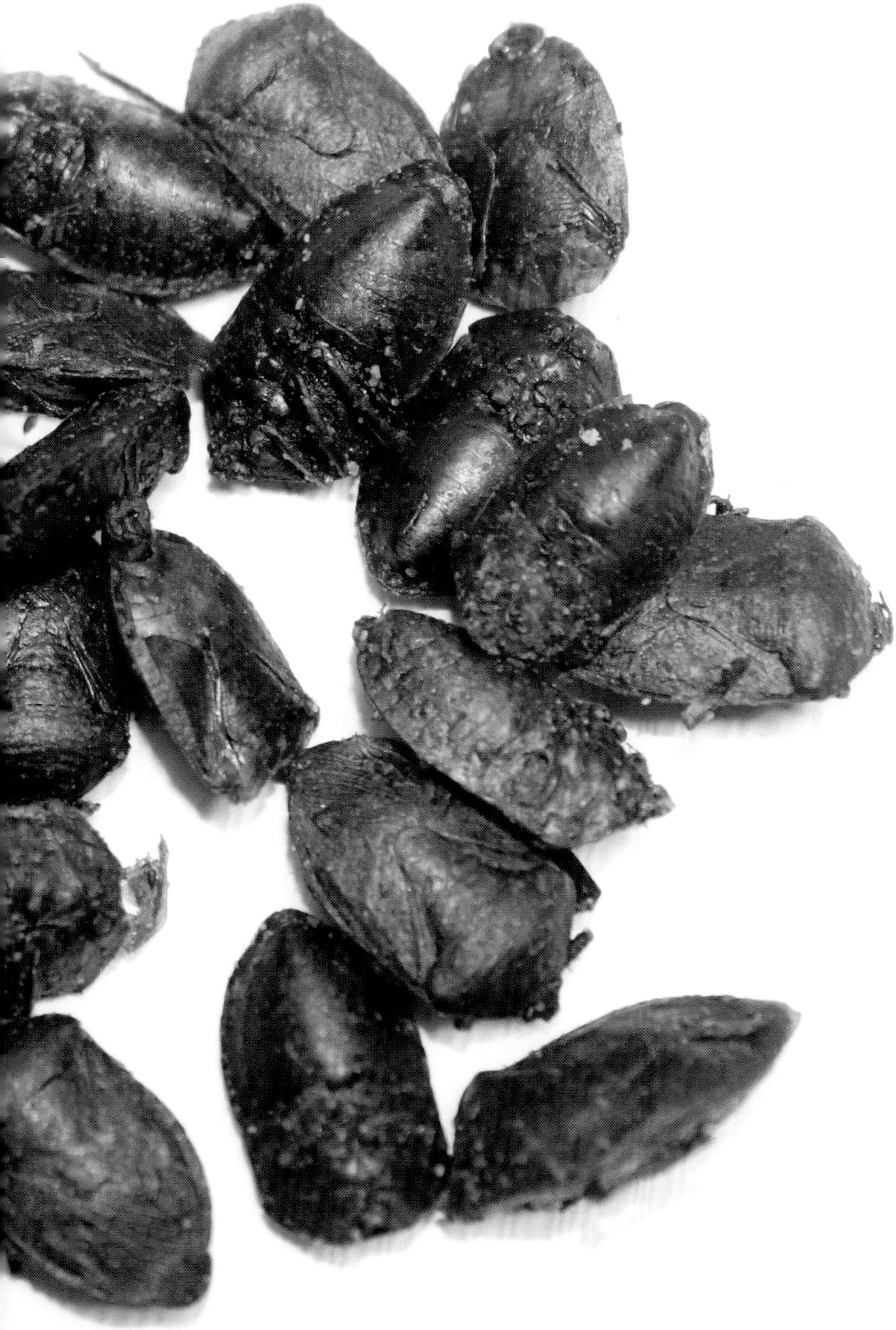

九香虫

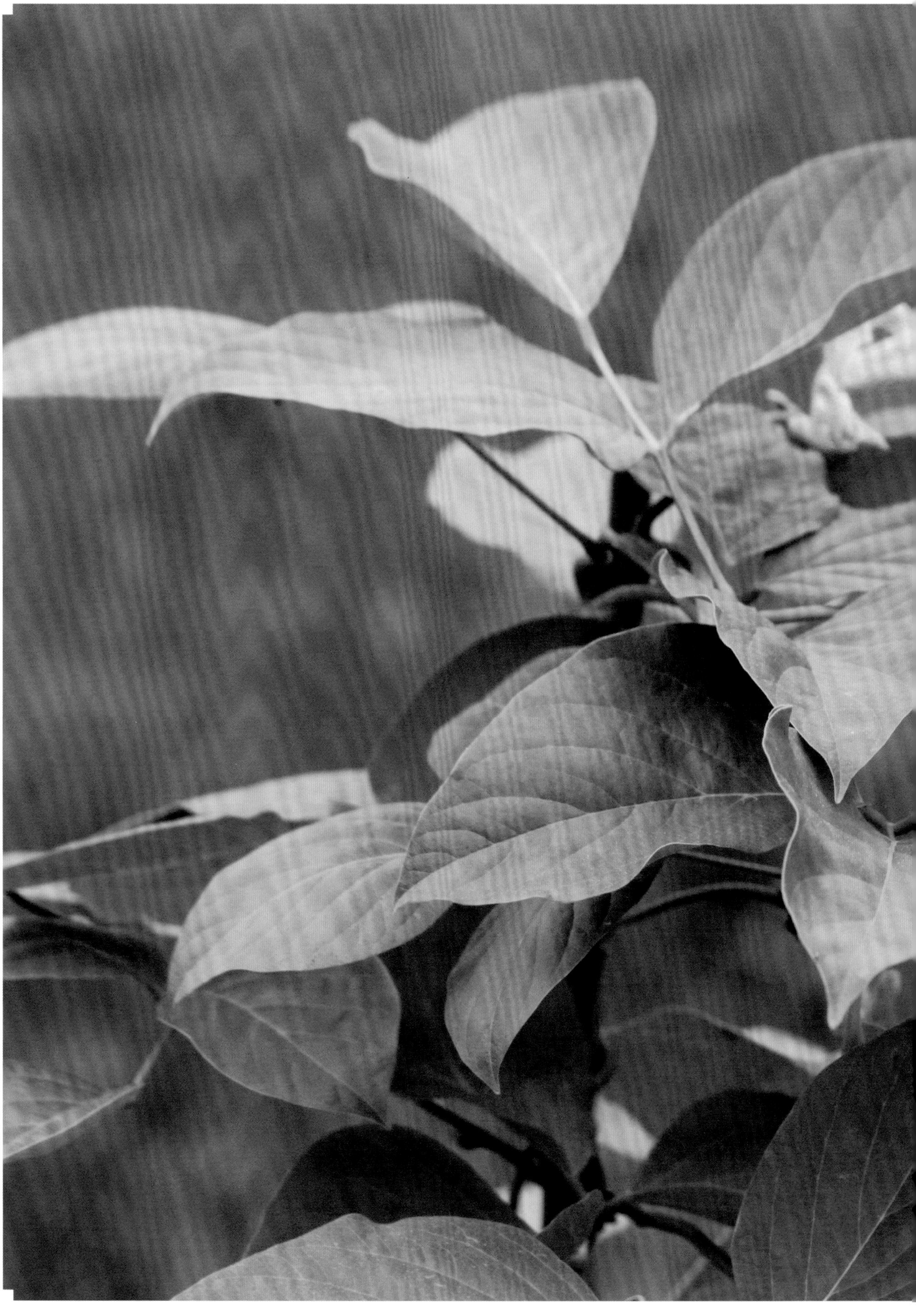

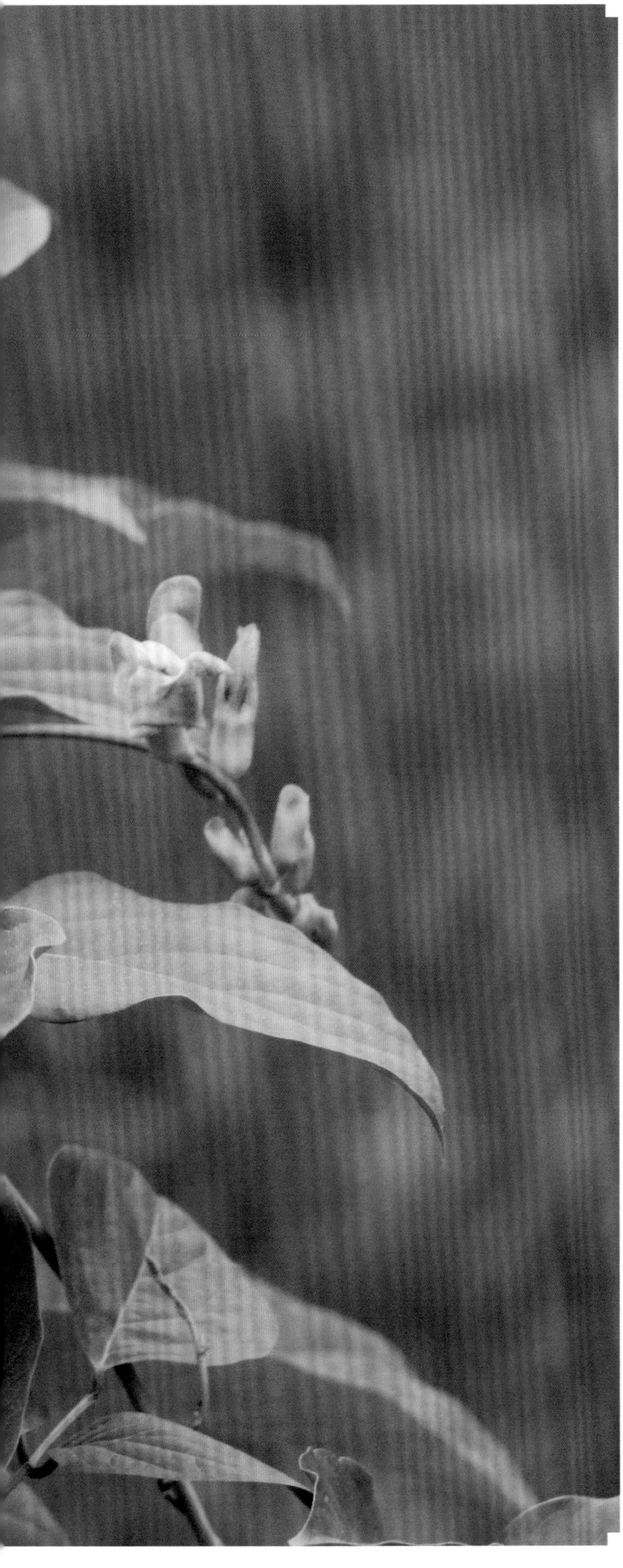

刀豆

【壮药名】珠督样。

【别　名】大刀豆、挟剑豆、刀豆子。

【来　源】本品为豆科植物刀豆 *Canavalia gladiata*（Jacq.）DC. 的干燥成熟种子。

【性味归经】味甘，性温。归胃、肾经。

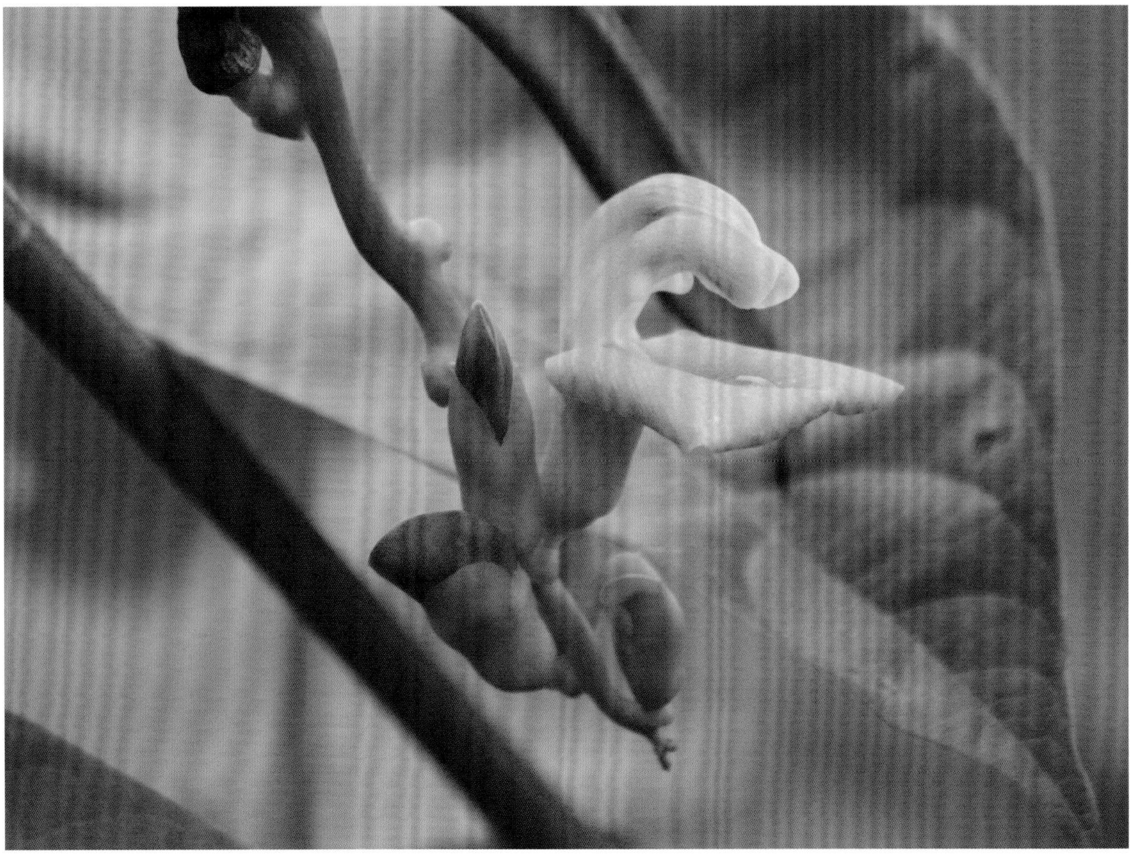

刀豆

识别特征

缠绕草质藤本，长达数米。三出复叶互生，叶柄长 8 ~ 15 cm，小叶柄长约 1 cm；小叶宽卵形，长 8 ~ 20 cm，宽 5 ~ 16 cm，先端渐尖，基部近圆形，两面无毛，侧生小叶偏斜。夏季开淡红色或淡紫色蝶形花，总状花序腋生，花疏，生于花序轴隆起的节上；萼二唇形，上唇大，2 裂，下唇 3 齿，卵形；旗瓣近圆形，大于其他瓣；雄蕊 10，二体；子房有疏长硬毛。荚果极长，窄长方形，略弯曲，长 15 ~ 30 cm，先端有钩状短喙，边缘有明显凸出的隆脊；种子肾形，红色或褐色，长约 3.5 cm，种脐和种子几等长。花期 6 月，果期 8 月。

生境分布

生长于排水良好、肥沃疏松的土壤中。分布于江苏、安徽、湖北、四川等省。

采收加工

秋季种子成熟时采收果实，剥取种子，晒干。

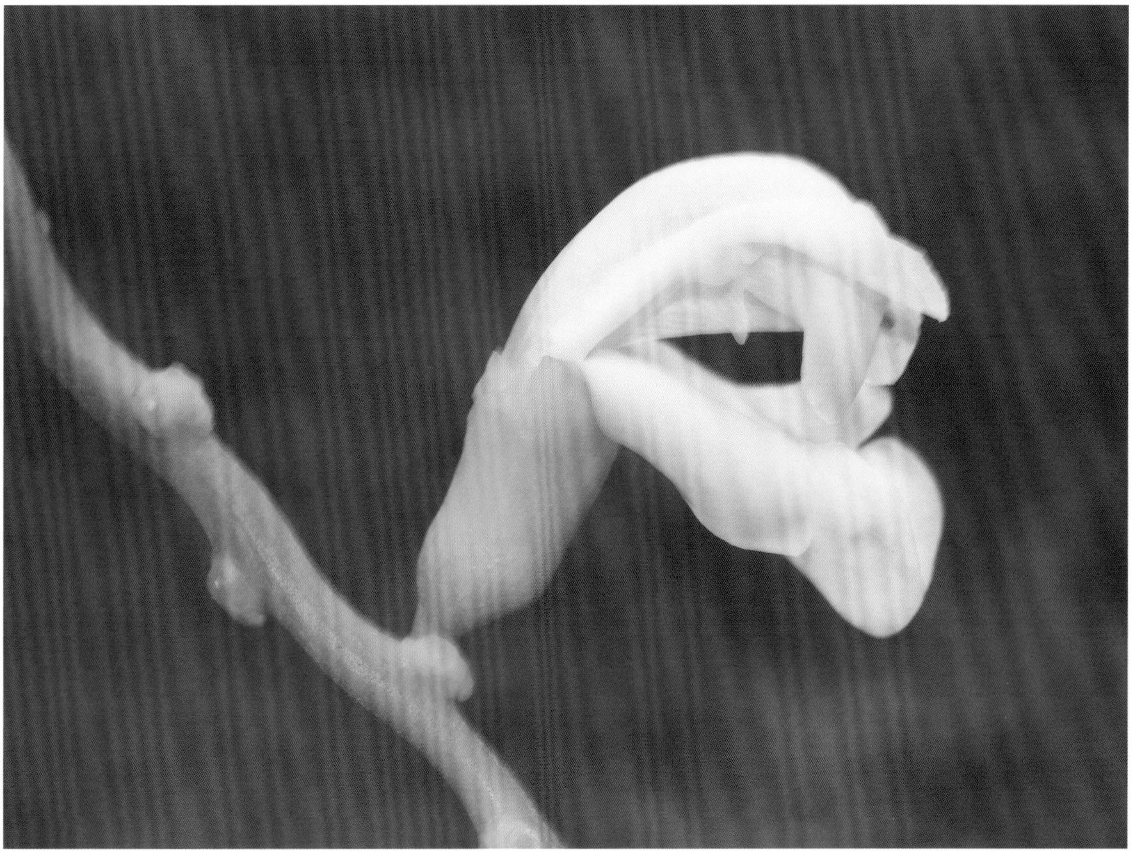

刀豆

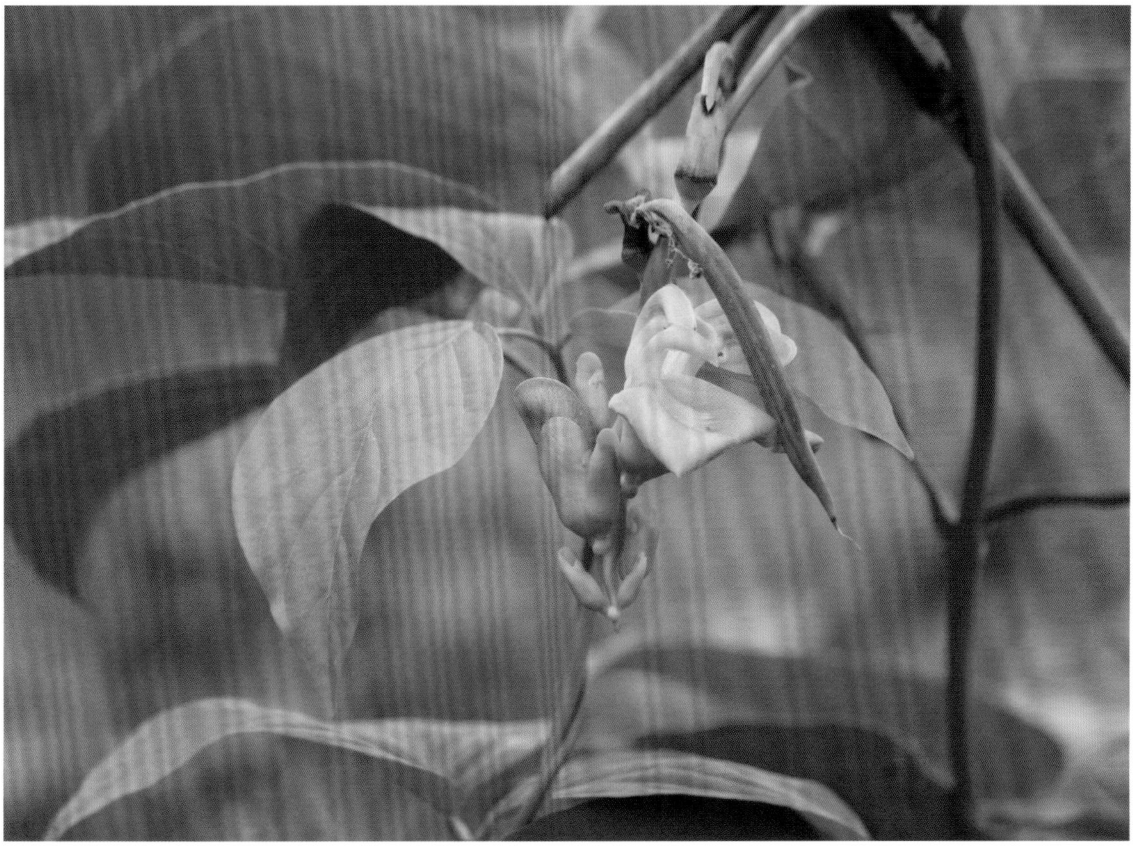

刀豆

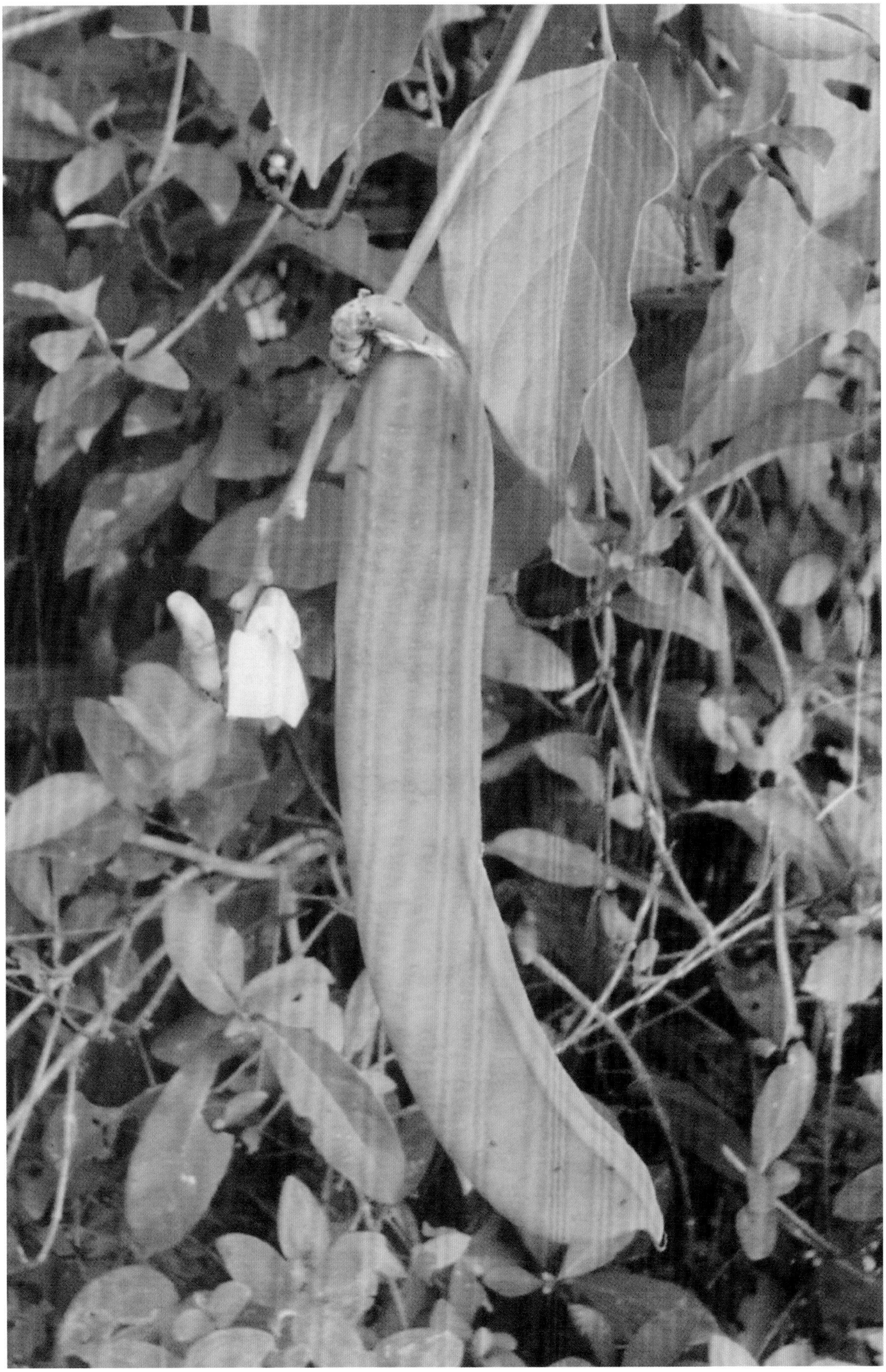

刀豆

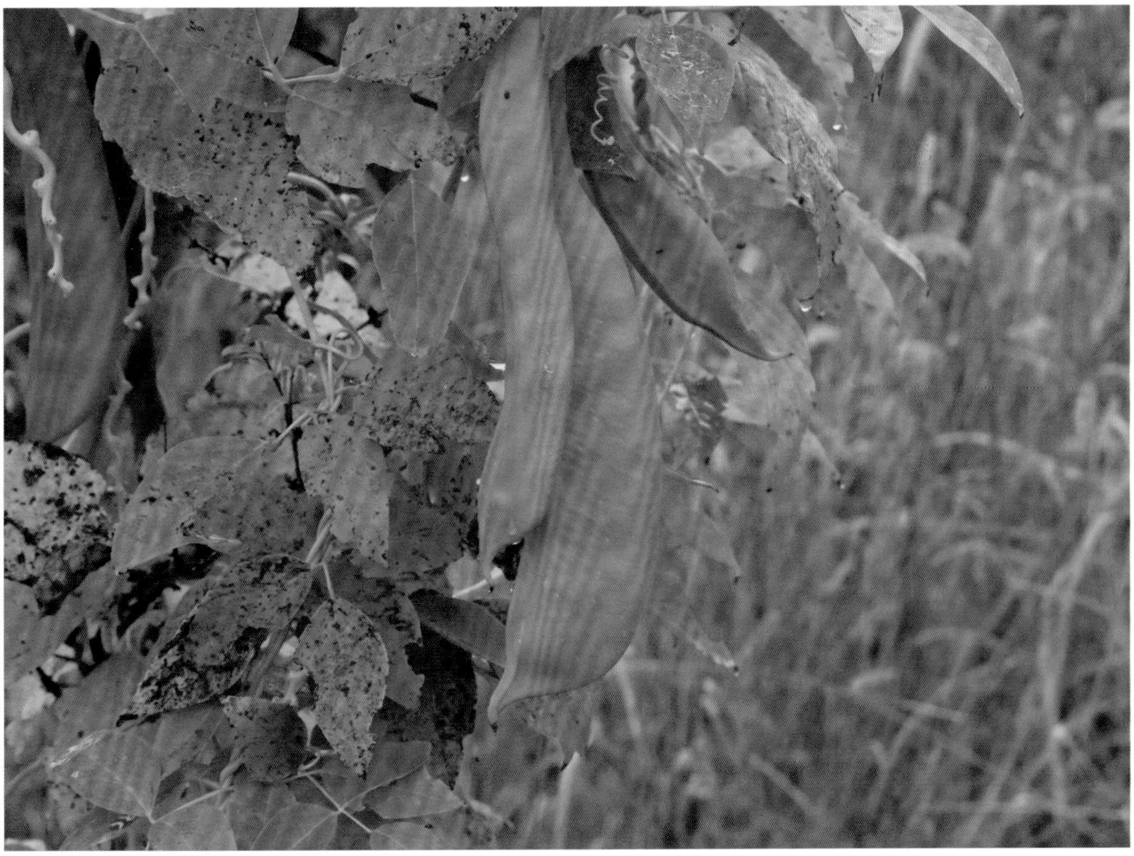

刀豆

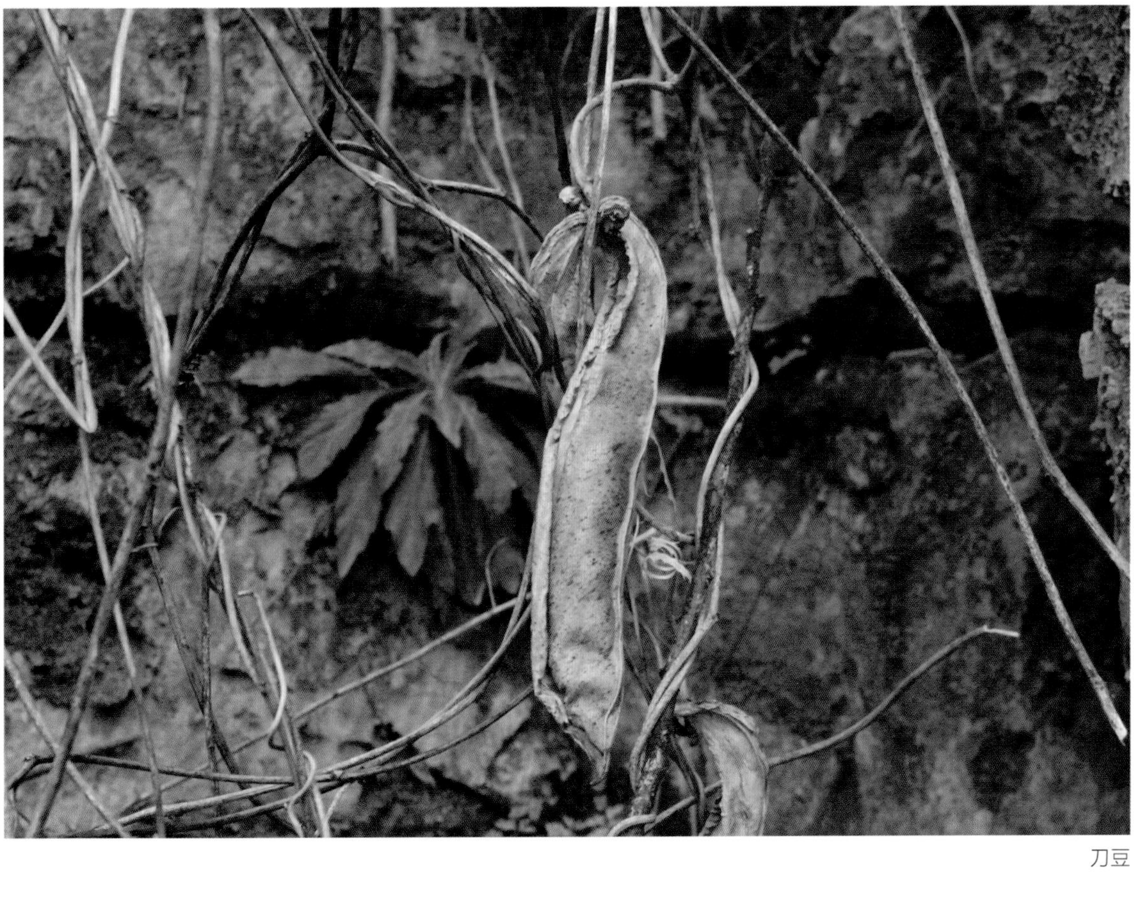

刀豆

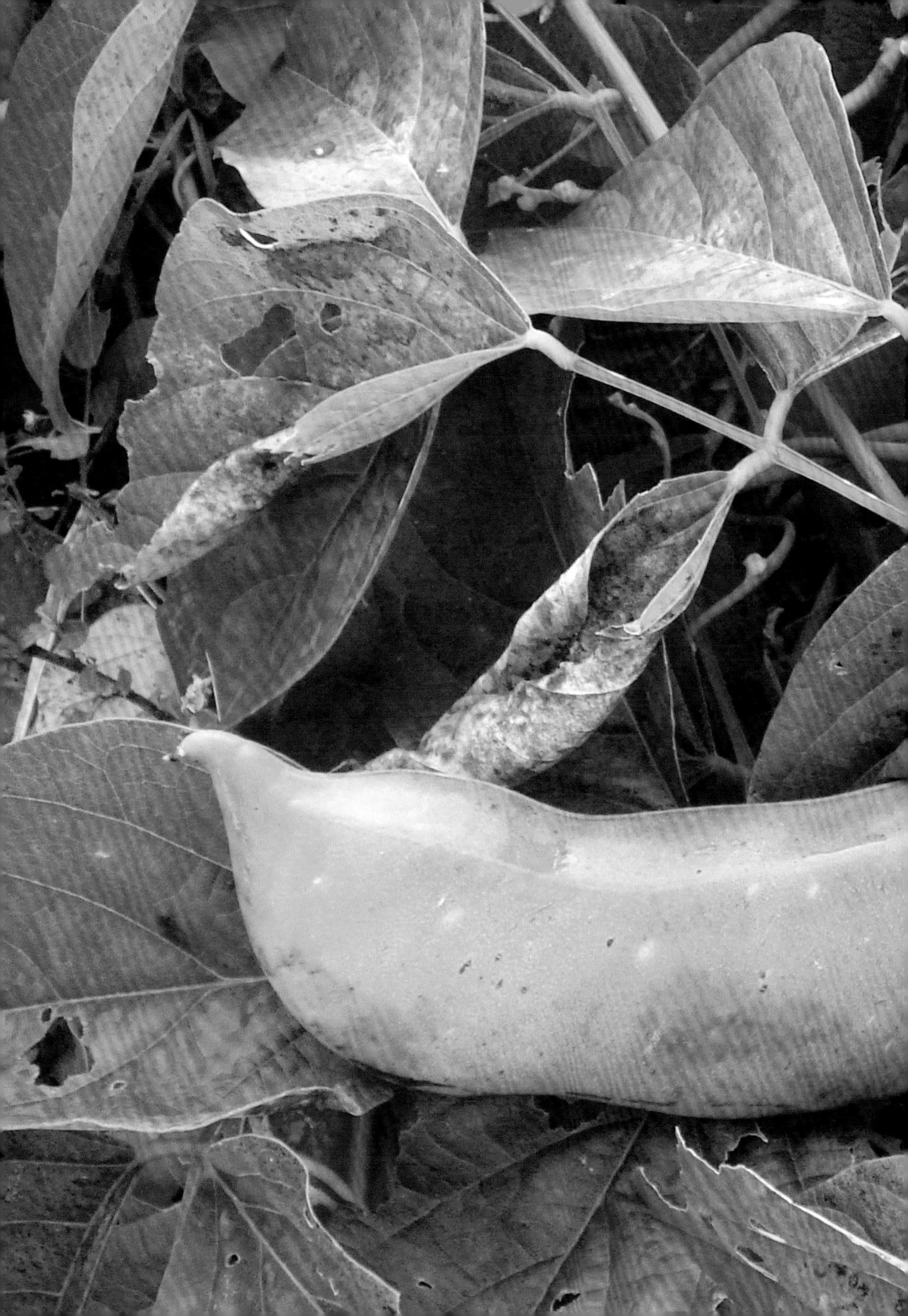

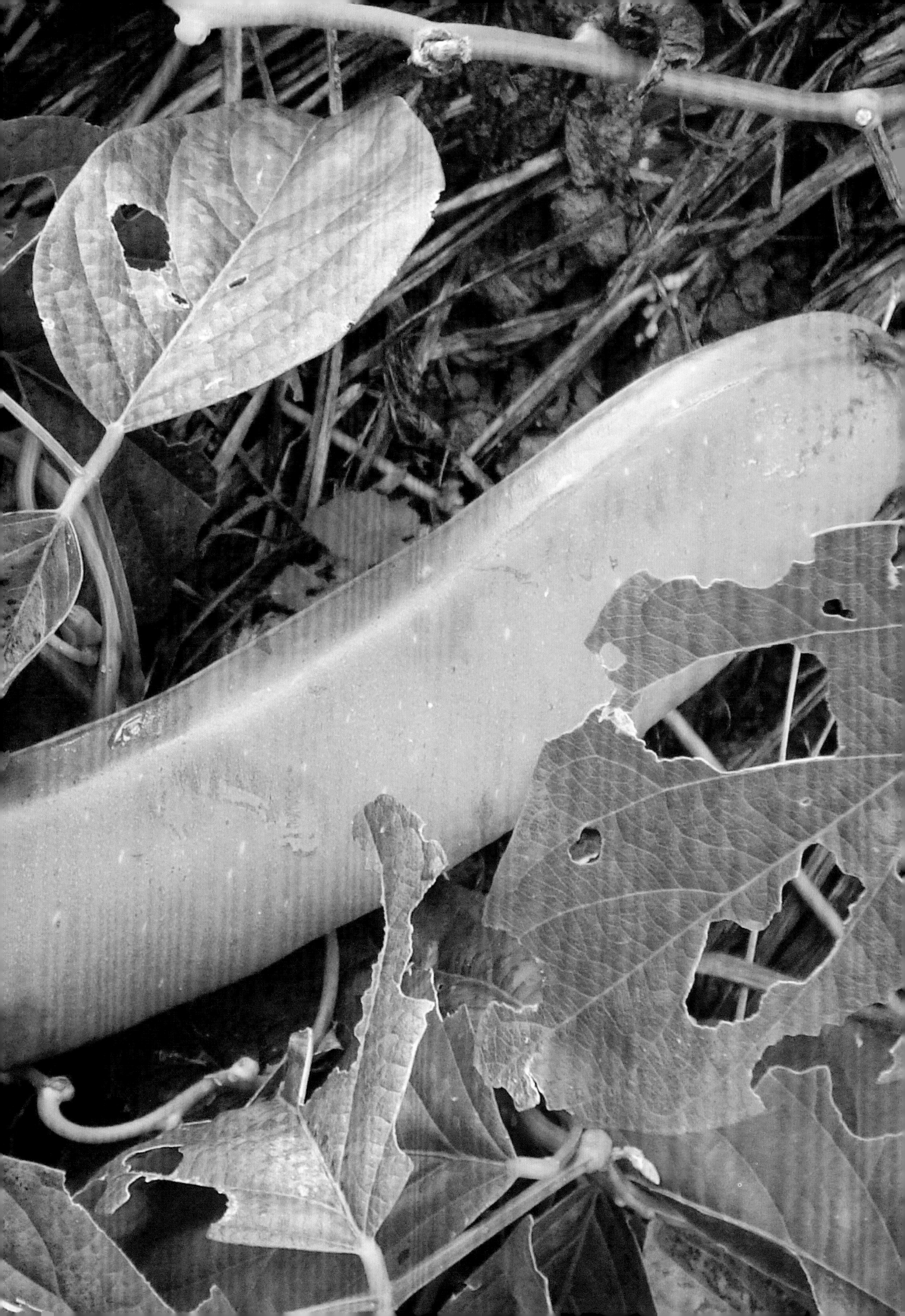

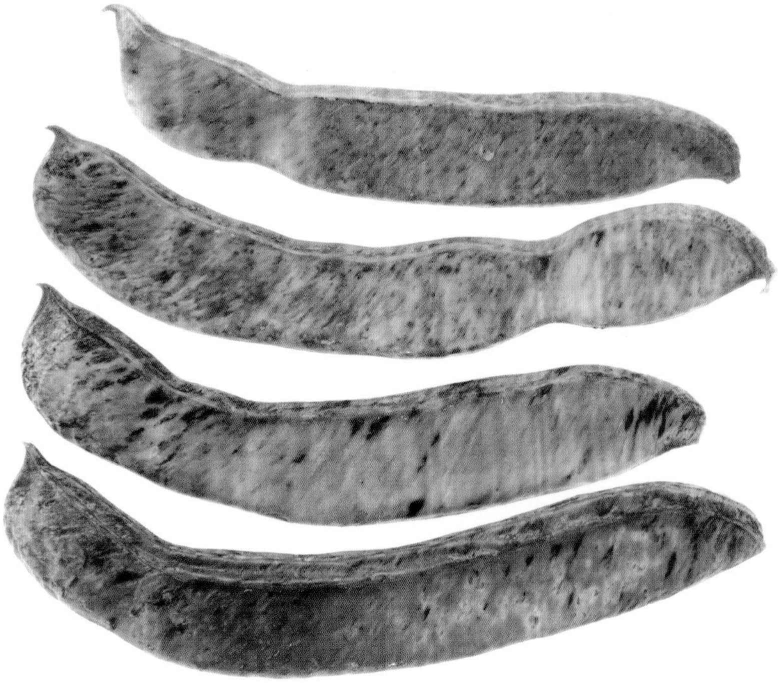

刀豆药材

药材鉴别

本品呈扁卵形或扁肾形，长 2 ~ 3.5 cm，宽 1 ~ 2 cm，厚 0.5 ~ 1.2 cm。表面淡红色至红紫色，微皱缩，略有光泽。边缘具眉状黑色种脐，长约 2 cm，上有白色细纹 3 条。质硬，难破碎。种皮革质，内表面棕绿色而光亮；子叶 2，黄白色，油润。无臭，味淡，嚼之有豆腥味。

功效主治

降气止呃，温肾助阳。本品甘温助阳，入胃则温中和胃，除虚寒以降气止呃，入肾则温肾助阳，故有降气止呃、温肾助阳之效。

药理作用

将刀豆毒素每日给雌性大鼠腹腔分别注射 50 μg/kg、100 μg/kg 或 200 μg/kg，可引起雌性大鼠血浆内黄体生成素（LH）和卵泡刺激素（FSH）水平突然升高，黄体酮水平无变化，催乳素（PRL）则降低。200 μg/kg 组动情前期频率和体重增重明显增加，但子宫和卵巢的重量并无变化。刀豆球蛋白 A（Con A）是一种植物血凝素，具有强力的促有丝分裂作用，有较好的促淋巴细胞转化反应的作用，其促淋巴细胞转化最适浓度为 40 ~ 100 μg/ml，能沉淀肝糖原，凝集羊、马、狗、兔、猪、大鼠、小鼠、豚鼠等动物及人红细胞。还能选择性激活抑制性 T 细胞（Ts），对调节机体免疫反应具有重要作用。

用法用量

内服：10 ~ 15g，煎服；或烧存性研末服。

民族药方

1．落枕 刀豆壳 15 g，羌活、防风各 9 g。水煎服，每日 1 剂。

2．气滞呃逆，胸闷不舒 刀豆（取老而绽者）适量。开水送服，每次 6 ~ 9 g。

3．百日咳 刀豆子（打碎）10 粒，甘草 5 g。加冰糖适量，水 1 杯半，煎至 1 杯，去渣，频服。

4．肾虚腰痛 刀豆子 2 粒。包于猪腰子内，外裹叶，烧熟食。

5．鼻渊 老刀豆适量。文火焙干为末，酒服 15 g。

6．小儿疝气 刀豆子适量。研细粉，开水冲服，每次 7.5 g。

使用注意

胃热盛者慎服。

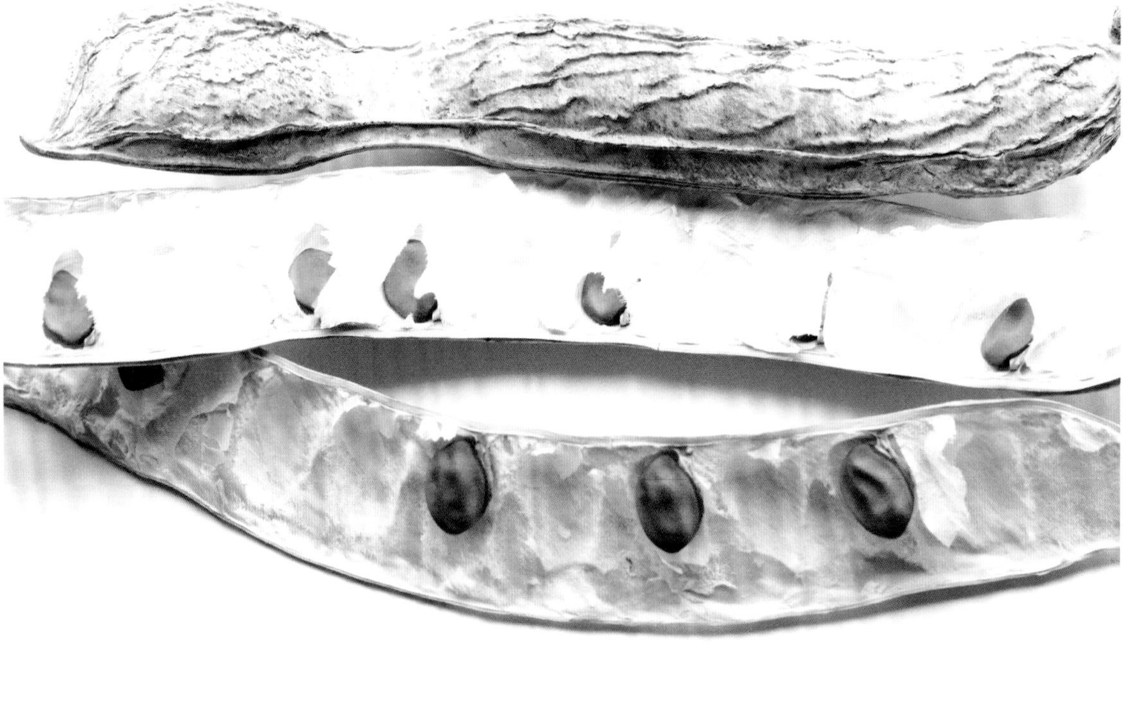

刀豆药材

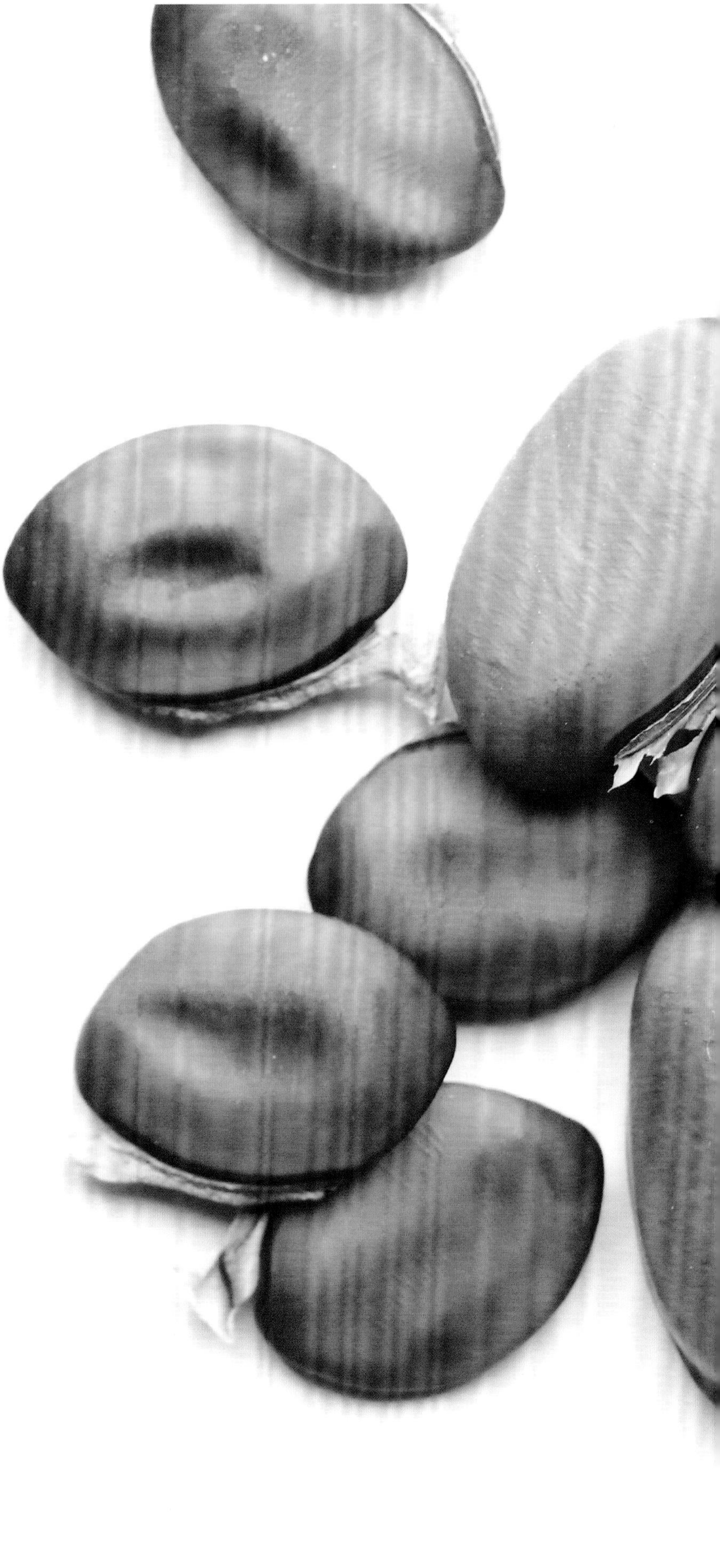

刀豆

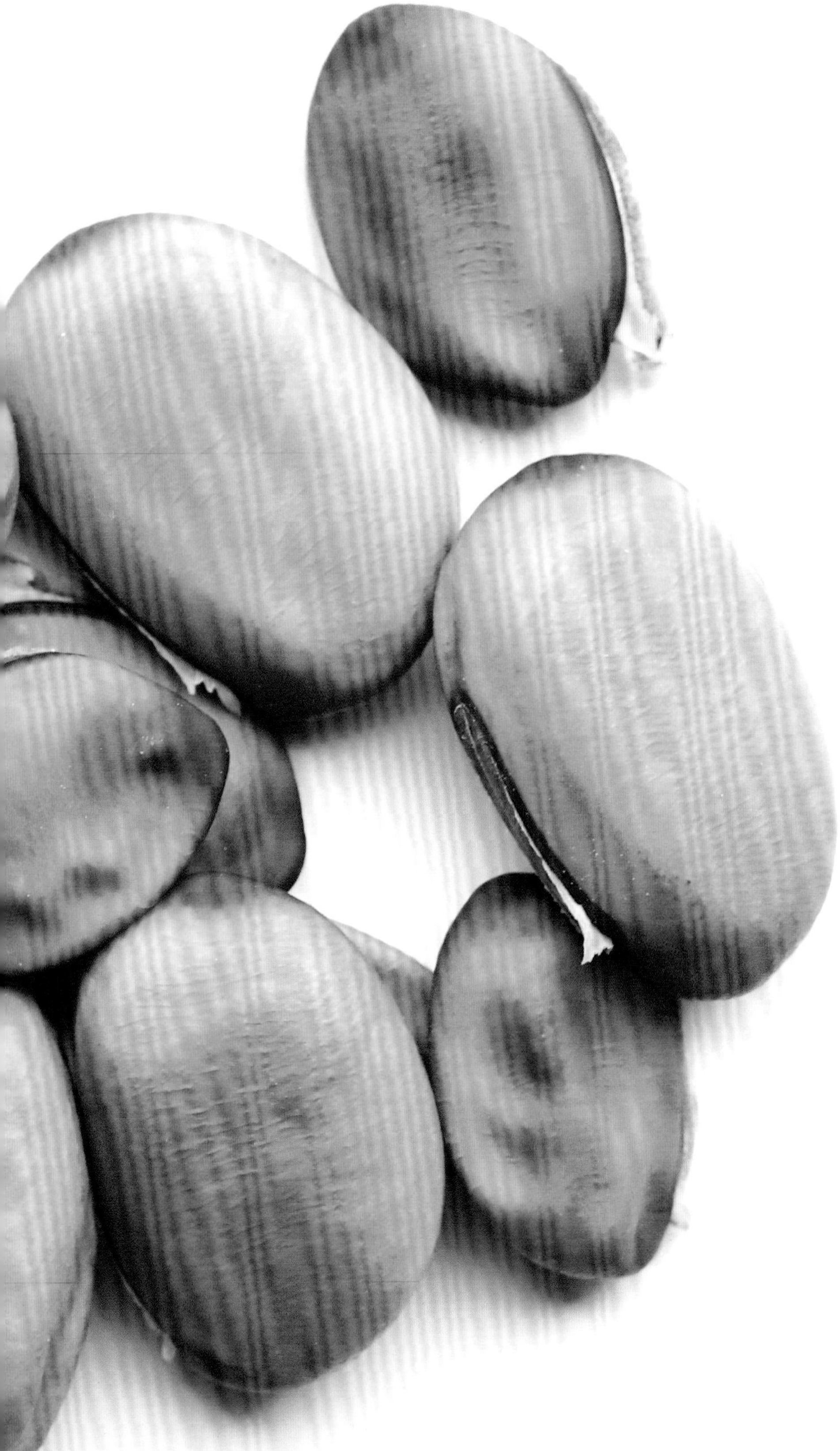

刀豆饮片

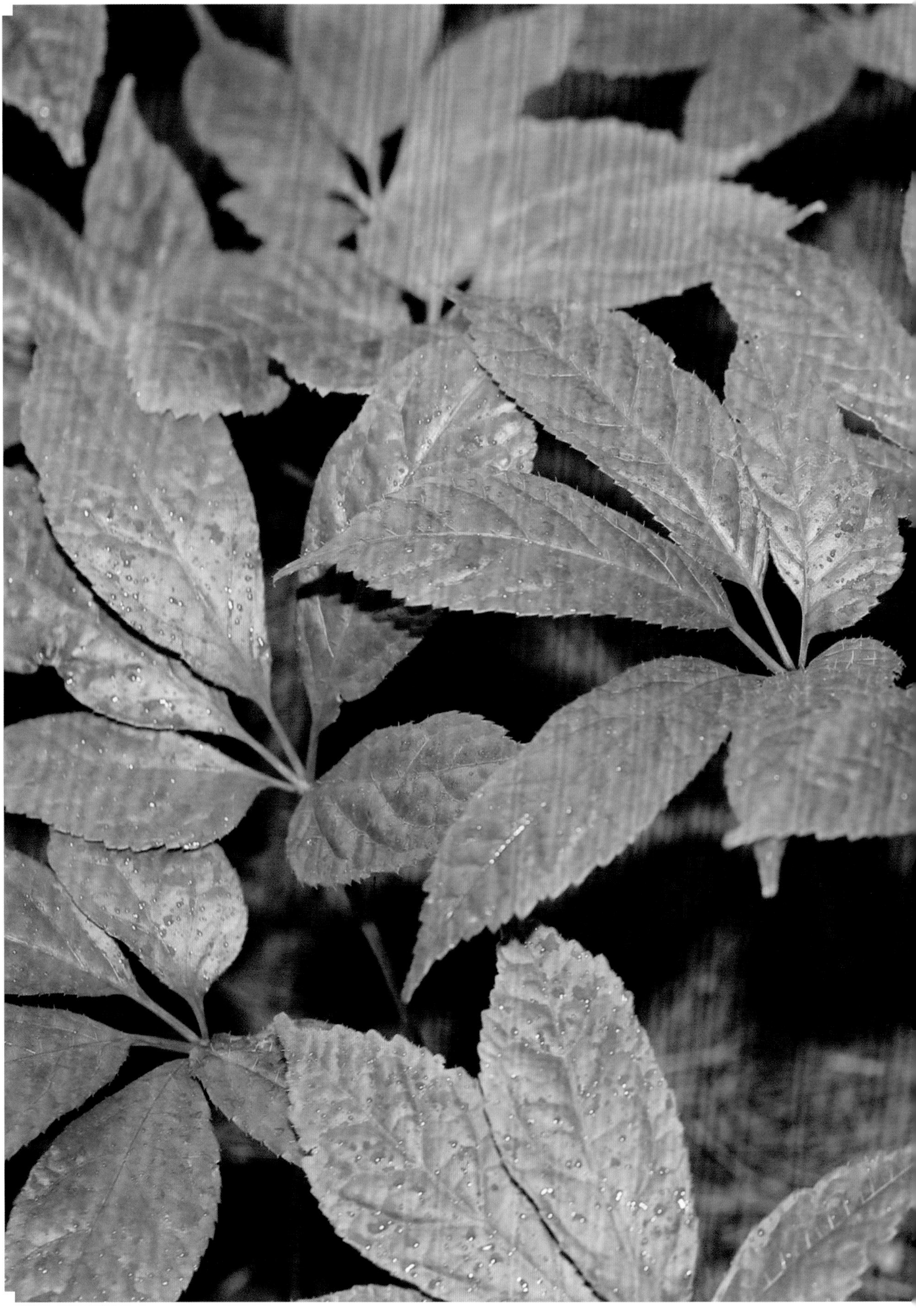

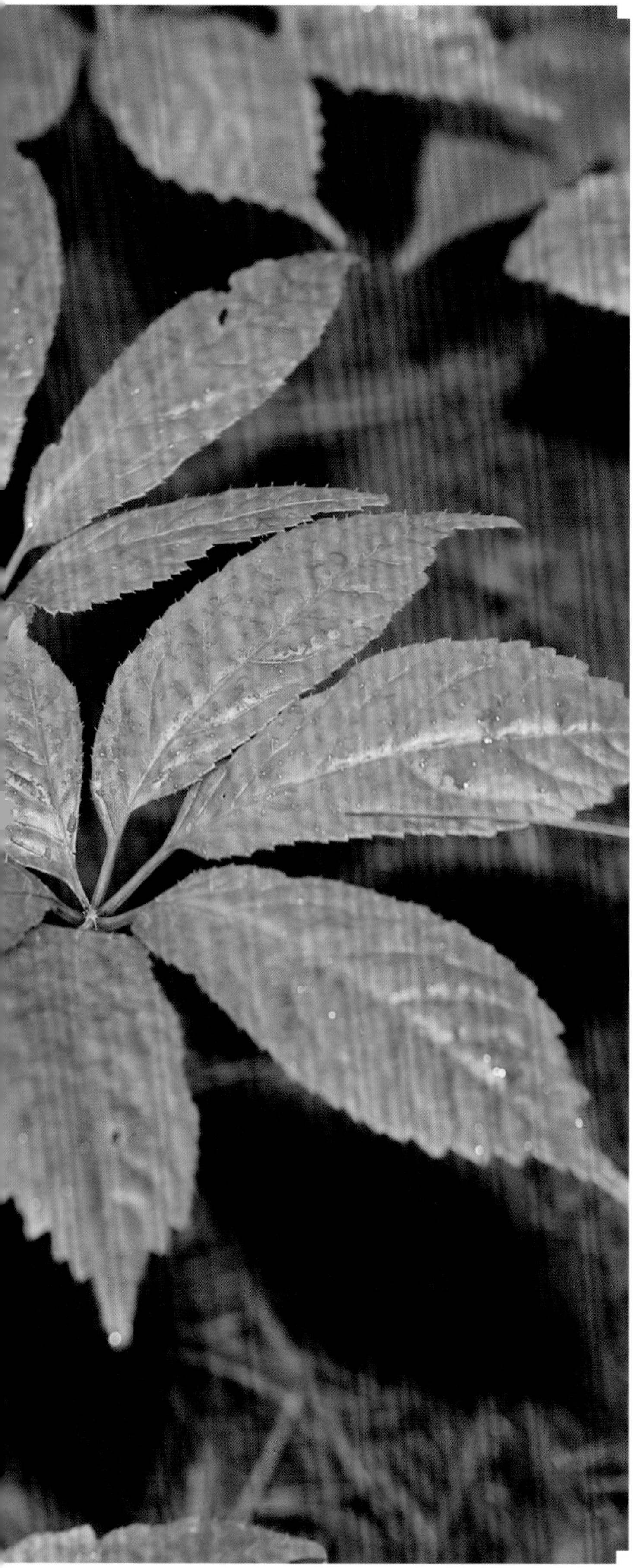

三七

【壮药名】棵点镇。

【别　　名】山漆、田七、血参、田漆、参三七、金不换、田三七。

【来　　源】本品为五加科植物三七 *Panax notoginseng*（Burk.）F. H. Chen 的根茎和干燥根。

【性味归经】味甘、微苦，性温。归肝、胃经。

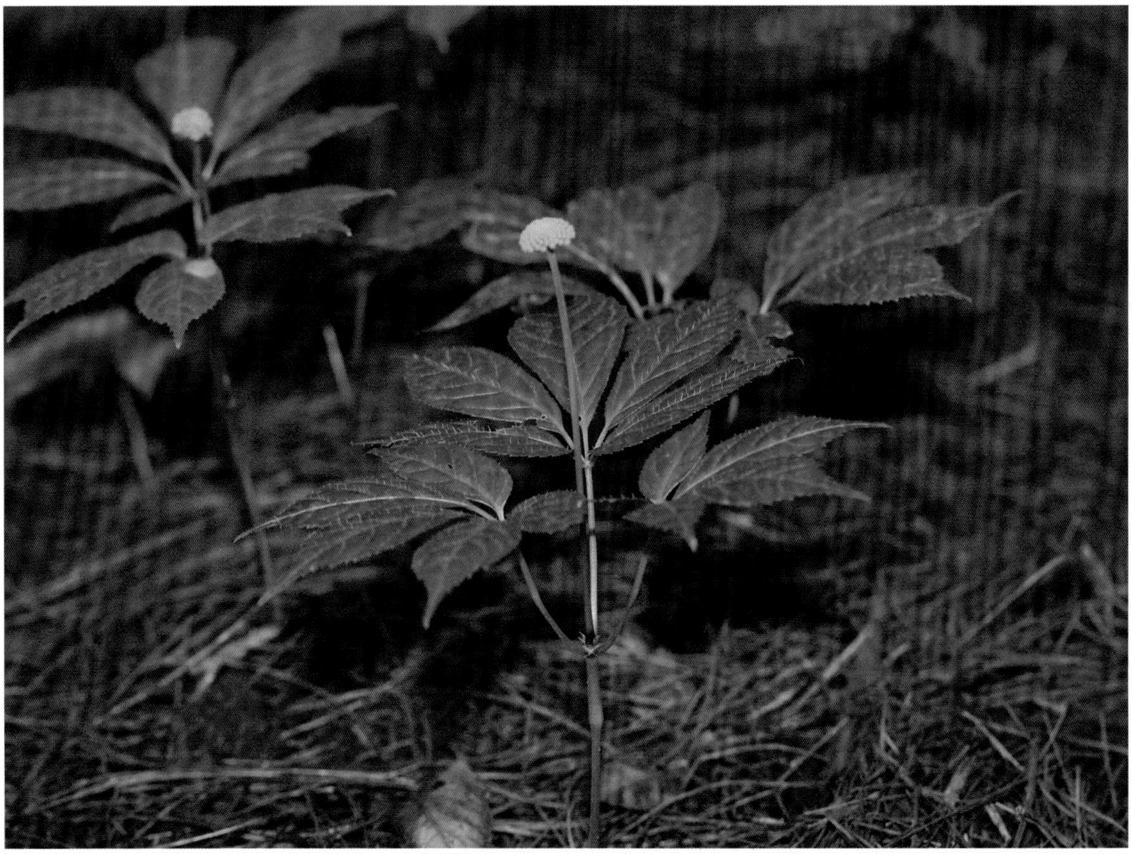

三七

识别特征

多年生草本，高 30 ~ 60 cm。根茎短，具有老茎残留痕迹；根粗壮肉质，倒圆锥形或短圆柱形，长 2 ~ 5 cm，直径 1 ~ 3 cm，有数条支根，外皮黄绿色至棕黄色。茎直立，近于圆柱形；光滑无毛，绿色或带多数紫色细纵条纹。掌状复叶，3 ~ 4 枚轮生于茎端；叶柄细长，表面无毛；小叶 3 ~ 7 枚，小叶片椭圆形至长圆状倒卵形，长 5 ~ 14 cm，宽 2 ~ 5 cm，中央数片较大，最下 2 片最小，先端长尖，基部近圆形或两侧不相称，边缘有细锯齿，齿端偶具小刺毛，表面沿脉有细刺毛，有时两面均近于无毛；具小叶柄。总花梗从茎端叶柄中央抽出，直立，长 20 ~ 30 cm；伞形花序单独顶生，直径约 3 cm；花多数，两性，有时单性花和两性花共存；小花梗细短，基部具有鳞片状苞片；花萼绿色，先端通常 5 齿裂；花瓣 5，长圆状卵形，先端尖，黄绿色；雄蕊 5，花药椭圆形，药背着生，内向纵裂，花丝线形；雌蕊 1，子房下位，2 室，花柱 2 枚，基部合生，花盘平坦或微凹。核果浆果状，近于肾形，长 6 ~ 9 mm；嫩时绿色，熟时红色。种子 1 ~ 3 颗，球形，种皮白色。花期 6—8 月，果期 8—10 月。

生境分布

栽培或野生于山坡林阴下。主要栽培于云南、广西；四川、湖北、江西等省有野生。

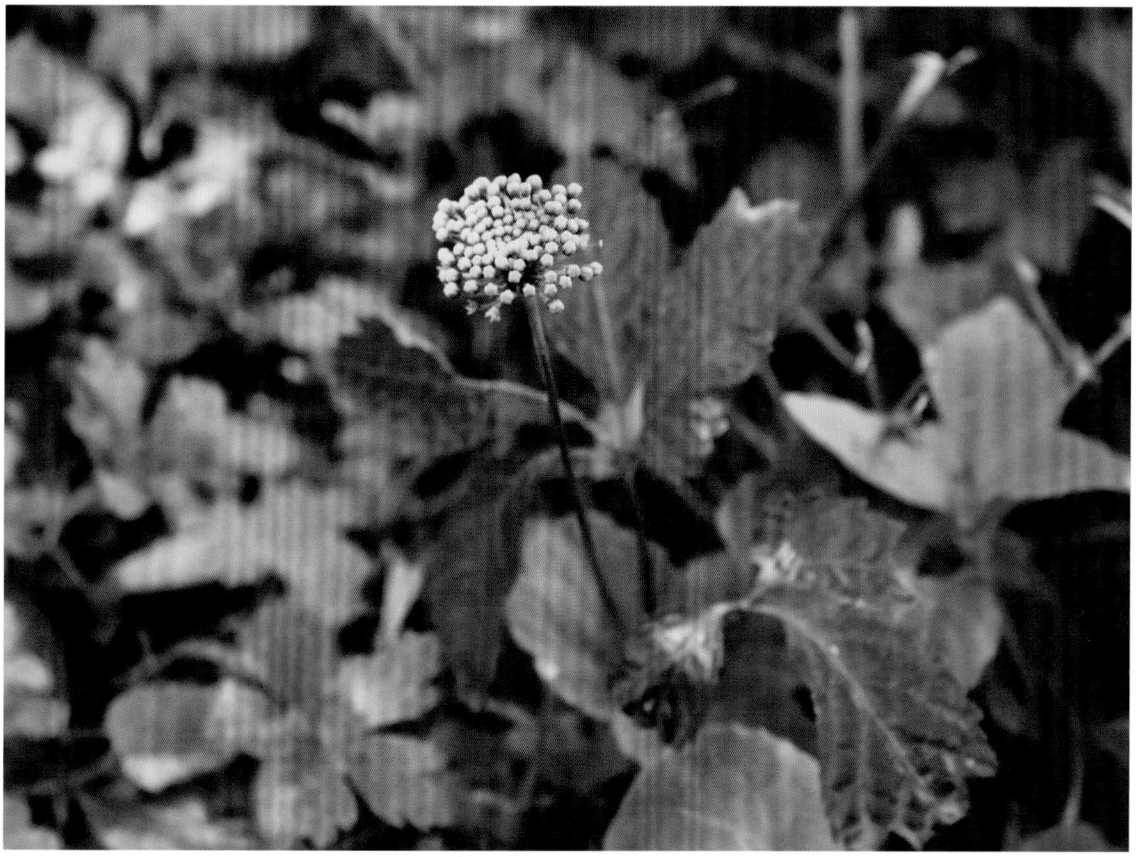

三七

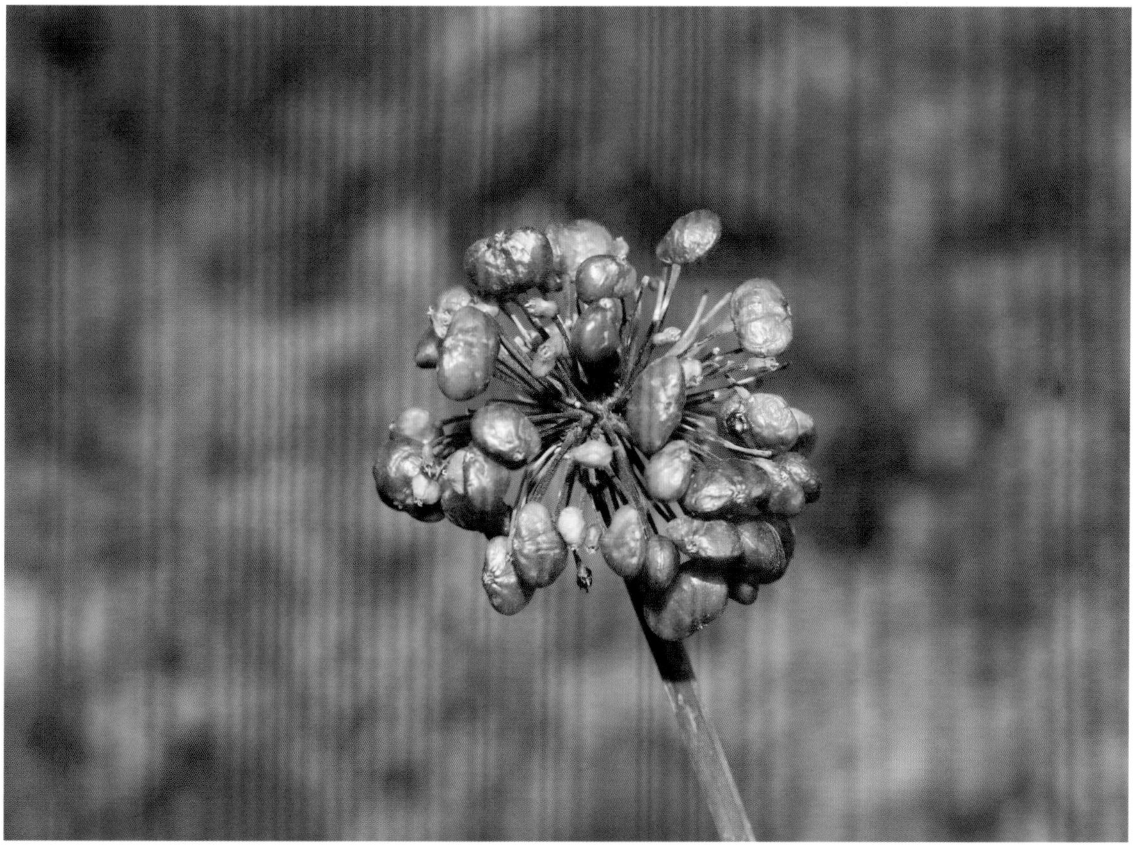

三七

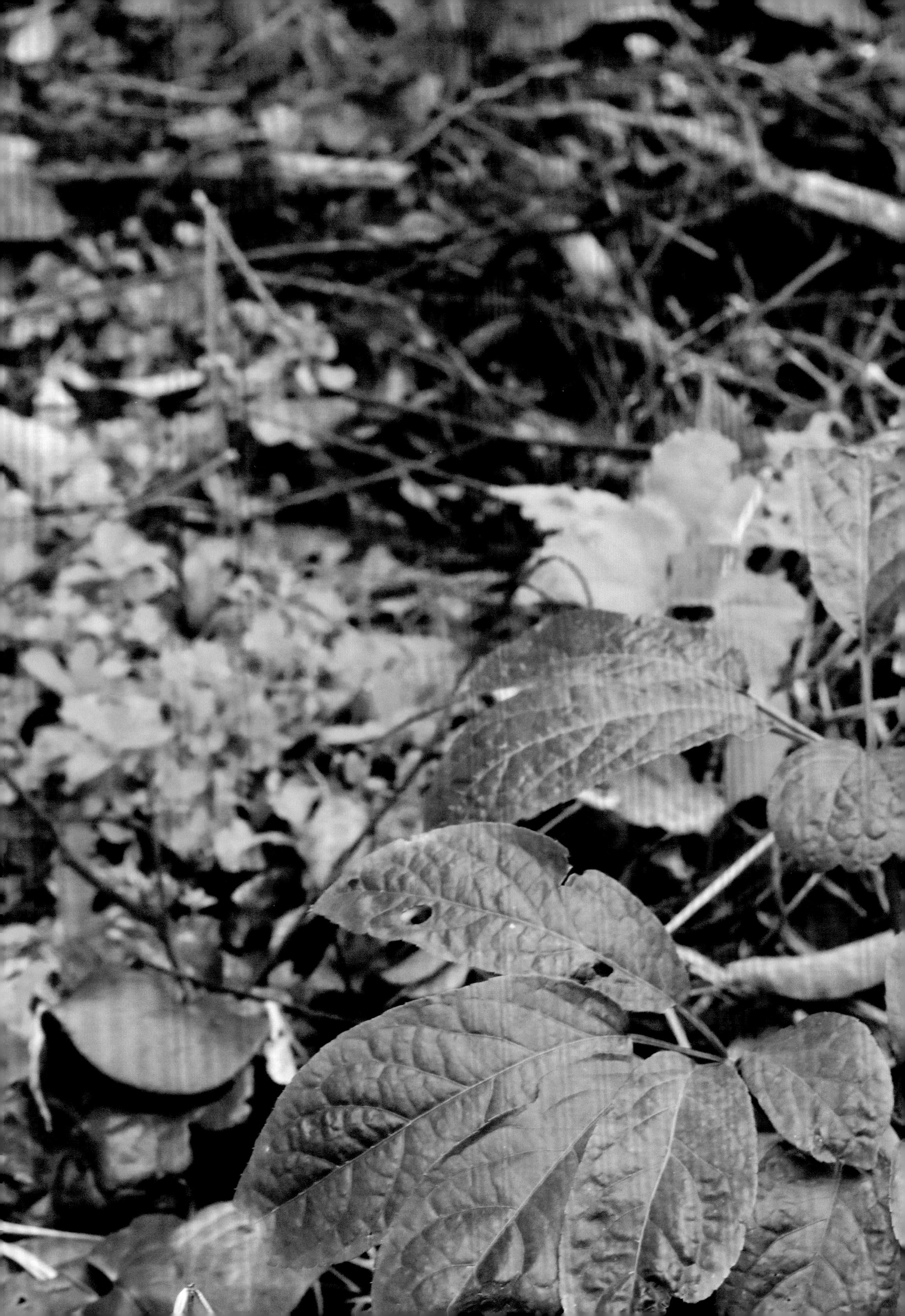

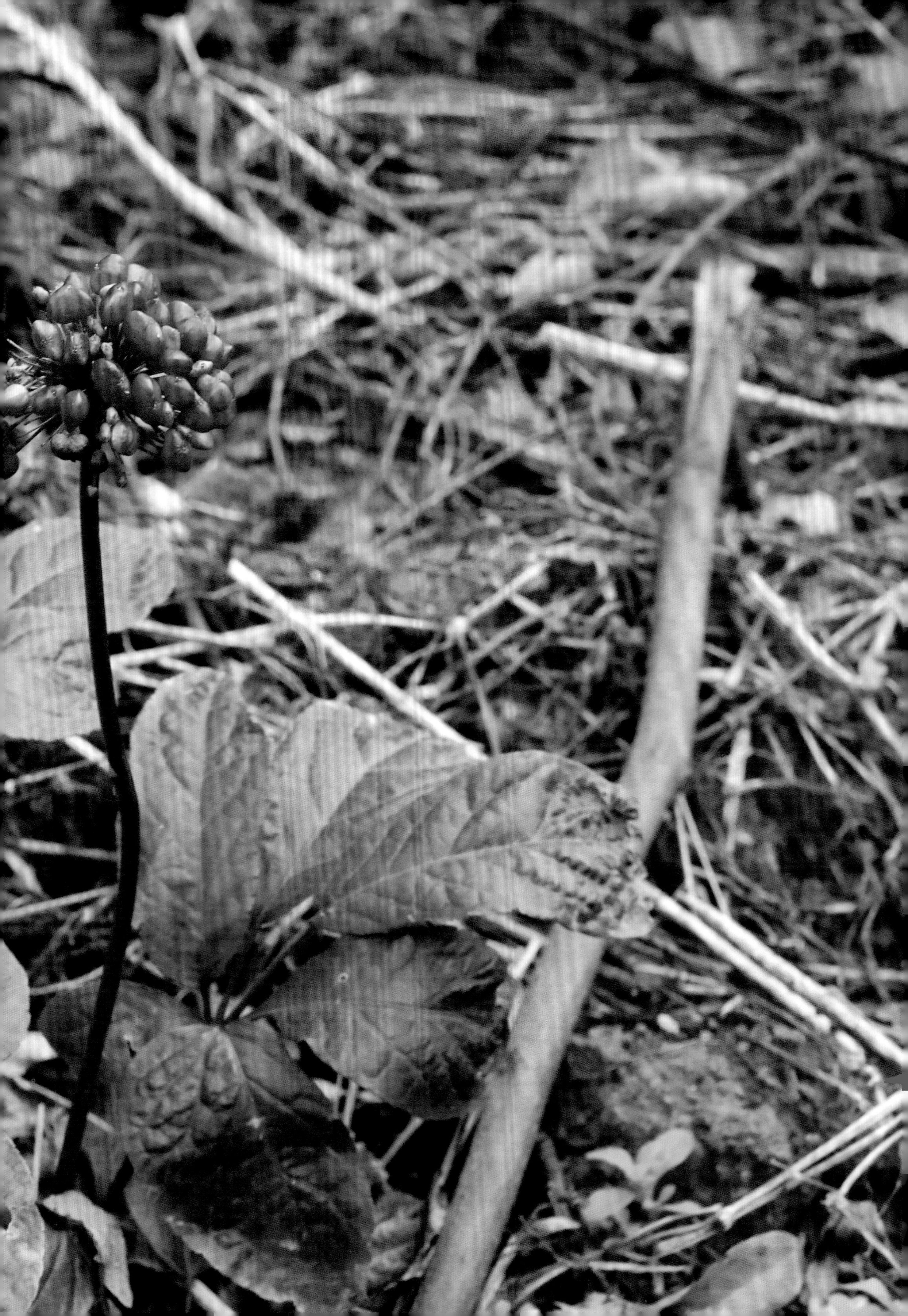

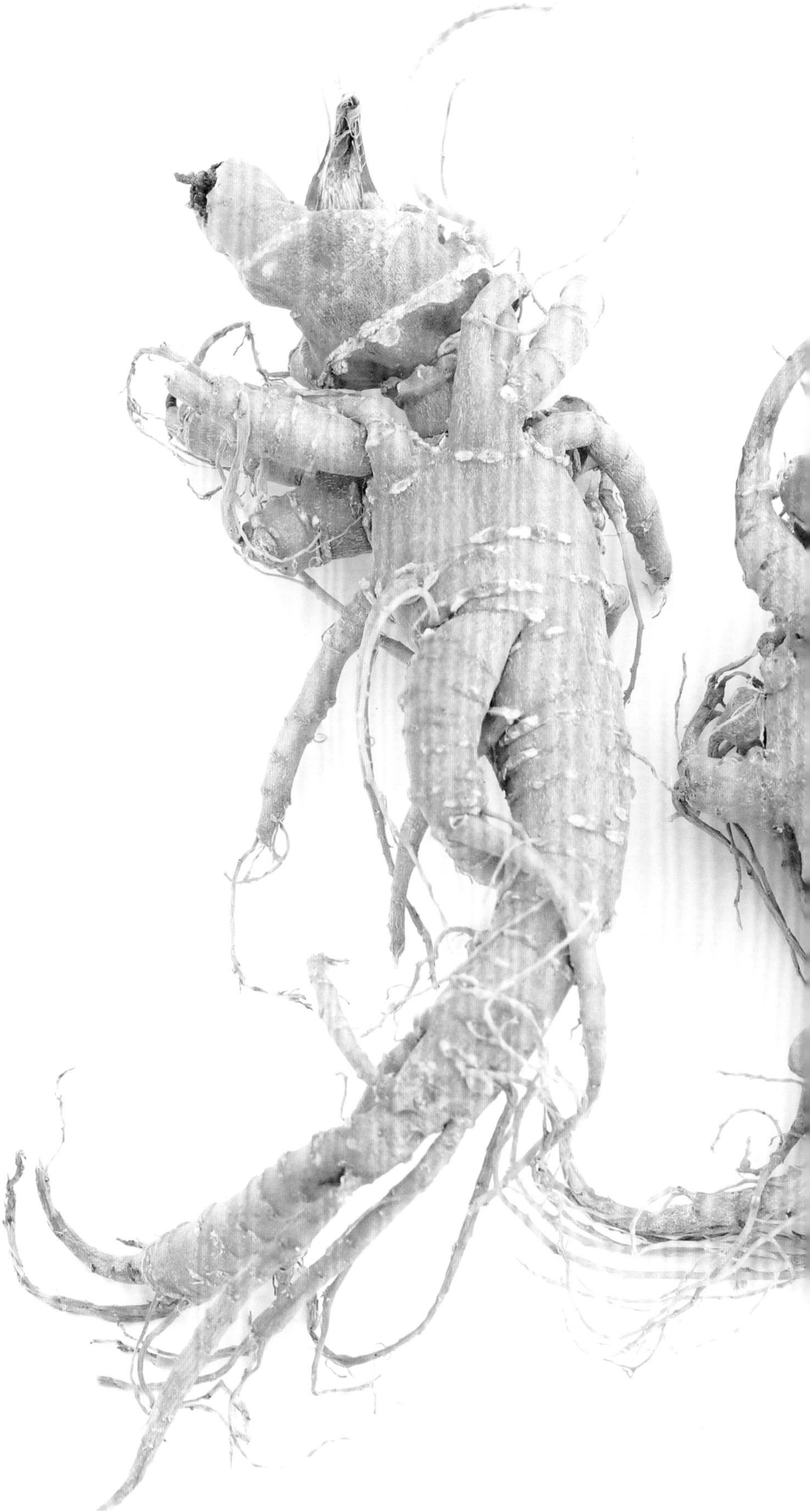

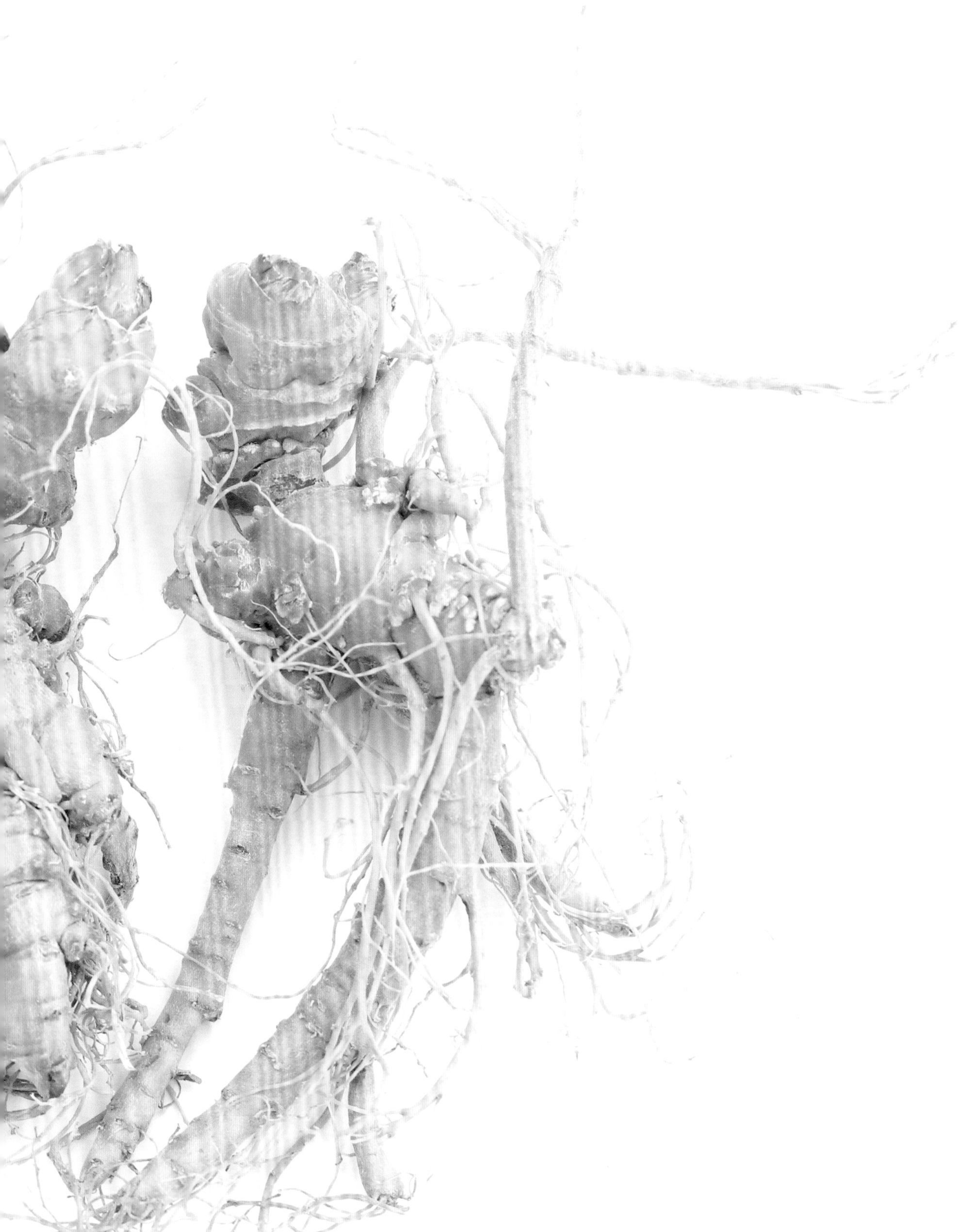

三七药材

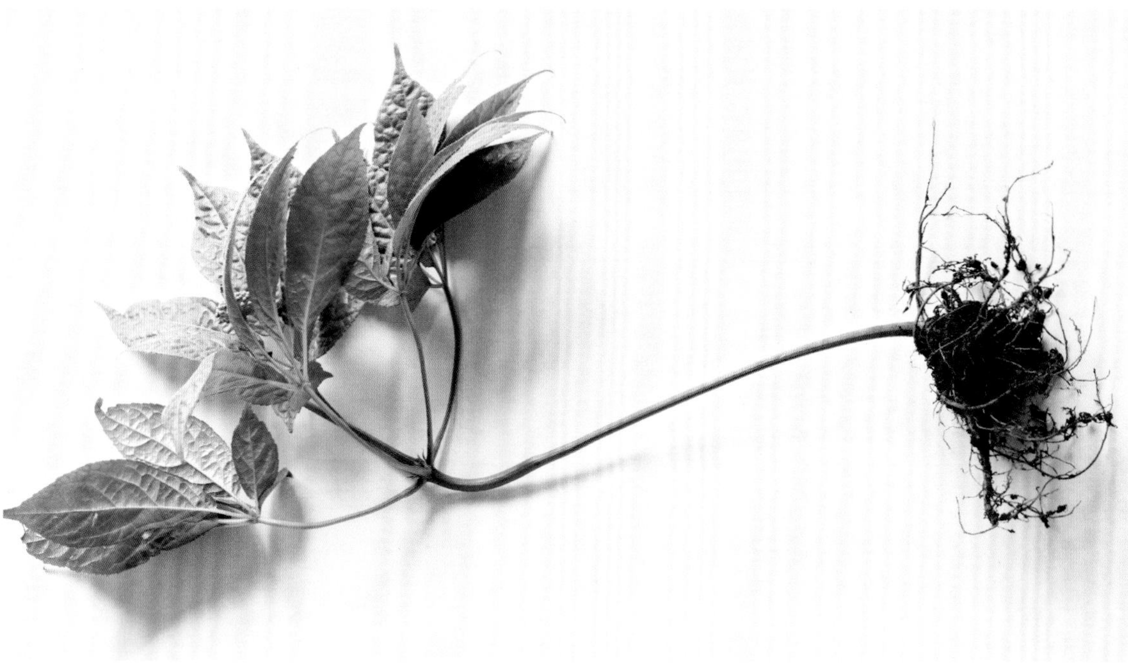

三七药材

采收加工

秋季开花前采挖，洗净，分开主根、支根及茎基，干燥。支根习称“筋条”，茎基习称“剪口”。

药材鉴别

本品主根呈类圆锥形或圆柱形，长 1 ~ 6 cm，直径 1 ~ 4 cm。表面灰褐色或灰黄色。有断续的纵皱纹及支根痕。顶端有茎痕，周围有瘤状突起。体重，质坚实，断面灰绿色、黄绿色或灰白色，木部微呈放射状排列。气微，味苦回甜。筋条呈圆柱形，长2 ~ 6 cm，上端直径约 0.8 cm，下端直径约 0.3 cm。剪口呈不规则的皱缩块状及条状，表面有数个明显的茎痕及环纹，断面中心灰白色，边缘灰色。

功效主治

化瘀止血，活血定痛。用于咯血，吐血，衄血，便血，崩漏，外伤出血，胸腹刺痛，跌扑肿痛。

药理作用

本品有止血作用，能缩短家兔凝血时间；有显著抗凝作用，能抑制血小板聚集，促进纤维蛋白溶解，使全血黏度下降；能增加麻醉后动物冠状动脉流量，降低心肌耗氧量，促进冠状动脉梗死区侧支循环的形成，增加心输出量并有抗心律失常作用；有抗炎及镇痛、镇静作用。此外，还能增强肾上腺皮质功能、调节糖代谢、保肝、抗衰老及抗肿瘤作用等。

用法用量

内服：每次 1 ~ 1.5 g，研末服；3 ~ 10 g，煎服。外用：适量，研末外掺或调敷。

民族药方

1．吐血，衄血，大、小便出血　三七 5 g，花蕊石、血余炭各 2.5 g。研末分 4 次吞服，每日 2 次。

2．跌打损伤　三七 5 ~ 10 g。磨甜酒内服；或研末内服。

3．急性坏死性节段性小肠炎　三七适量。研细末，每服 3 分，每日 3 次。一般服 2 日后腹痛减轻，4 ~ 5 日后肠蠕动恢复，7 日左右肠梗阻解除，10 日基本痊愈，继续服至 15 日以巩固疗效。

4．跌打内伤　三七末 15 g，活螃蟹 1 只。共捣烂，冲热酒温服。

5．慢性前列腺炎　三七粉 3 g。白开水冲服，隔日 1 次。

6．血虚头晕　三七（研细末）6 g，鸽子 1 只。鸽子去内脏，药粉装肚，同蒸吃。

7．气血虚弱　三七 3 g，土人参 6 g。共研细末，蒸肉饼吃。

8．痛经　三七粉 2 ~ 3 g。经前或经行痛时，温开水送服。

使用注意

孕妇忌服。

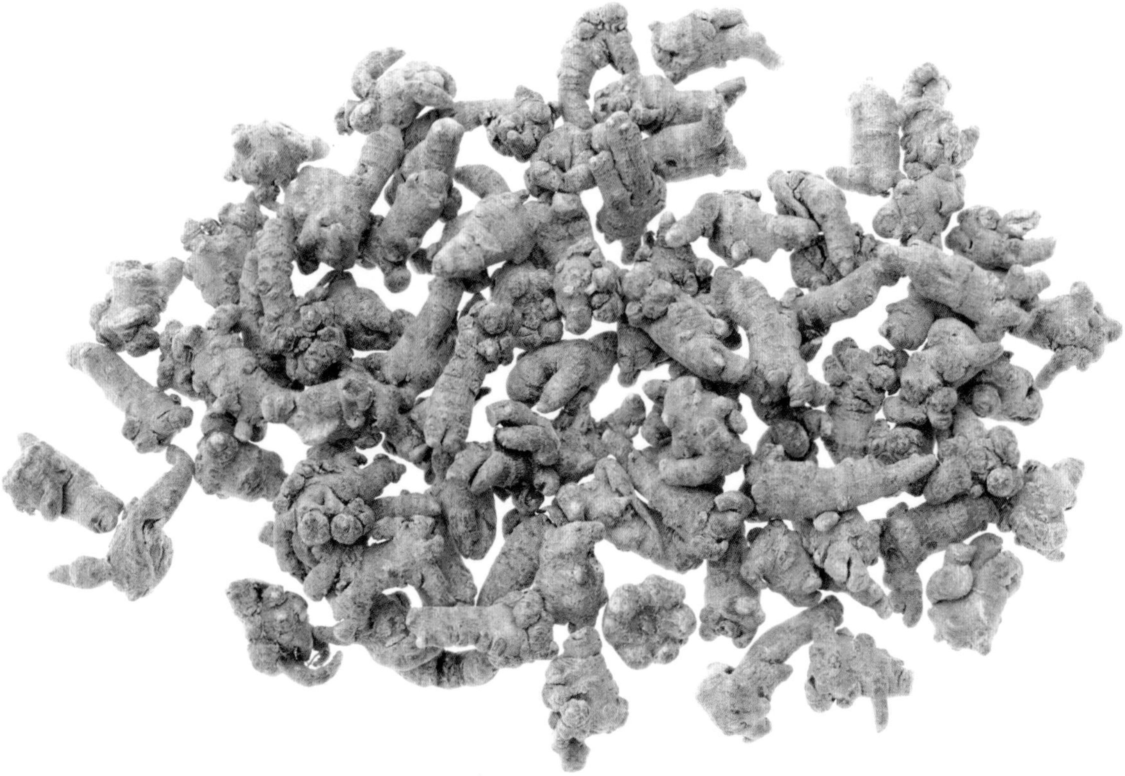

三七药材

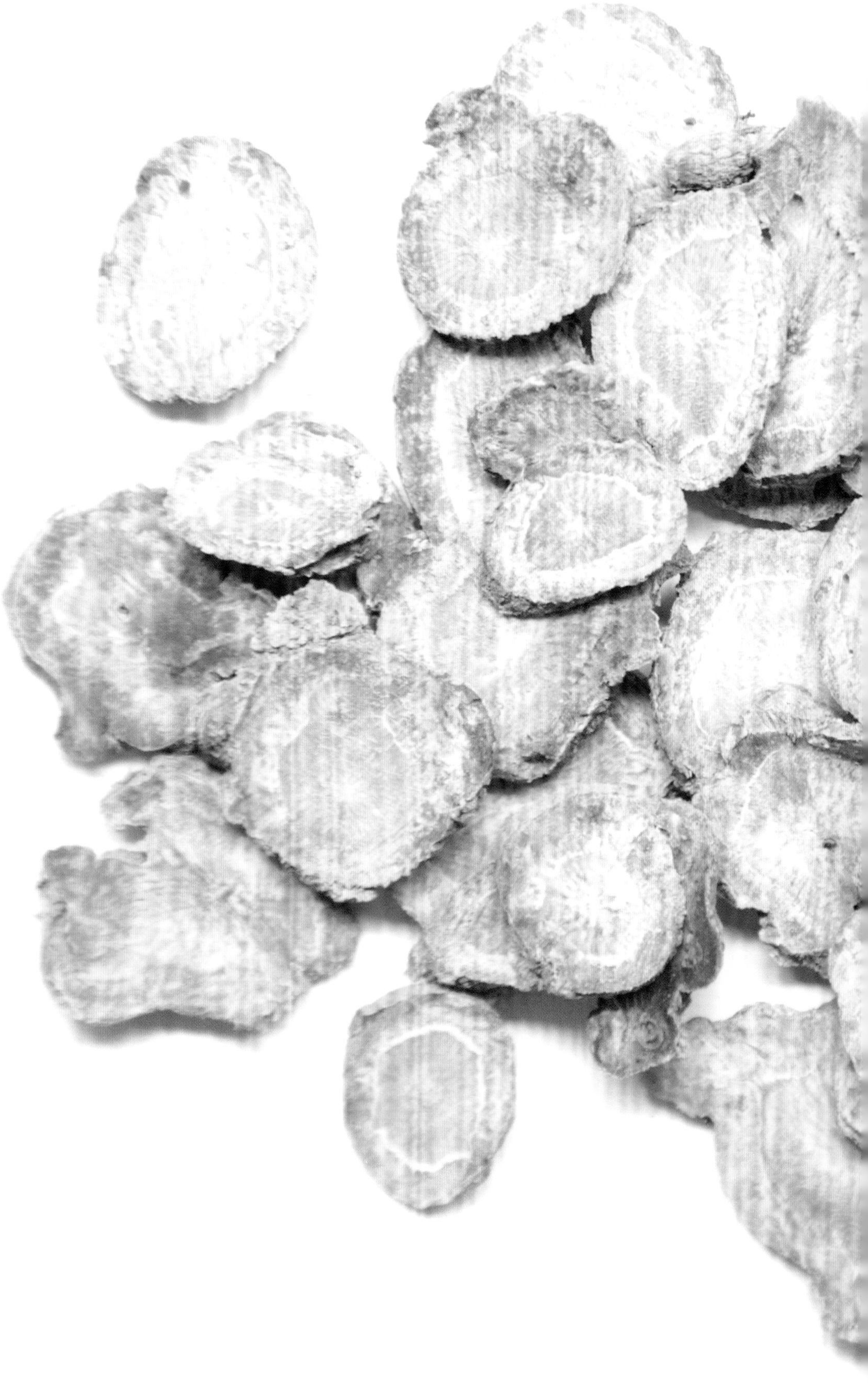

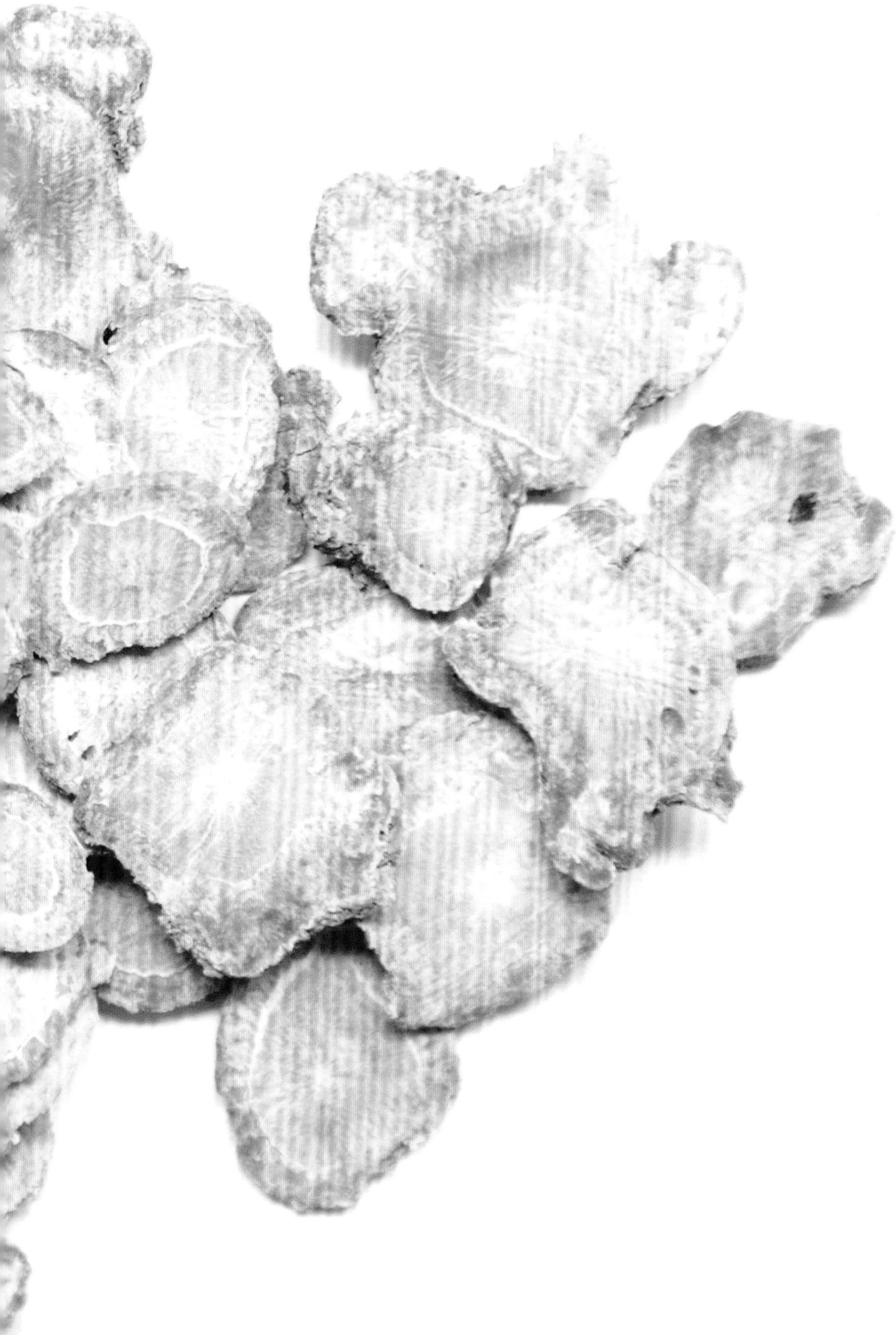

三七饮片

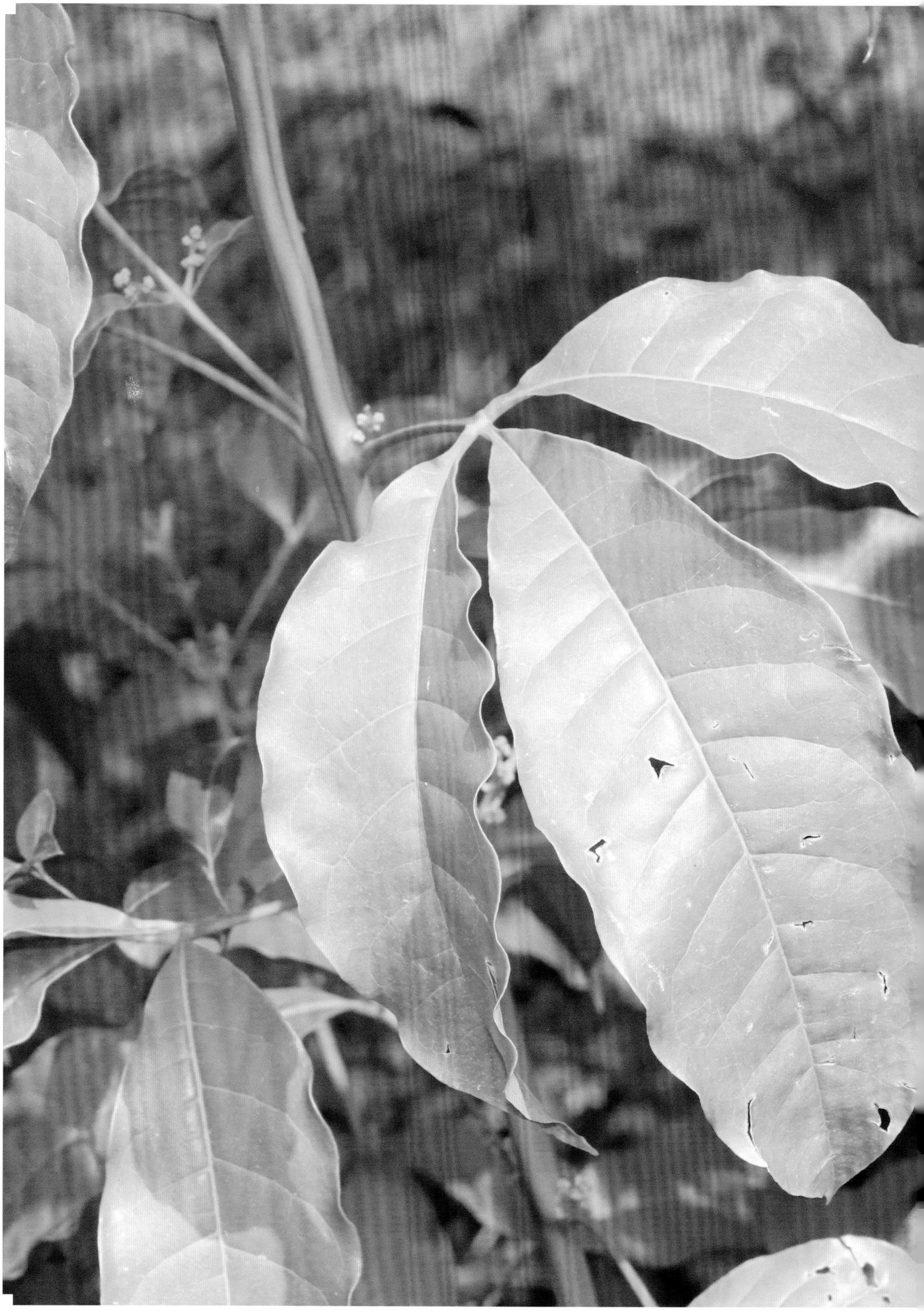

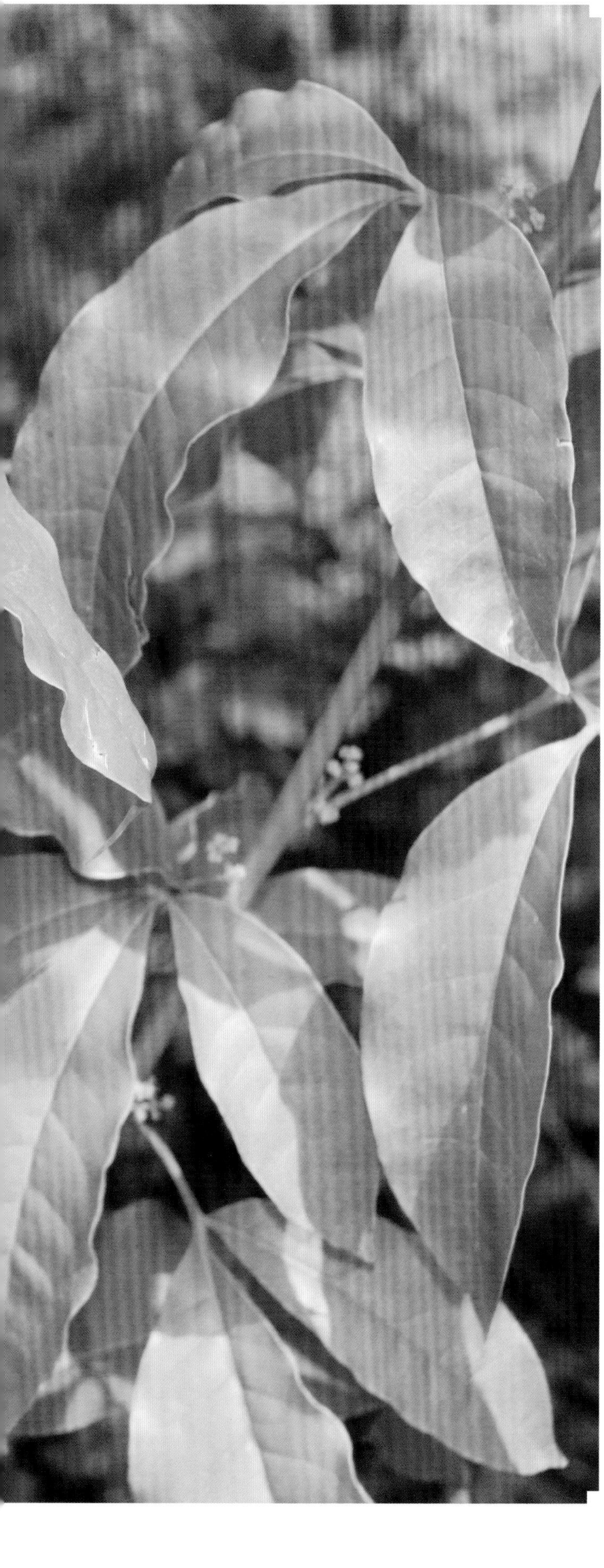

三叉苦

【壮药名】棵三牙。

【别　　名】三支枪、三丫苦、三椏苦。

【来　　源】本品为芸香科植物三叉苦 *Evodia leptu*（Spreng.）Merr. 的根和叶。

【性味归经】味苦，气香，性凉。归心、肝经。

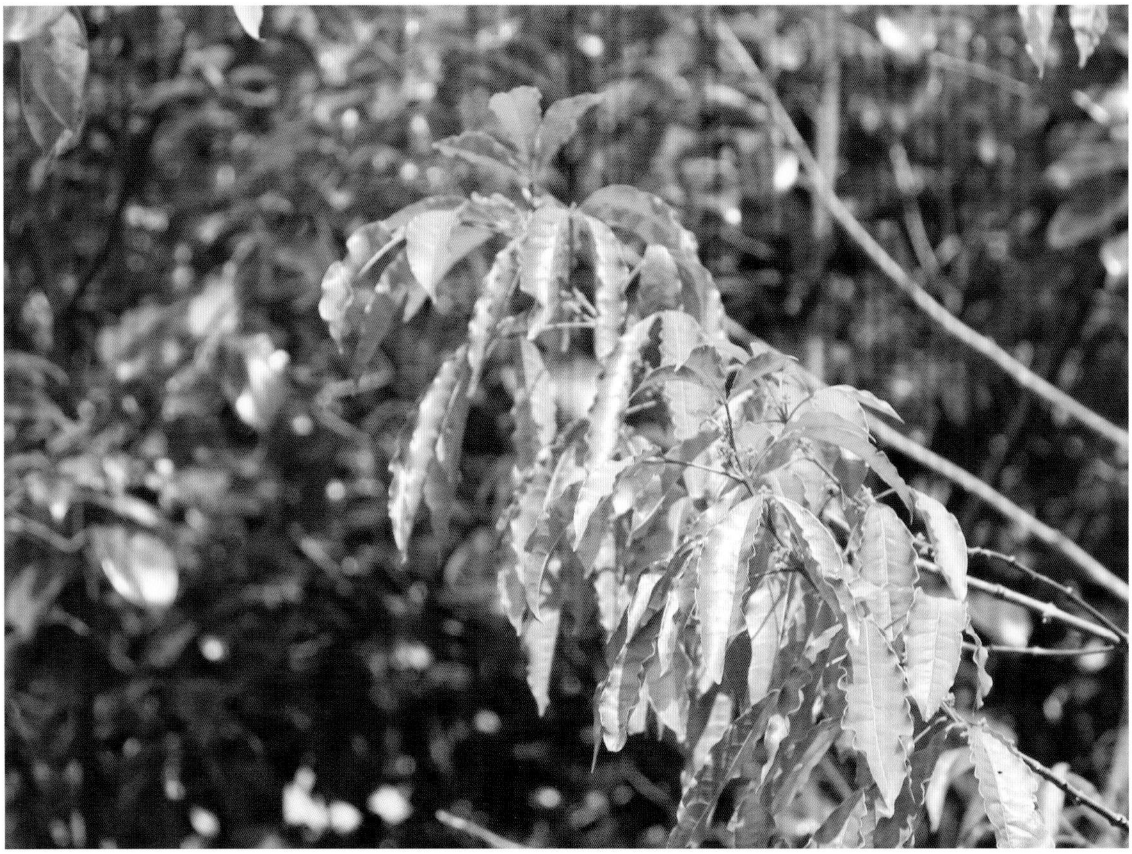

三叉苦

识别特征

灌木至小乔木。树皮青灰色或灰色，幼枝光滑无毛，有长圆形皮孔。叶对生，三出复叶，叶柄长 3 ~ 10 cm，叶柄基部通常略增大，小叶片纸质，长圆形，长 7 ~ 12 cm，宽 2.5 ~ 6 cm，先端渐尖或急尖，基部楔形，全缘，有时呈不规则浅波状，上面深绿色，下面绿黄色，无毛。伞房状圆锥花序，腋生，花轴及花梗初时被毛，花后逐渐脱落，花 4 基数，细小，白色，略芳香；萼片阔卵形，4 深裂；花瓣卵形至长圆形，长 1.5 ~ 2 cm，有腺点；雄花雄蕊 4，退化子房短小，扁圆形，雌花退化，雄蕊 4，较花瓣短，花药存在而不发育，花柱与子房等长或稍短，柱头头状。成熟心皮 2 ~ 5，稀为 1，外果皮暗黄褐色至红棕色，具腺点。种子卵形，蓝黑色，具光泽。花期 3 ~ 5 月，果期 6 ~ 8 月。

生境分布

生长于海拔 500 ~ 1800 m 的疏林、灌木林中。分布于江西、福建、台湾、广东、海南、广西、贵州和云南等省区。

采收加工

秋、冬二季挖取根，洗净切片，晒干；叶随时可采，多鲜用或阴干备用。

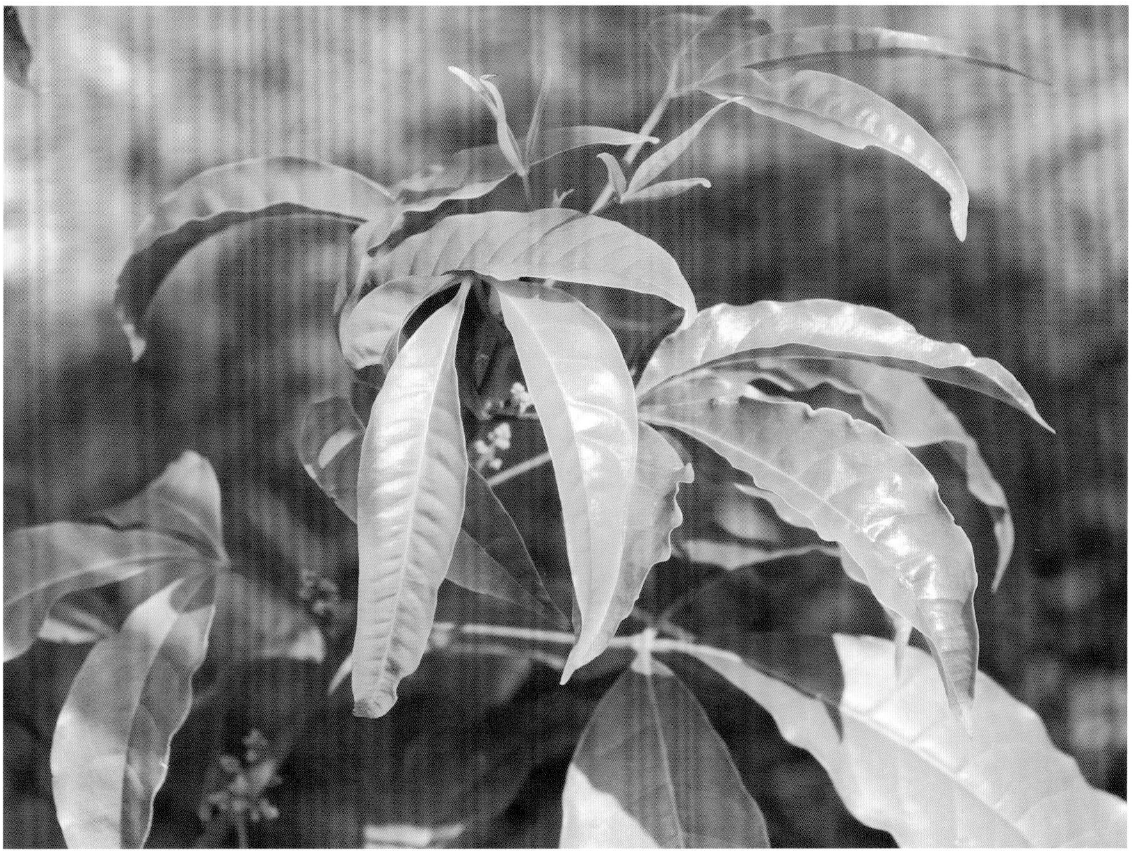

三叉苦

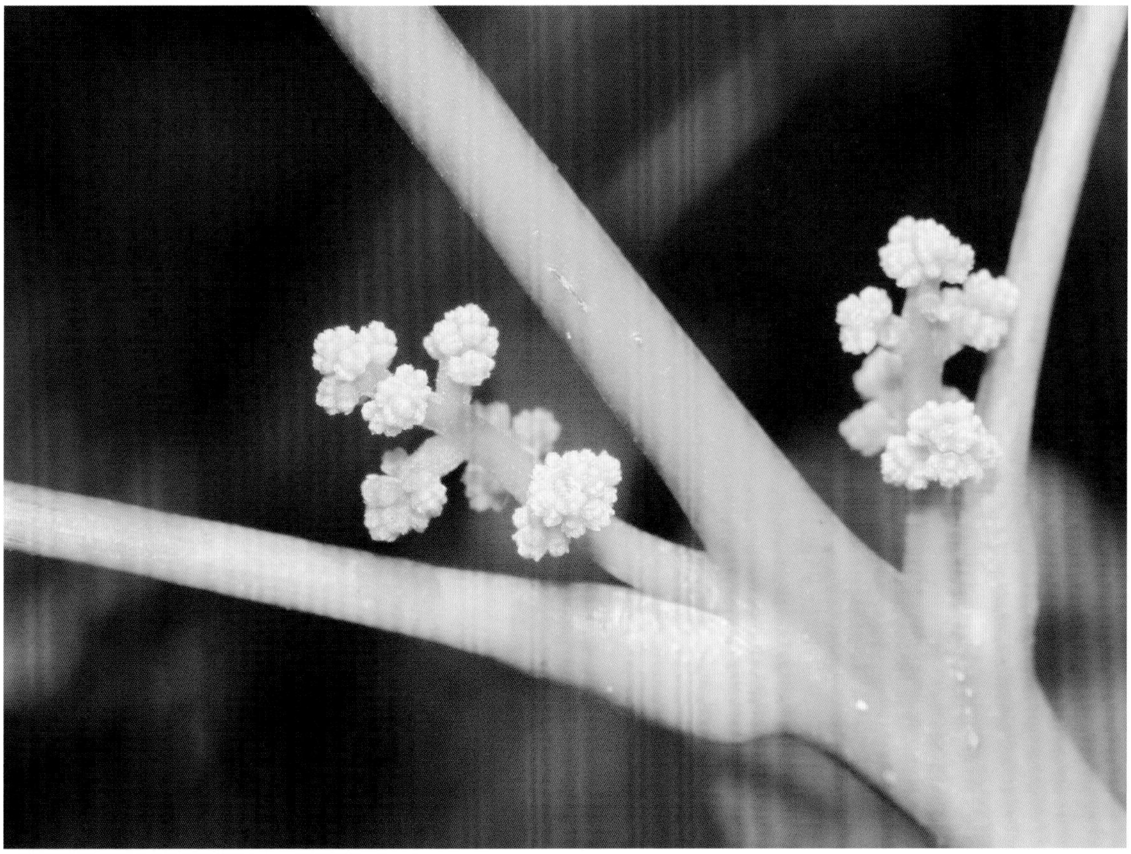

三叉苦

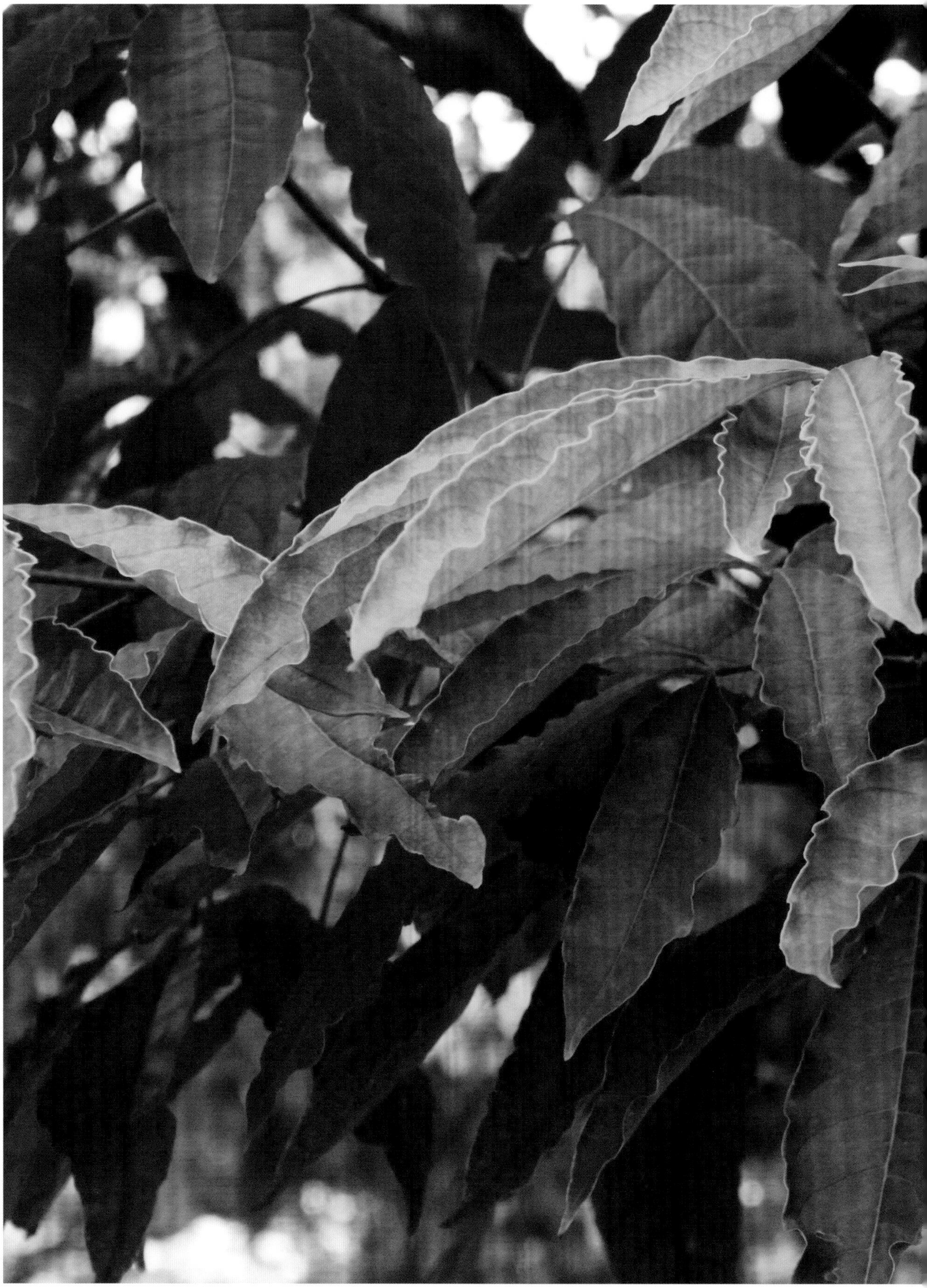

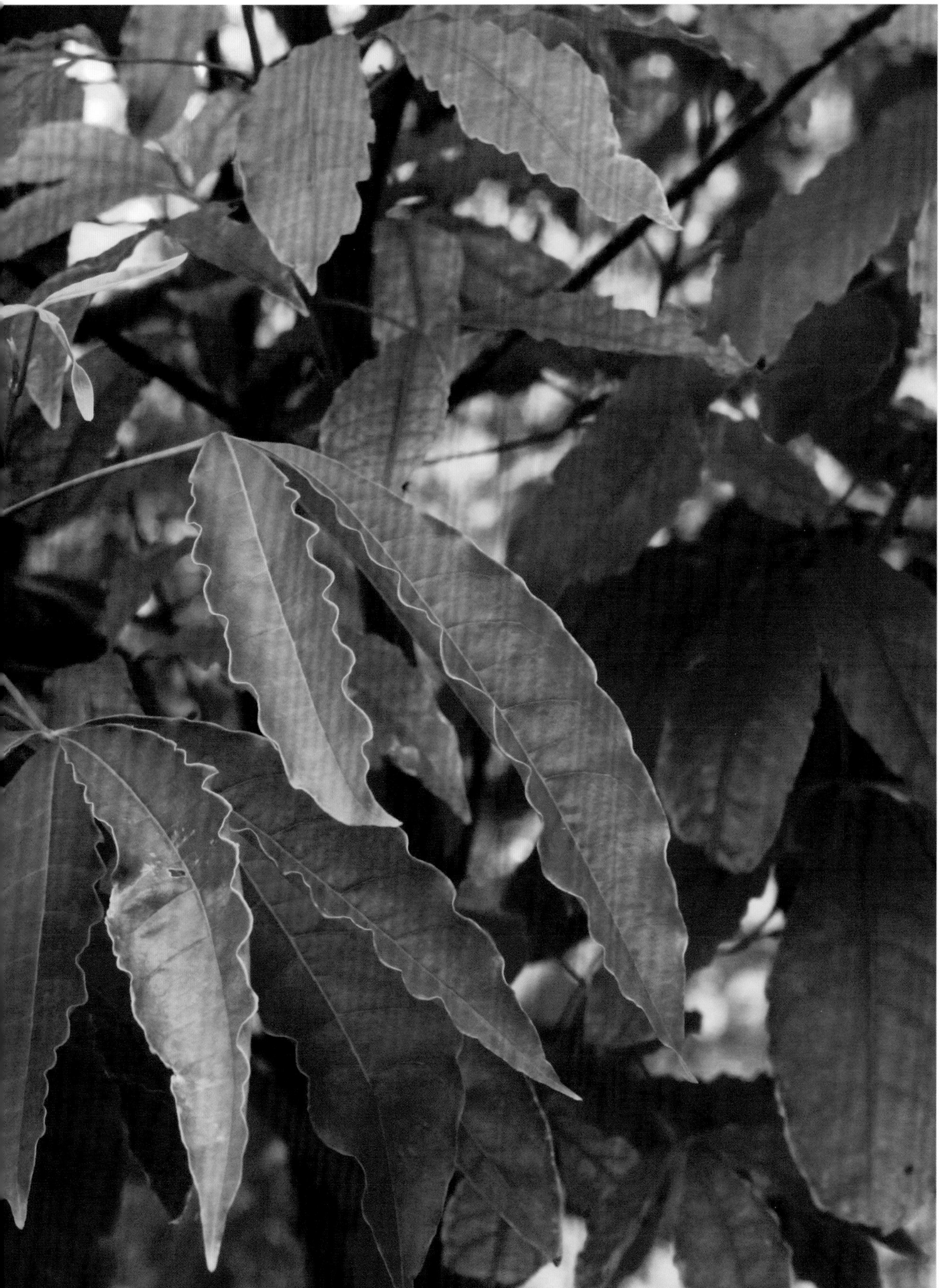

三叉苦

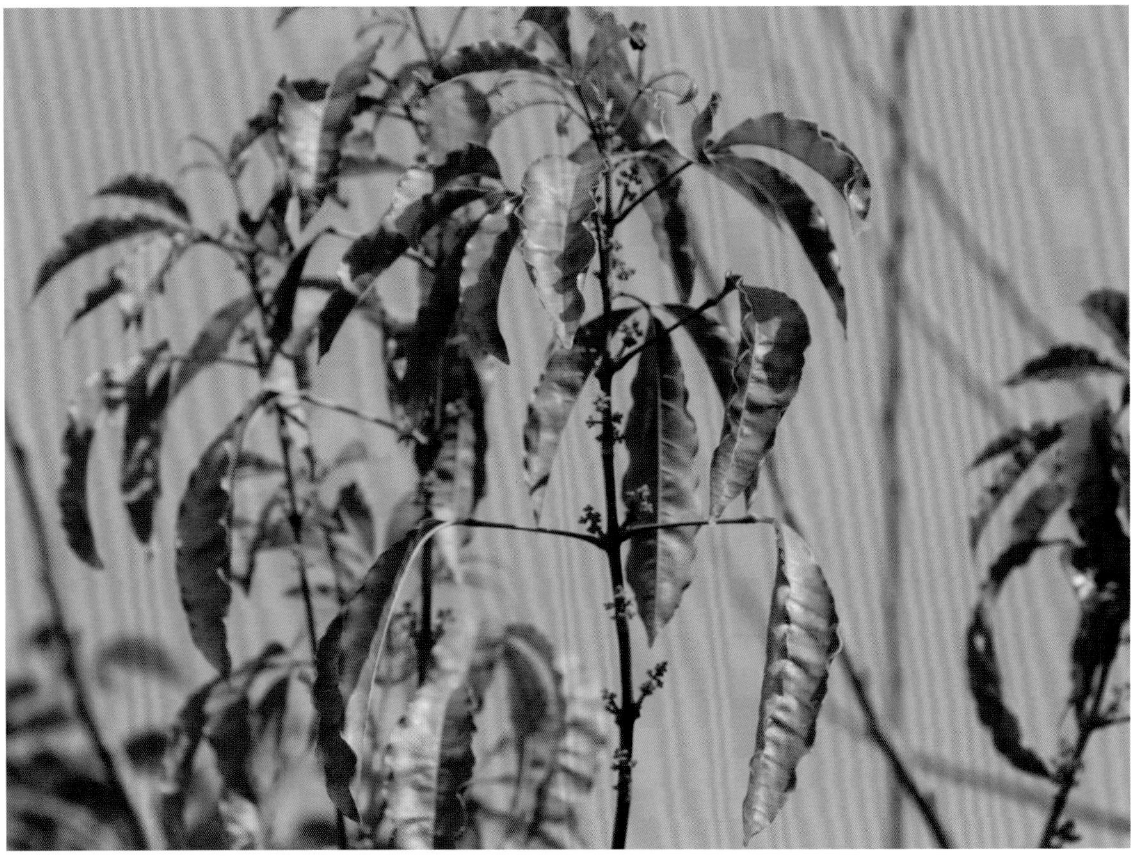

三叉苦

药材鉴别

本品的根呈圆柱形，直径 0.5 ~ 1.5 cm，表面灰棕色或绿灰色，有细纵皱纹；质硬而脆，易折断，叶三出复叶，对生，叶柄长 3 ~ 5 cm，小叶片多皱缩，完整者展平后呈长圆状披针形，长 6 ~ 15 cm，宽 2 ~ 5 cm，先端渐尖，全缘或不规则波状，基部扁偏斜，狭尖延长成短的小叶柄，上表面褐绿色，下表面色较浅，两面光滑无毛，有透明腺点。气味淡，味苦。

药理作用

本品对福氏志贺菌有抑制作用。

功效主治

清热解毒，除风止痒，消肿止痛。主治脘腹灼热疼痛，口干舌燥，口臭，心慌心悸，咽喉肿痛，口舌生疮，小便热涩疼痛，月经过多，产后恶露不尽，皮肤红疹瘙痒。

用法用量

内服：叶 10 ~ 15 g，根 10 ~ 20 g，煎汤。外用：根、叶适量，煎水洗。

民族药方

1．感冒高热，流行性感冒 三叉苦根或茎、鸭脚木根或茎各500 g。加水煎取3000 ml，过滤，浓缩至1000 ml，每次服60 ml，每日1～2次。

2．脘腹灼热疼痛，口干舌燥，口臭 三叉苦干叶15 g。水煎服。

3．外阴瘙痒 三叉苦叶、鸭脚木叶、榕树须（气根）、乌桕叶各50 g，薄荷叶25 g。煎水洗患处。

4．心慌心悸，咽喉肿痛、口舌生疮，小便热涩疼痛 三叉苦根20 g。水煎服。

5．痈疖肿毒 三叉苦叶2份，山大颜叶1份，了哥王根皮、叶各1份，马交儿根1份。捣烂，用45%乙醇浸透，外敷患处，每日换药1次。重症同时配服清热解毒的中草药。

6．月经过多，产后恶露不尽 鲜三叉苦根4片（约20 g，其中3片用火烤熟，1片生用）。水煎服。

7．皮肤红疹瘙痒 三叉苦根、小叶臭黄皮、紫色姜、石菖蒲、清明花、炮弹果、长序岩豆树、蝉翼藤各50 g。煎水外洗。

8．脑炎初期 三叉苦叶100 g。水煎服。

9．慢性支气管炎急性发作 鲜三叉苦叶50 g。水煎服。

10．湿疹，皮炎，痔疮 三叉苦叶适量。煎水外洗。

11．钩吻中毒 干三叉苦叶100 g（生者酌加）。水煎服。

12．外感痧气 三叉苦叶100～150 g。水煎分数次服。

使用注意

不宜过量服用，脾胃虚寒者慎服。

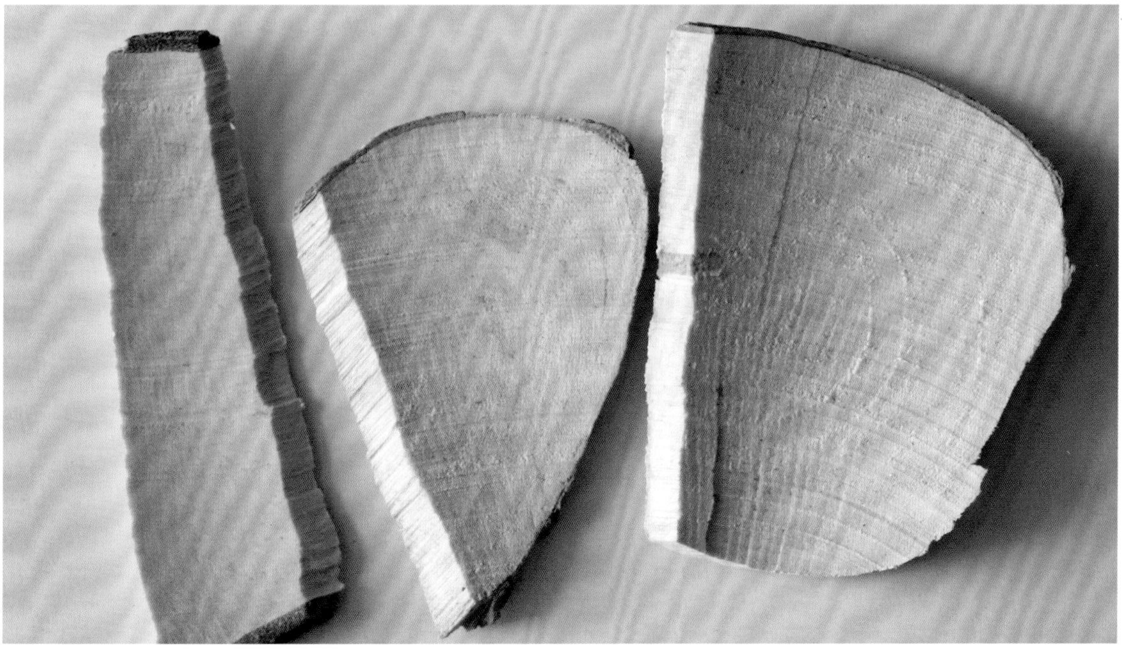

三叉苦饮片

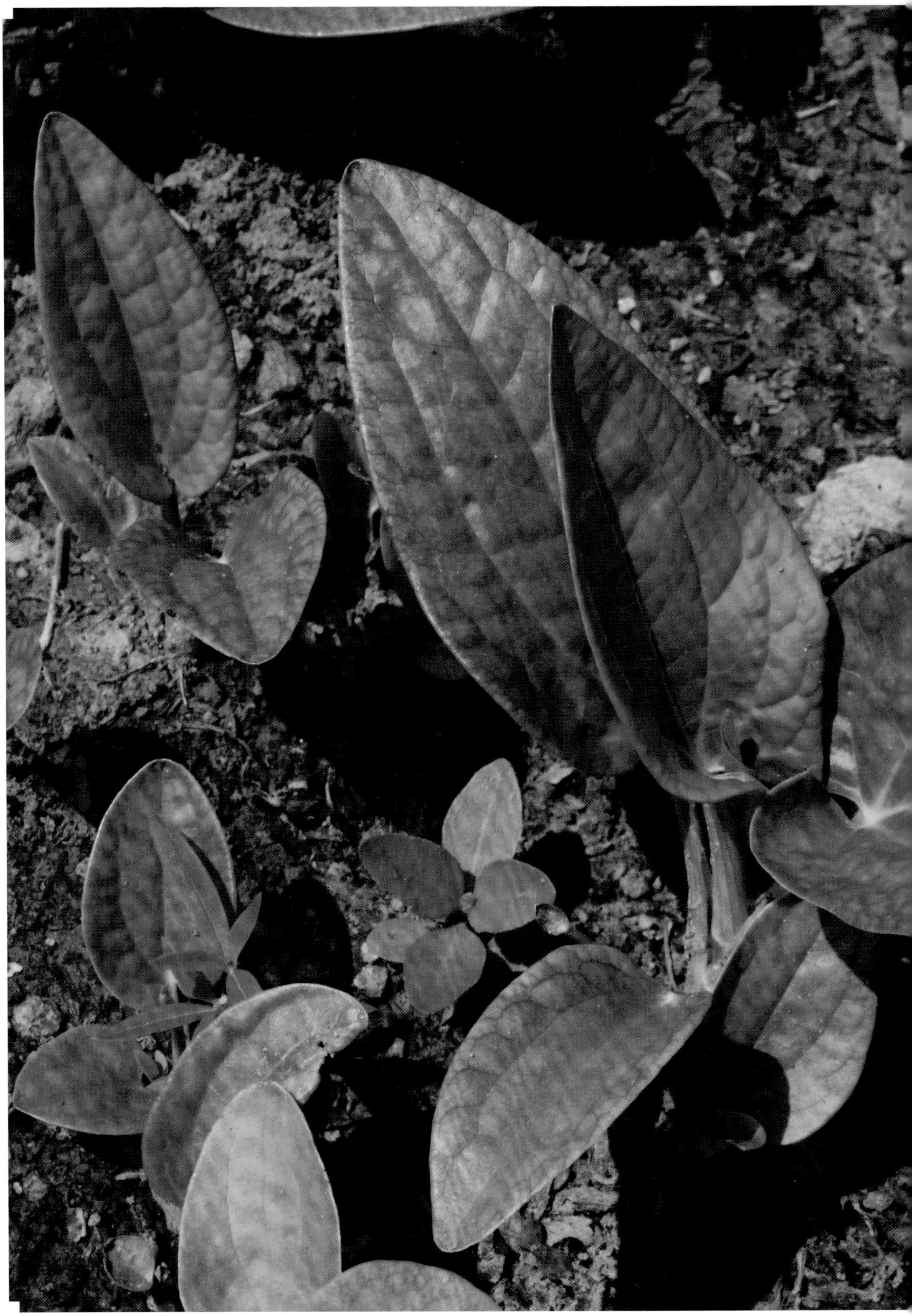

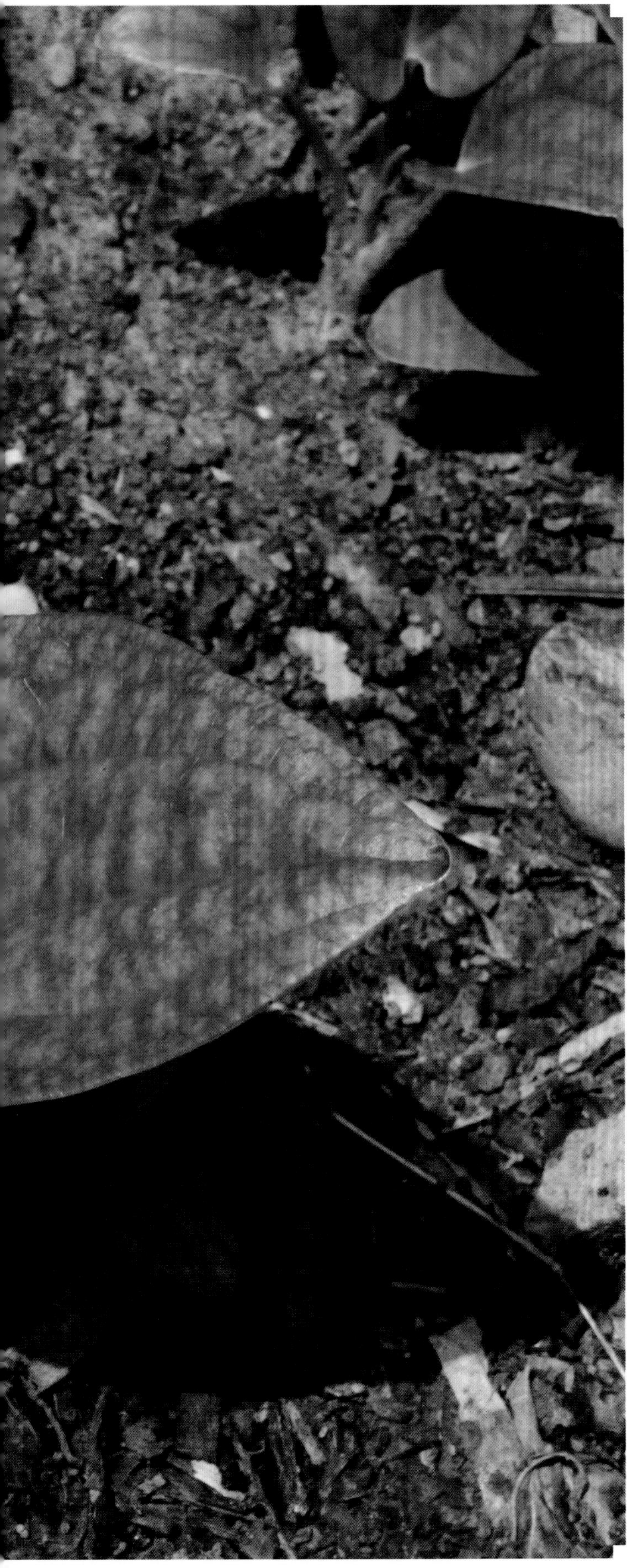

三白草

【壮药名】棵三旁。

【别　名】水木通、白面姑、三点白、天性草。

【来　源】本品为三白草科植物三白草 *Saururus chinensis* (Lour.) Baill. 的全草和干燥根茎。

【性味归经】味苦、辛，性寒。归肺、膀胱经。

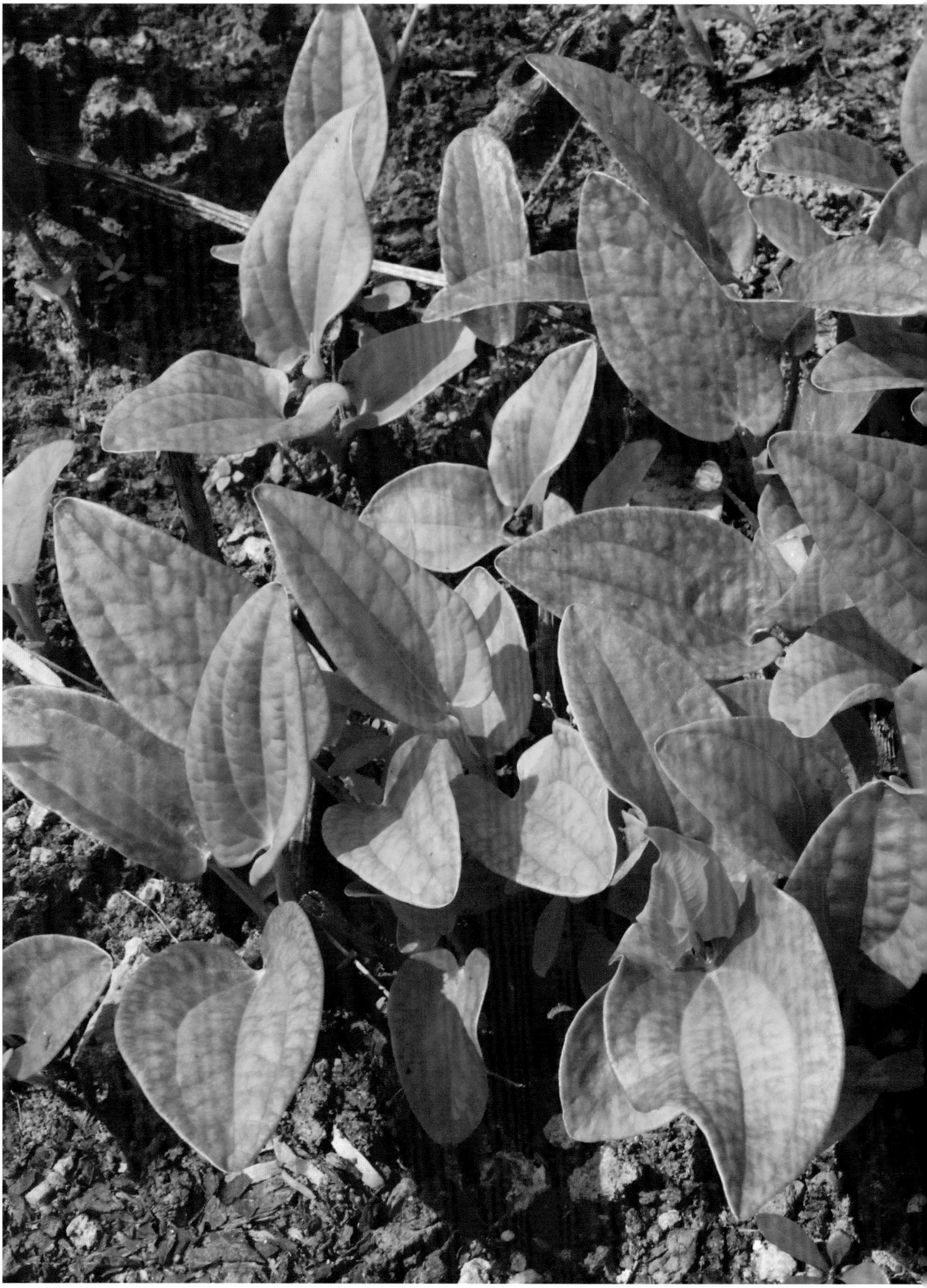

三白草

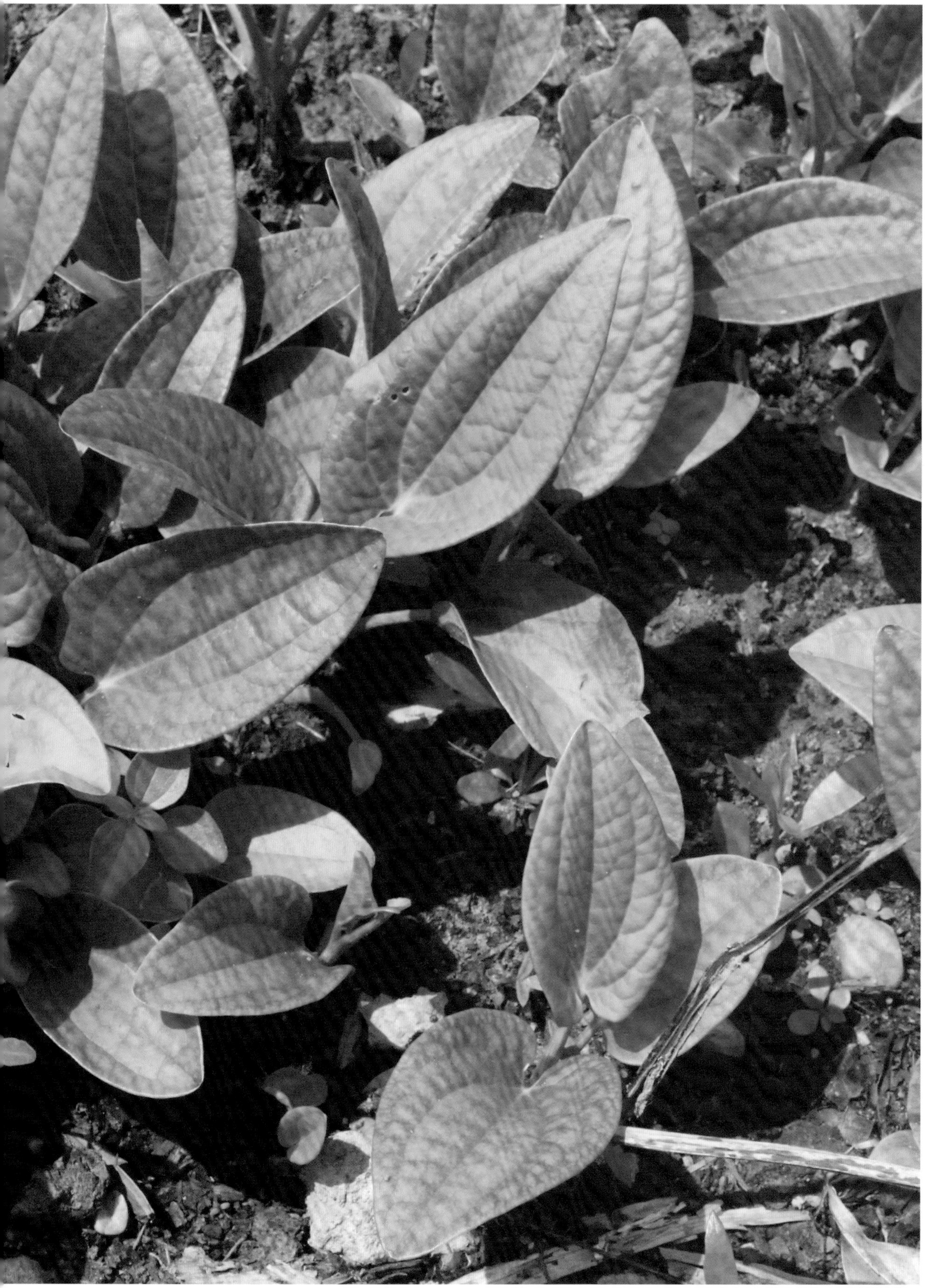

三白草

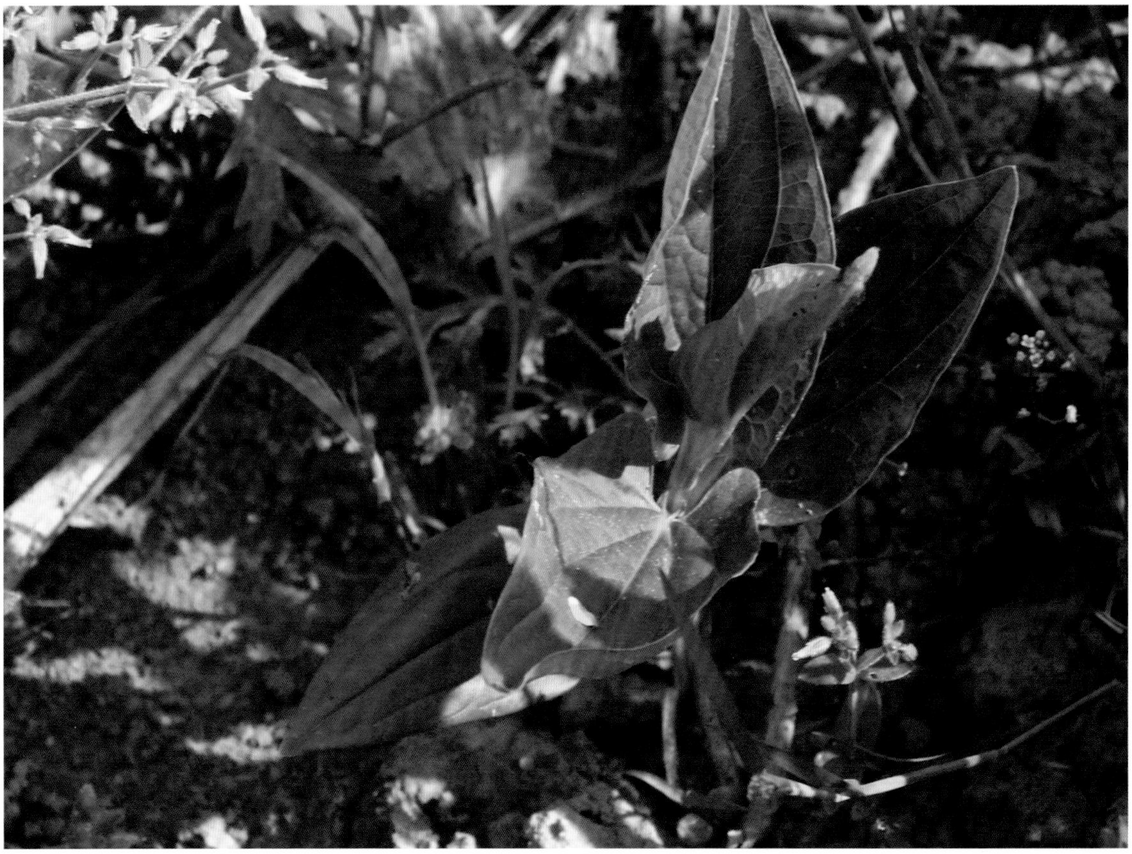

三白草

识别特征

多年生湿生草本，高达 1 m，地下茎有须状小根。茎直立，粗状，无毛。单叶互生，纸质，密生腺点；叶柄长 1 ~ 3 cm，基部与托叶合生成鞘状，略抱茎；叶片阔卵状披针形，长 5 ~ 14 cm，宽 3 ~ 7 cm，先端尖或渐尖，基部心形，略呈耳状或稍偏斜，全缘，两面无毛；花序下的 2 ~ 3 片叶常于夏初变为白色，呈花瓣状。总状花序生于茎上端与叶对生，长 10 ~ 20 cm，白色；总状花梗及花柄被毛；苞片近匙形或倒披针形，长约 2 mm；花两性，无共被；雄蕊 6 枚，花药长圆形，略短于花丝；雌蕊 1，由 4 心皮组成，子房圆形，柱头 4，向外反曲。蒴果近球形，直径约 3 cm，表面多疣状凸起，熟后顶端开裂。种子多数，圆形。花期 5—8 月，果期 6—9 月。

生境分布

生长于低湿及近水的地方。分布于河北、河南、山东和长江流域及其以南各地。

采收加工

根茎秋季采挖，全草全年均可采挖，洗净，晒干。

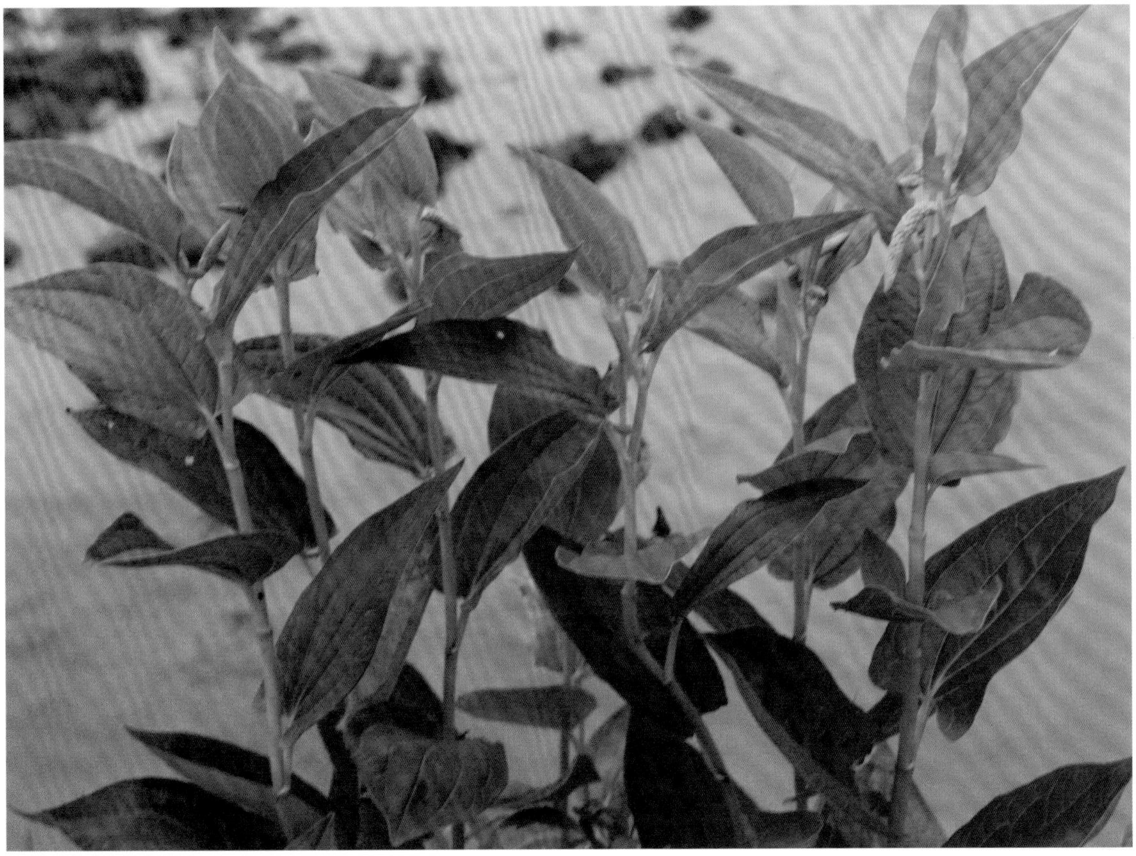
三白草

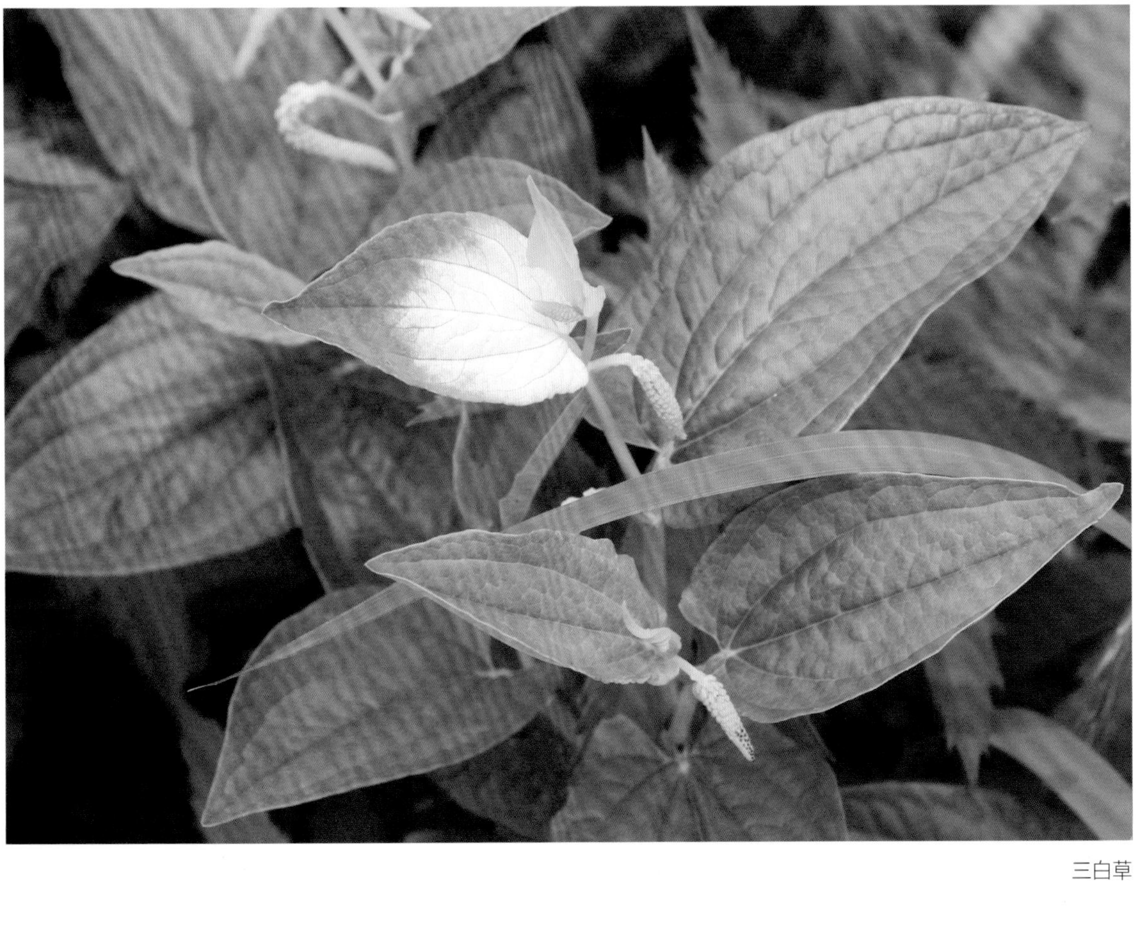
三白草

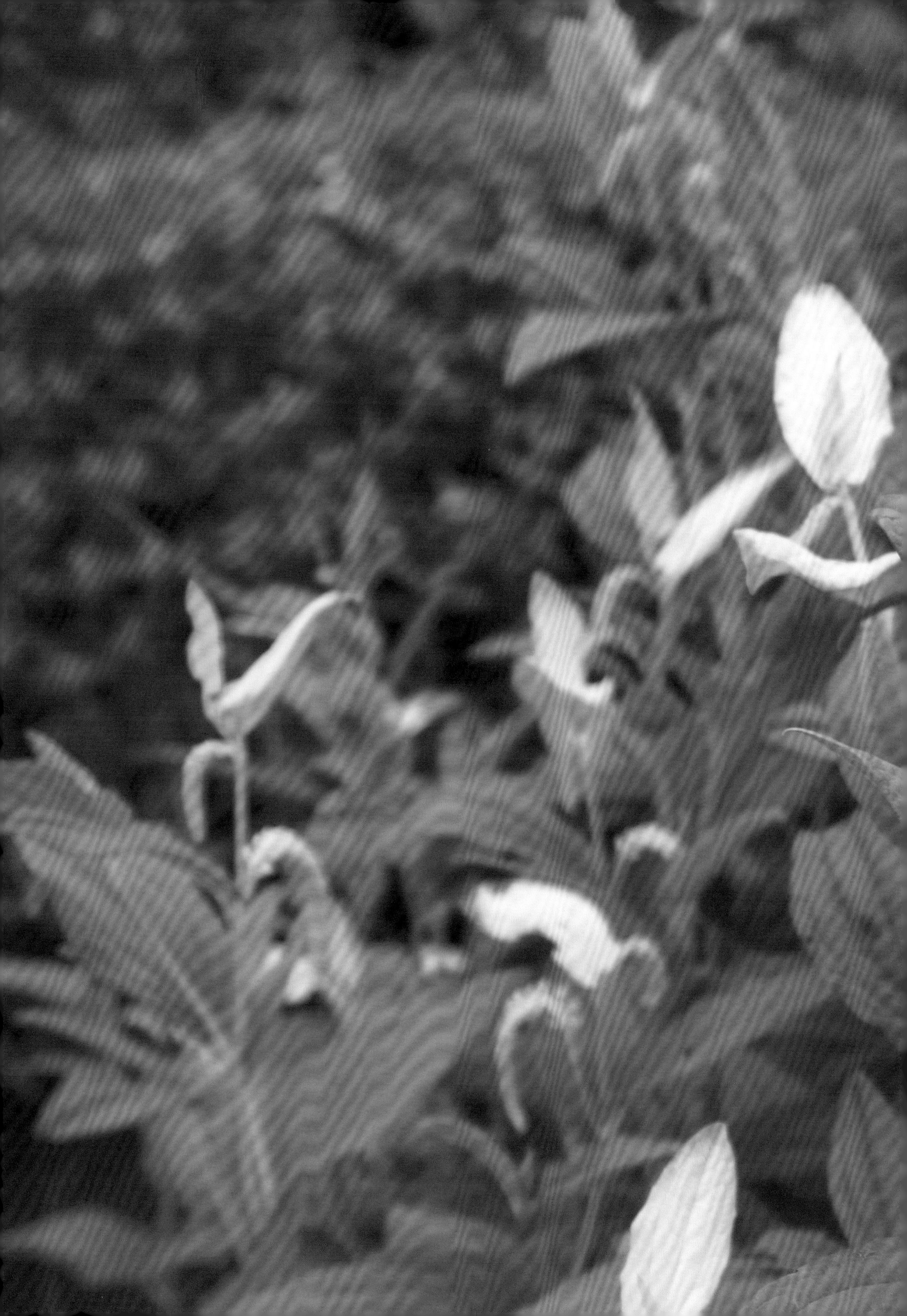

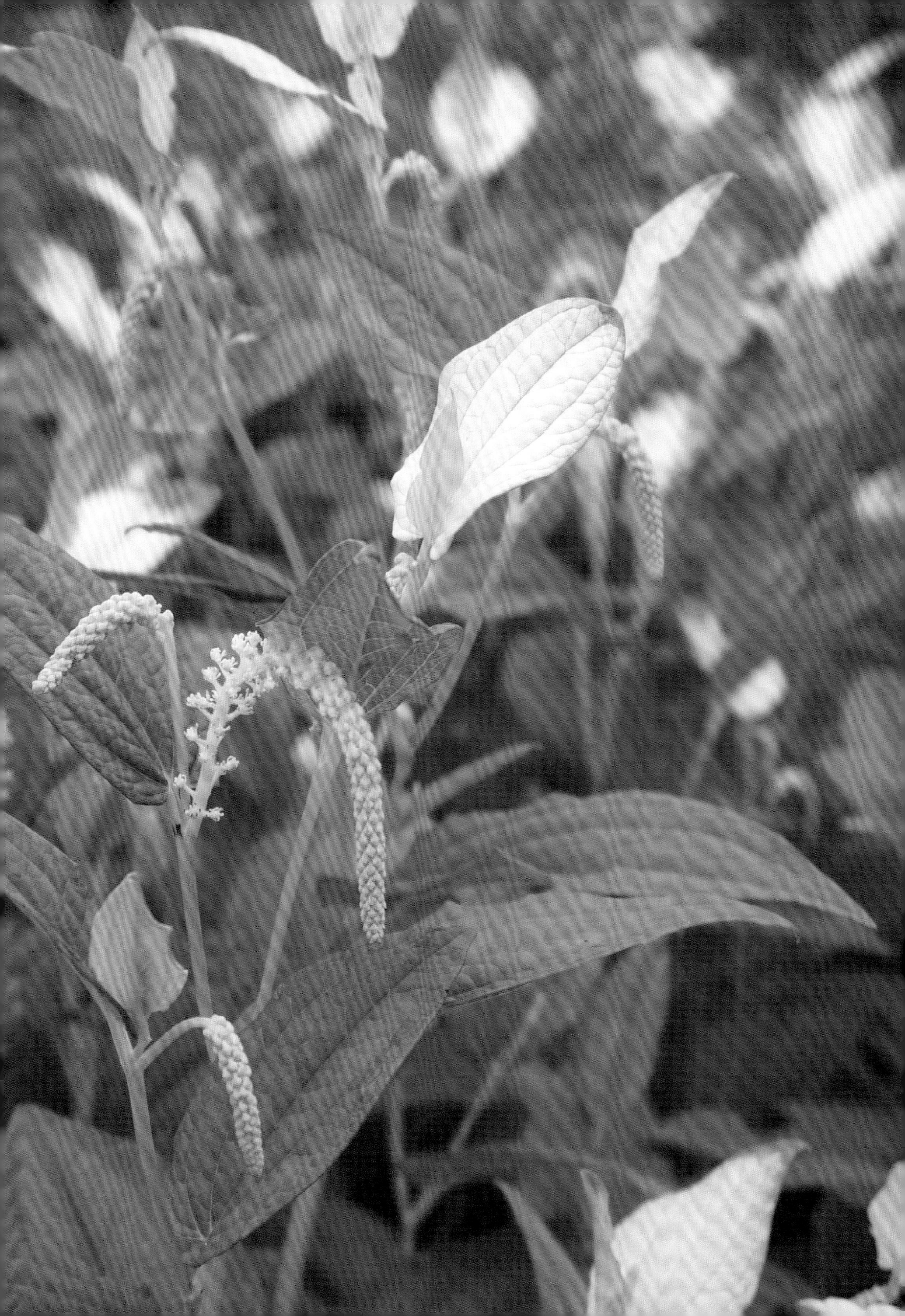

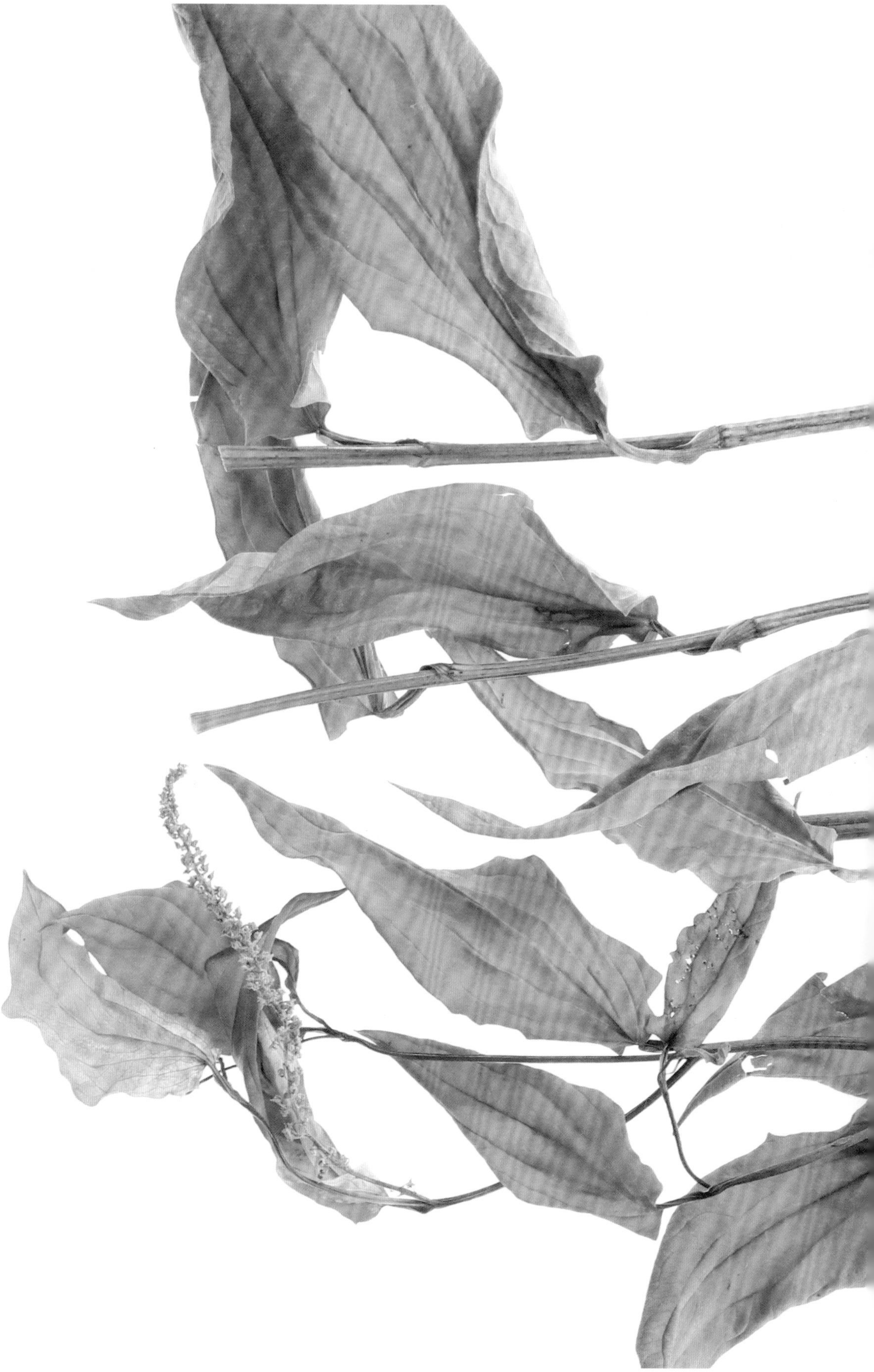

三白草

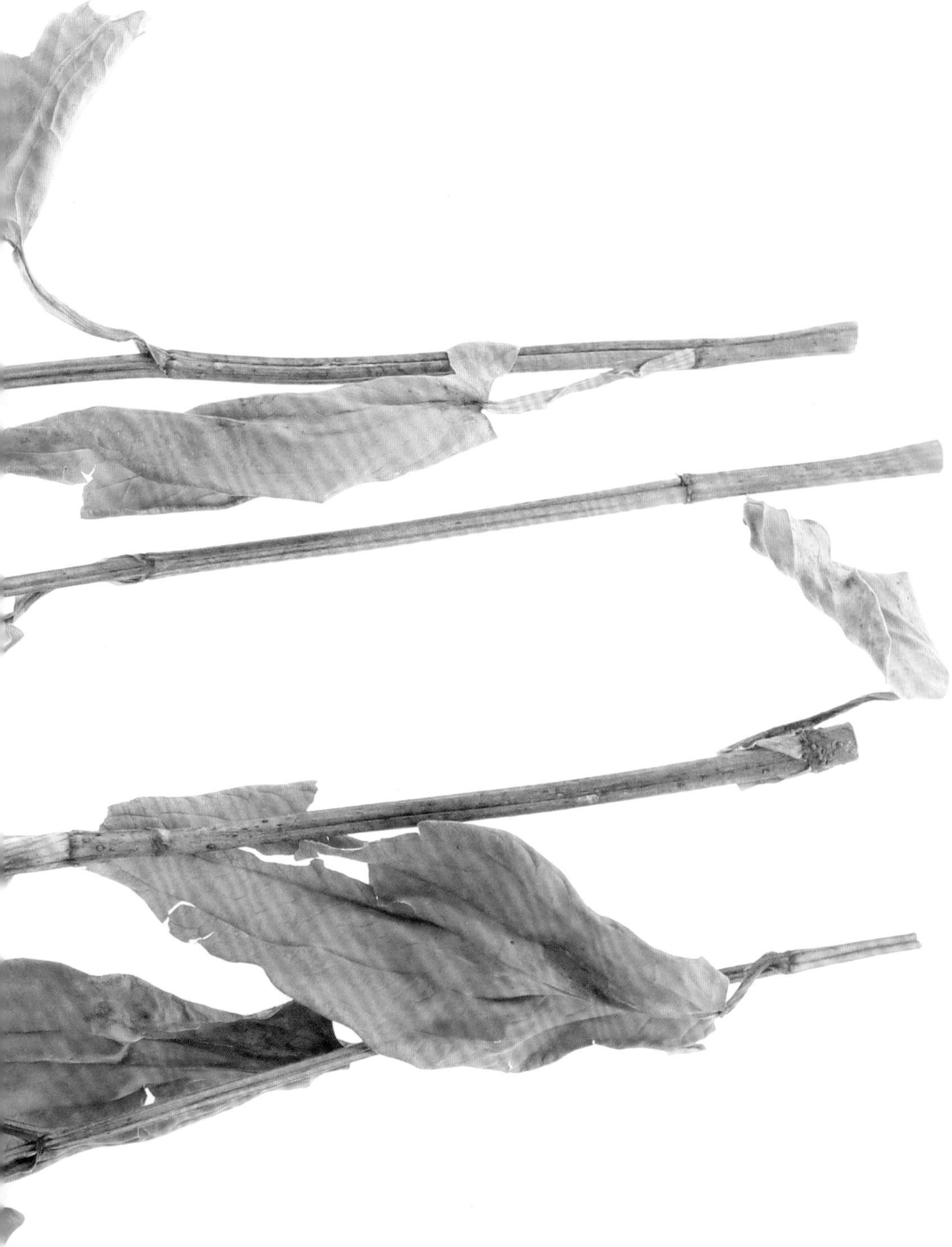

三白草药材

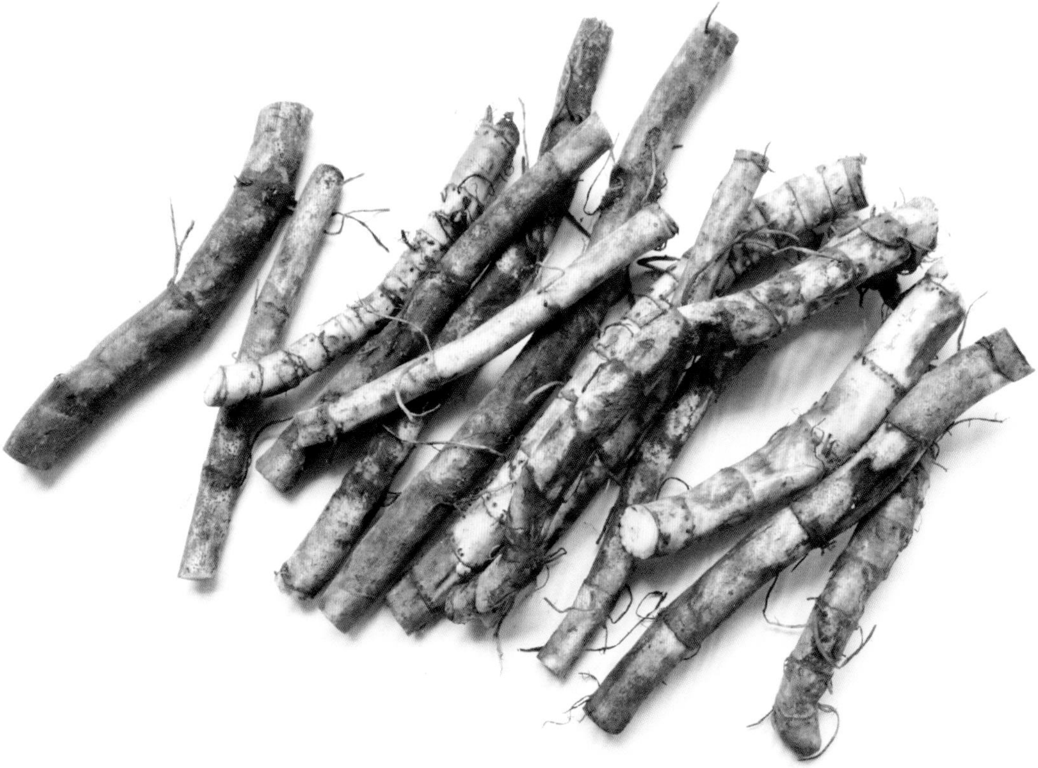

三白草根药材

药材鉴别

本品茎圆柱形，有 4 条纵沟，1 条较宽；断面黄色，纤维性，中空。叶多皱缩互生，展平后叶片卵形或卵形披针状，长 4 ~ 15 cm，宽 2 ~ 10 cm；先端尖，基部心形，全缘，基出脉 5 条；叶柄较长，有纵皱纹。有时可见总状花序或果序，棕褐色。蒴果近球形。气微，味淡。以叶多、灰绿色或棕绿色者为佳。

功效主治

清利湿热，消肿，解毒。主治水肿，脚气，黄疸，淋浊，带下，痈肿，疔毒。

药理作用

50% 煎剂对金黄色葡萄球菌、伤寒沙门菌有抑制作用。本品所含萹蓄甙：静脉注射 0.5 mg/kg，对麻醉犬有利尿作用，增加剂量时作用更显著。本品叶中所含金丝桃甙具明显的抗炎作用，大鼠植入羊毛球后，每日 20 mg/kg，共 7 日，能显著抑制发炎，还有较强的止咳作用和抑制眼部醛糖还原酶的作用，可能对预防糖尿病性白内障有益。

用法用量

内服：10 ~ 30 g，煎服；或捣汁饮；或研末，入丸、散服。外用：捣敷或煎水洗。

民族药方

1．肾炎性水肿 三白草 15 g，铁灯草 15 g，地洋参 15 g，金丝草 10 g，海金沙 10 g，大地星宿 15 g，柔软石韦 10 g，土泽泻 15 g，水高粱 15 g。水煎服。

2．热性风湿，痛风，关节红肿 山枝茶 15 g，三白草 30 g，臭山羊 15 g，黄柏 15 g，土牛膝 15 g，排风藤 10 g，苍术 15 g，独活 15 g，石南藤 15 g，麦冬须 15 g，对叉丁 10 g，姜黄 6 g。水煎服。

3．疔疮炎肿 三白草鲜叶 1 握。捣烂，敷患处，每日换 2 次。

4．绣球风 鲜三白草适量。捣汁洗患部。

5．腹肌脓肿 鲜三白草根 15 ~ 20 g。水煎服，药渣捣烂外敷。

6．肝癌 三白草根 15 ~ 20 g，大蓟根 15 ~ 20 g。分别煎水，去渣后加白糖适量饮服，上午服三白草根，下午服大蓟根。

使用注意

脾胃虚寒者忌服。

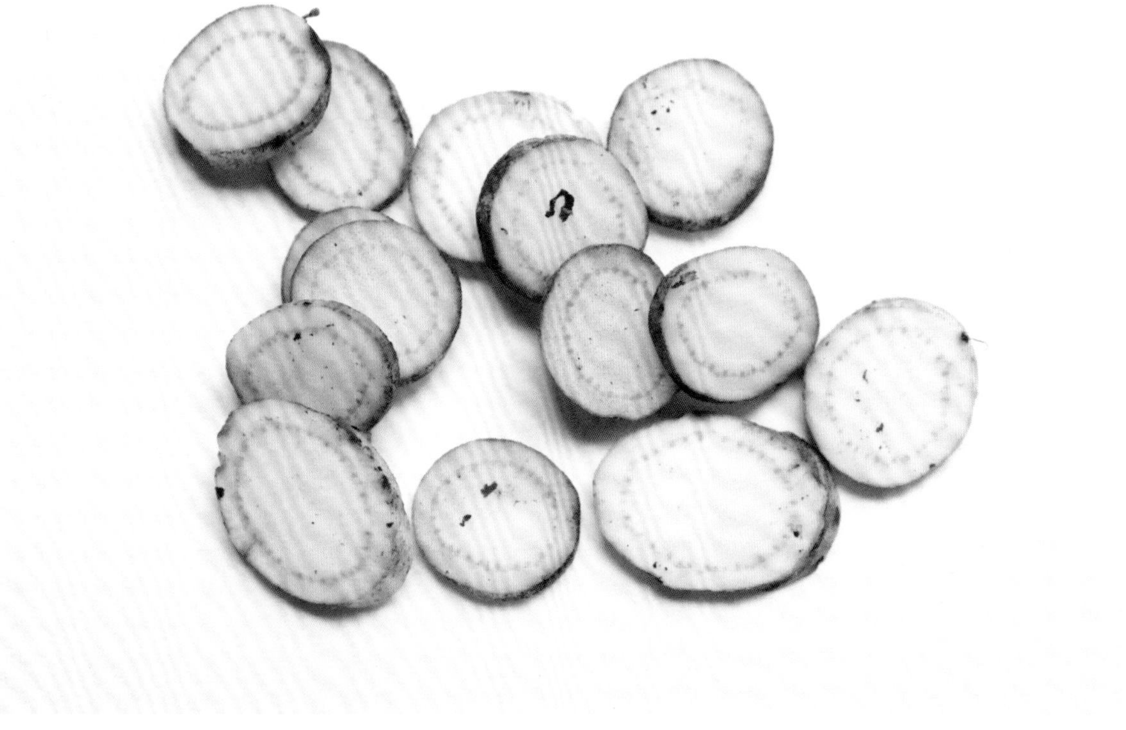

三白草根药材

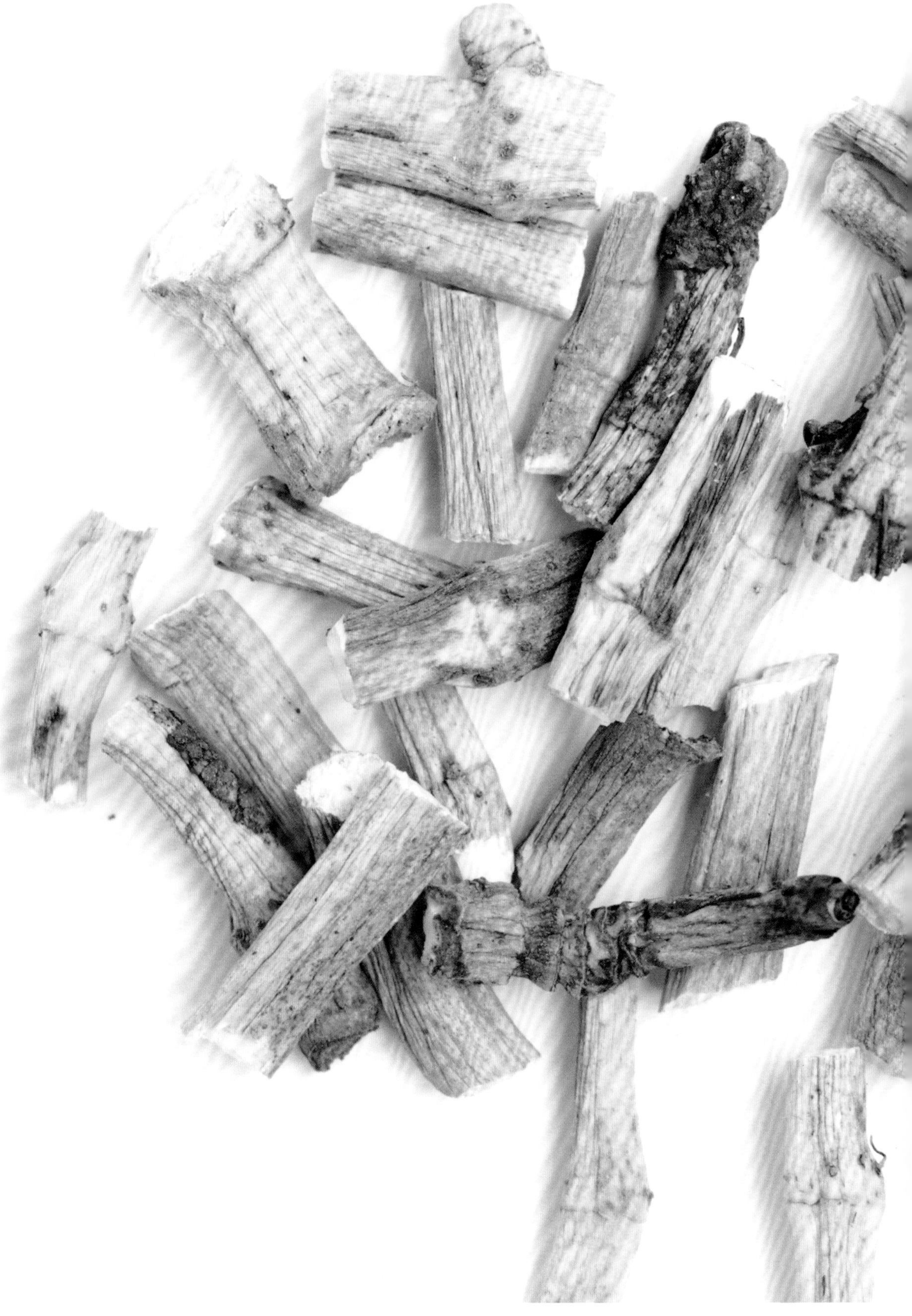

三白草

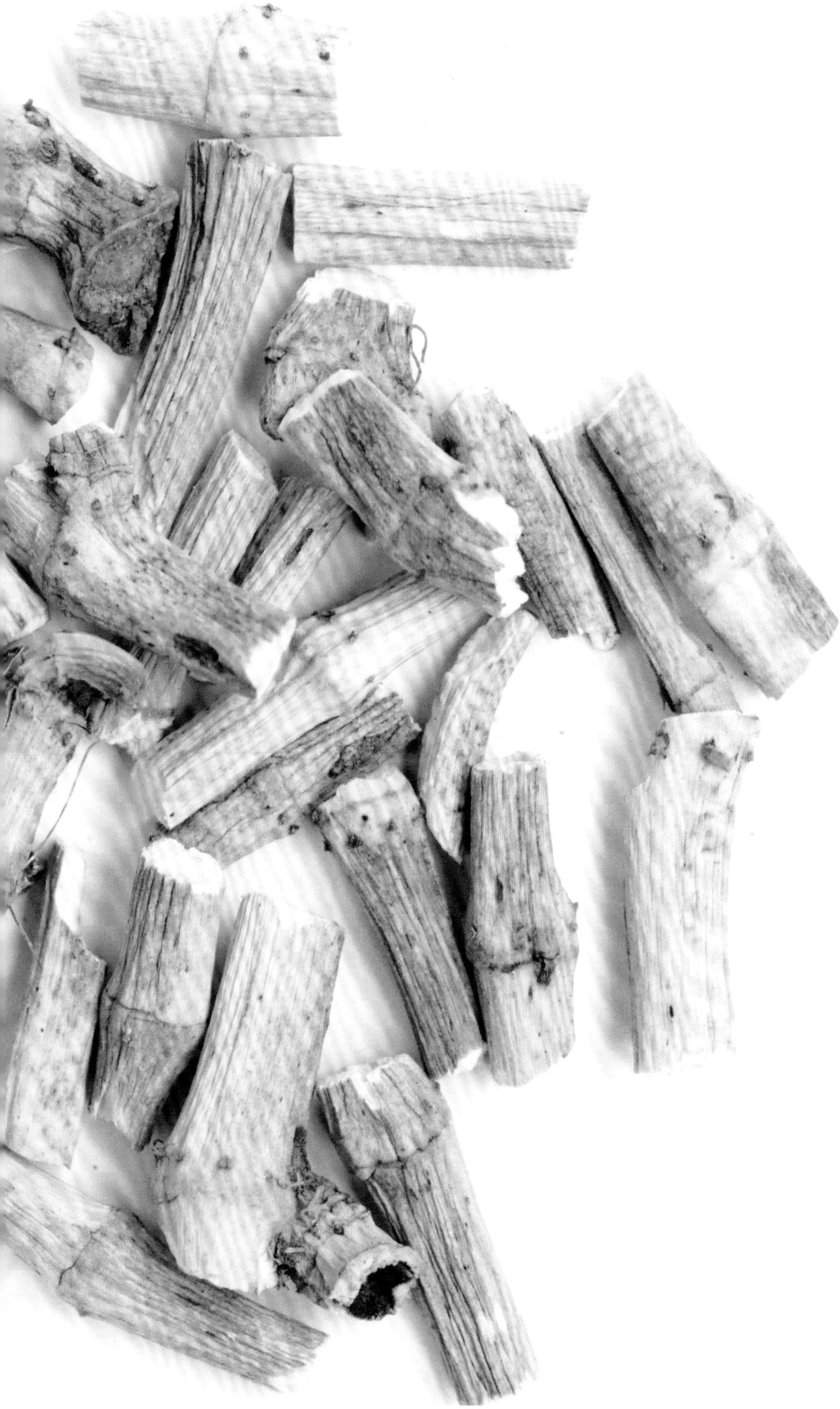

三白草根饮片

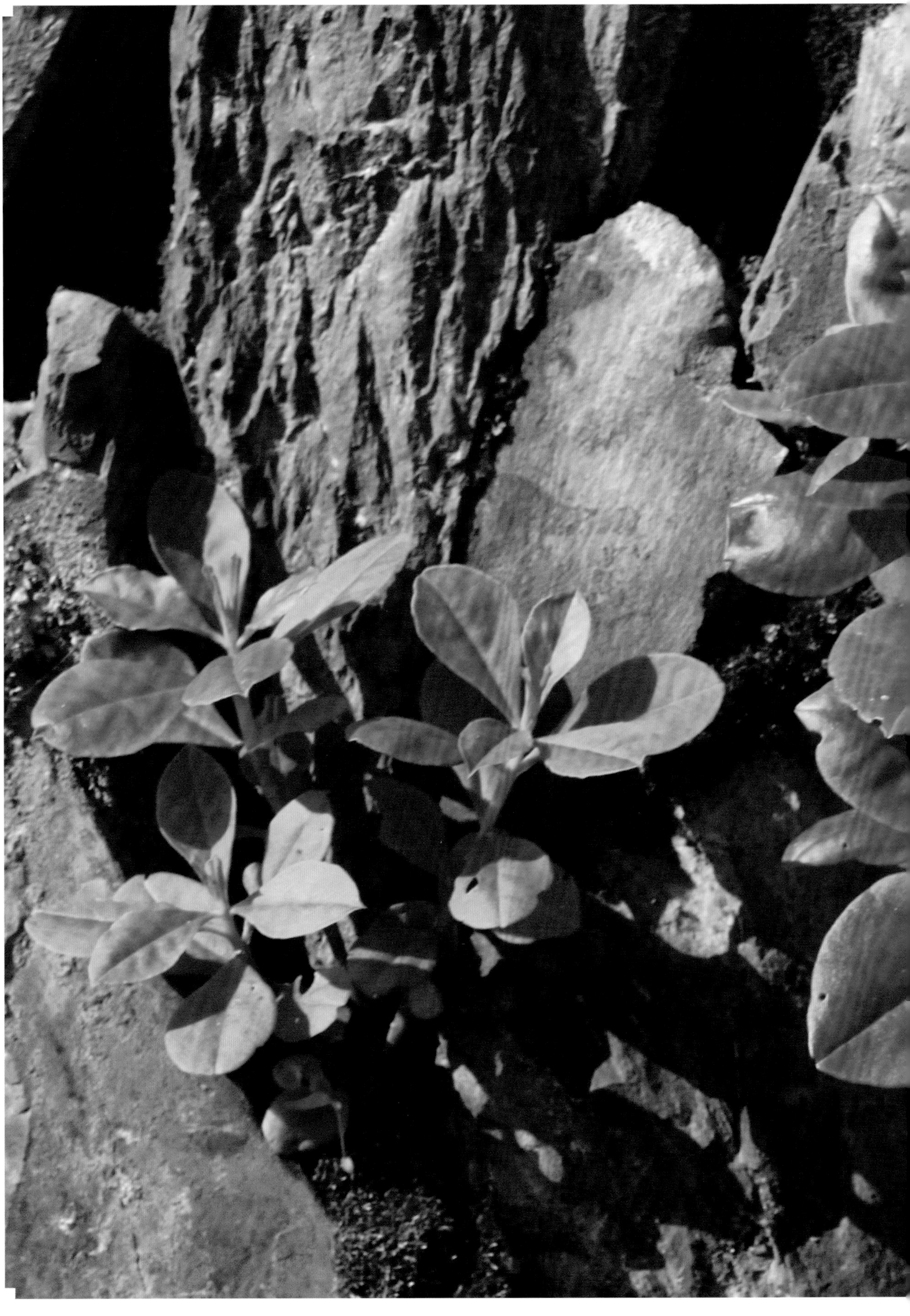

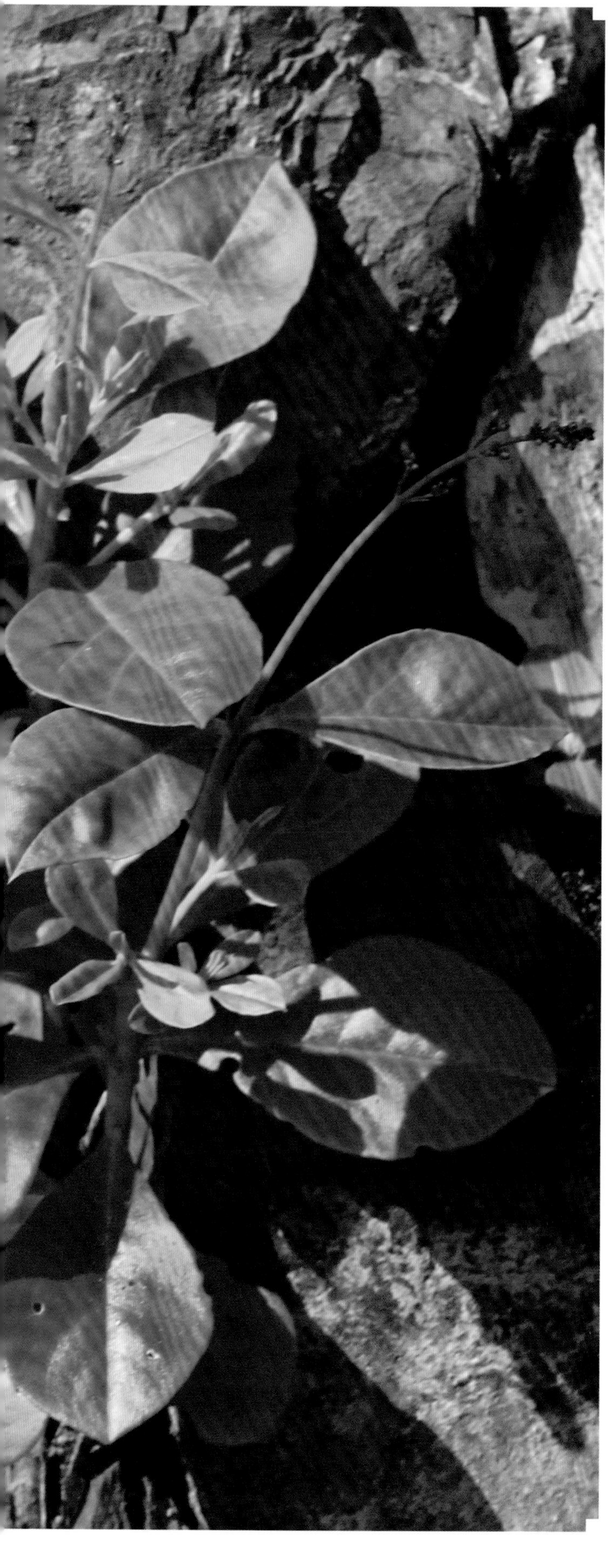

土人参

【壮药名】棵称能。

【别　名】土洋参、红芍药、申时花、土高丽参。

【来　源】本品为马齿苋科植物栌兰 *Talinum paniculatum*（Jacq.）Gaertn. [*T. patens*（Jacq.）Willd.] 的根。

【性味归经】味甜，性热。归脾、肺、肾经。

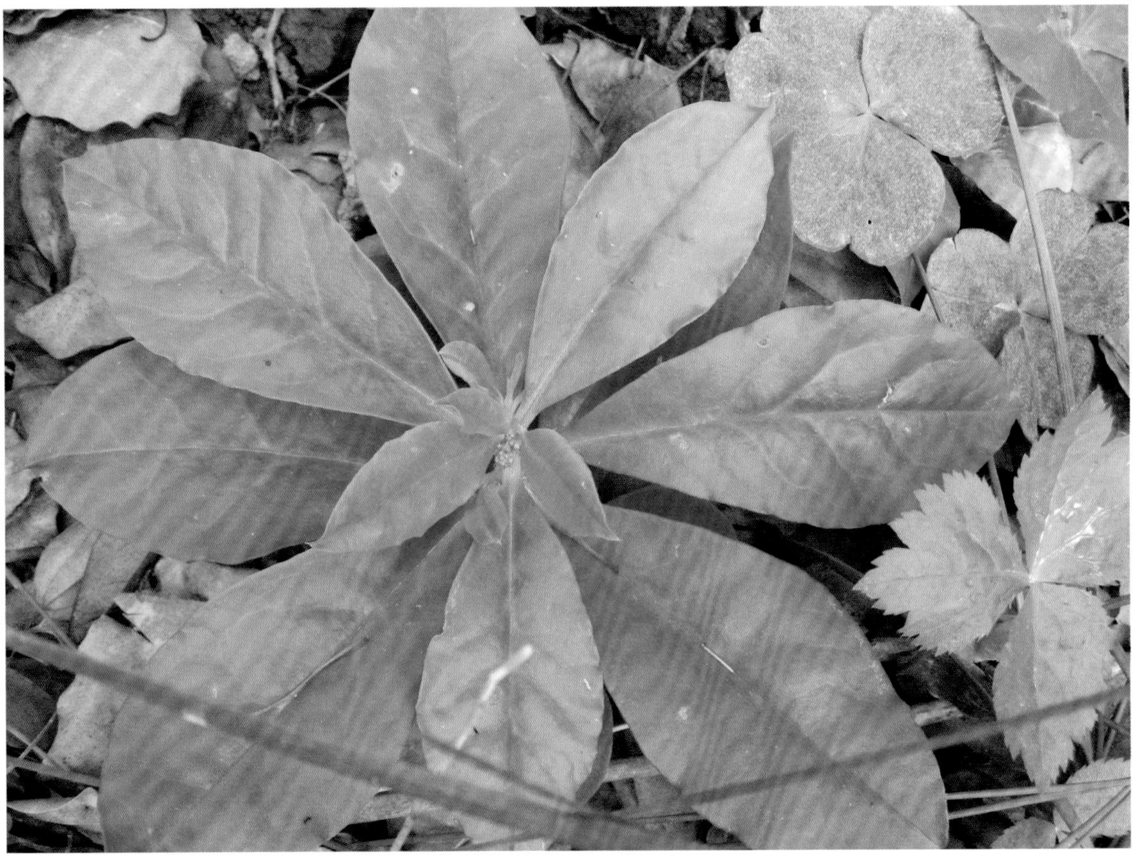

土人参

识别特征

一年生草本植物，高达 60 cm，肉质无毛。主根粗壮分枝，外表棕褐色。茎直立，有分枝，圆柱形，基部稍木质化。叶互生；倒卵或倒卵状长圆形，长 5 ~ 7 cm，宽 2.5 ~ 3.5 cm，先端渐尖或钝圆，全缘，基部渐狭而成短柄。圆锥花序顶生或侧生，二歧状分支；花小，两性，淡紫红色，直径约 6 mm；萼片 2，早落；花瓣 5，倒卵形或椭圆形；雄蕊 10 枚以上；子房球形，花柱线形，柱头 3 深裂，先端外展而微弯。蒴果近球形，直径约 4 mm，3 瓣裂，熟时灰褐色。种子多数，细小，扁圆形，黑色有光泽，表面具细腺点。花期 6—7 月，果期 9—10 月。

生境分布

生长于灌丛下肥沃土壤或村寨附近阴湿处。分布于浙江、江苏、安徽、福建、河南、广东、广西、四川、云南、贵州等省区。

采收加工

8 ~ 9 月采，洗净，除去细根，晒干或刮去表皮，蒸熟晒干。

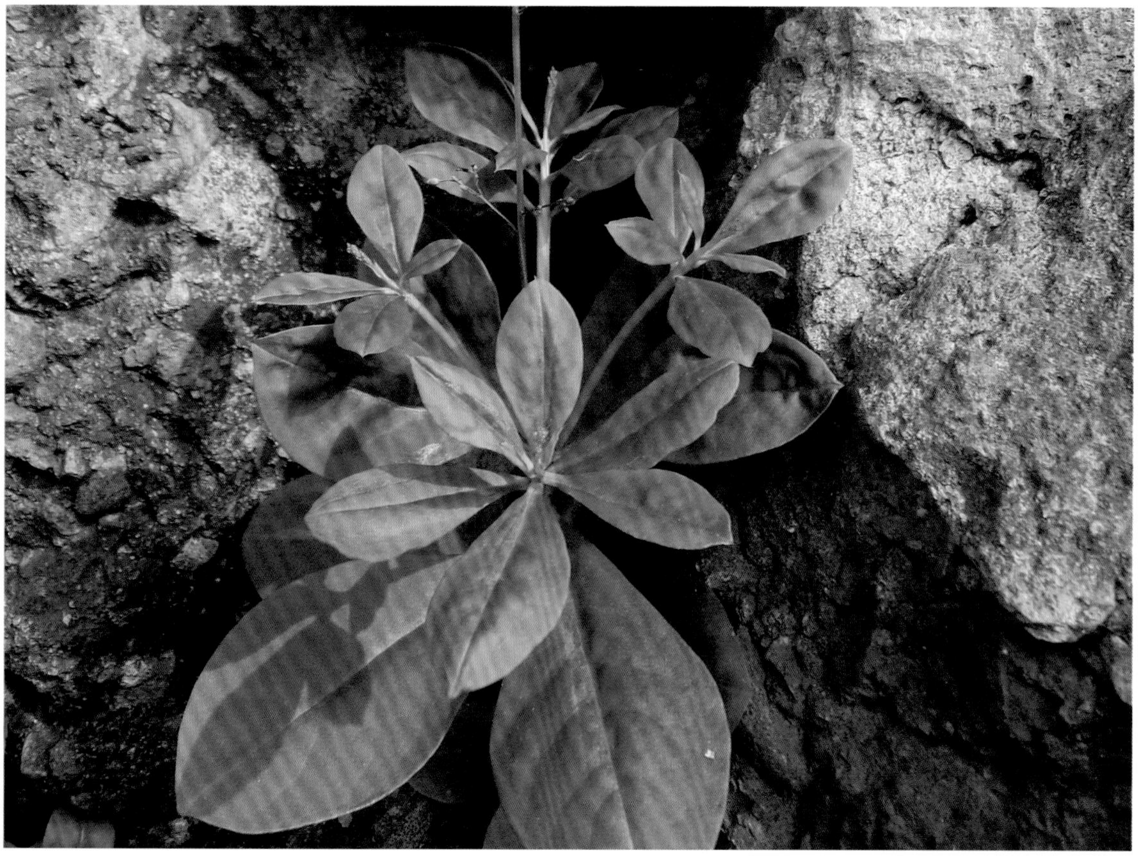

土人参

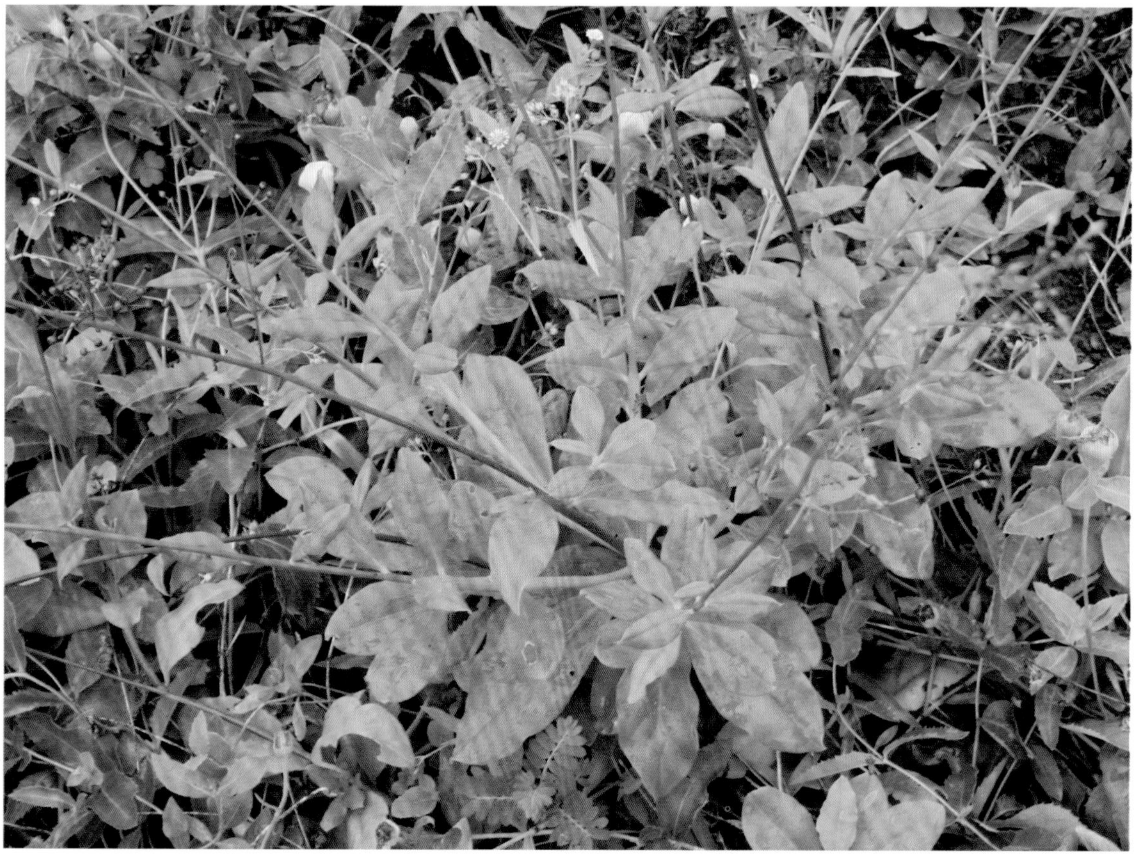

土人参

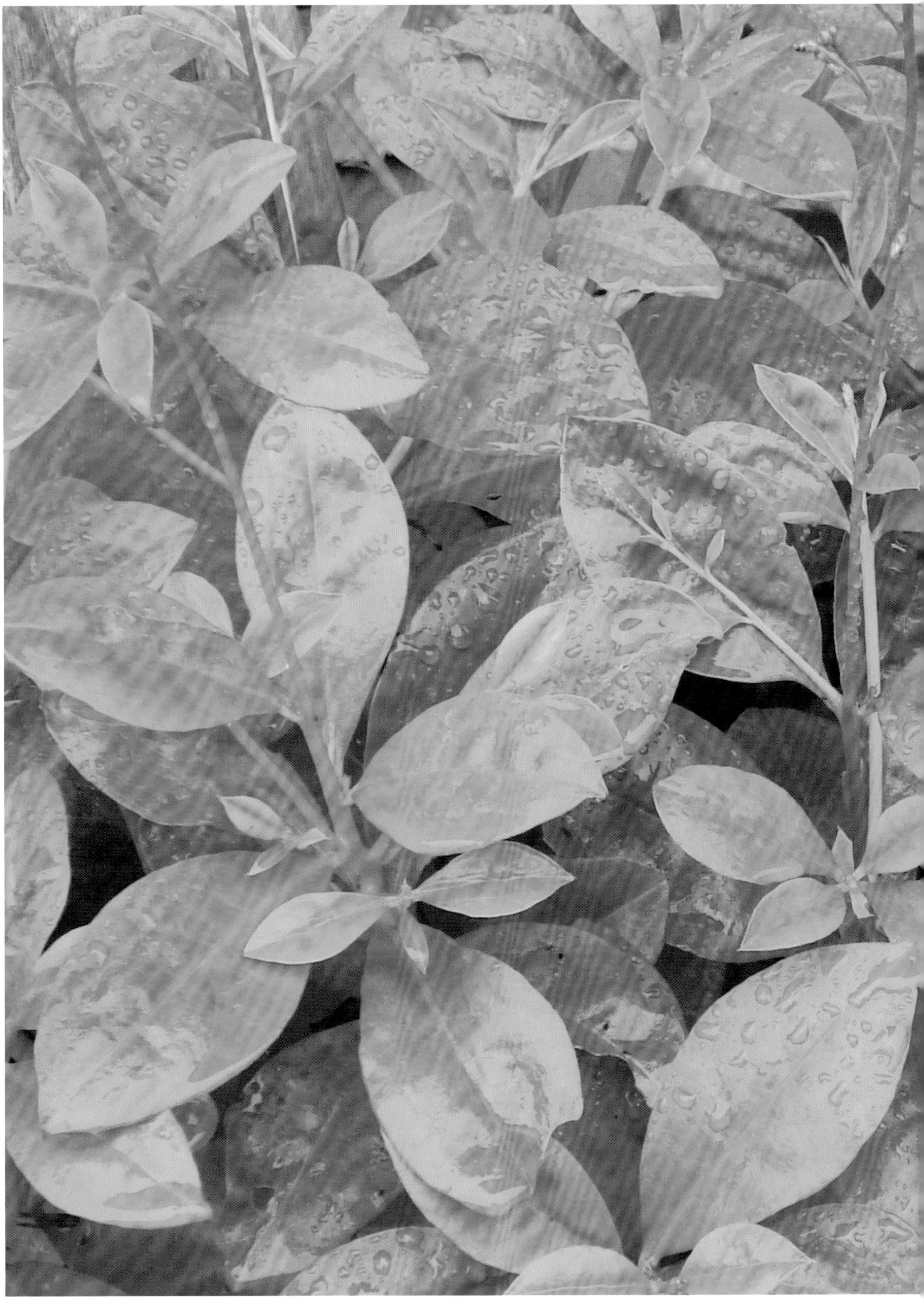

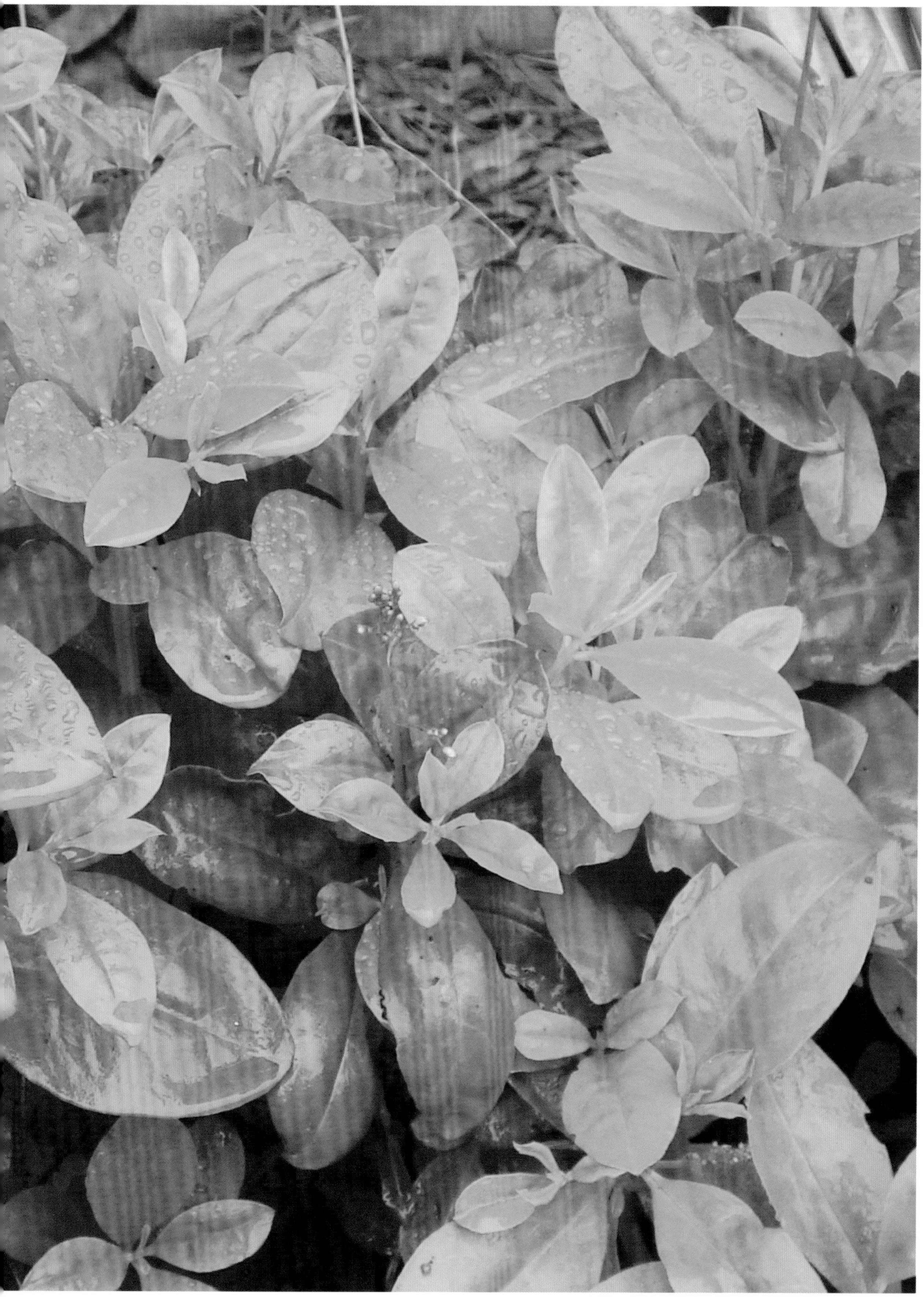

土人参

药材鉴别

本品的根呈圆柱形或长纺锤形，分枝或不分枝，长 2 ~ 15 cm，直径 0.7 ~ 1.7 cm，顶端具木质茎残基。表面灰黑色，有纵皱纹及点状突起的须根痕或细长须根。坚硬，易折断，断面类白色或黄白色，有放射状纹理。除去栓皮并经蒸煮后表面为灰黄色半透明状，有点状须根痕及纵皱纹，隐约可见内部纵向的维管束。质坚硬，难折断，断面，呈角质状，中央常有大空腔。气特异，味甘，嚼之有黏滑感。

功效主治

补虚健脾，润肺止咳，调经。主治病后、产后虚弱，月经不调，老年多尿，小儿遗尿，虚热咳嗽，盗汗，自汗，带下，产妇乳汁不足，无名毒疮。

药理作用

初步药理试验证明，土人参乙醇提取物有镇痛作用。土人参含有的总皂苷还可抗炎、抗菌。但其皂苷有溶血作用，刺激性强，毒性大。

用法用量

内服：15 ~ 30 g，煎汤。外用：适量，捣烂外敷。

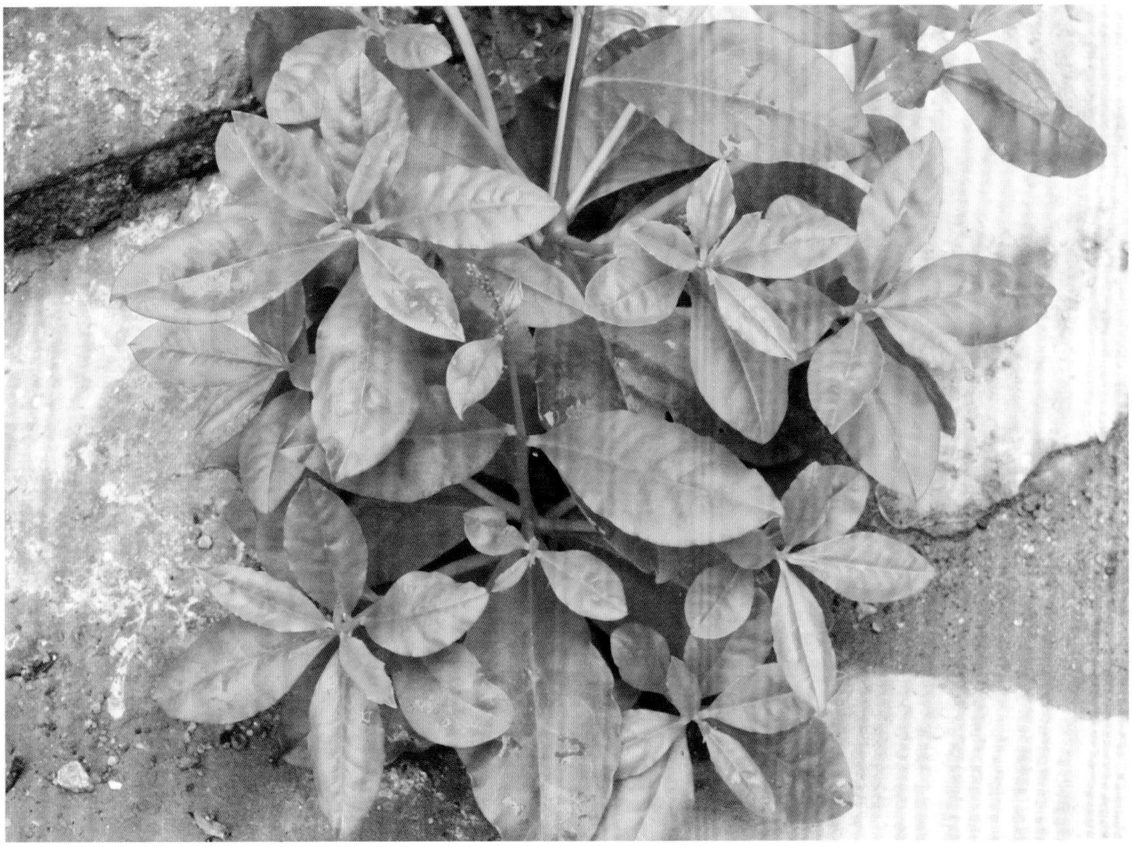

土人参

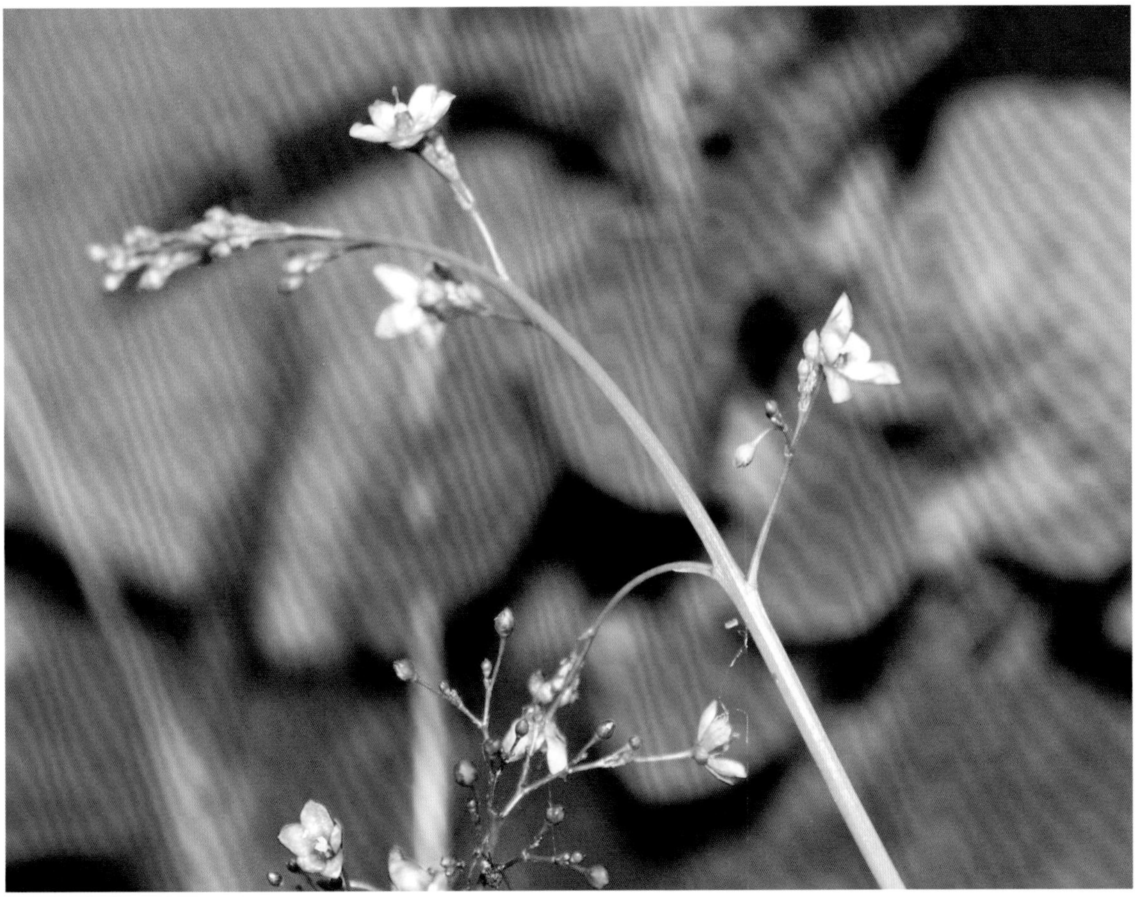

土人参

民族药方

1. **身体虚弱** 土人参 15 g。水煎服。
2. **汗多** 土人参、大夜关门各 15 g。水煎服。
3. **老年多尿，小儿遗尿** 土人参、仙茅根各 30 g。水煎服。
4. **无名毒疮** 土人参适量。捣烂，外敷患处。
5. **外伤出血** 土人参适量。研末撒敷患处。
6. **乳汁不足** 土人参 37.5 g，大枣 6 粒，水 3 碗，加入土人参和大枣一同炖烂服。
7. **月经不调** 土人参、益母草各 60 g，紫茉莉根 30 g。水煎服。
8. **咯血** 土人参 30 g，冰糖 50 g。水煎服。
9. **痈疖** 鲜土人参适量，少许红糖。共捣烂，外敷患处。
10. **肺燥咳嗽** 土人参 30 g。水煎服。

使用注意

土人参入药前须蒸熟晒干，生用性较寒滑，易引起泄泻。忌食酸辣、喝浓茶。孕妇忌服。

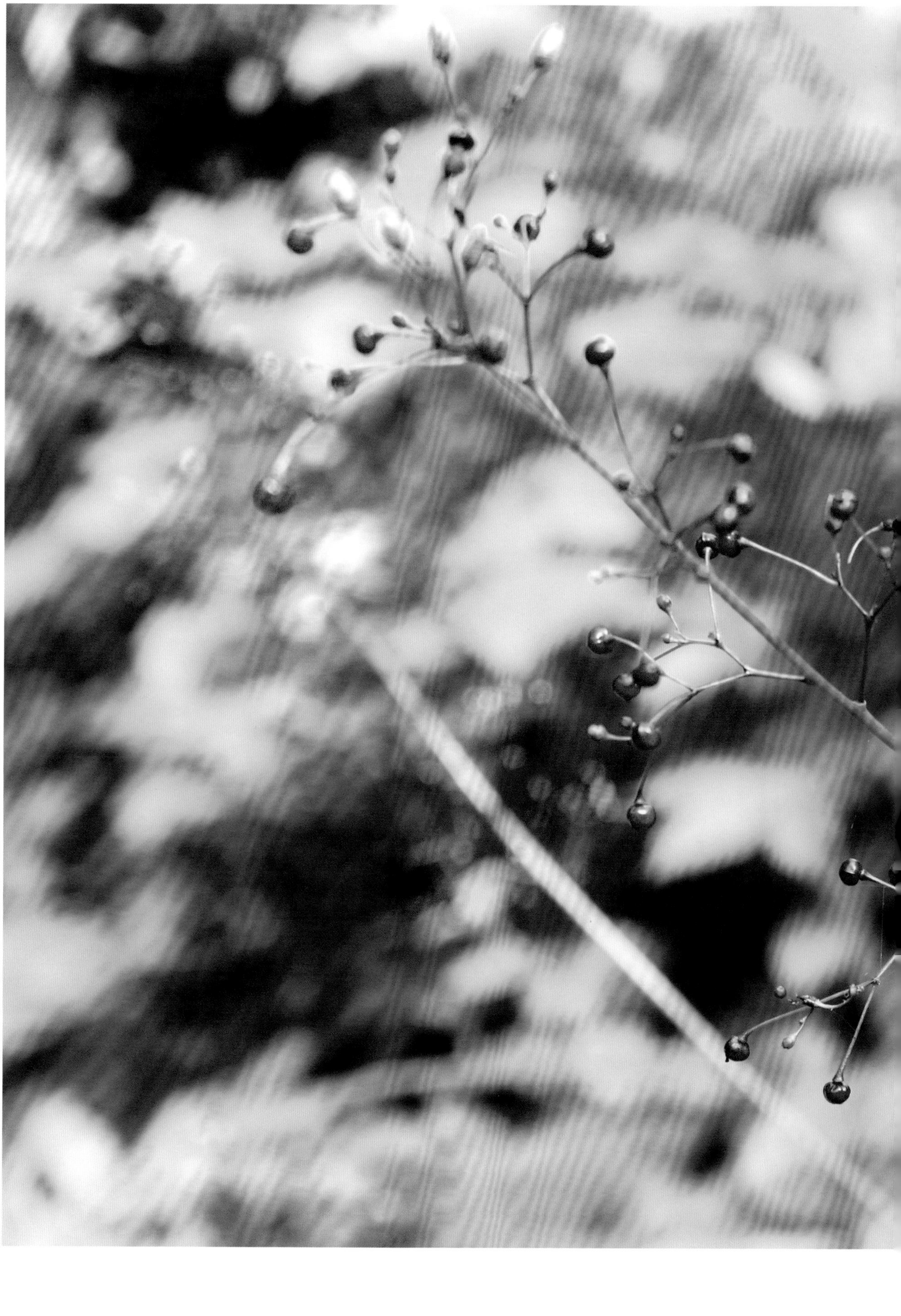

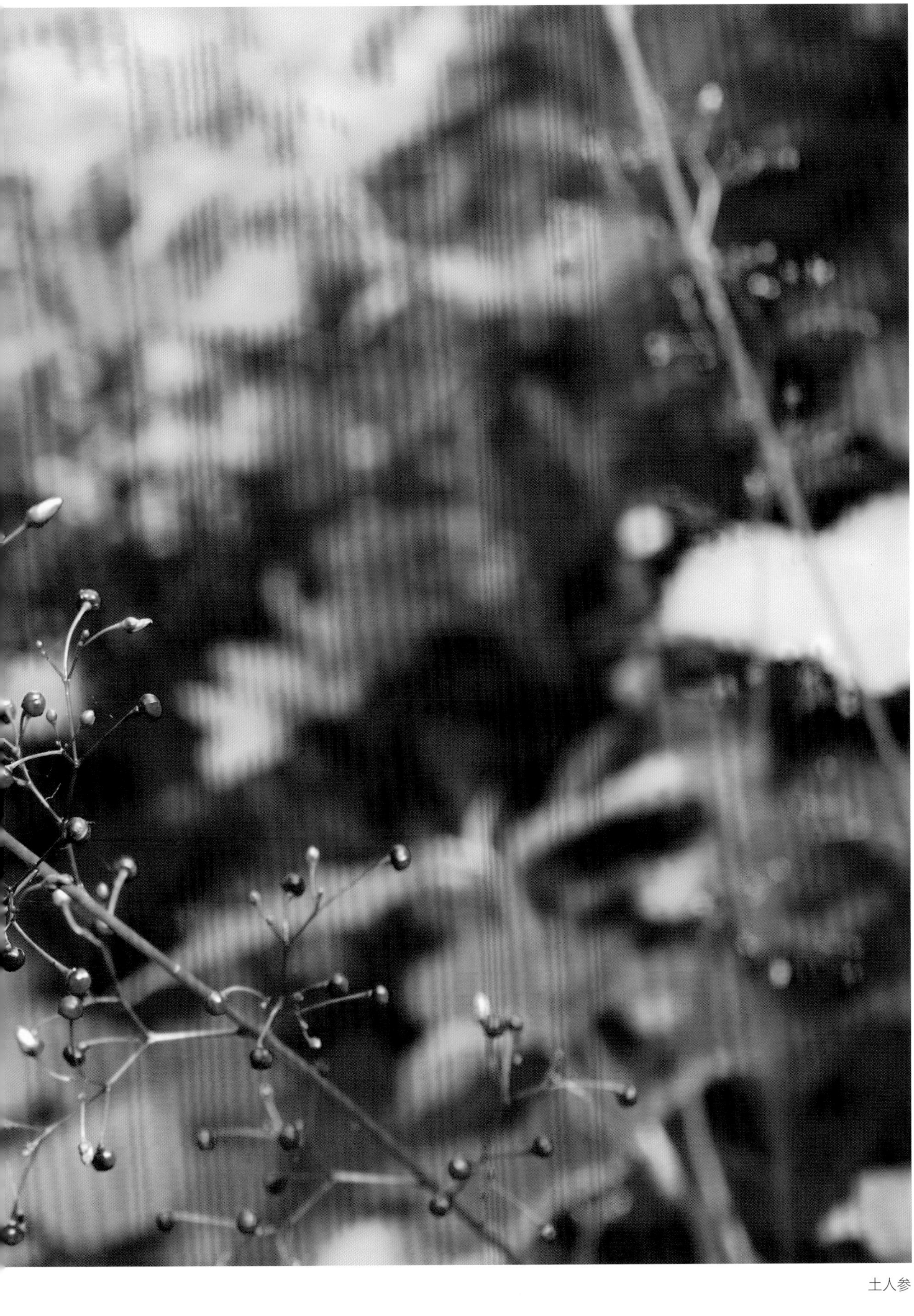

土人参

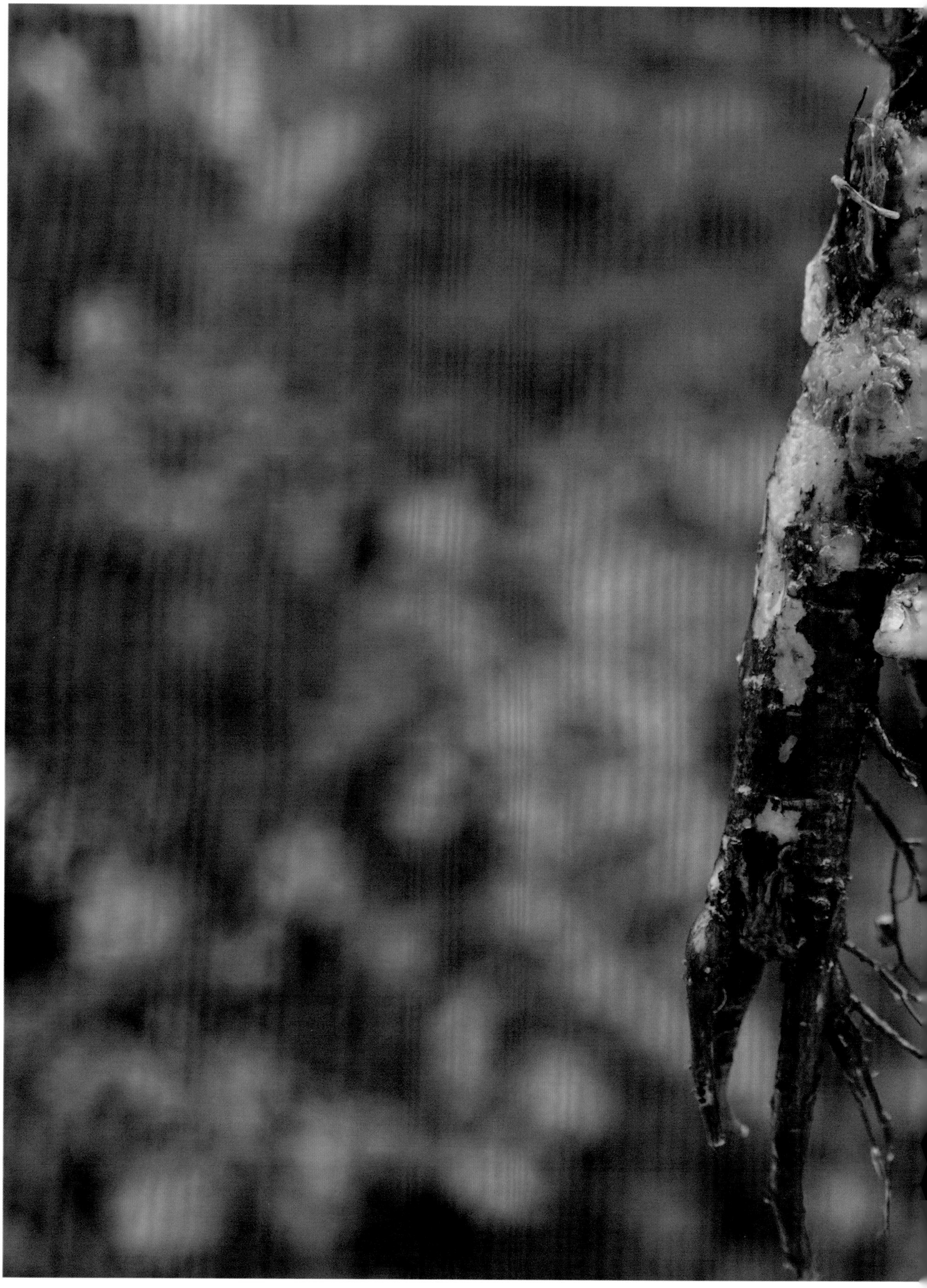

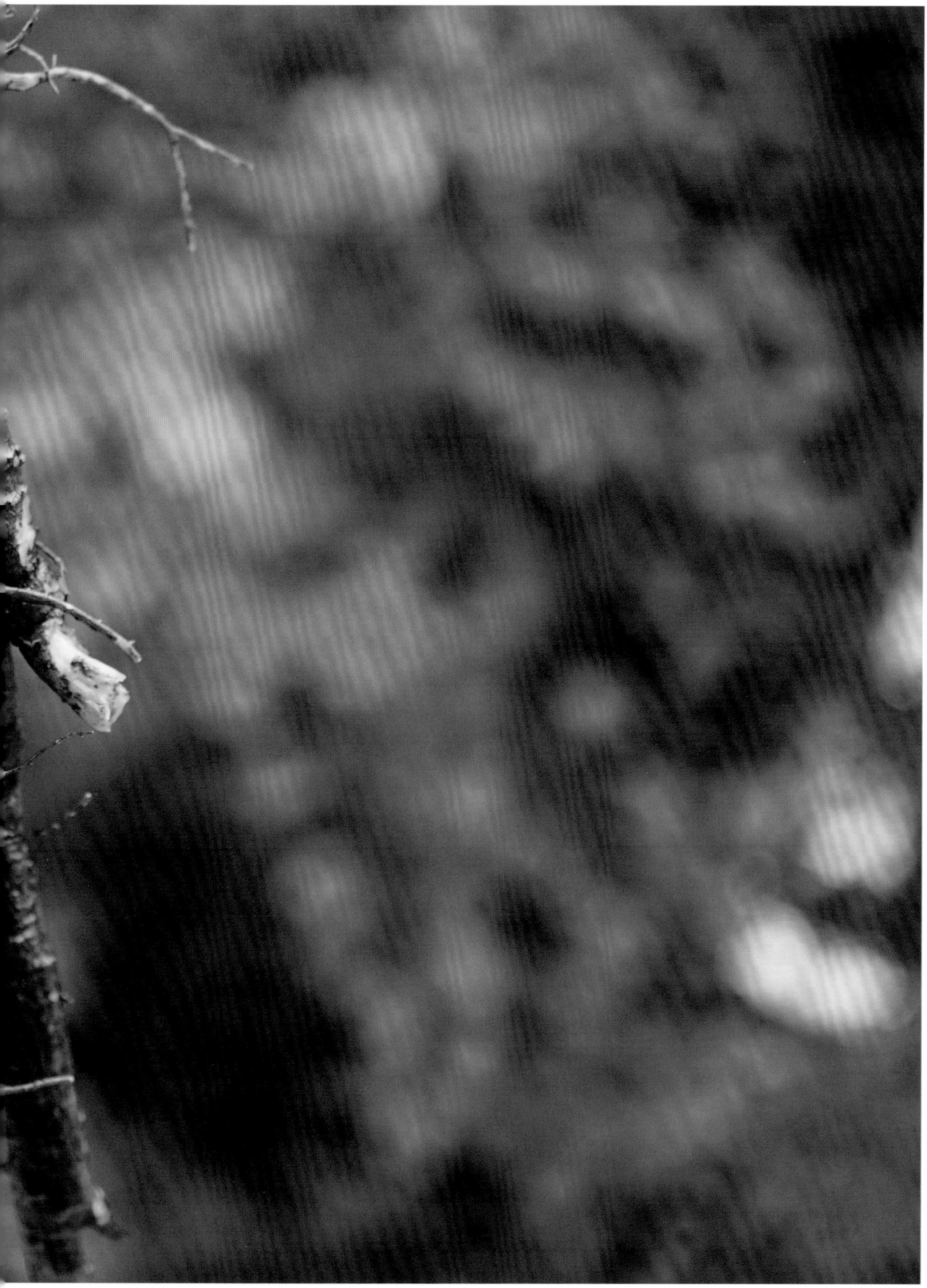

土人参

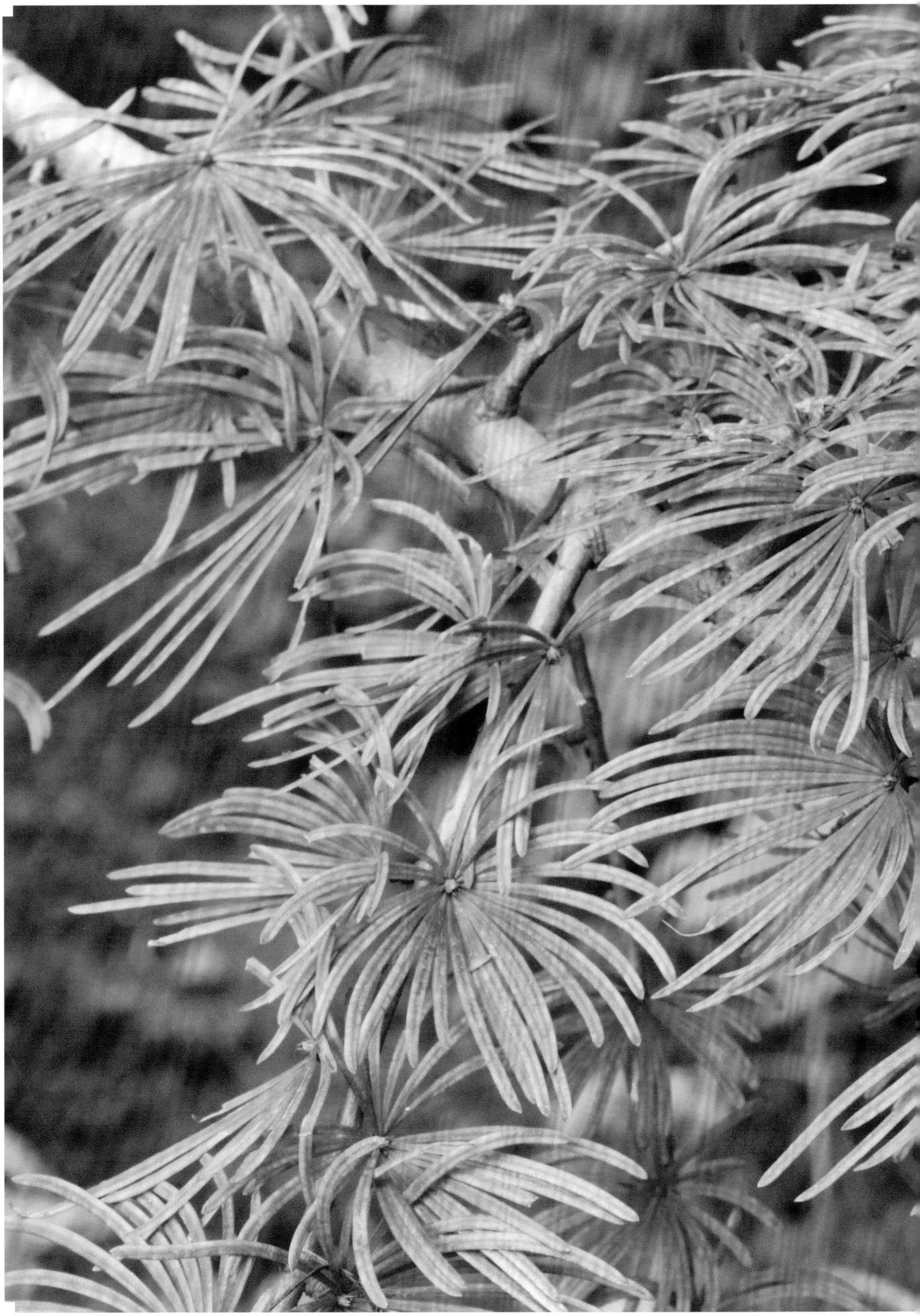

土荆皮

【壮药名】脱金呗。

【别　　名】土槿皮、荆树皮、金钱松皮。

【来　　源】本品为松科植物金钱松 *Pseudolarix amabilis*（Nelson）Rehd. 的干燥根皮或近根树皮。

【性味归经】味辛，性温，有毒。归肺、脾经。

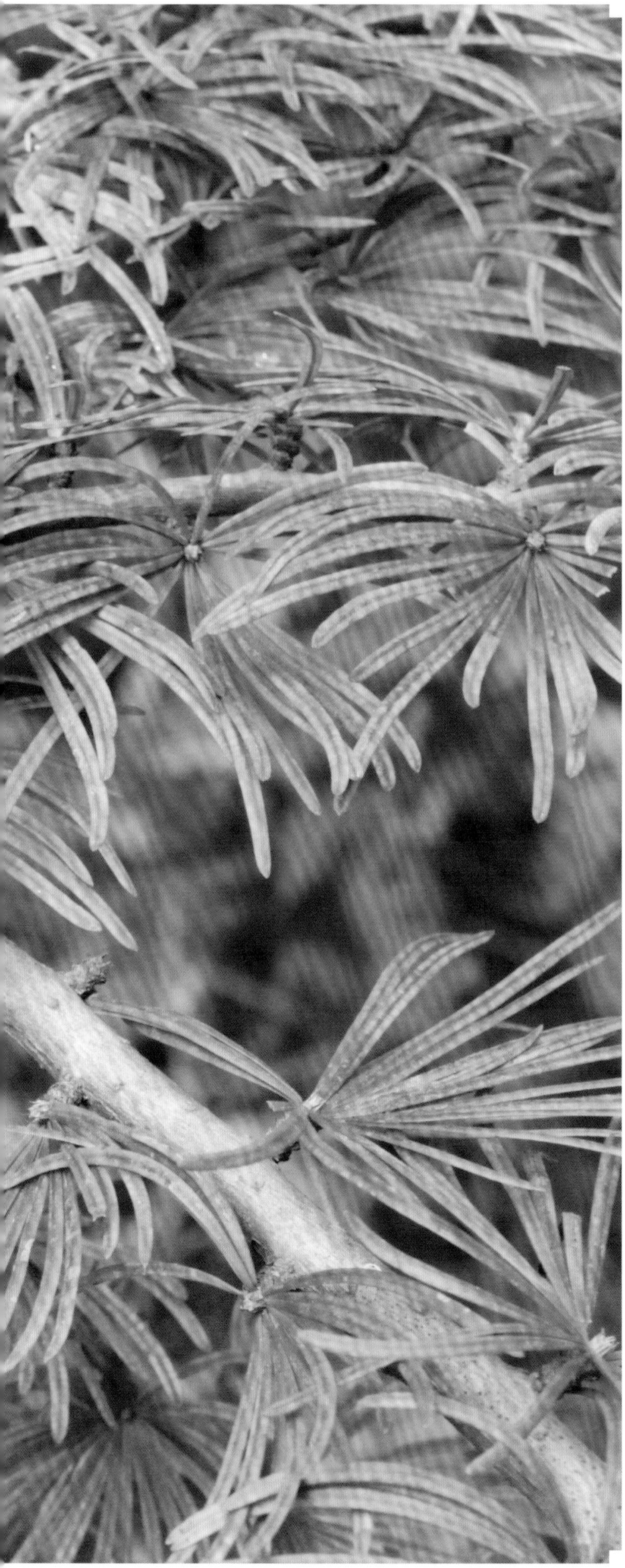

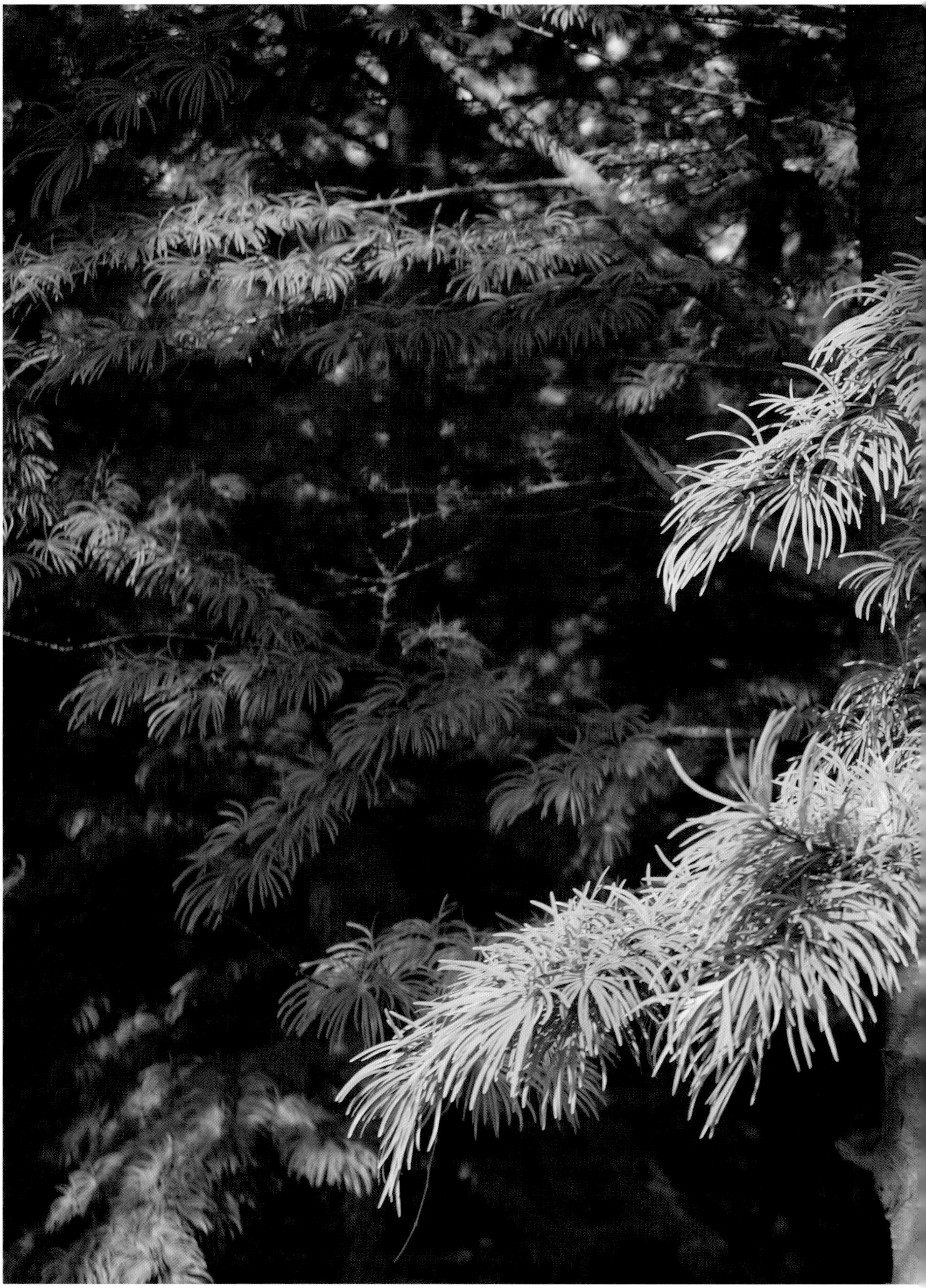

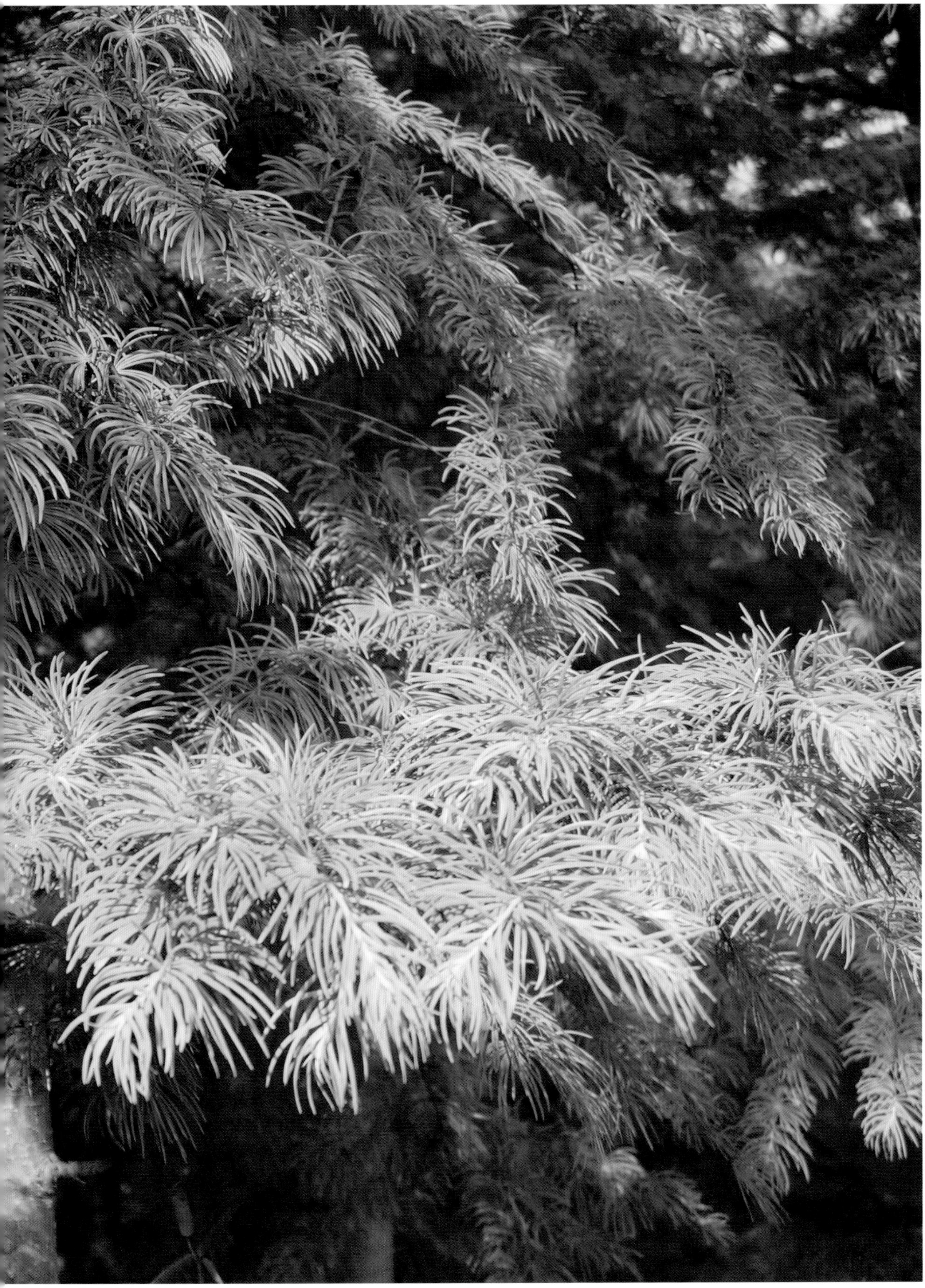
金钱松

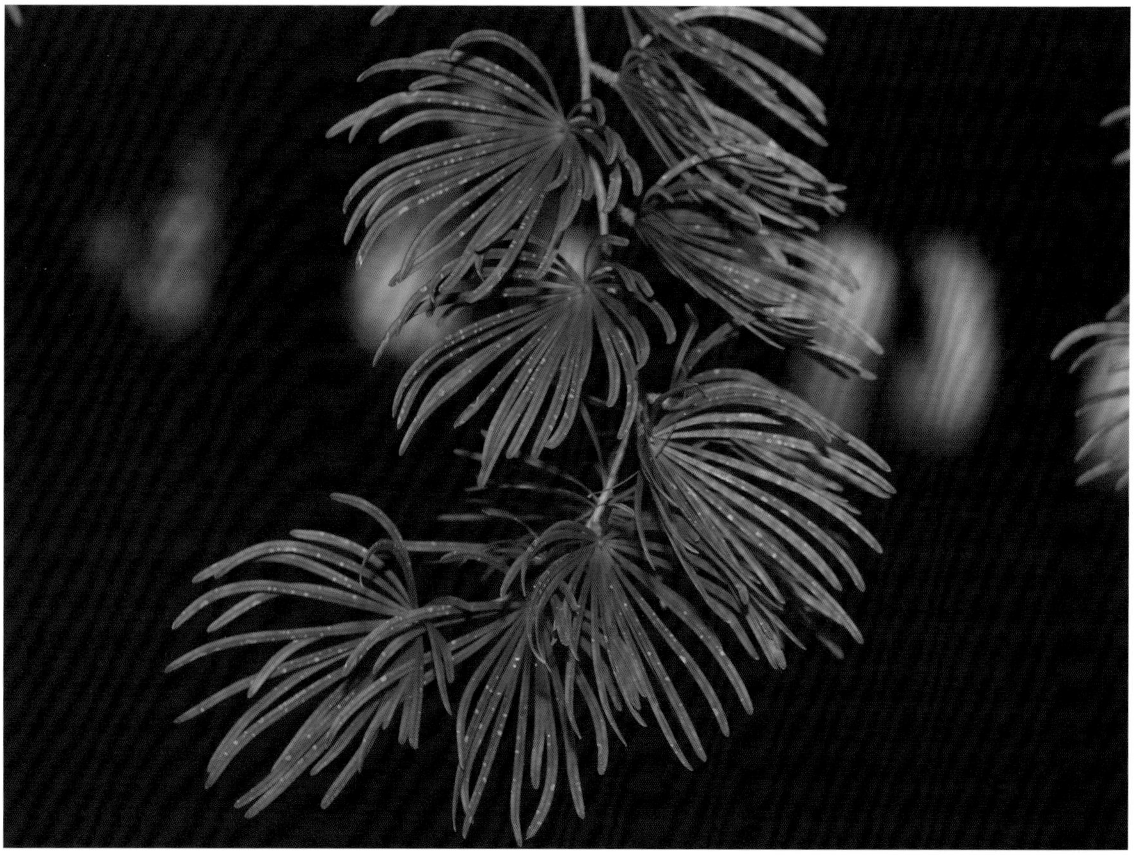

金钱松

识别特征

落叶乔木，高 20 ~ 40 m。茎干直立，枝轮生平展；长枝有纵纹细裂，叶散生其上，短枝有轮纹密生，叶簇生其上，作辐射状，叶线形，长 3 ~ 7 cm，宽 1 ~ 2 mm，先端尖，基部渐狭，至秋后叶变金黄色。花单性，雌雄同株；雄花为葇状，下垂，黄色，数个或数十个聚生在小枝顶端，基部包有无数倒卵状楔形之膜质鳞片；雌花单生于有叶之短枝顶端，由多数螺旋状排列的鳞片组成。球果卵形，直立，长 5 ~ 7.5 cm，直径 3 ~ 6 cm，鳞片木质，广卵形至卵状披针形，先端微凹或钝头，基部心脏形，成熟后脱落，苞片披针形，长 6 ~ 7 mm，先端长尖，中部突起。种子每鳞 2 个，长 8 mm，富油脂，有膜质长翅，与鳞片等长或稍短。花期 4—5 月，果期 10—11 月。

生境分布

喜生于多阳光处。分布于江苏、浙江、安徽、江西等省。多为栽培。

采收加工

于立夏前后剥取，除去杂质，晒干生用。

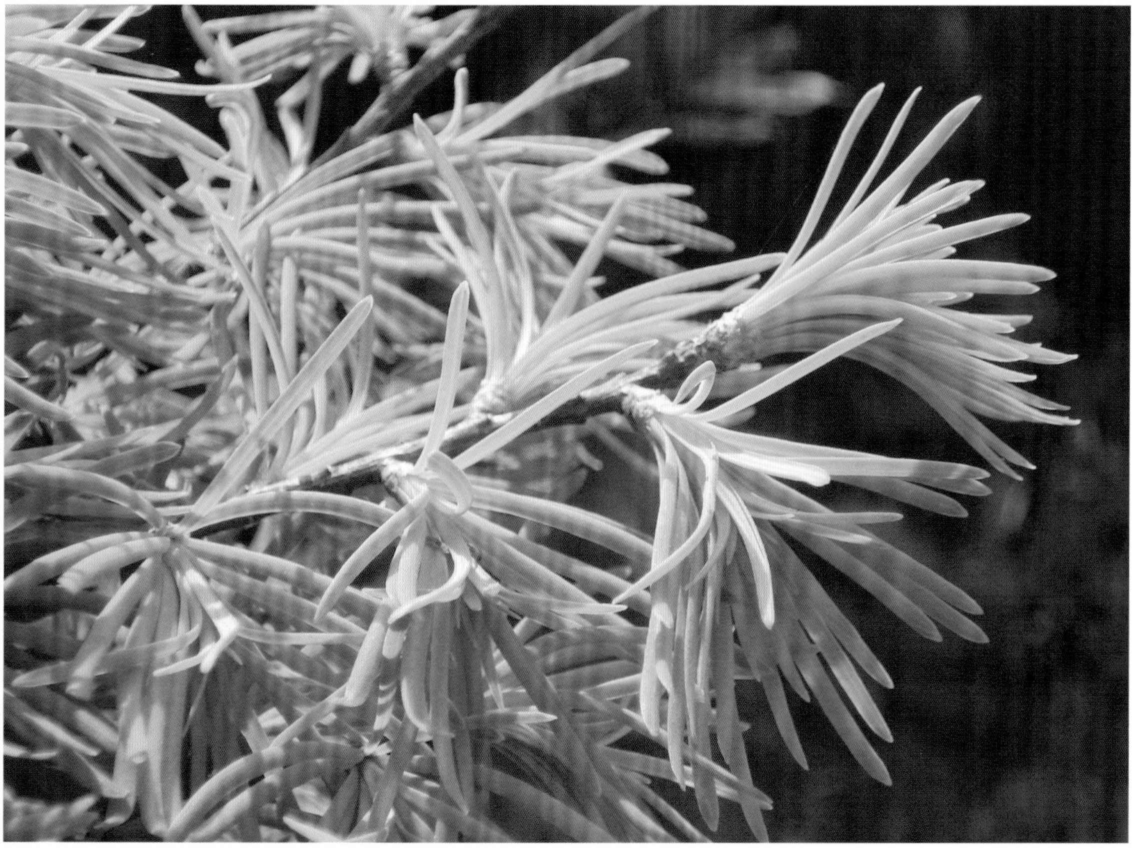

金钱松

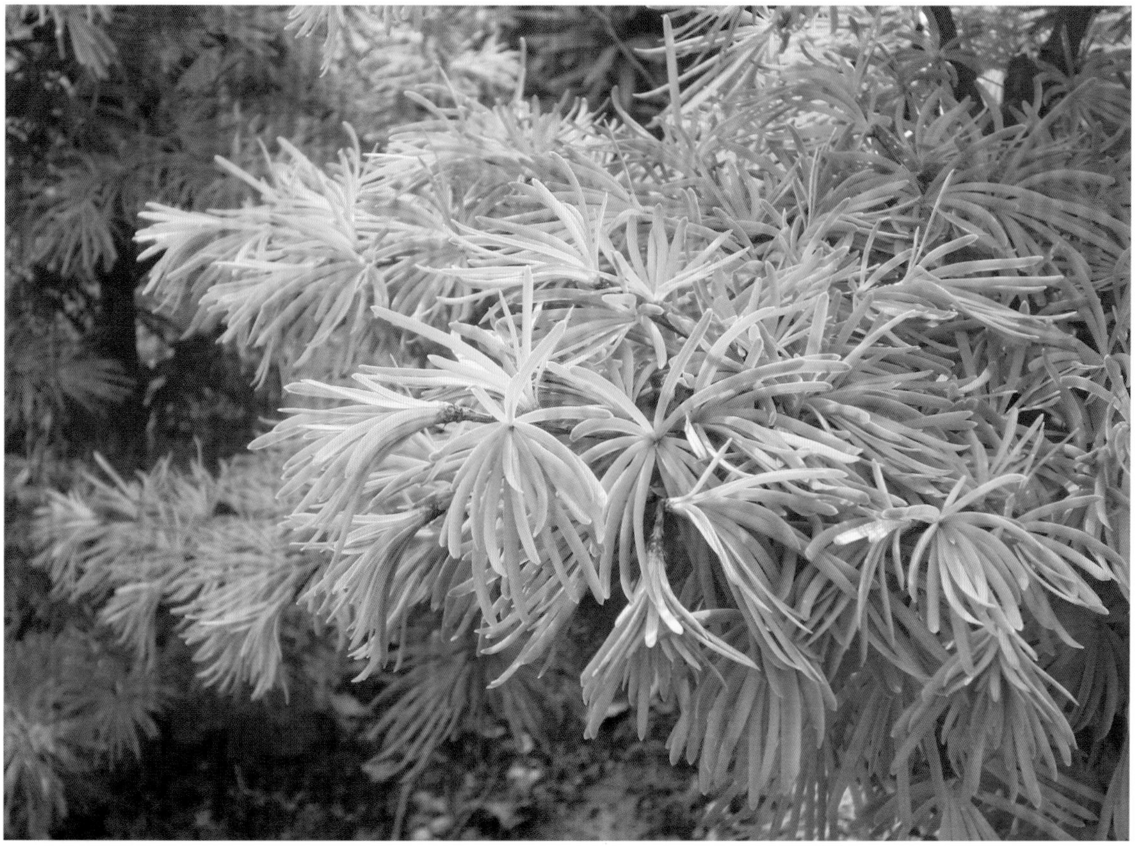

金钱松

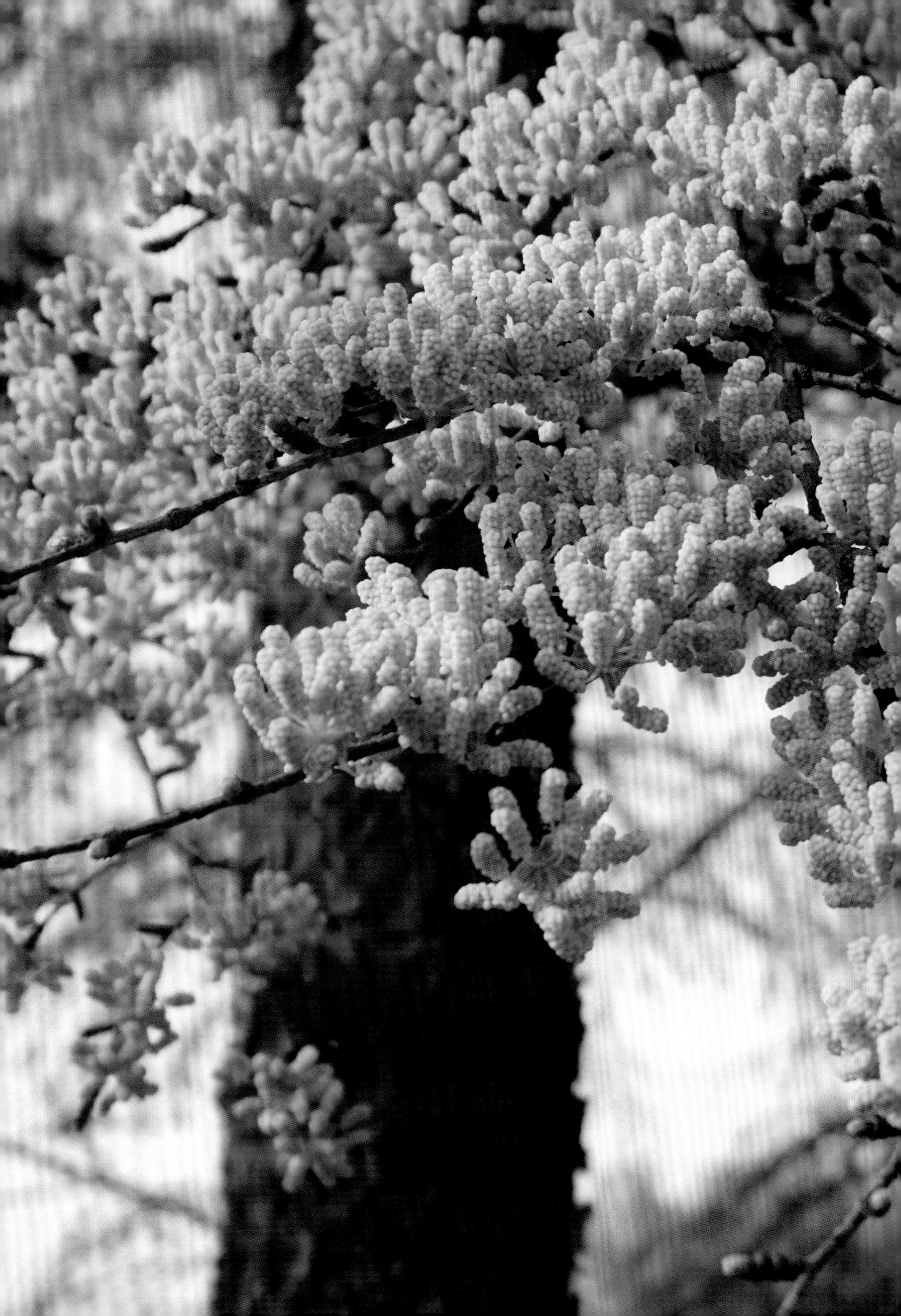

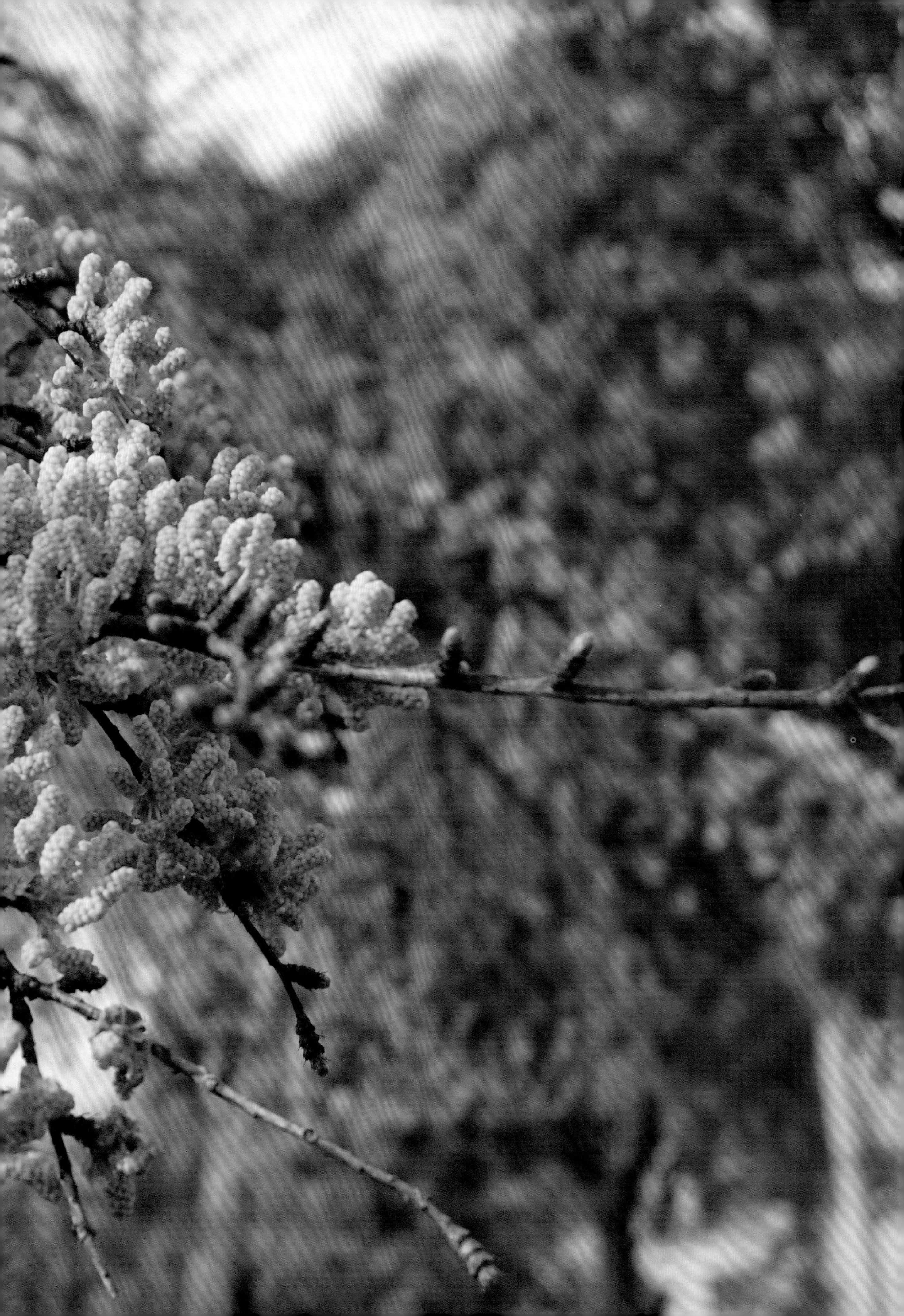

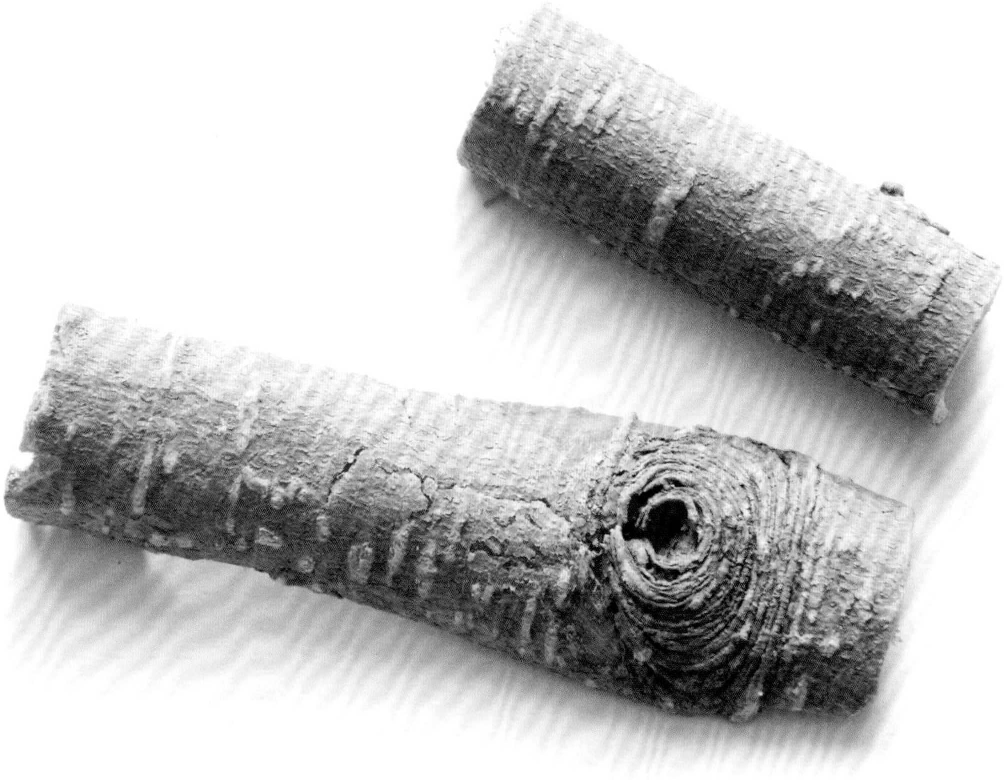

土荆皮药材

药材鉴别

根皮：呈不规则的长条状，扭曲而稍卷，大小不一，厚 2 ~ 5 mm。外表面灰黄色，粗糙，有皱纹及灰白色横向皮孔样突起，粗皮常呈鳞片状剥落，剥落处红棕色；内表面黄棕色至红棕色，平坦，有细致的纵向纹理。质韧，折断面呈裂片状，可层层剥离。气微，味苦而涩。树皮：呈板片状，厚约 8 mm，粗皮较厚。外表面龟裂状，内表面较粗糙。

功效主治

杀虫，疗癣，止痒。用于疥癣瘙痒。

药理作用

本品有机酸、乙醇浸膏及苯浸膏，对我国常见的 10 种致病性皮肤真菌和白念珠菌均有一定抗菌作用；本品水浸液，体外无抗真菌作用。土荆皮酸能抗癌细胞，还能抗早孕，抑制卵子受精；但抗着床作用不明显。其提取物和制成的止血粉，均有良好止血作用。

用法用量

外用：适量，酒或醋浸涂擦，或研末调涂患处。

民族药方

1．皮肤癣疮　土荆皮 30 g，白酒 60 ml。浸泡 7 日，搽患处，搽前用老生姜片擦破癣痂。

2．癞　土荆皮 50 g，白及、槟榔、白芷各 30 g。共研细末，连擦 3 日。

3．干癣　土荆皮 15 g，樟脑 3 g，白酒 60 ml。浸 3 日后搽患处。

4．湿疹作痒　土荆皮适量。水煎取浓汁，温洗患处。

使用注意

只供外用，不可内服。

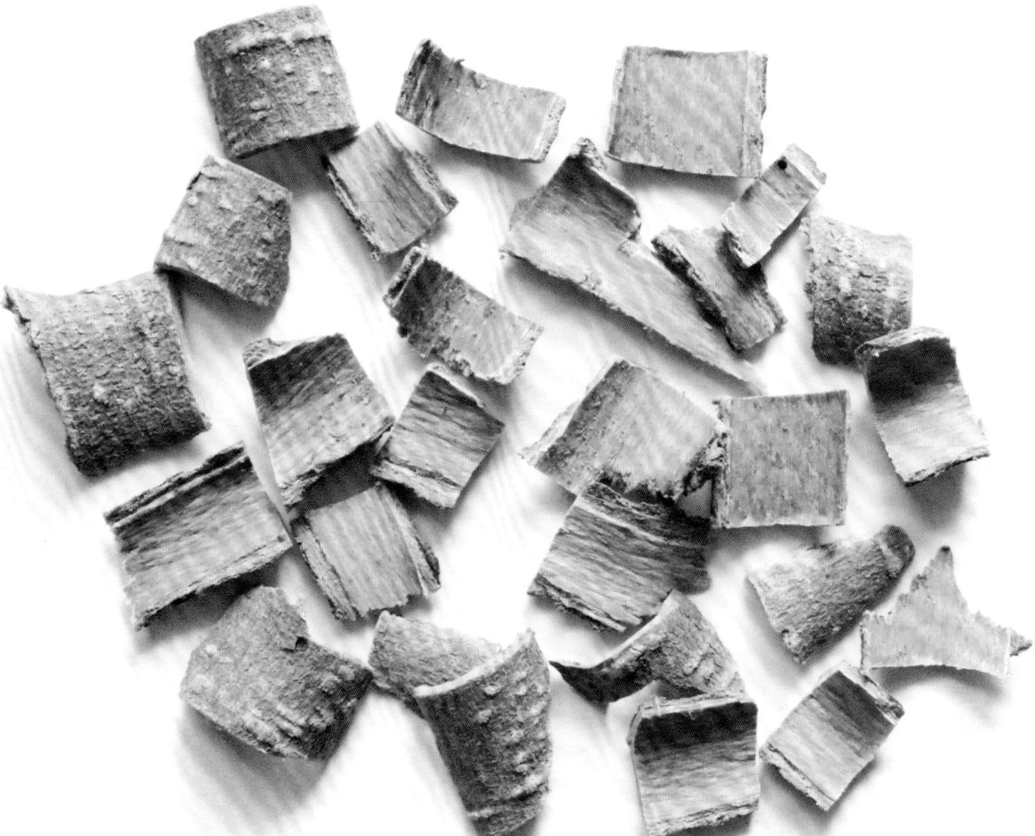

土荆皮饮片

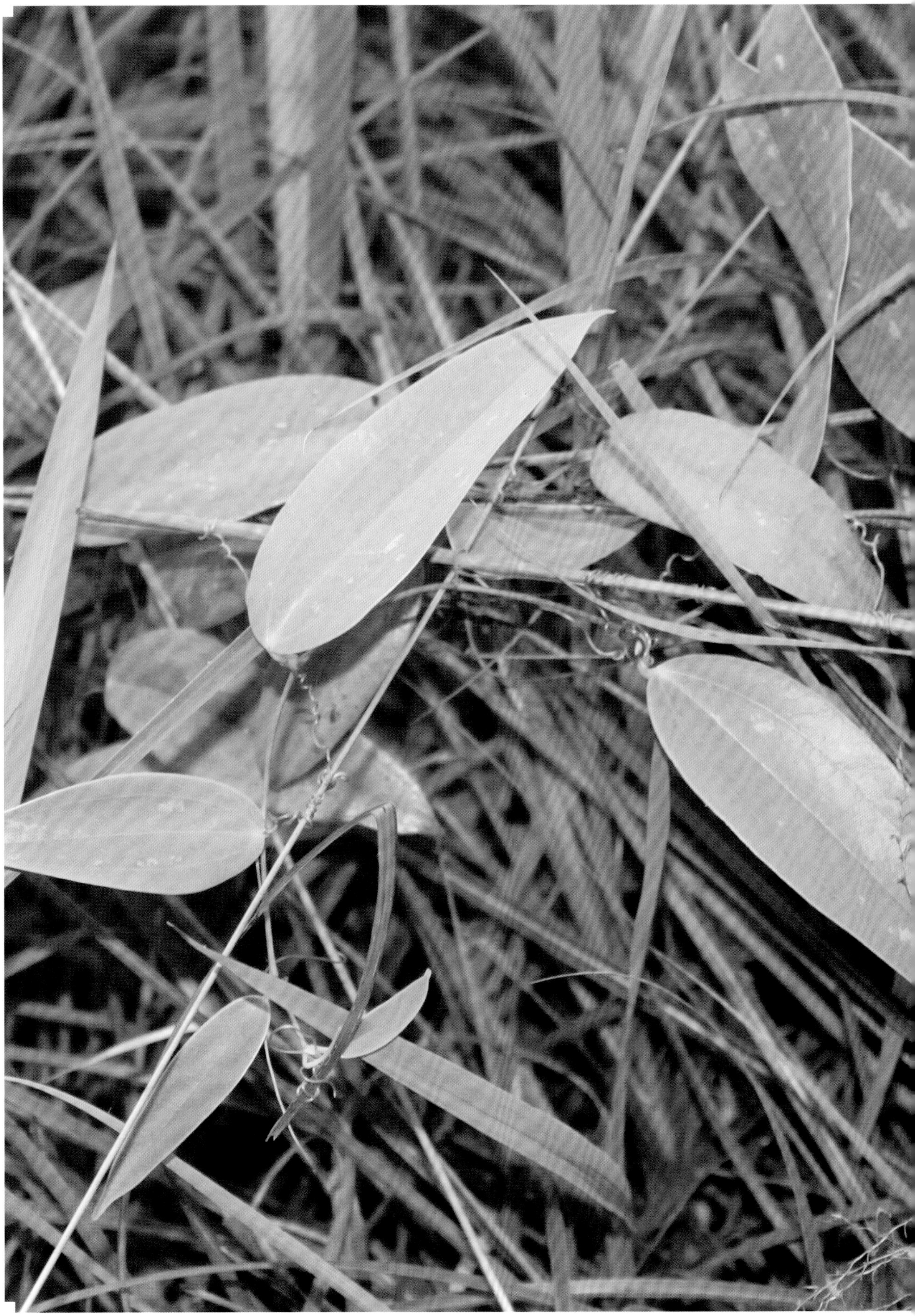

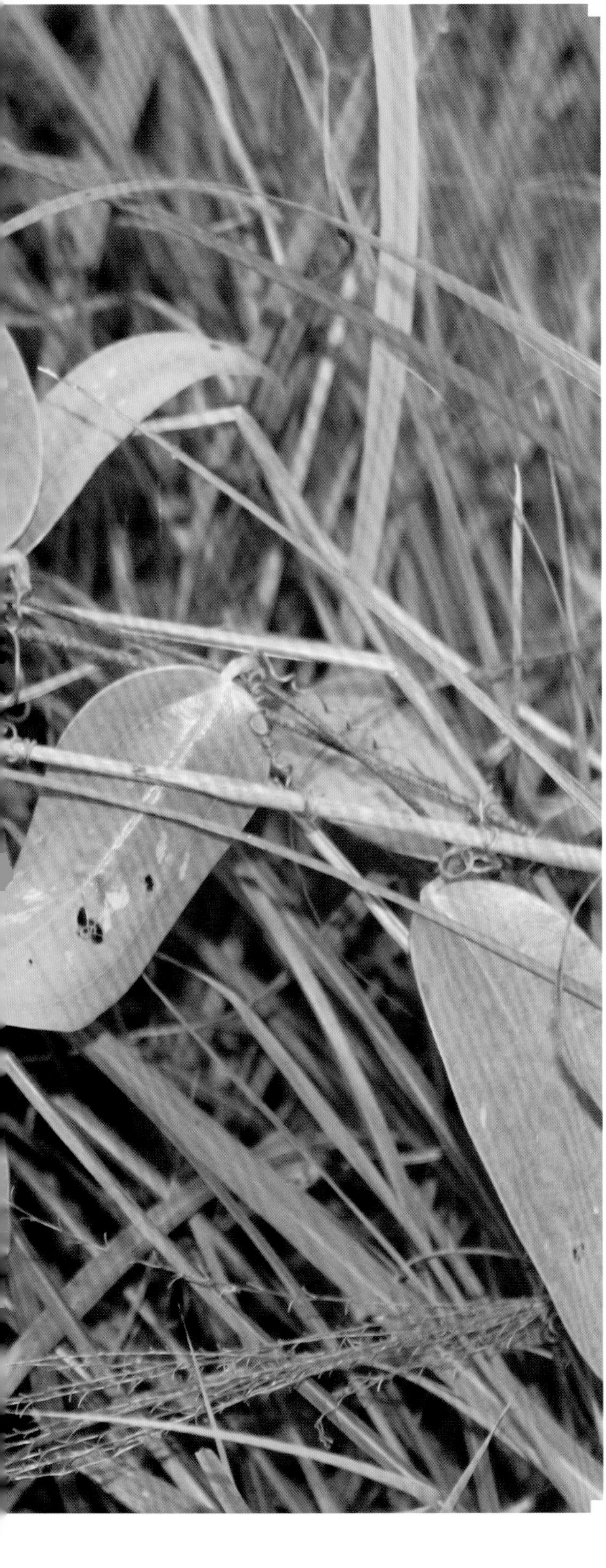

土茯苓

【**壮 药 名**】勾浪蒿。

【**别　　名**】禹余粮、冷饭团、红土苓、山奇良、盖勒格日。

【**来　　源**】本品为百合科植物光叶菝葜 *Smilax glabra* Roxb. 的干燥根茎。

【**性味归经**】味甘，性热。归肝、胃经。

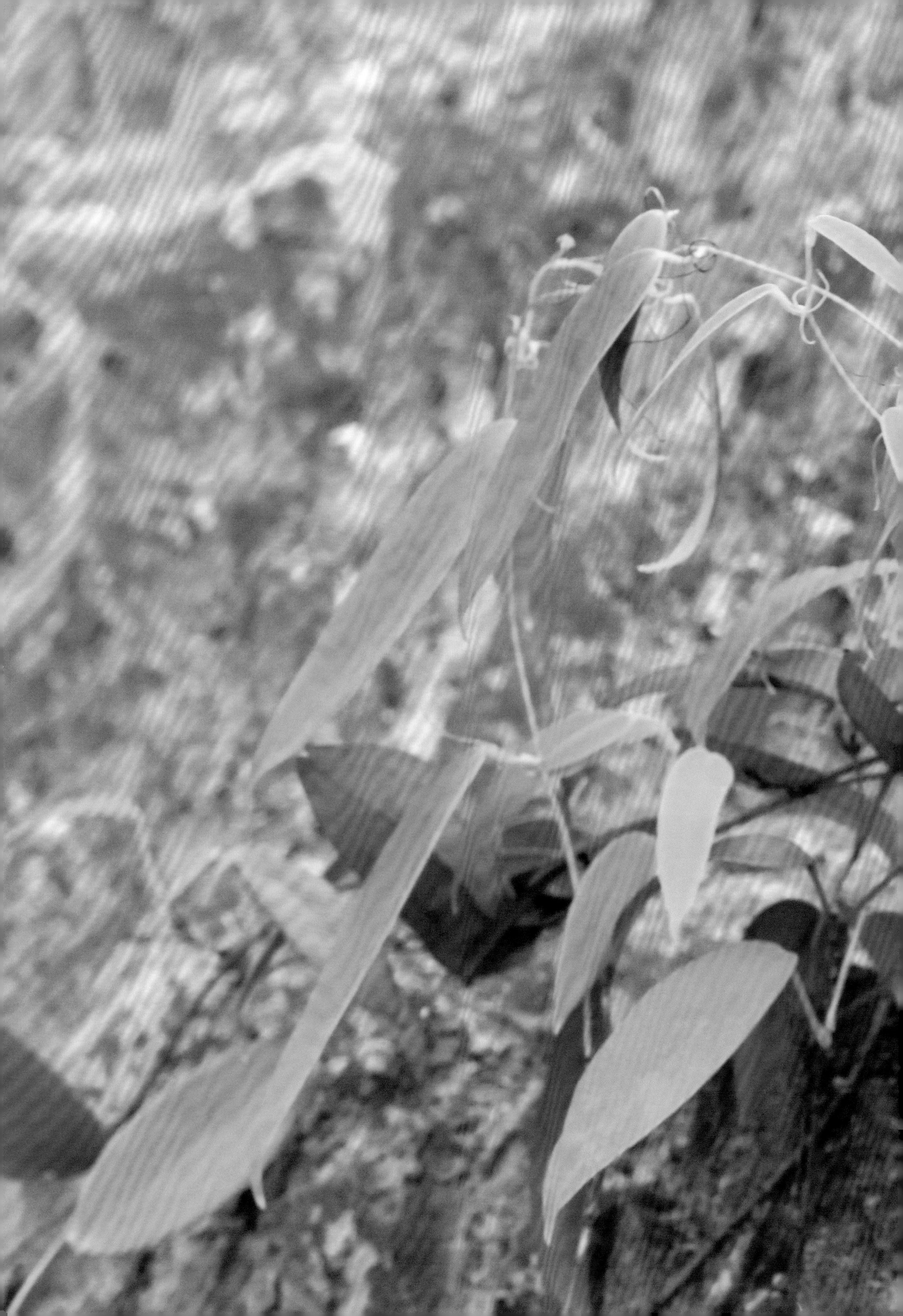

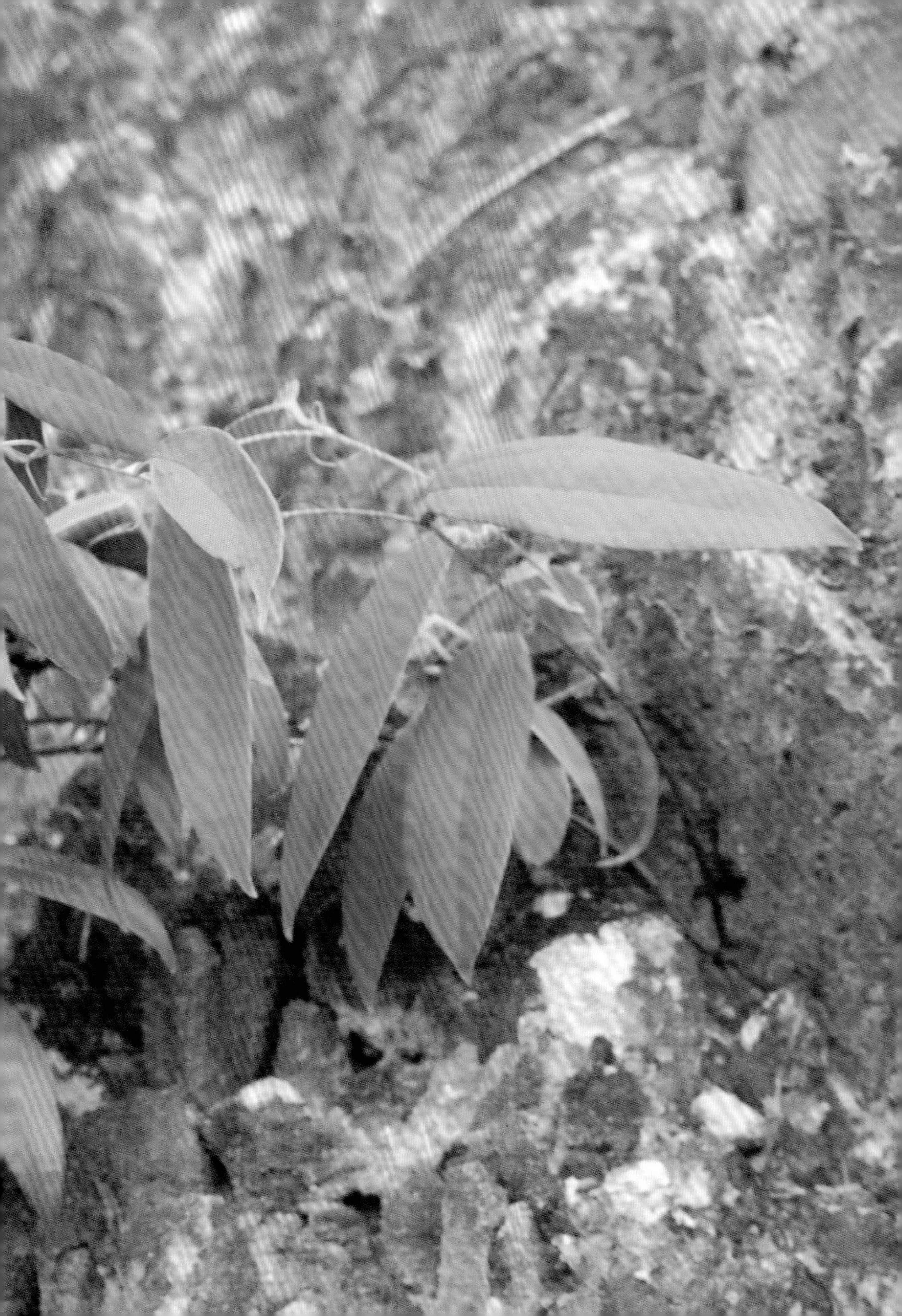

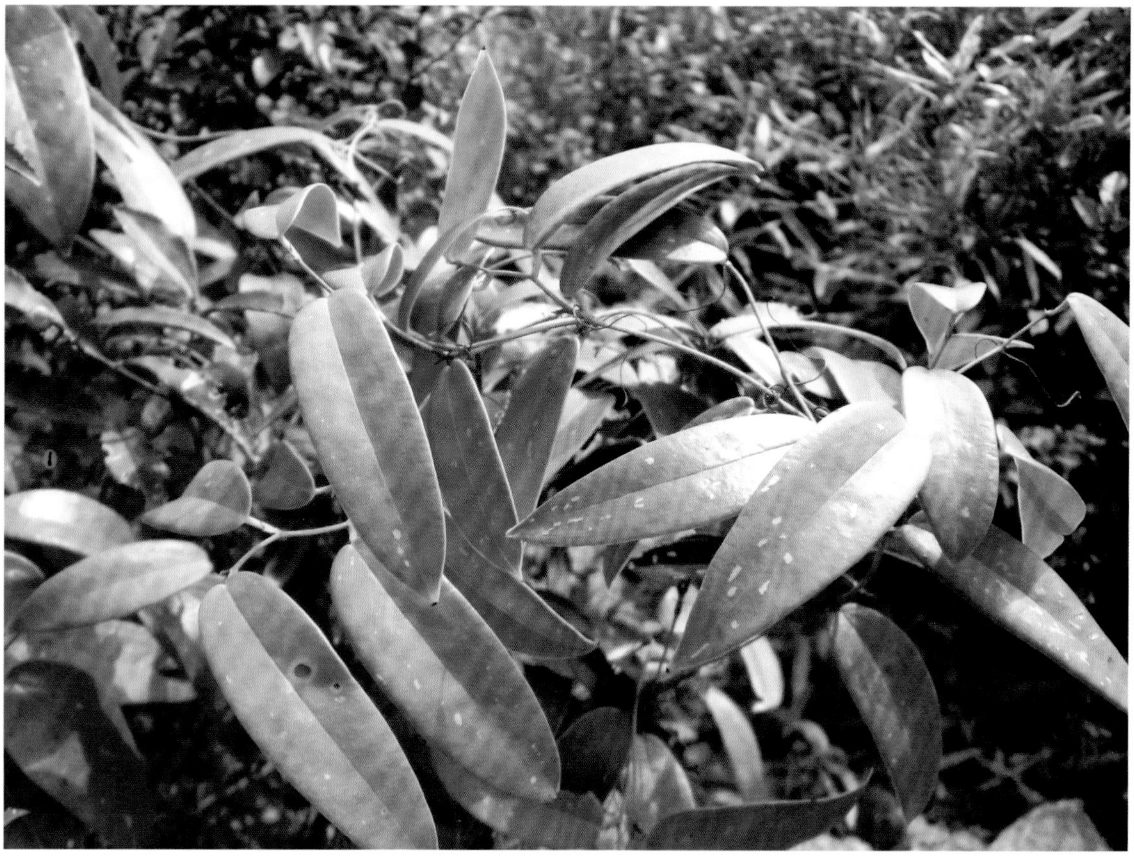

光叶菝葜

识别特征

攀缘状灌木，长 1 ~ 4 m。根茎块根状，有明显结节，着生多数须根。茎与枝条光滑无刺。单叶互生；叶柄长 0.5 ~ 2.0 cm，具狭鞘，常有纤细的卷须 2 条；叶片薄革质，狭椭圆状披针形至狭卵状披针形，长 6 ~ 20 cm，宽 1.2 ~ 5.0 cm，先端渐尖，基部圆形，全缘，下面常被白粉，基出脉 3 ~ 5 条。伞形花序单生于叶腋，通常具 10 余朵花；雄花序总花梗长 2 ~ 5 mm，通常明显短于叶柄，在总花梗与叶柄之间有 1 芽；花序托膨大，连同多数宿存的小苞片多少呈莲座状，宽 2 ~ 5 mm，花绿白色，六棱状球形，直径约 4 mm；雄花外花被片近扁圆形，宽 2 mm，兜状，背面中央具纵槽，内花被片近圆形，宽约 1 mm，边缘有不规则的齿；雄花靠合，与内花被片近等长，花丝极短；雌花序的总梗长约 1 cm，雌花外形与雄花相似，但内花被片边缘无齿，具 3 枚退化雄蕊。浆果直径 6 ~ 8 mm，熟时黑色，具粉霜。花期 5—11 月，果期 11 月至次年 4 月。

生境分布

生长于海拔 1800 m 以下的林下、灌木丛、河岸或山谷中。分布于浙江、江苏、安徽、江西、湖南、湖北、广西、广东、贵州、四川等省区。

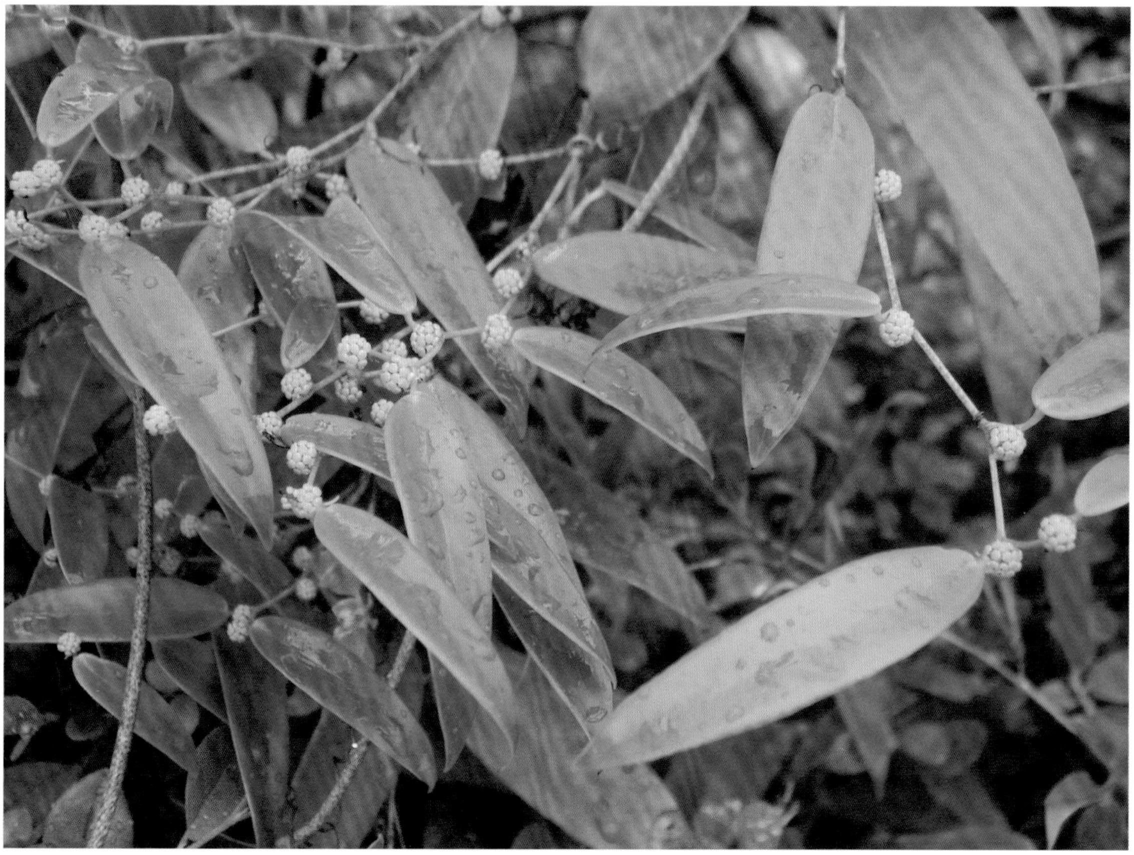

光叶菝葜

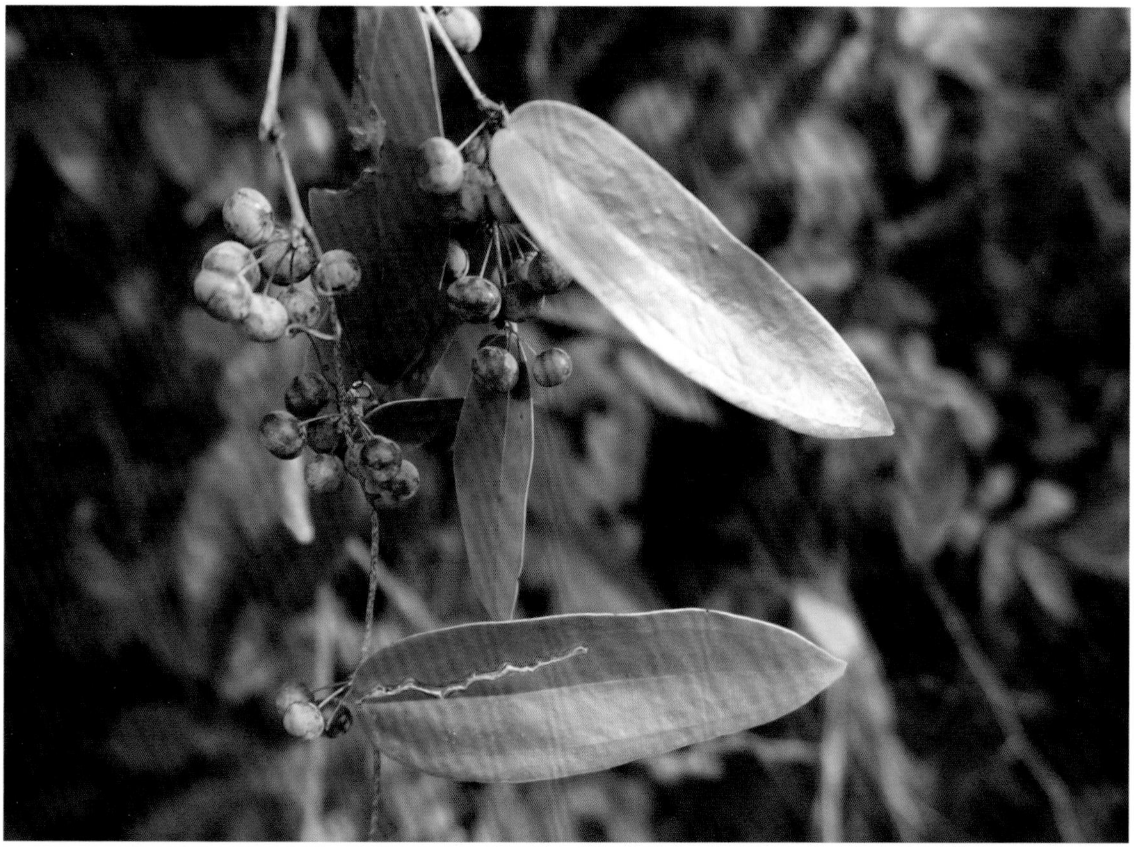

光叶菝葜

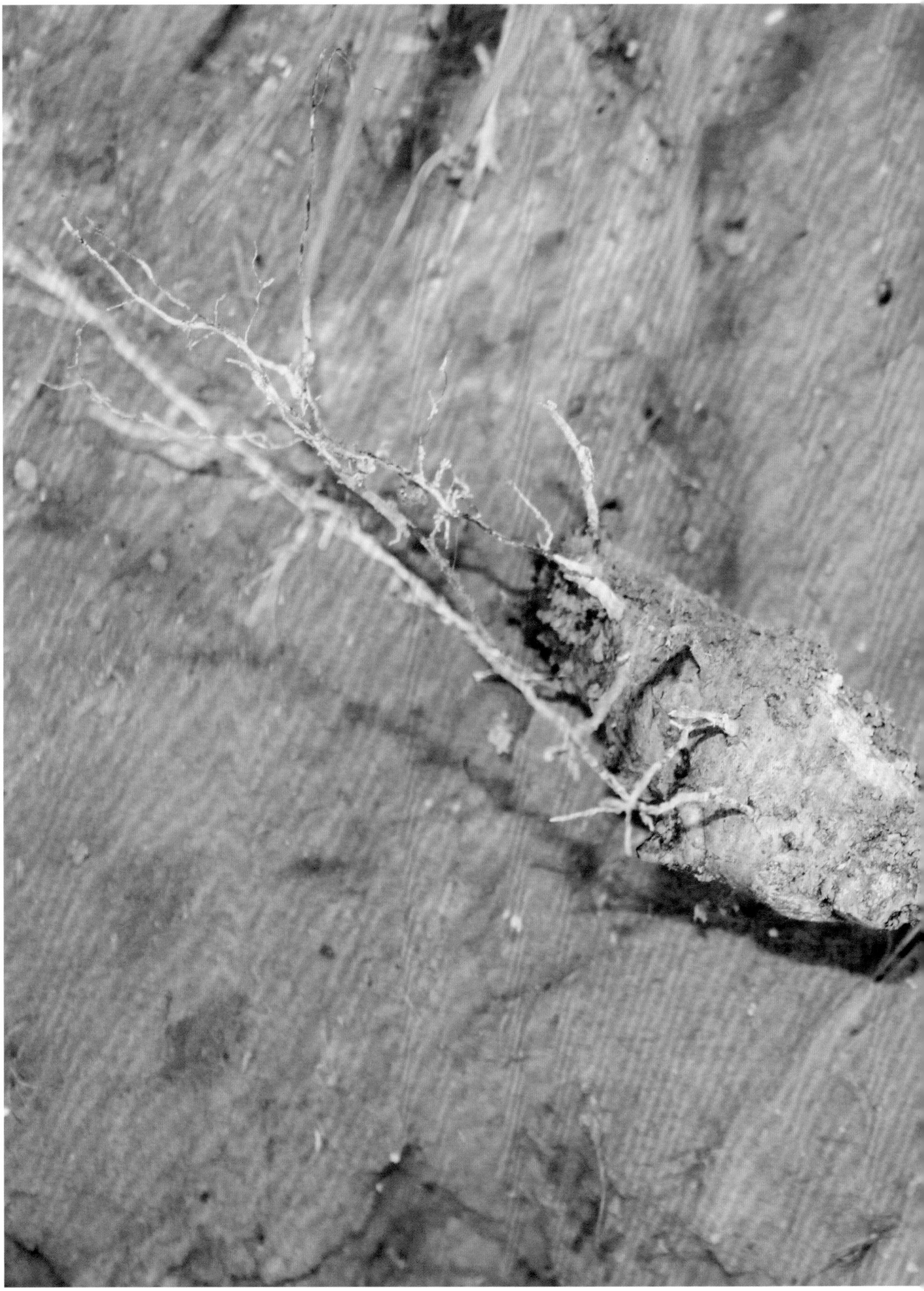

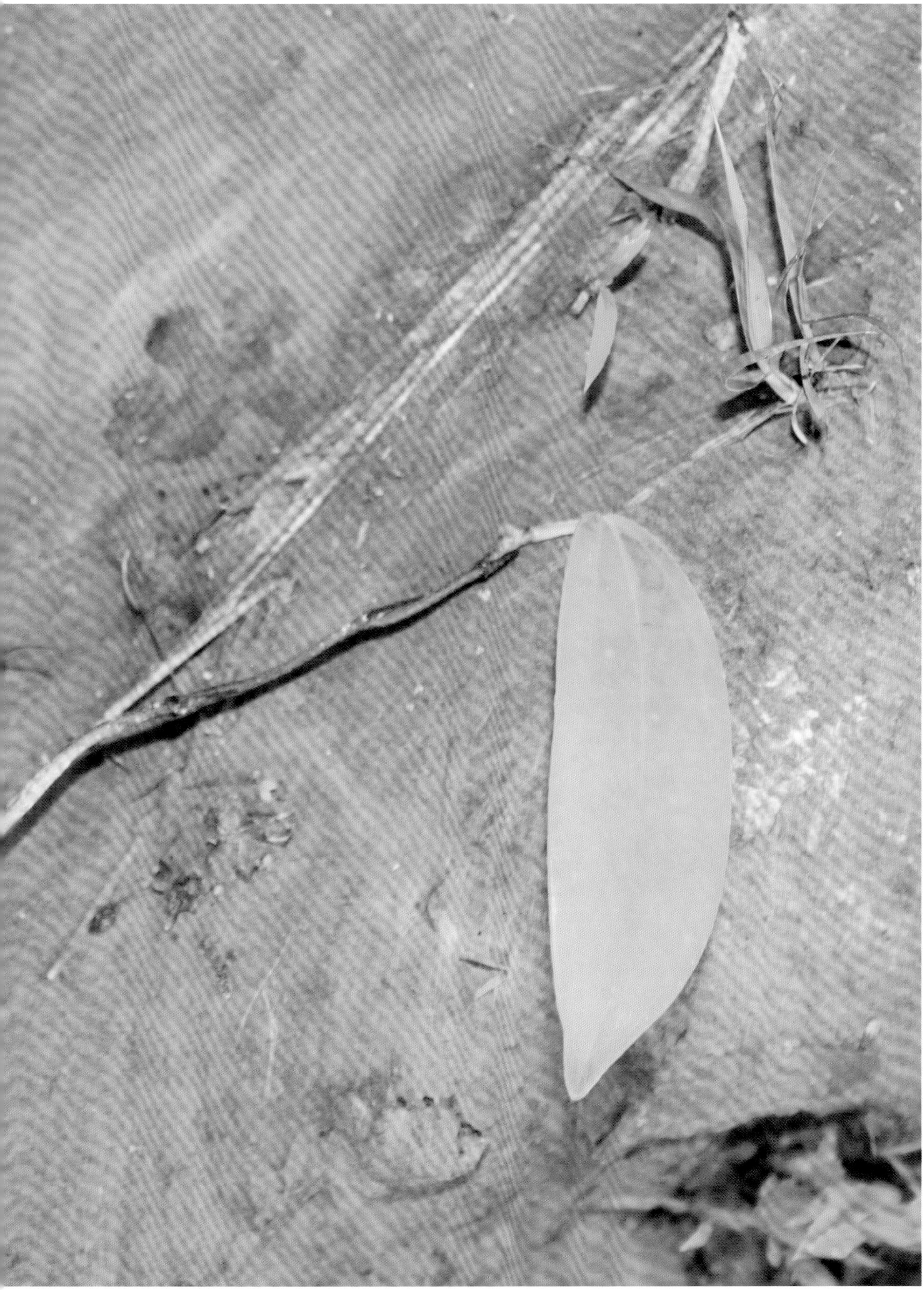

光叶菝葜

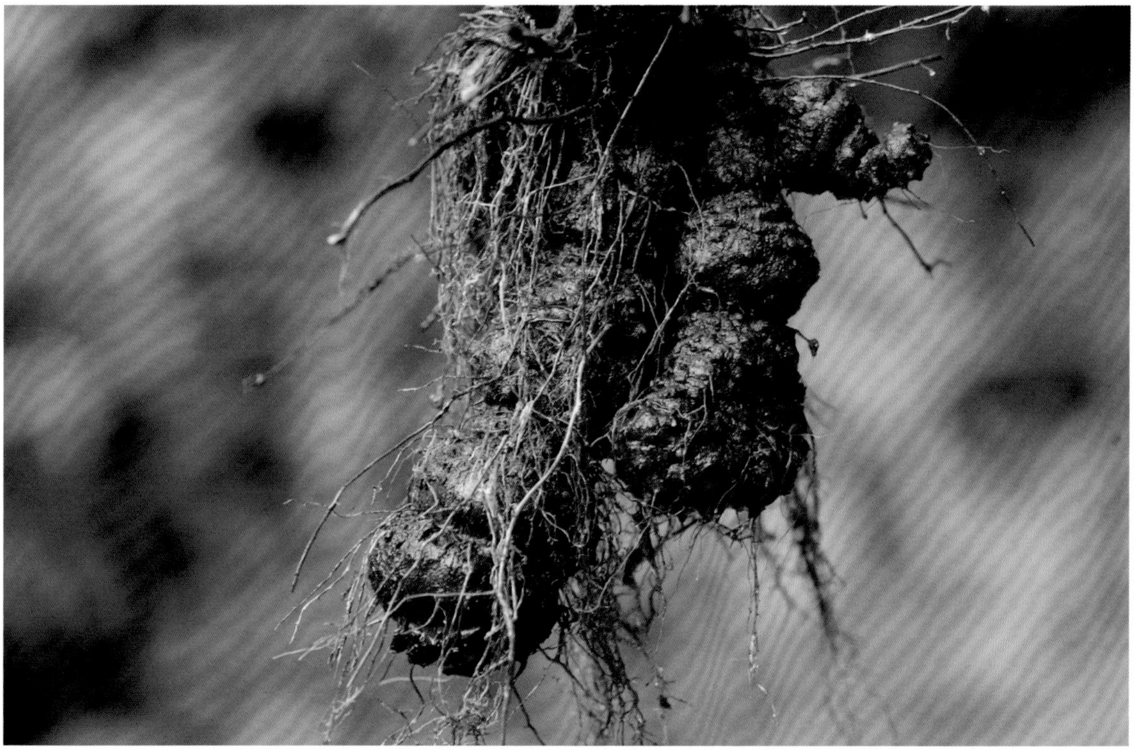

土茯苓药材

采收加工

秋末初冬采挖，除去芦头及须根，洗净，切片，晒干或置于开水中煮数分钟，再切片，晒干。

药材鉴别

本品根茎略呈圆柱形，稍扁或呈不规则条块，有结节状隆起，具短分枝，长5 ~ 22 cm，直径2 ~ 5 cm。表面黄棕色或灰褐色，凹凸不平，有坚硬的须根残基，分枝顶端有圆形芽痕，有的外皮现不规则裂纹，并有残留的鳞叶。质坚硬。切片呈长圆形或不规则，厚1 ~ 5 mm，边缘不整齐；切面类白色至淡红棕色，粉性，可见点状维管束及多数小亮点；质略韧，折断时有粉尘飞扬，以水湿润后有黏滑感。无臭，味甘。

功效主治

除湿，泄浊，解毒，通利关节。主治风湿疼痛，筋骨挛痛，淋浊，泄泻，梅毒，痈肿，疮癣，瘰疬，汞中毒。

用法用量

内服：15 ~ 60 g，煎汤。外用：适量，研末调敷。

民族药方

1．风湿疼痛 土茯苓 15 g，八爪金龙、四块瓦各 10 g，岩马桑 8 g，猪蹄 1 只。同炖服。

2．小便不利 土茯苓 30 g，玉米须 15 g。水煎服。

3．杨梅疮毒 土茯苓 50 g。水酒各半浓煎服。

4．大毒疮红肿 土茯苓适量。研为细末，好醋调敷。

5．白喉 土茯苓、土牛膝根各 30 g。水煎服。

6．小便不通 土茯苓、白茅根各 20 g。水煎服，每次 20 ml，每日 1 剂，分 3 次服。

7．病后体虚 土茯苓 65 g，甲鱼 1 只。甲鱼去尽内杂（不洗），合药炖服。

8．皮炎 土茯苓 10 ~ 15 g。水煎服，当茶饮。

9．乙型病毒性肝炎 土茯苓、虎杖、白花蛇舌草各 12 g。小儿减量。水煎服，每日 3 次，随证加减。

10．妇女红崩、白带 土茯苓适量。水煨，引用红砂糖治红崩，引用白砂糖治白带。

11．血热头痛、咽喉肿痛、经血淋漓等妇女血症 土茯苓 100 g，金银花 10 g，诃子、栀子、川楝子各 8 g，黄连、瞿麦各 15 g。制成煮散剂，温开水送服，每次 3 ~ 5 g，每日 1 ~ 2 次。

12．梅毒，淋病 土茯苓 300 g，金银花 10 g，紫草茸、茜草、枇杷叶、草乌（制）、文冠木膏、诃子、栀子、白云香、苘麻子、红花、瞿麦、黑云香各 5 g。制成煮散剂，水煎服，每次 3 ~ 5 g，每日 3 次，21 日为 1 个疗程。

使用注意

肝肾阴虚者慎服。忌犯铁器，服时忌茶。

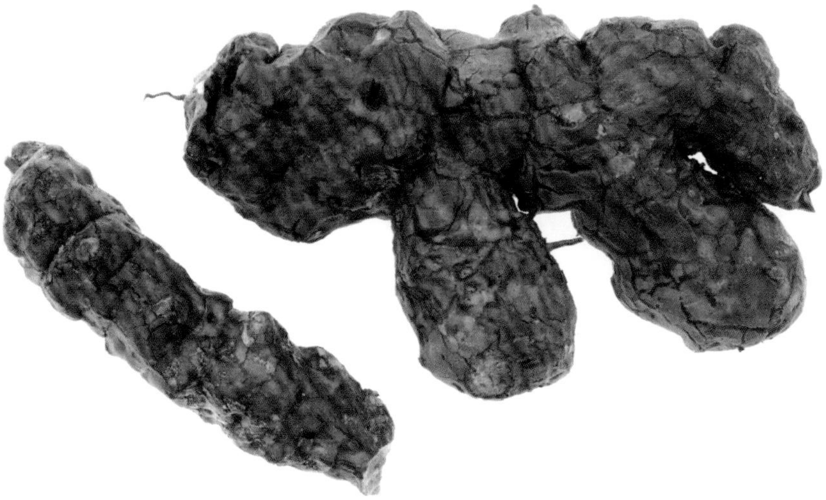

土茯苓药材

土茯苓

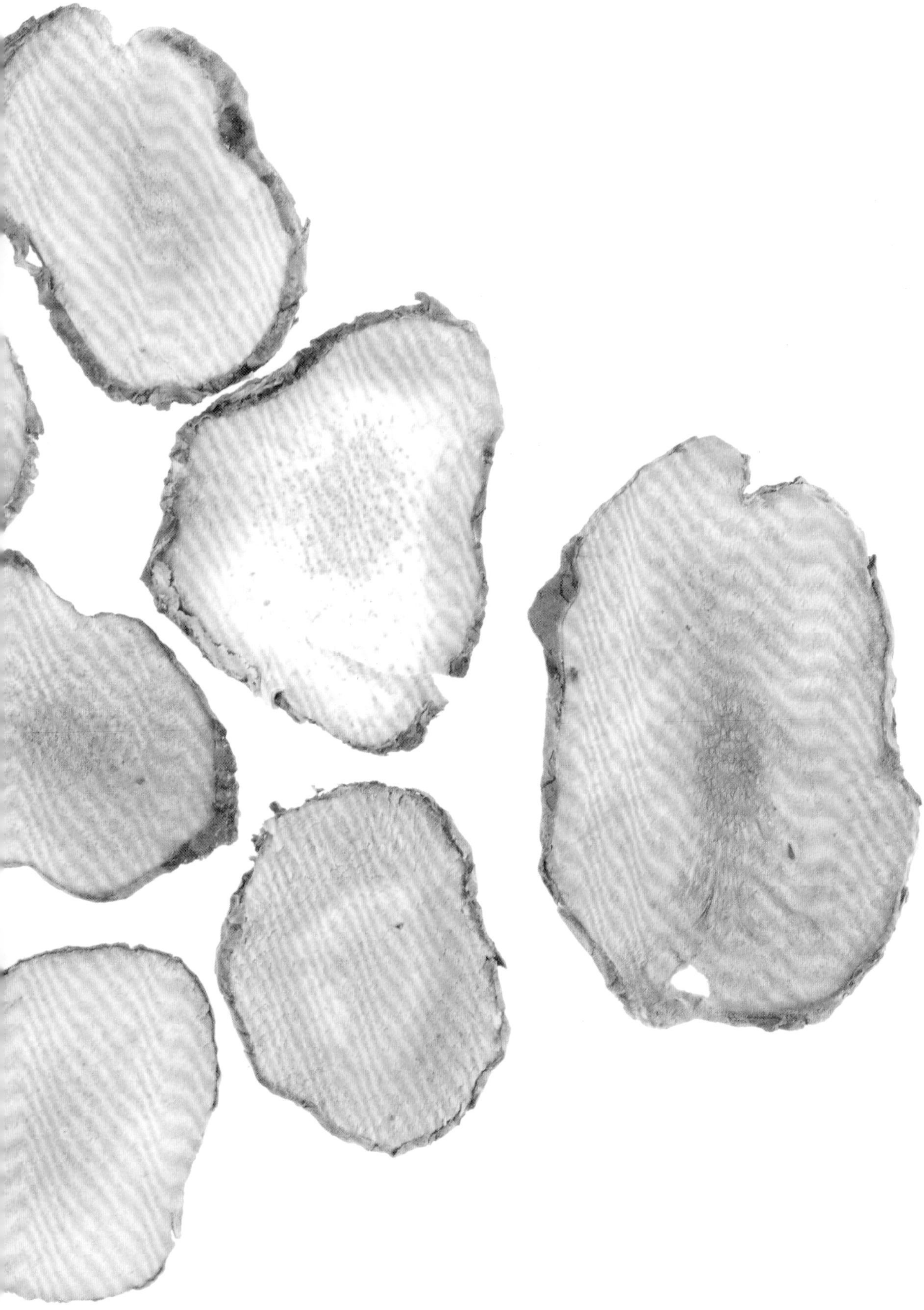

土茯苓饮片

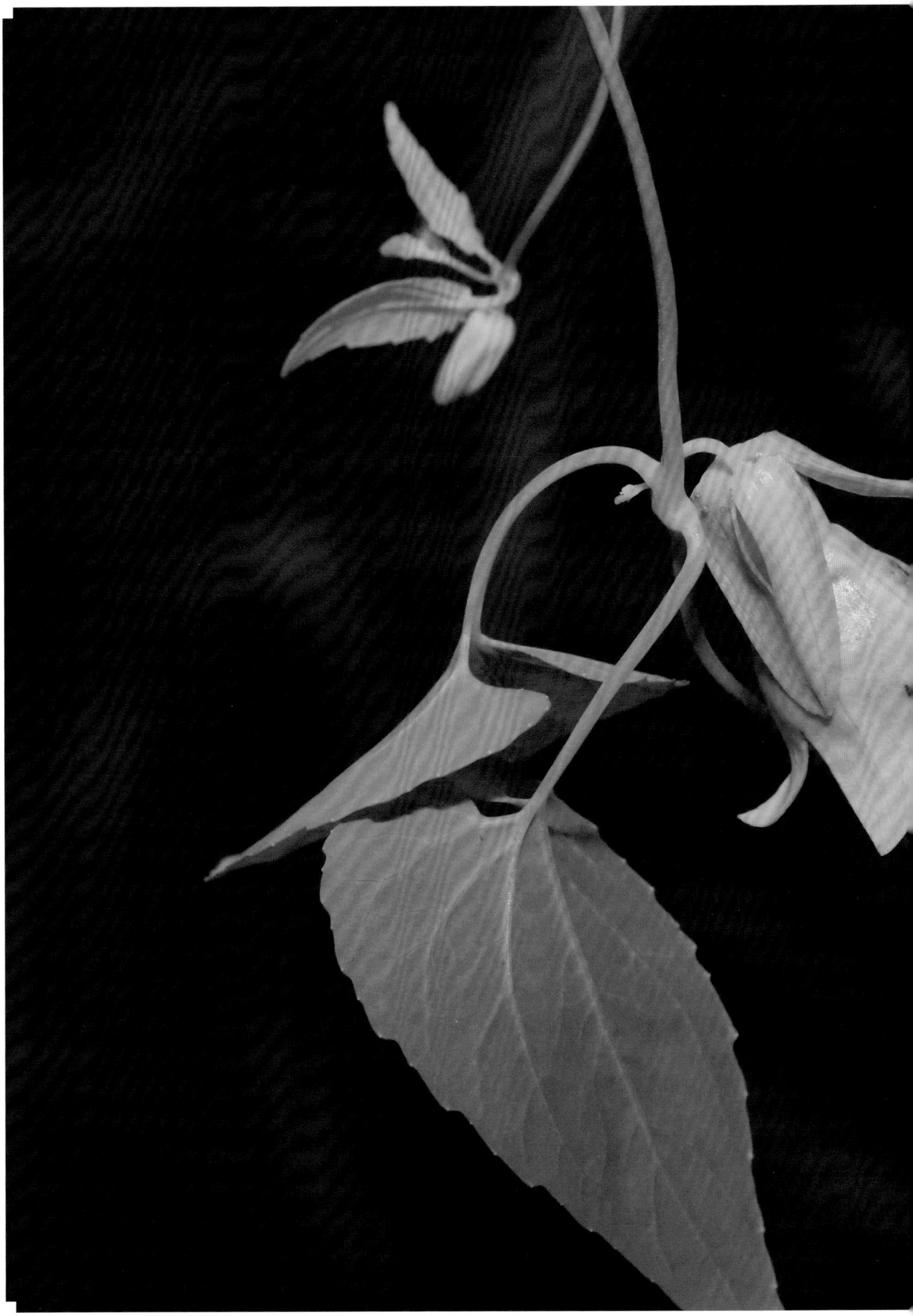

土党参

【壮药名】壤雷给。

【别　名】奶参、浮萍参、土人参、桂党参、香浮参、金钱豹、蔓人参。

【来　源】本品为桔梗科植物金钱豹 *Campanumoea javanica* Bl. subsp. japonica（Makino）Hong 的干燥根。

【性味归经】味甘，性平。归脾、肺经。

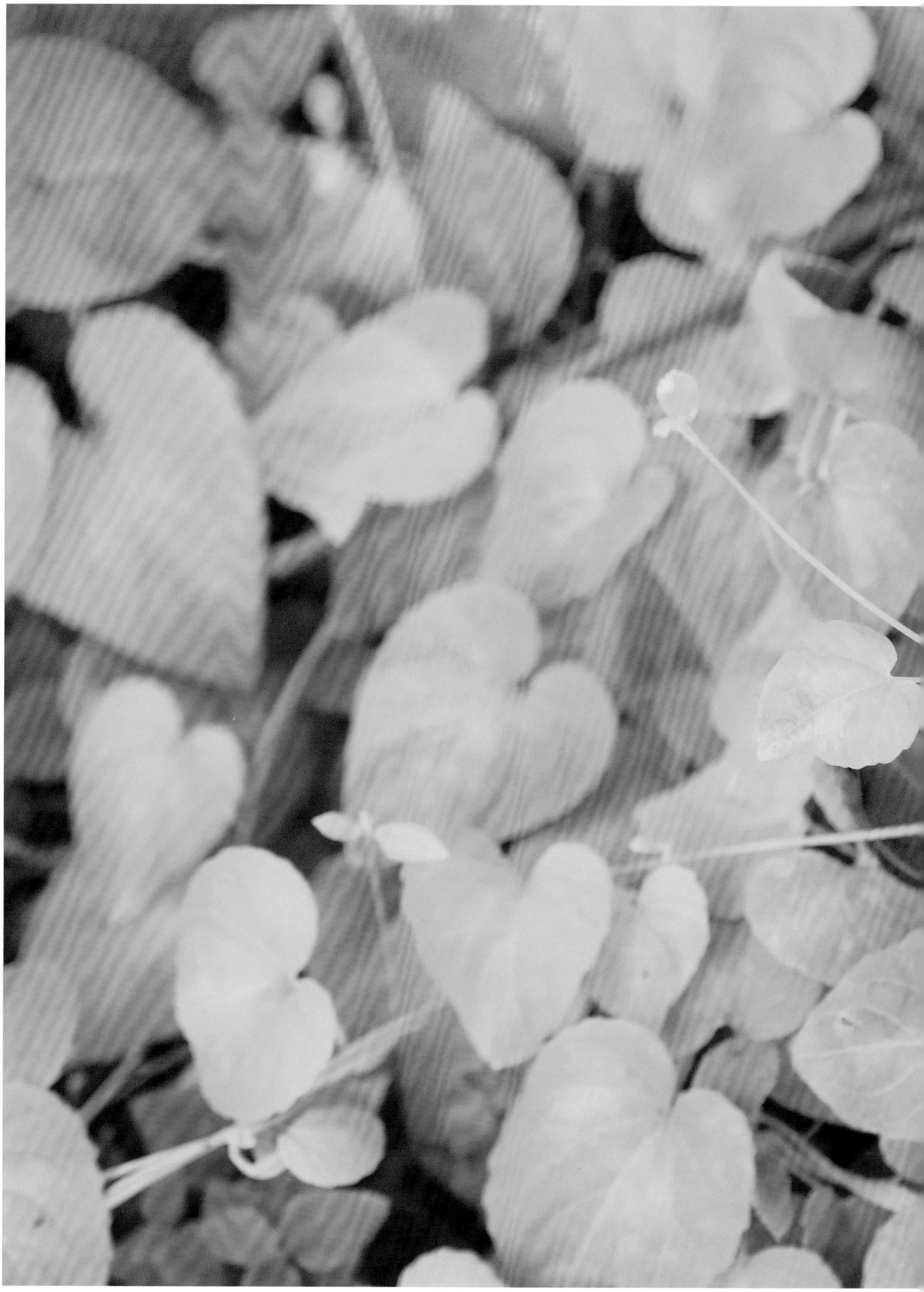

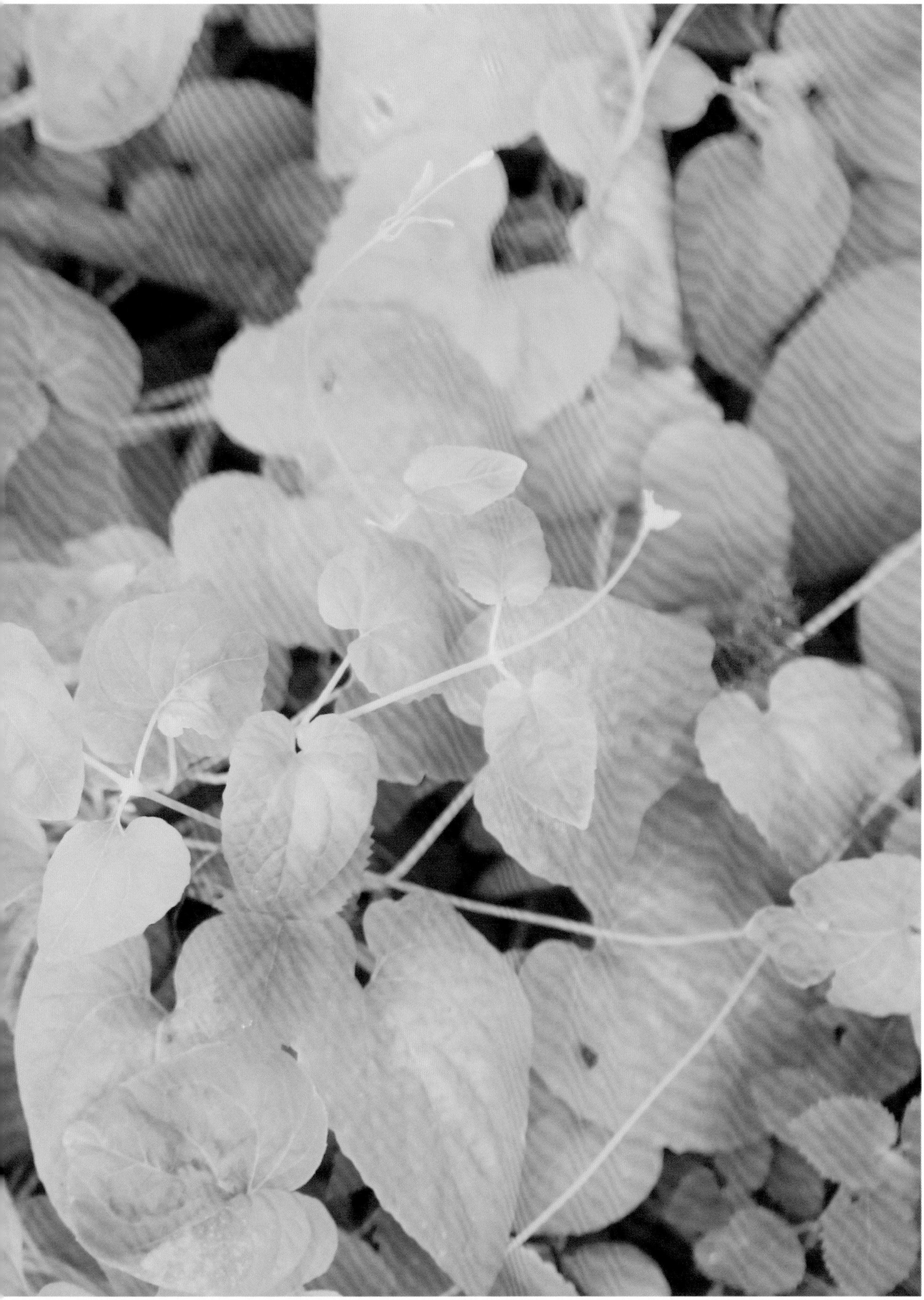

金钱豹

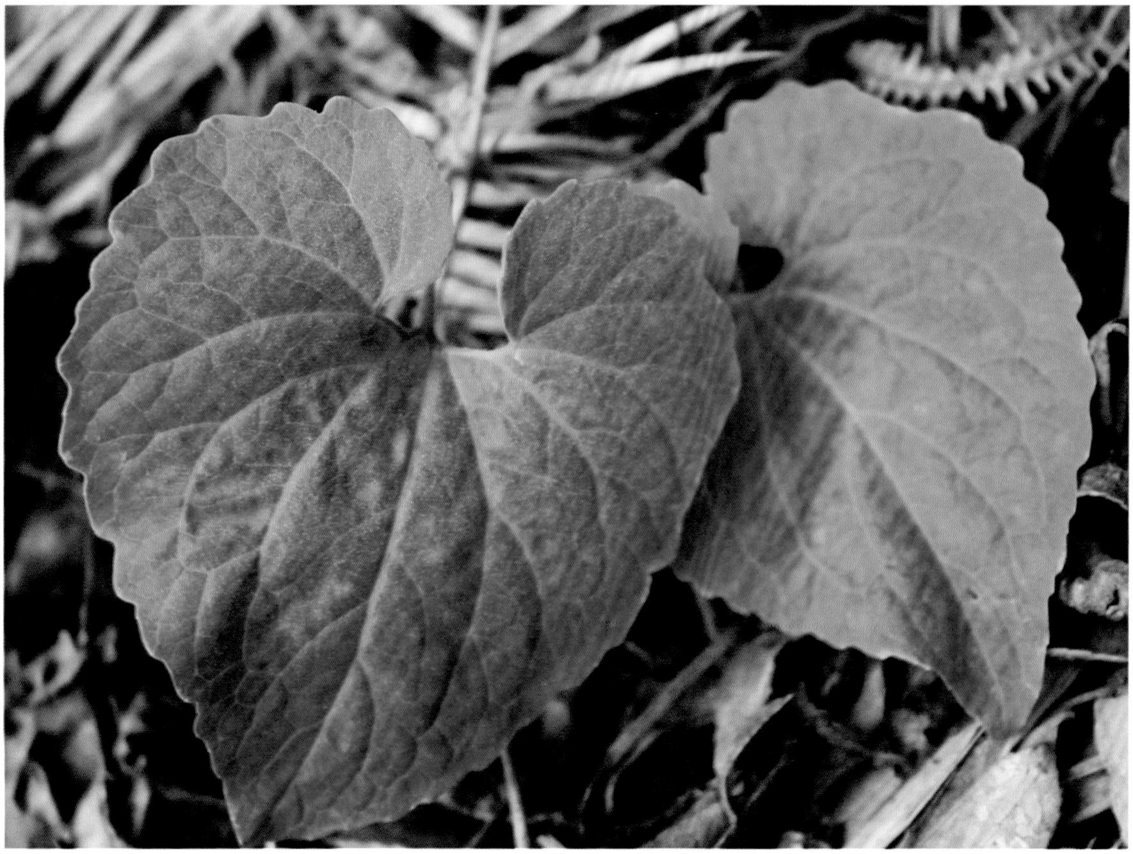

金钱豹

识别特征

草质缠绕藤本植物，具乳汁，有胡萝卜状根。茎多分枝，无毛。叶对生，具长柄，叶片心形或卵形，边缘有浅锯齿，长 3 ~ 8 cm，宽 2 ~ 7 cm。花单朵生长于叶腋；花萼与子房分离，5 裂至近基部，裂片披针形；花冠上位，钟形，白色或黄绿色，内面紫色；雄蕊 5 枚；柱头 4 ~ 5 裂；子房 5 室。浆果黑紫色，球形，直径 1.0 ~ 1.5 cm。种子多数。花期 8 月，果期 9—10 月。

生境分布

生长于海拔 400 ~ 1800 m 的向阳丛林或草坡中。分布于江西、福建、浙江、湖北、湖南、广东、广西、四川、云南、贵州等省区。

采收加工

秋季采挖根部，除去须根及杂质，洗净，晒干。

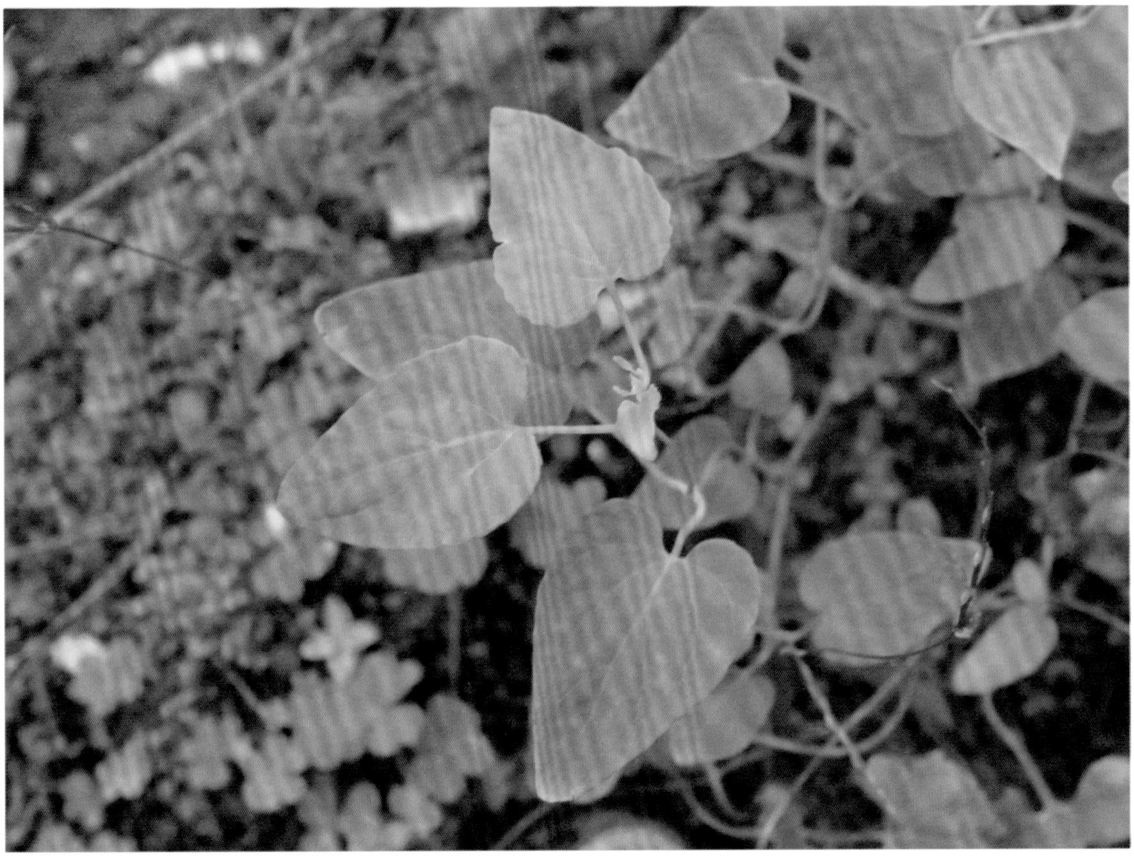

金钱豹

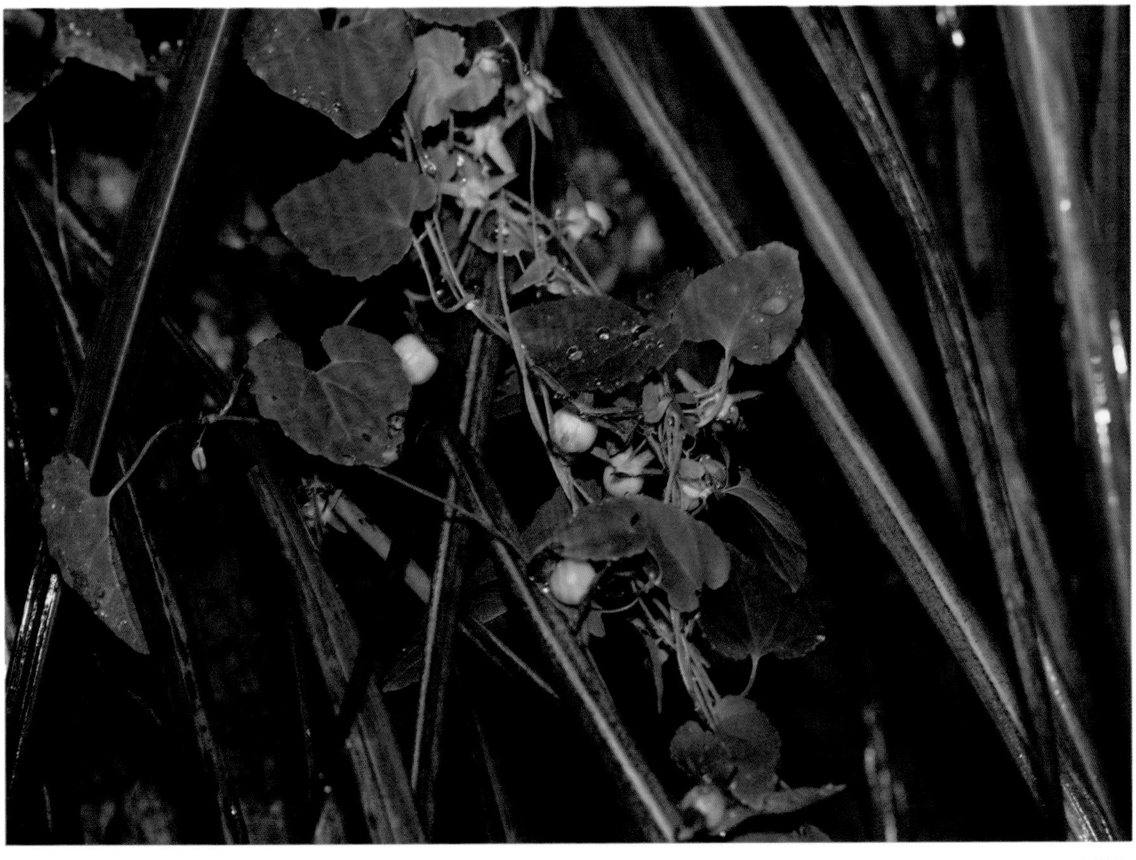

金钱豹

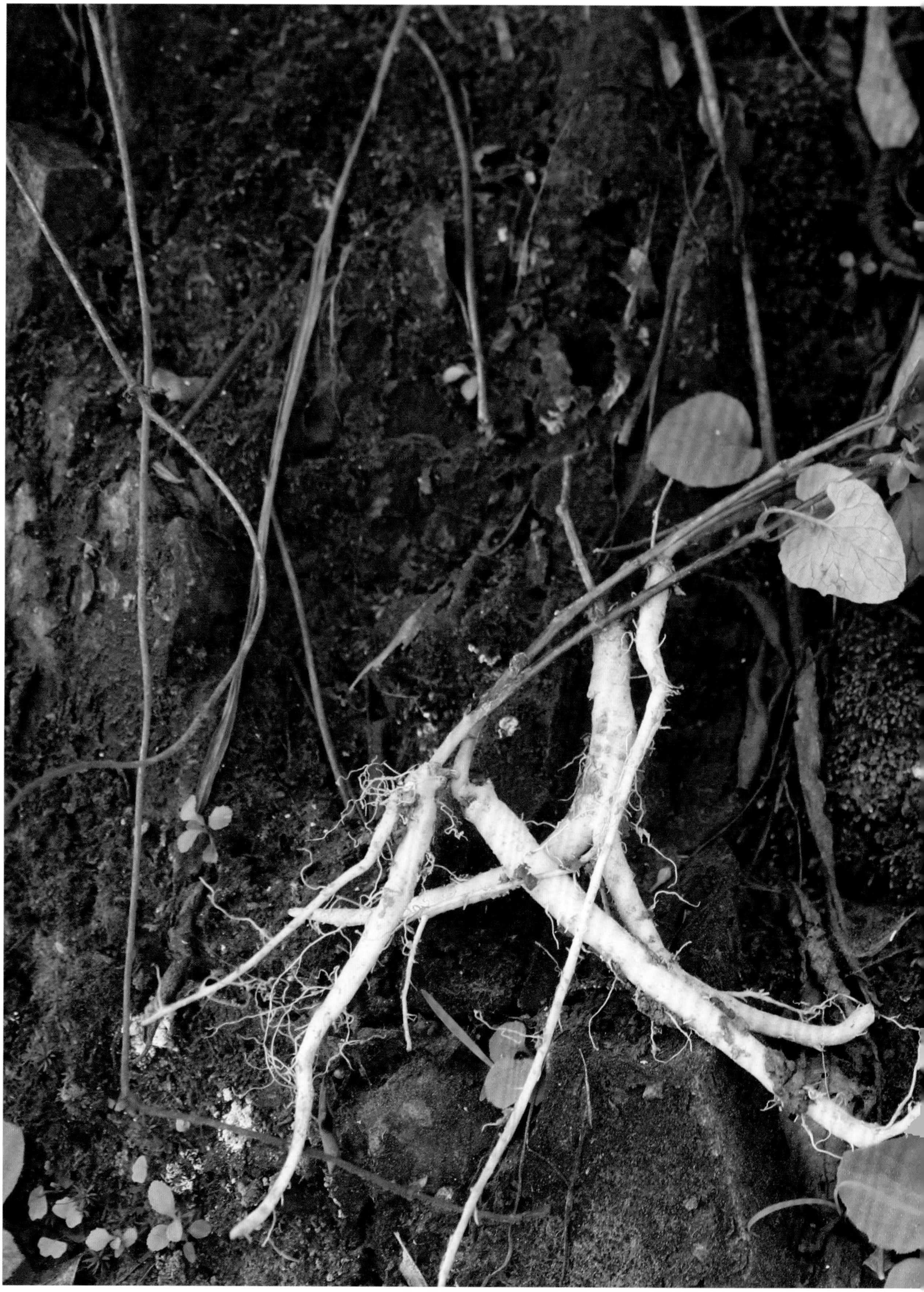

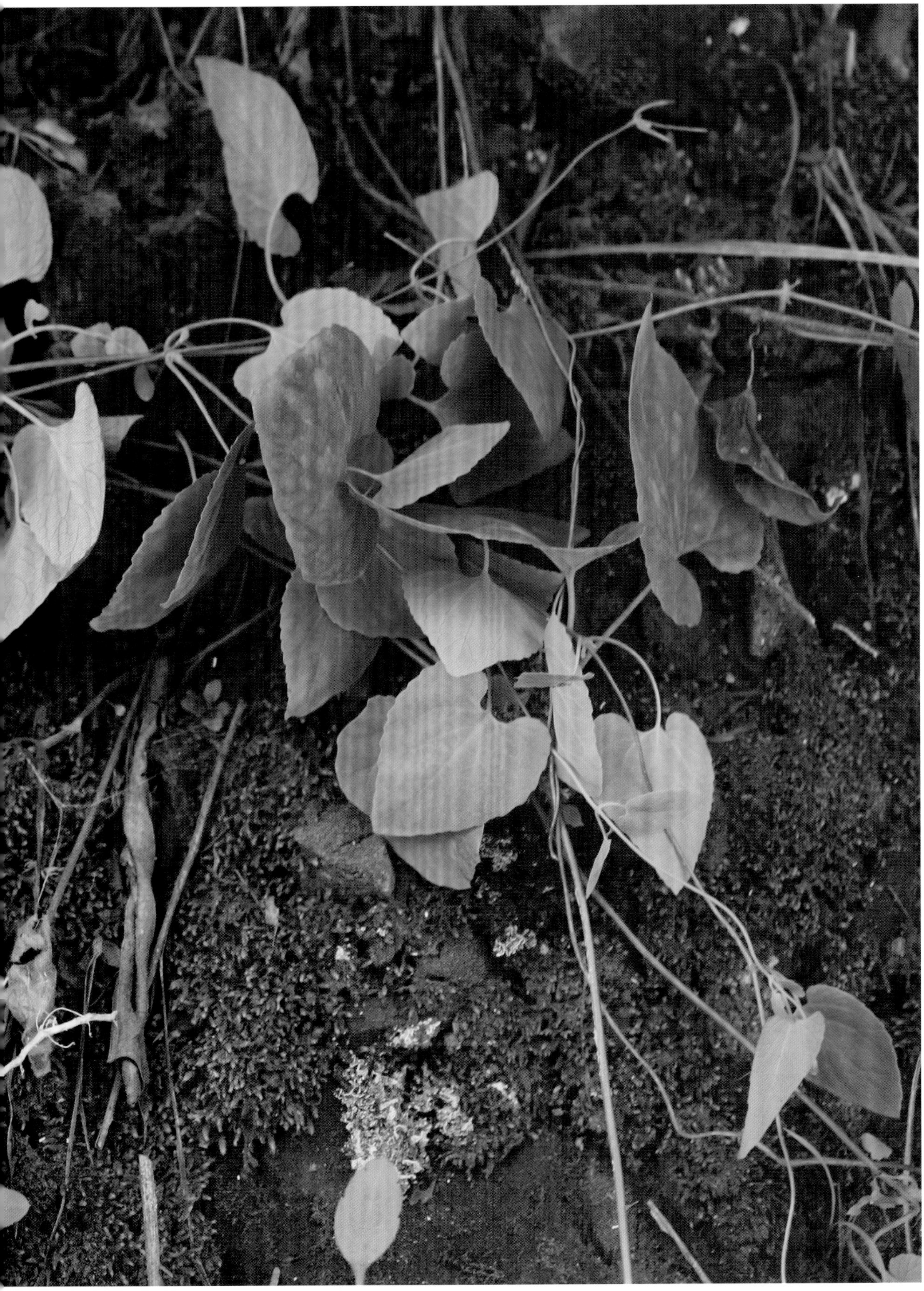

金钱豹

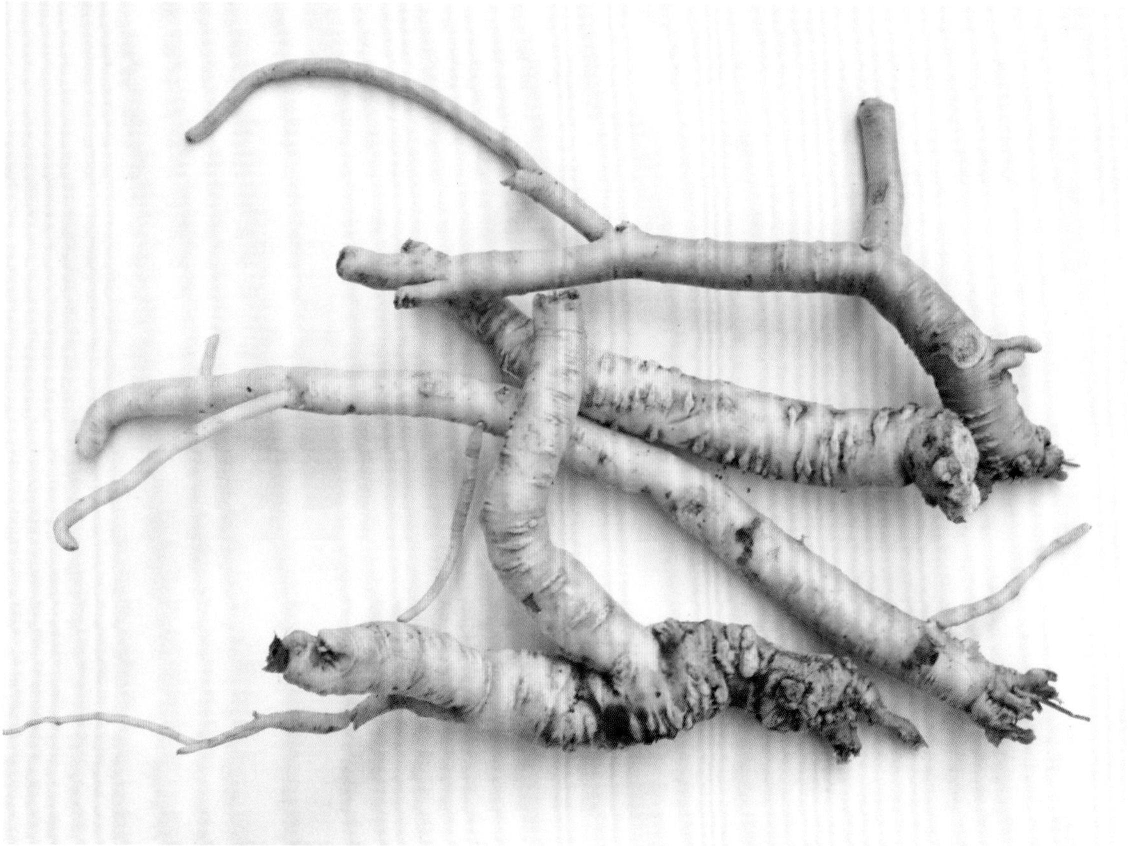

土党参药材

药材鉴别

本品根呈长圆柱形或圆锥形，稍弯曲，常分枝，长 8 ~ 15 cm，直径 1.0 ~ 1.5 cm。表面淡黄色至土黄色，有明显纵皱，下部常扭曲。质柔软，干燥者易折断，断面粗糙，皮部黄色，中柱类白色。气微，味微甜。

功效主治

补中益气，润肺生津，止血，通乳。主治虚劳内伤，肺虚咳嗽，脾虚泄泻，乳汁不多，小儿遗尿，小儿疳积。

药理作用

本品主含糖类、苷类、甾醇及三萜成分。能增强机体应激能力，增强机体免疫功能，延缓衰老，抗溃疡，抗肿瘤辅助作用，具抑菌作用。

用法用量

内服：15 ~ 30 g，煎汤。

民族药方

1．身体虚弱，气虚无力 土党参、土人参各 10 g。水煎服。

2．咯血 土党参、果上叶各 10 g，大叶紫珠 15 g。水煎服。

3．乳汁不通 土党参、黄芪各 10 g，大枣 5 枚。炖猪脚服。

4．乳汁稀少 土党参、四叶参、薜荔果（均鲜品）各 50 g。水煎服。

5．脾虚泄泻 土党参 25 ~ 50 g，山药、大枣各 9 ~ 15 g。水煎服。

6．肺虚咳嗽 鲜土党参 50 g，百部 9 g。水煎服。

7．白带（气虚症） 土党参、白背叶根各 25 g，海螵蛸 40 g，刺苋菜根 50 g。水煎服，每日 1 剂。

8．寒咳 土党参 15 ~ 20 g，白胡椒、艾叶各 15 g。水煎服。

9．小儿遗尿 土党参 20 g，猪瘦肉 200 g。加水炖服，服汤食肉。

10．小儿疳积 土党参、仙茅各 25 g，猪瘦肉适量。同炖服。

11．脾胃虚弱，倦怠 土党参 15 ~ 60 g。水煎服。

12．虚劳 土党参 60 g，糯米 300 g。水煎服。

13．多汗，心悸 土党参 15 g。水煎服。

使用注意

孕妇禁用，经期宜少食，食用过多会导致女性月经不调。

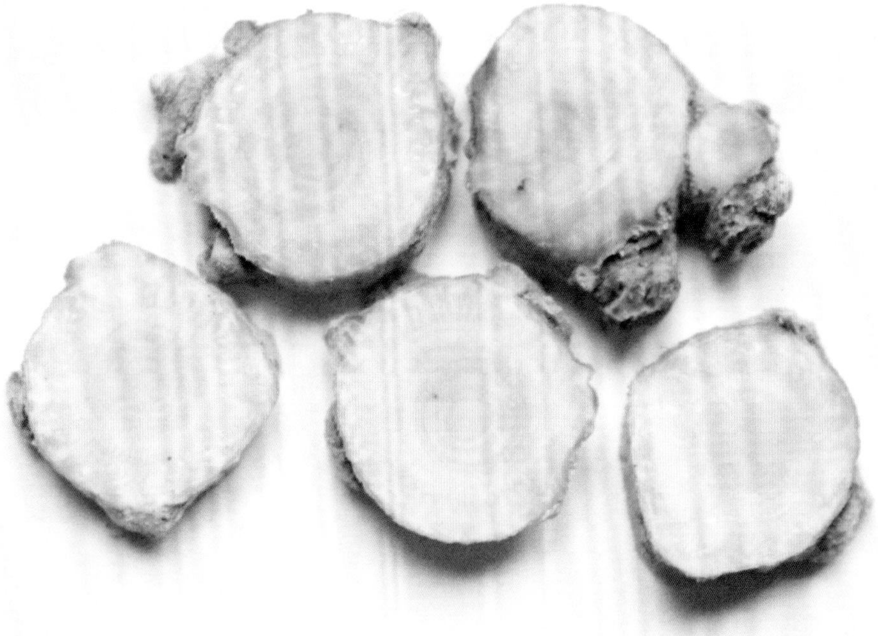

土党参药材

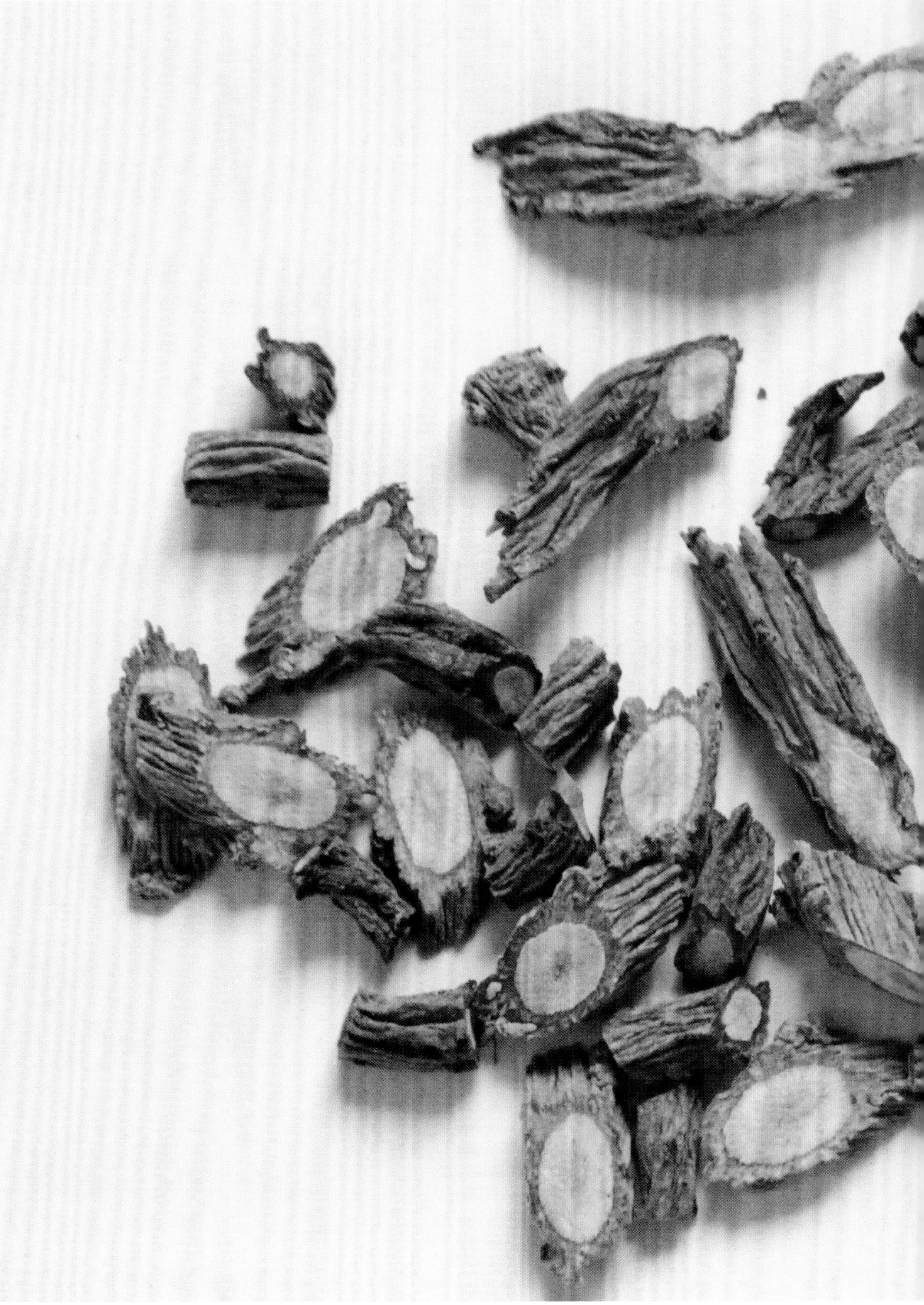

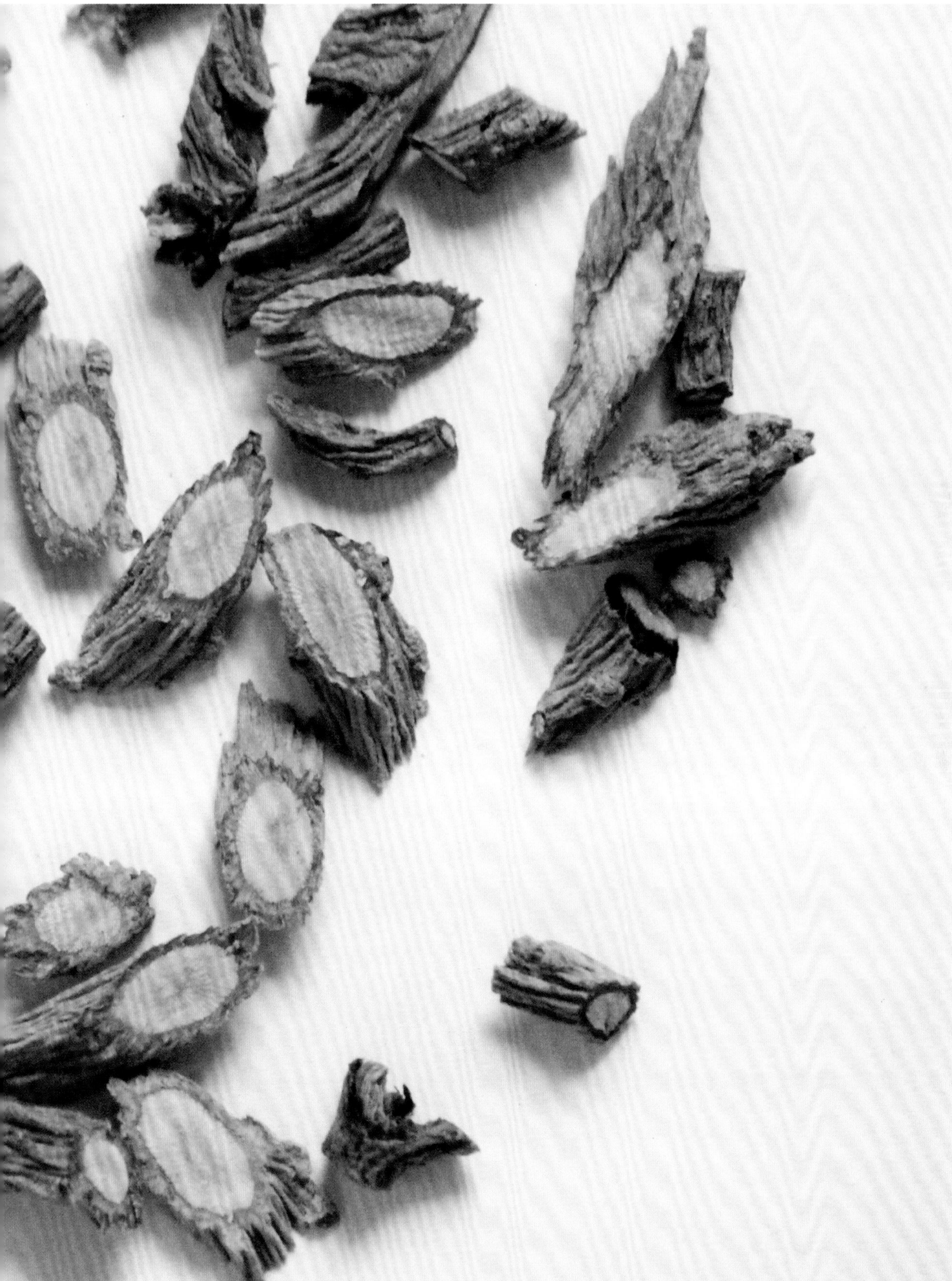

土党参饮片

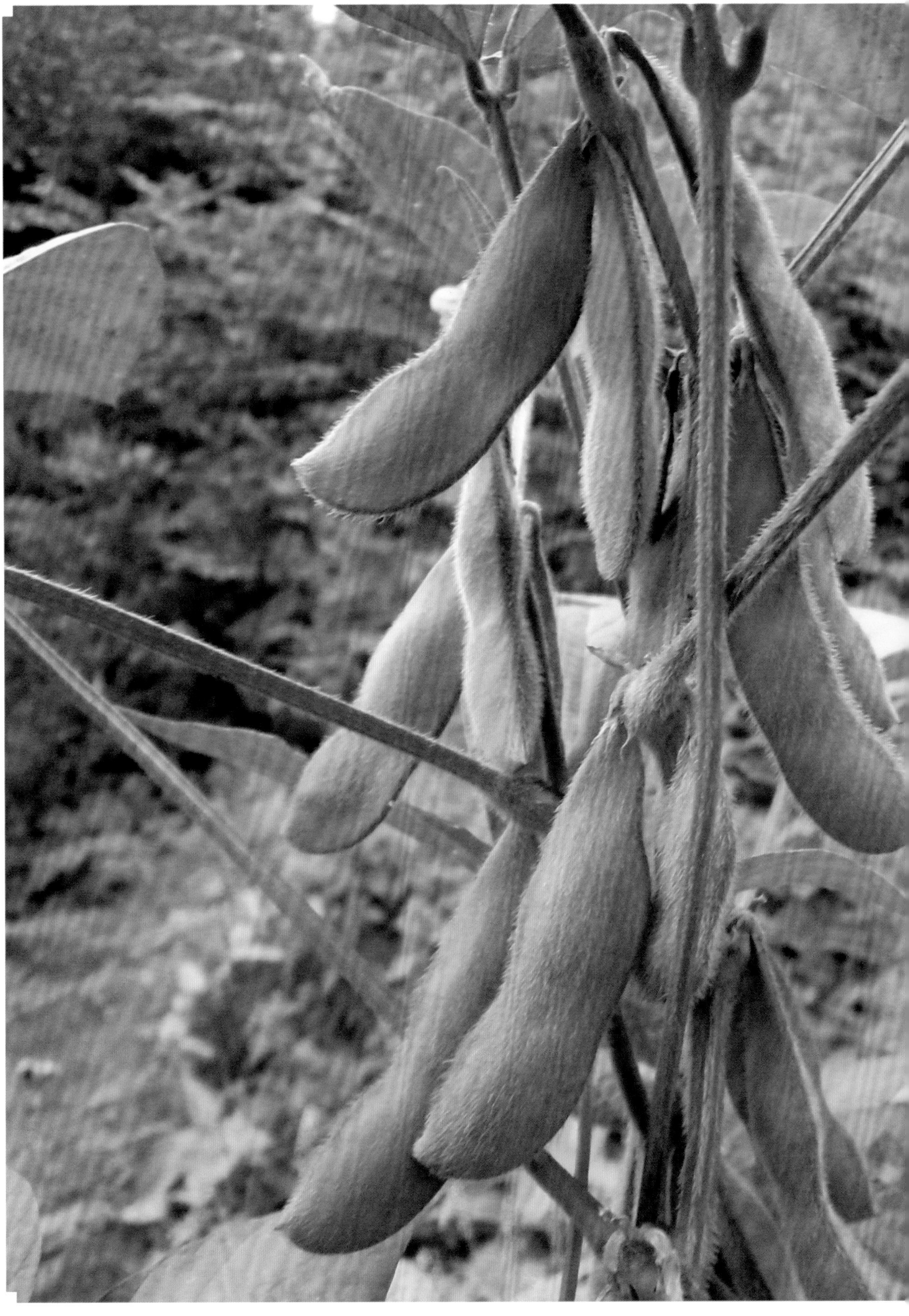

大豆

【壮药名】督显。

【别　名】黄豆、黄大豆、毛豆、黑豆、黑大豆。

【来　源】本品为豆科植物大豆 *Glycine max*（L.）Merr. 的成熟种子经发芽干燥的炮制加工品。

【性味归经】味苦、辛，性凉。归肺、胃经。

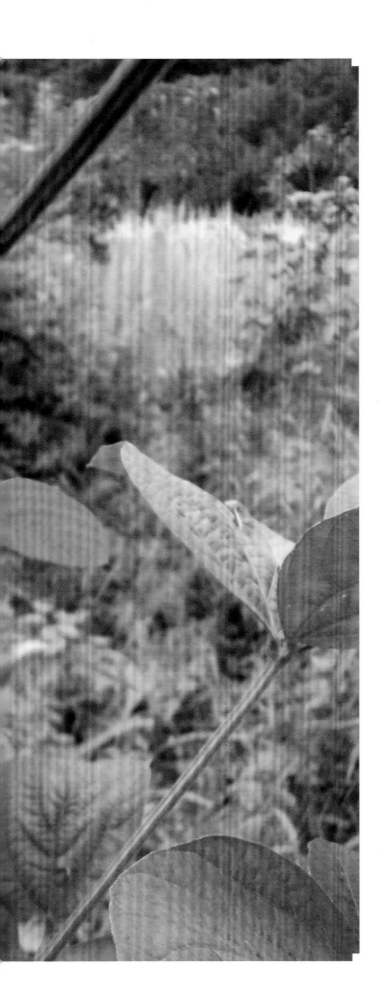

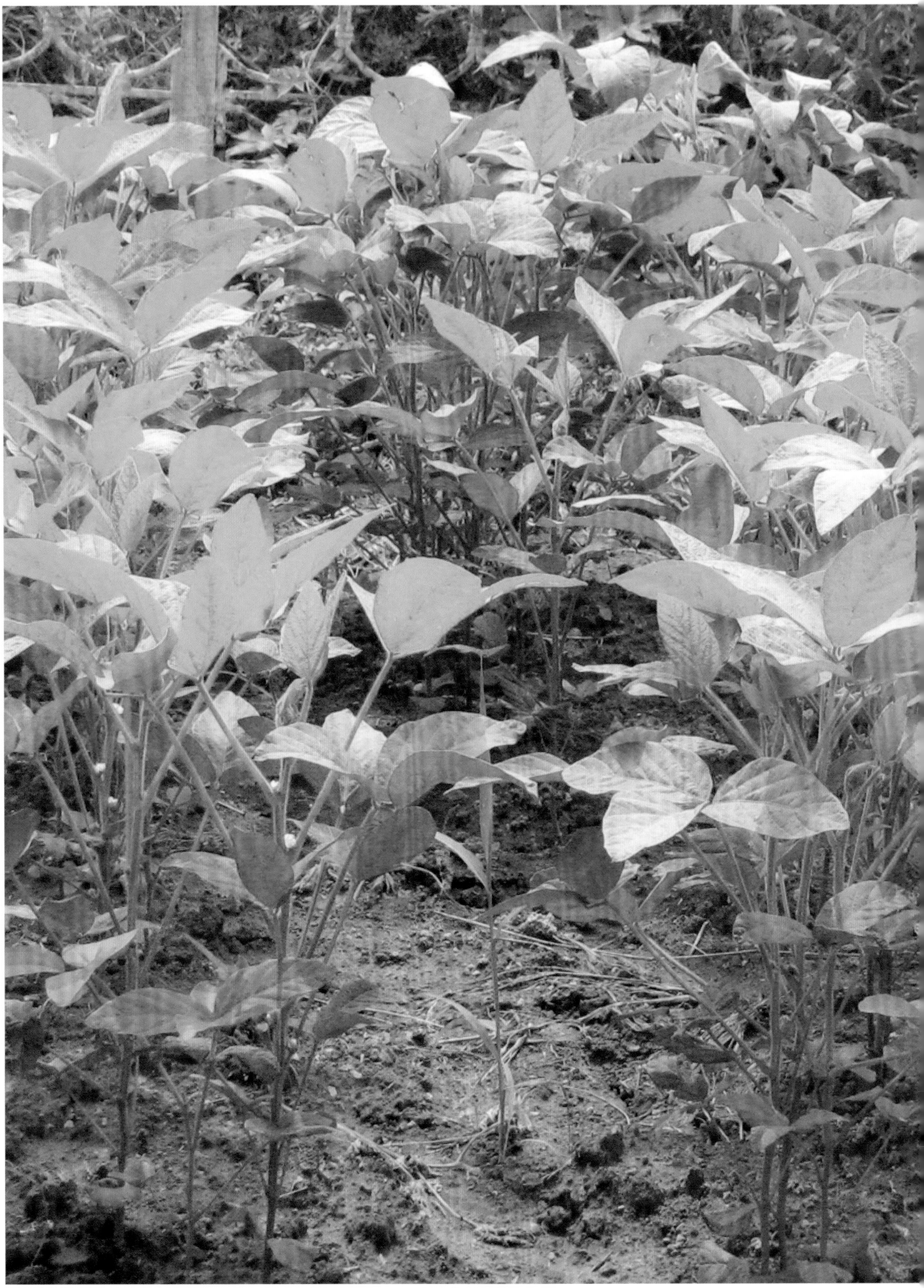

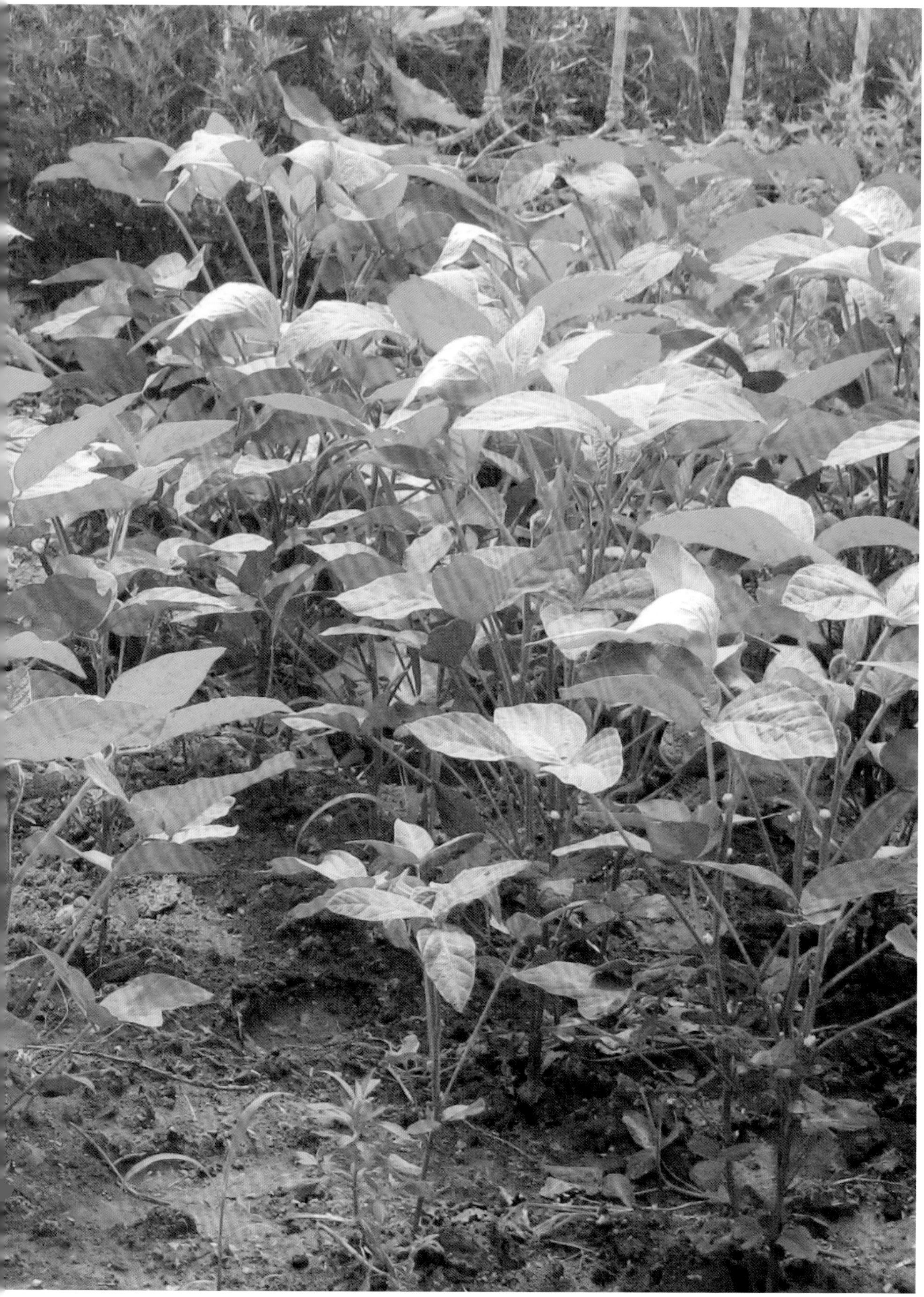

大豆

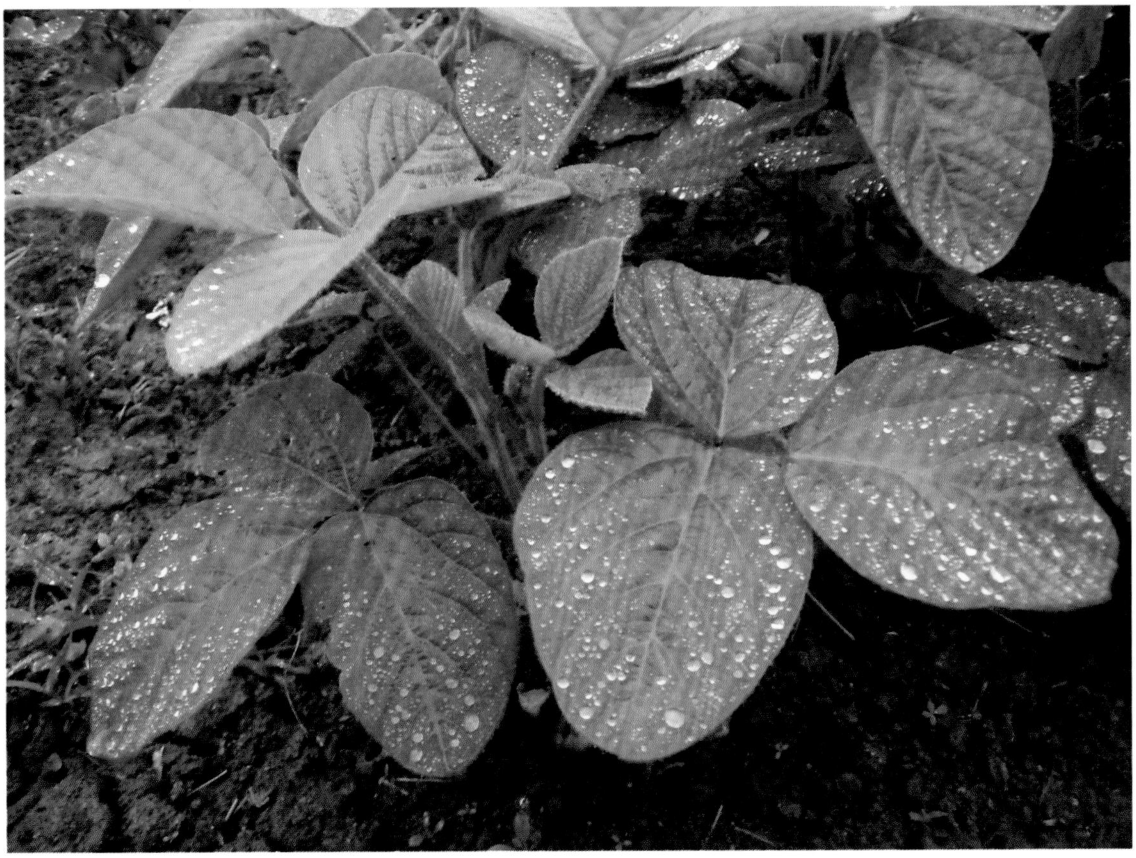

大豆

识别特征

一年生直立草本，高 60 ~ 180 cm。茎粗壮，密生褐色长硬毛。叶柄长，密生黄色长硬毛；托叶小，披针形；三出复叶，顶生小叶菱状卵形，长 7 ~ 13cm，宽 3 ~ 6cm，先端渐尖，基部宽楔形或圆形，两面均有白色长柔毛，侧生小叶较小，斜卵形；叶轴及小叶柄密生黄色长硬毛。总状花序腋生；苞片及小苞片披针形，有毛；花萼钏状，萼齿 5，披针形，下面 1 齿最长，均密被白色长柔毛；花冠小，白色或淡紫色，稍较萼长；旗瓣先端微凹，翼瓣具 1 耳，龙骨瓣镰形；雄蕊 10，二体；子房线形，被毛。荚果带状长圆形，略弯，下垂，黄绿色，密生黄色长硬毛。种子 2 ~ 5 颗，黄绿色或黑色，卵形至近球形，长约 1cm。花期 6—7 月，果期 8—10 月。

生境分布

生长于肥沃的田野。全国各地广泛栽培。

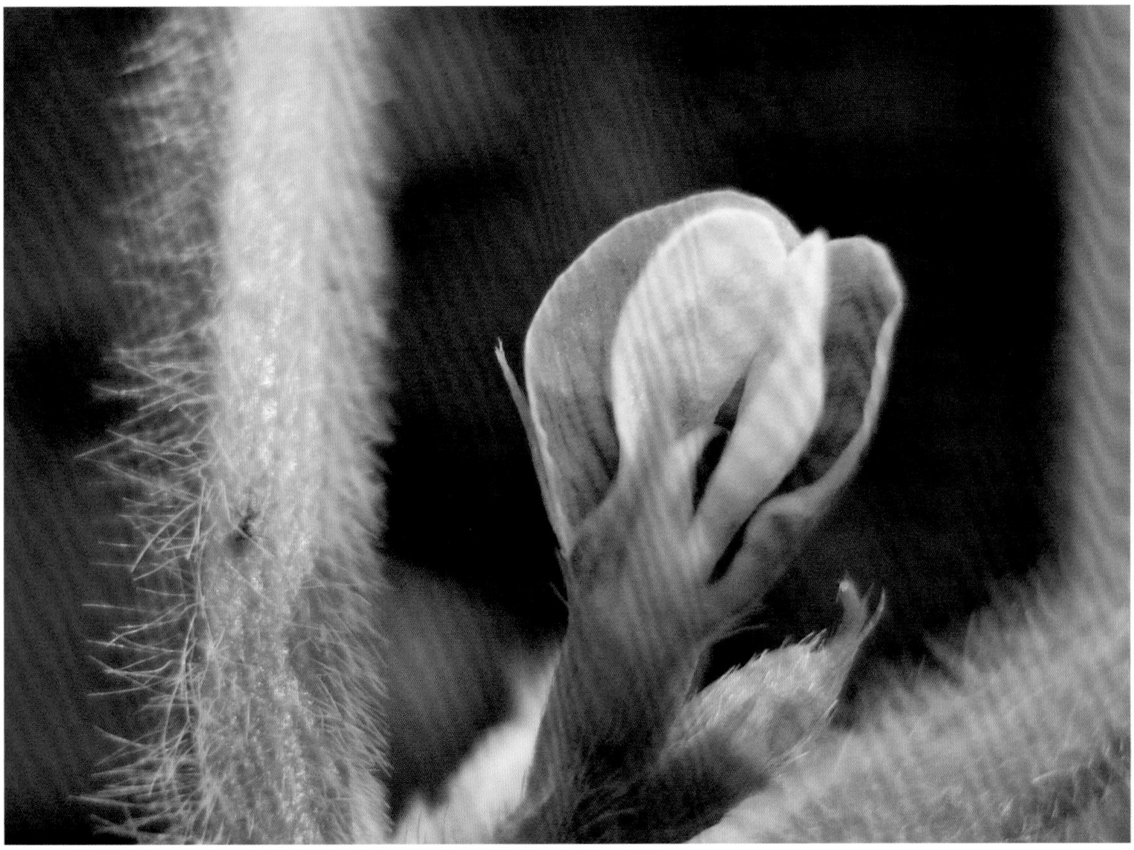

大豆

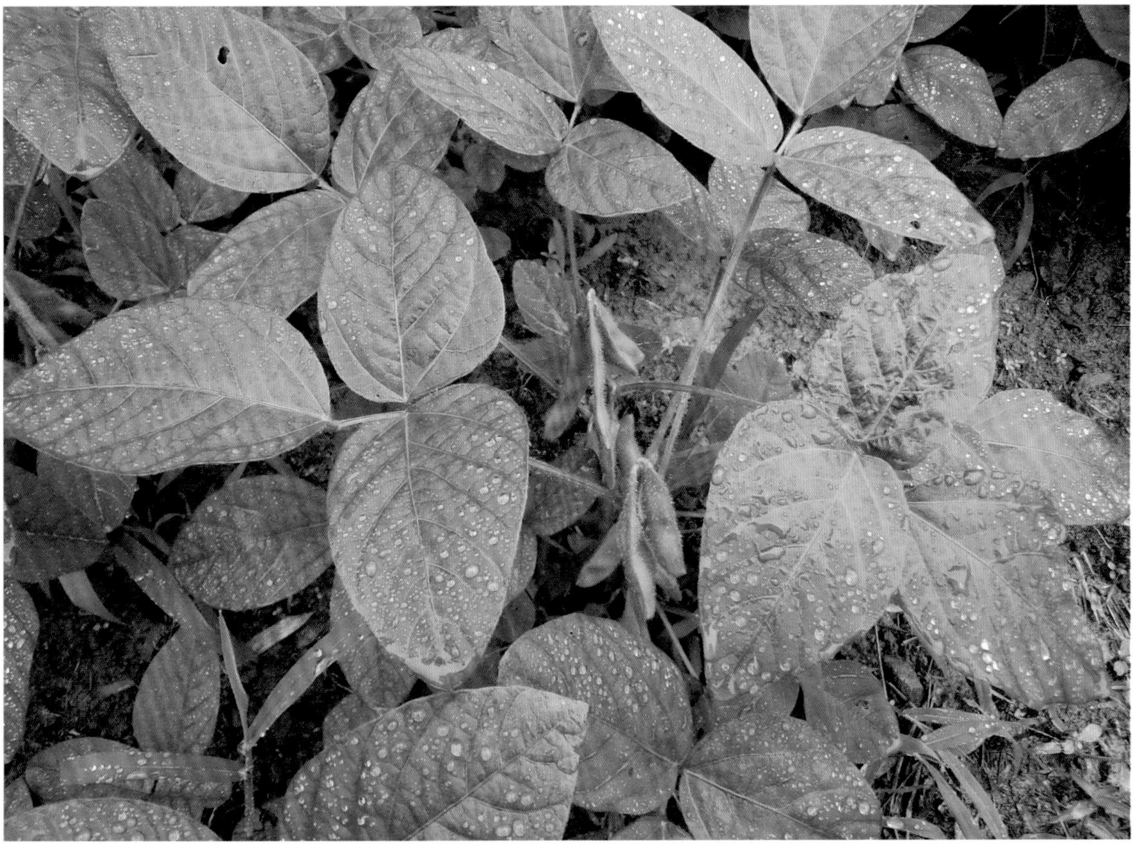

大豆

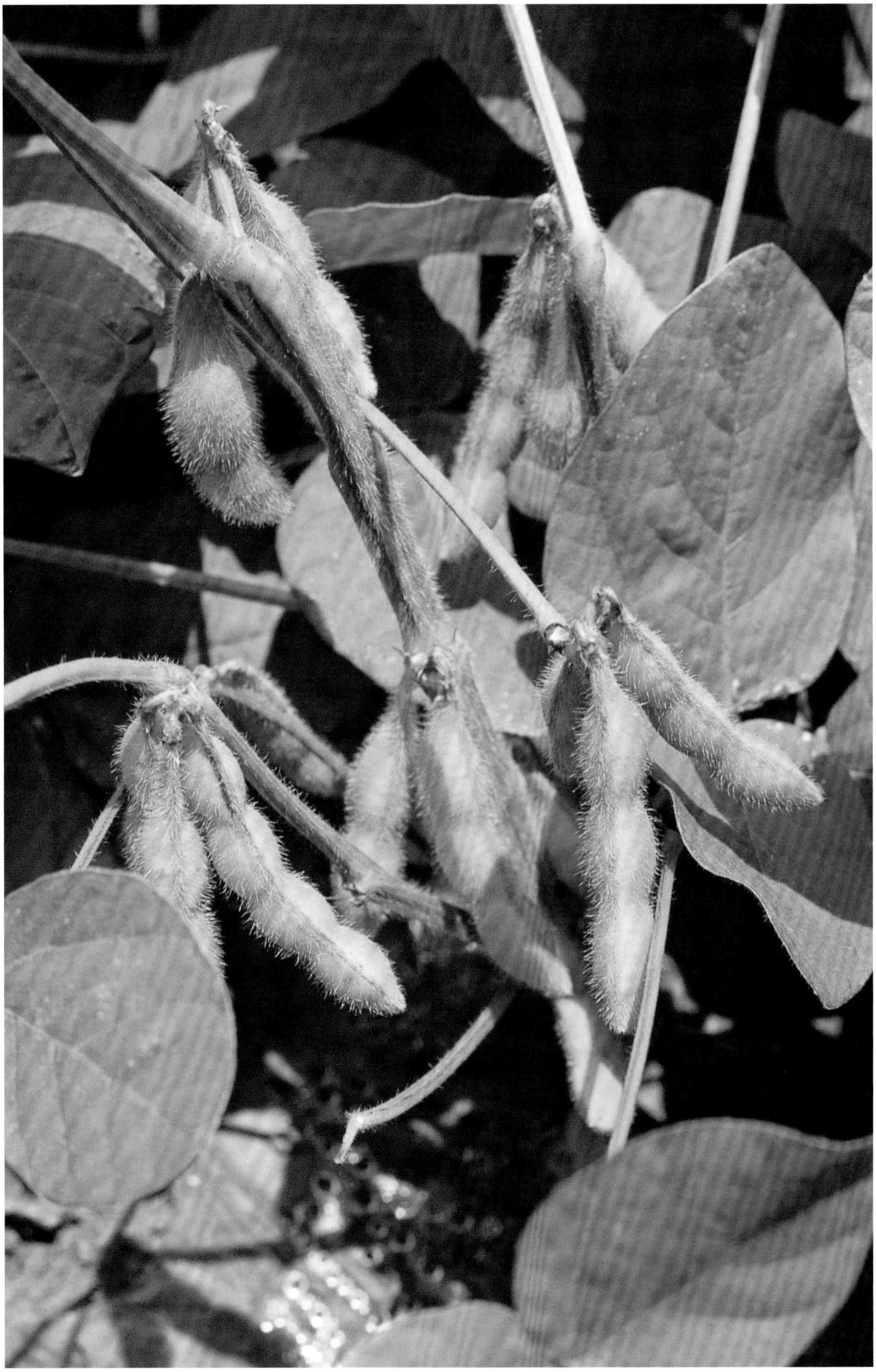

大豆

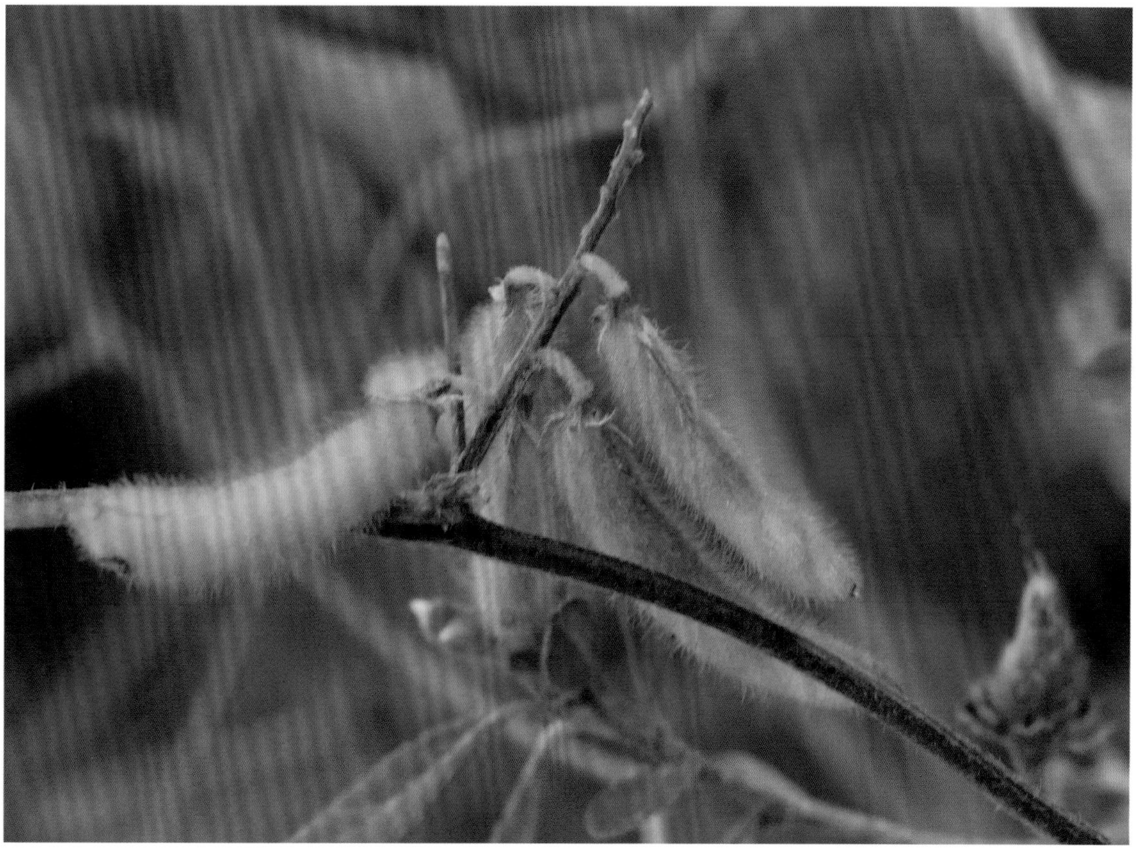

大豆

采收加工

取桑叶、青蒿各 70 ~ 100 g，加水煎煮，滤过，煎液拌入净大豆 1000 g 中，待吸尽后，蒸透，取出，稍晾，再置容器内，用煎过的桑叶、青蒿渣覆盖，焖至发酵成黄衣布满时取出，除去药渣，洗净，置容器内再闷 15 ~ 20 日，至充分发酵、香气溢出时取出，略蒸，干燥，即得。

药材鉴别

本品干燥种子呈椭圆形，稍扁，长 0.7 ~ 1.2 cm，直径 5 ~ 7 mm，种皮黑褐色或紫褐色，有横向皱纹或纵裂，多数破裂，露出黄白色的子叶。子叶两片，肥厚；胚根细长，伸出于种皮之外，长 5 ~ 10 mm，极弯，淡褐色，硬脆易断。气无，味淡，有油腻感。以粒大饱满、色黑褐、有皱纹及短芽者为佳。

功效主治

清解表邪，分利湿热。主治湿温初起，湿热不化，汗少，胸痞，水肿胀满，小便不利，湿痹，筋挛，骨节烦痛。

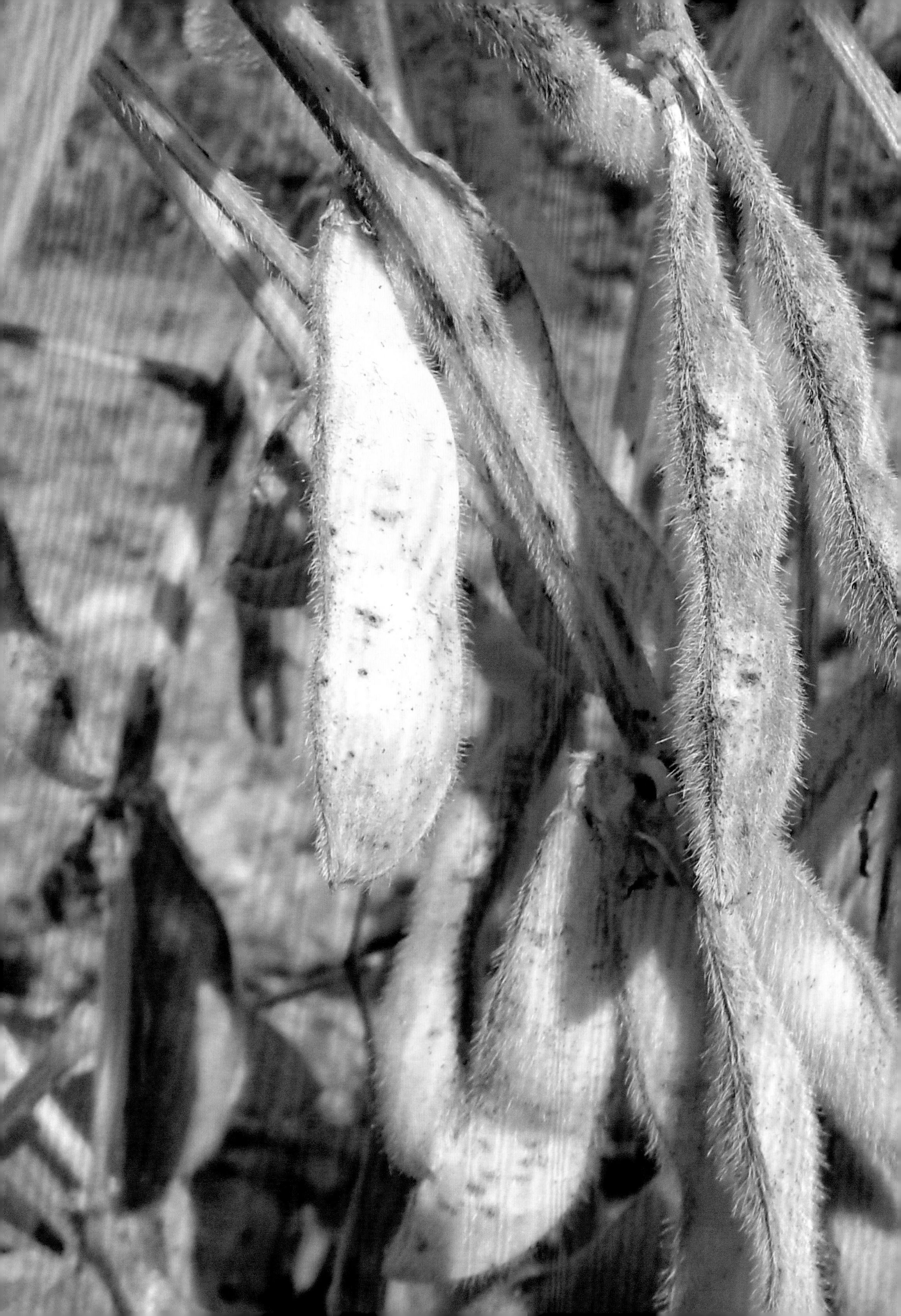

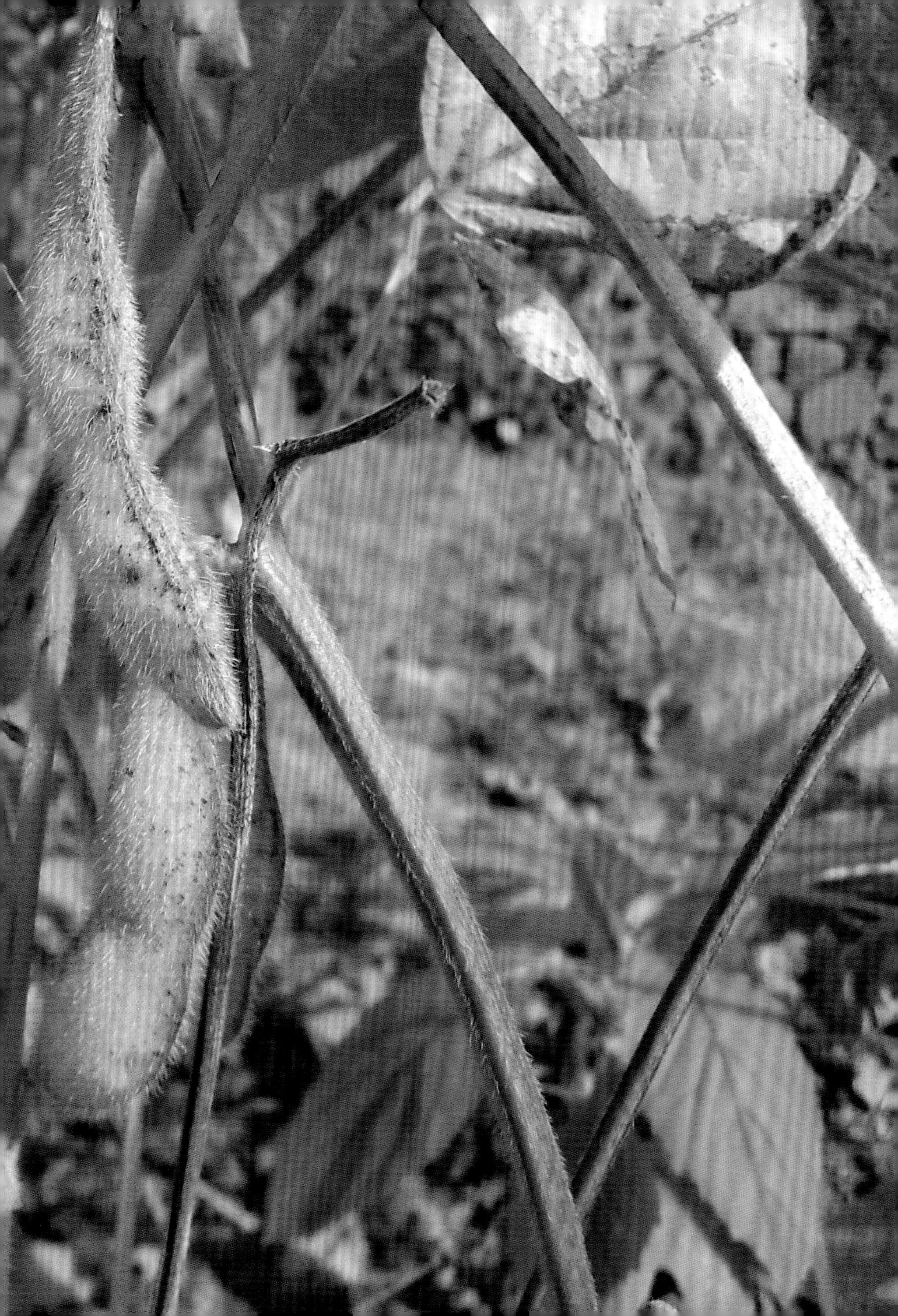

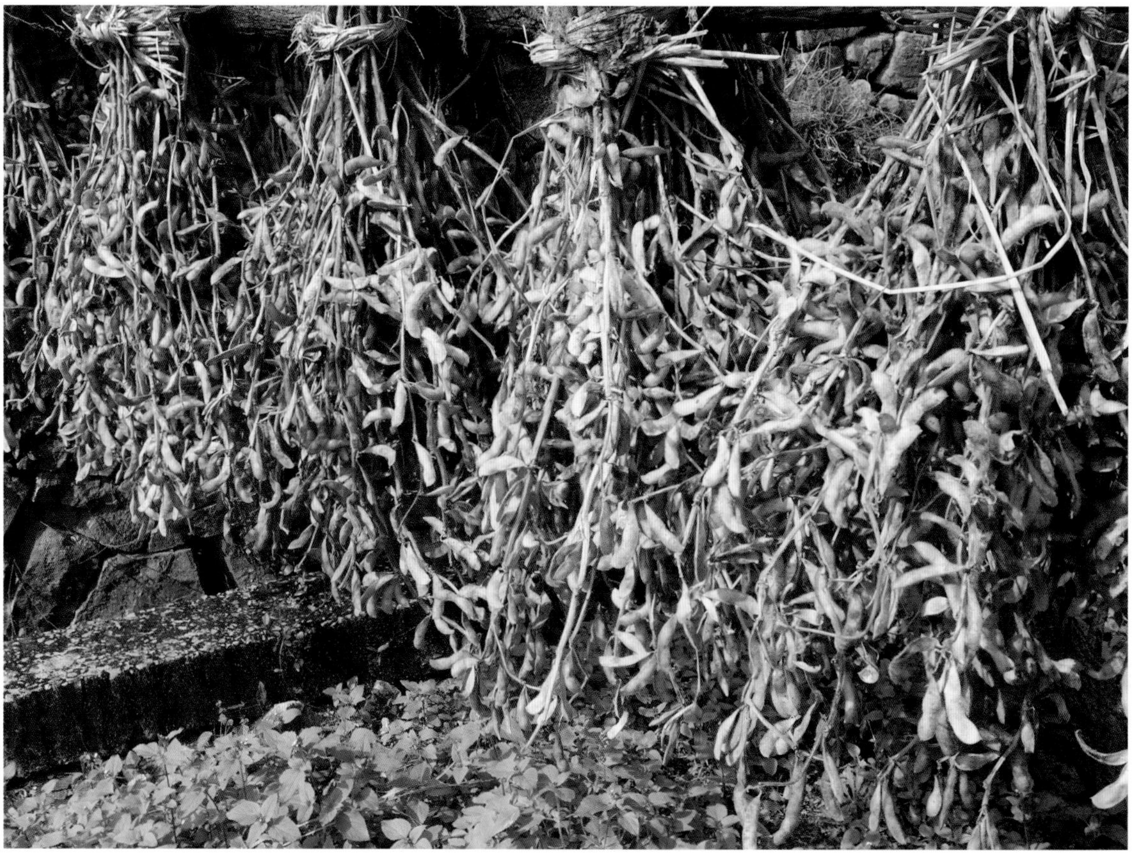

大豆

大豆

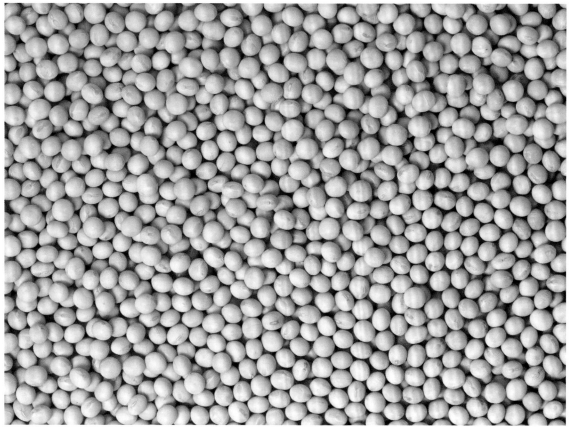

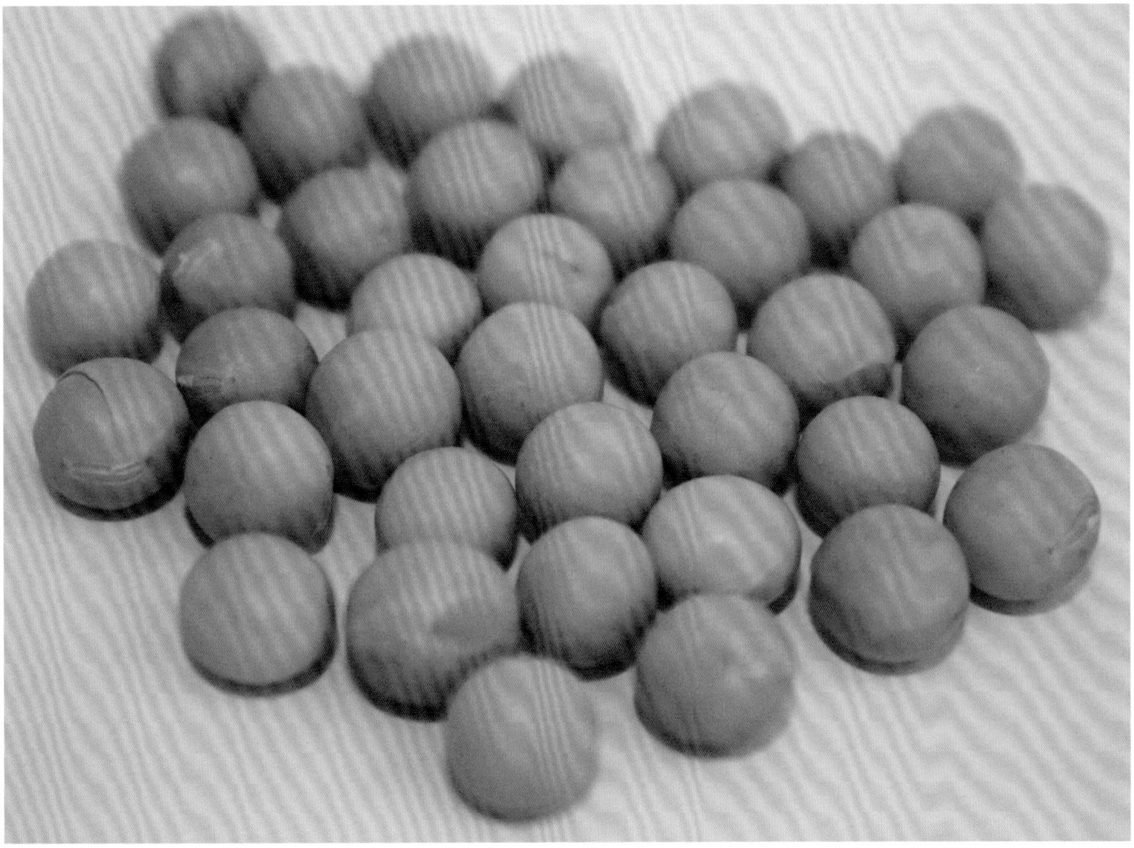

大豆饮片

药理作用

本品对肺炎链球菌、金黄色葡萄球菌等均有抑制作用。还有抗病毒作用，可用于病毒性感冒、流行性感冒。

用法用量

内服：6 ~ 12 g，煎服。

民族药方

1．风湿痹证（筋挛膝痛，胃中积热，大便结涩） 大豆黄卷（炒）50 g，酥油 25 g。共研为细末，饭前服，温水送下，每次 5 g，每日 2 次。

2．水气肿满，喘急，大小便涩 大豆黄卷（醋炒）、大黄（炒）各等份。共研为末，以葱橘皮汤冲服 2 次，黎明时小便通畅，即为有效。

3．小儿撮口及发噤 大豆黄卷适量。研细烂，以乳汁调予小儿吃；或生研绞取汁，少许予服亦效。

使用注意

胃虚易泛恶者慎服，无湿热者忌用。

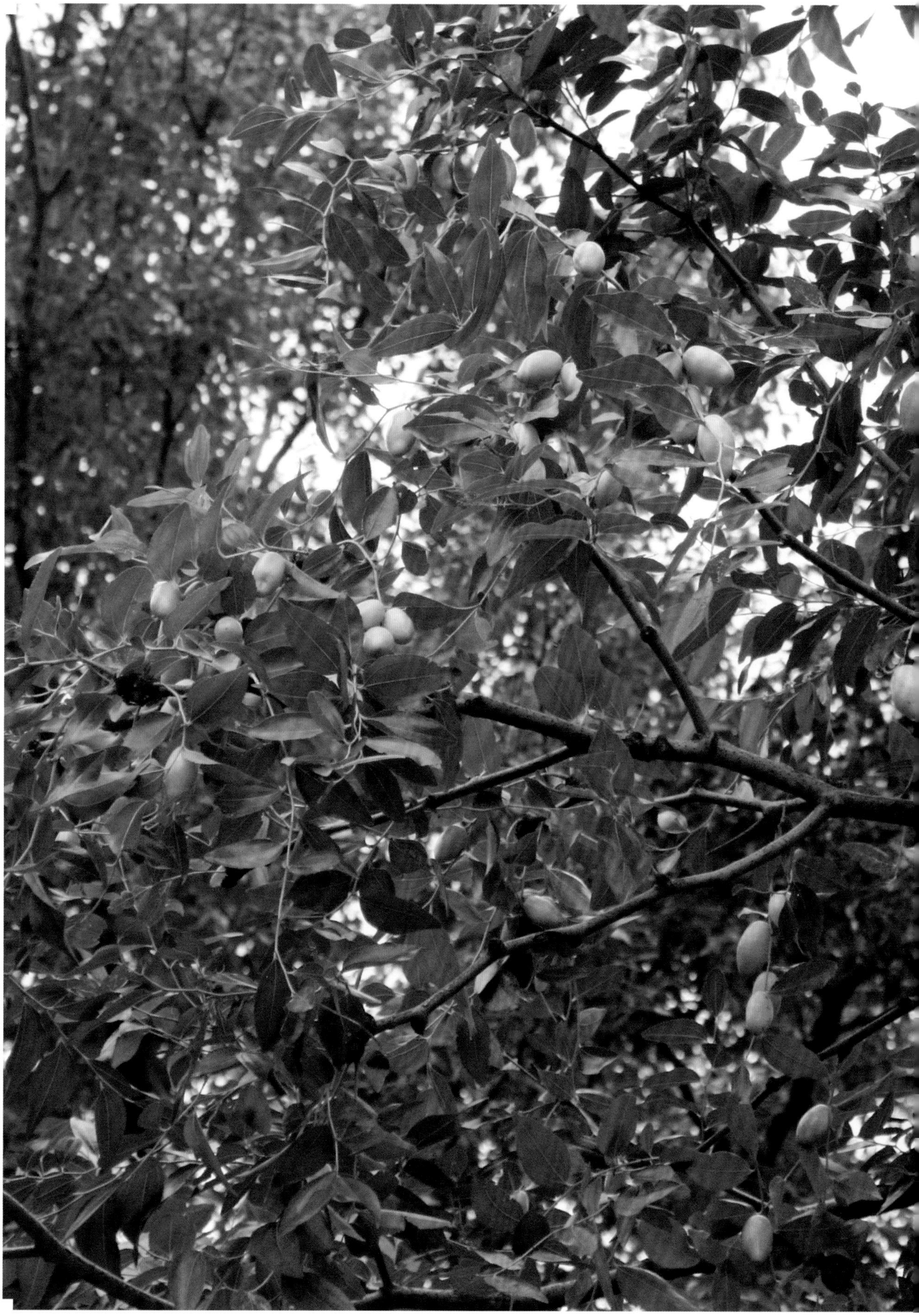

大枣

【壮药名】芒苍细。

【别　名】枣、红枣、枣子、刺枣。

【来　源】本品为鼠李科植物枣 *Ziziphus jujuba* Mill. 的干燥成熟果实。

【性味归经】味甘，性温。归脾、胃、心经。

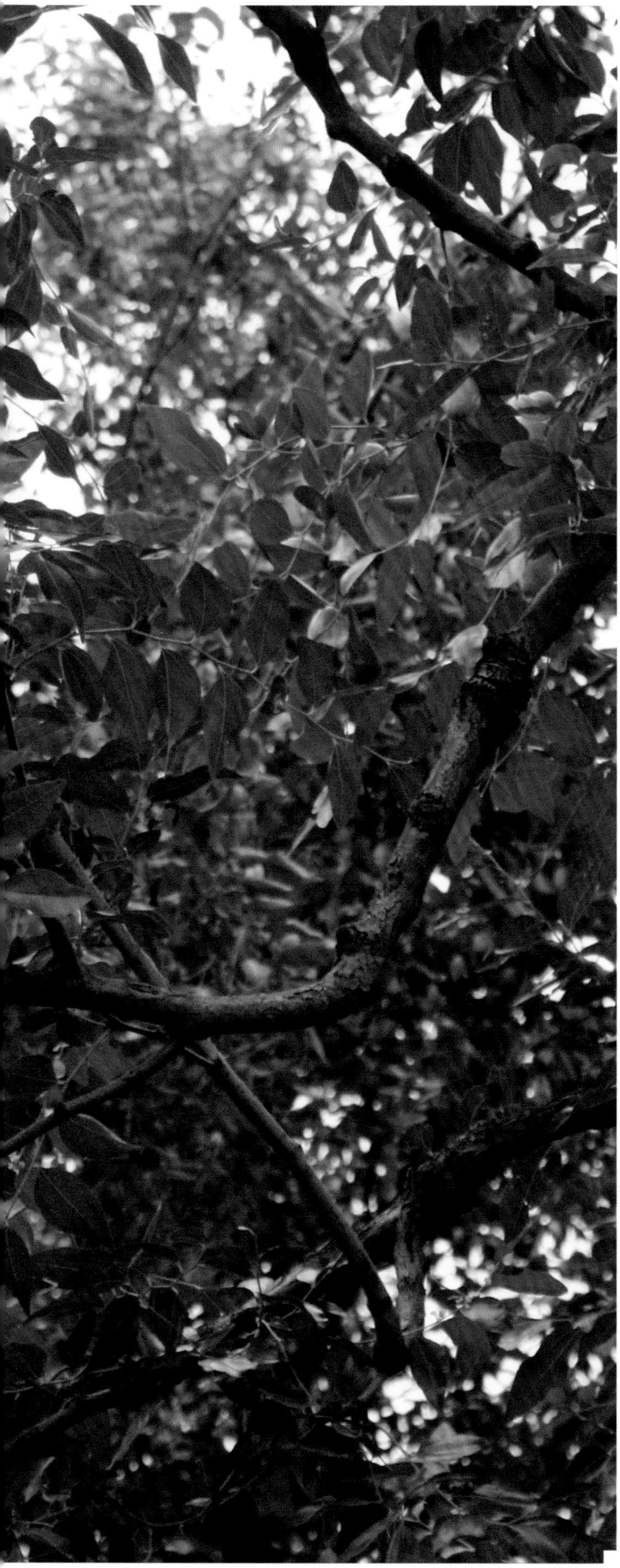

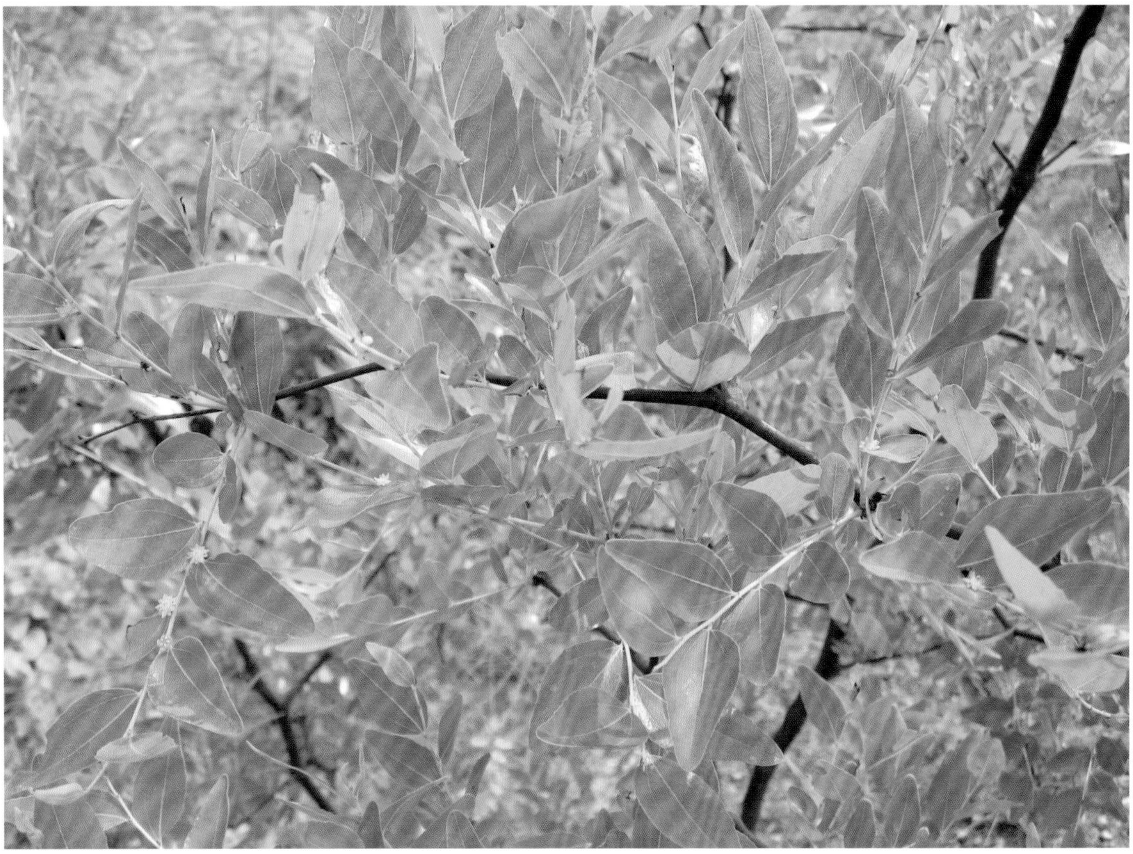

枣

识别特征

灌木或小乔木，高达 10 m。小叶有成对的针刺，嫩枝有微细毛。叶互生，椭圆状卵形或卵状披针形，先端稍钝，基部偏斜，边缘有细锯齿，基出 3 脉。花较小，淡黄绿色，2 ~ 3 朵集成腋生的聚伞花序。核果卵形至长圆形，熟时深红色。花期 5—6 月，果期 9—10 月。

生境分布

生长于海拔 1700 m 以下的山区、丘陵或平原，全国各地均有栽培。主要分布于河南、河北、山东、陕西等省。

采收加工

秋季果实成熟时采收，晒干。

药材鉴别

本品呈椭圆形或球形，长 2 ~ 3.5 cm，直径 1.5 ~ 2.5 cm。表面暗红色，略带光泽，有不规则皱纹。基部凹陷，有短果梗。外果皮薄，中果皮棕黄色或淡褐色，肉质，柔软，富糖分而油润。果核纺锤形，两端锐尖，质坚硬。气微香，味甜。

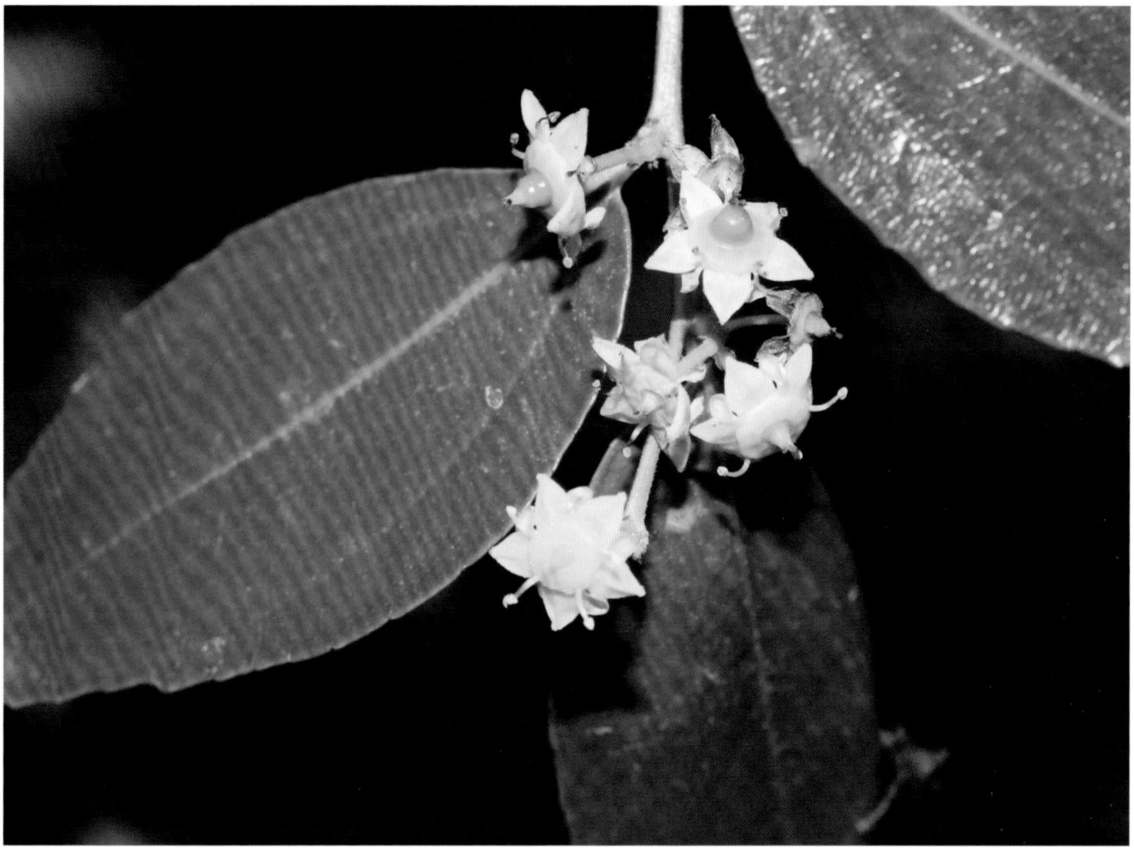

枣

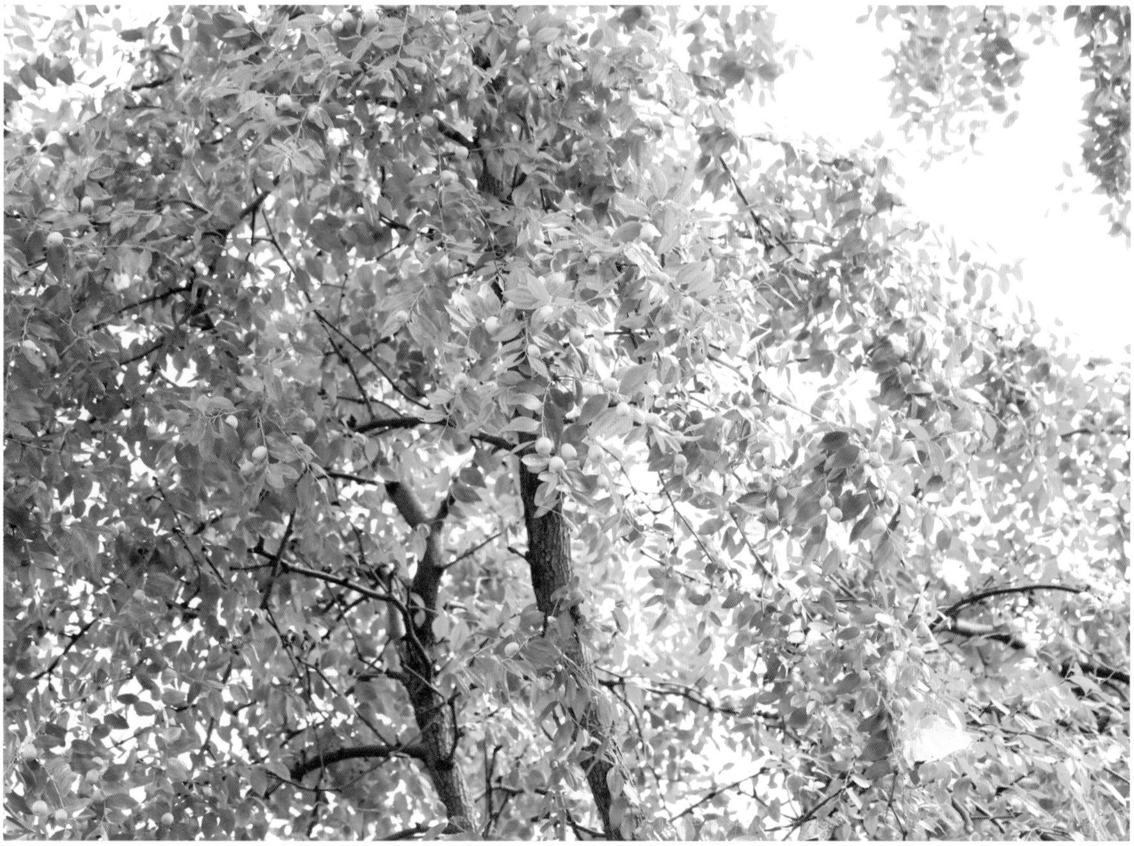

枣

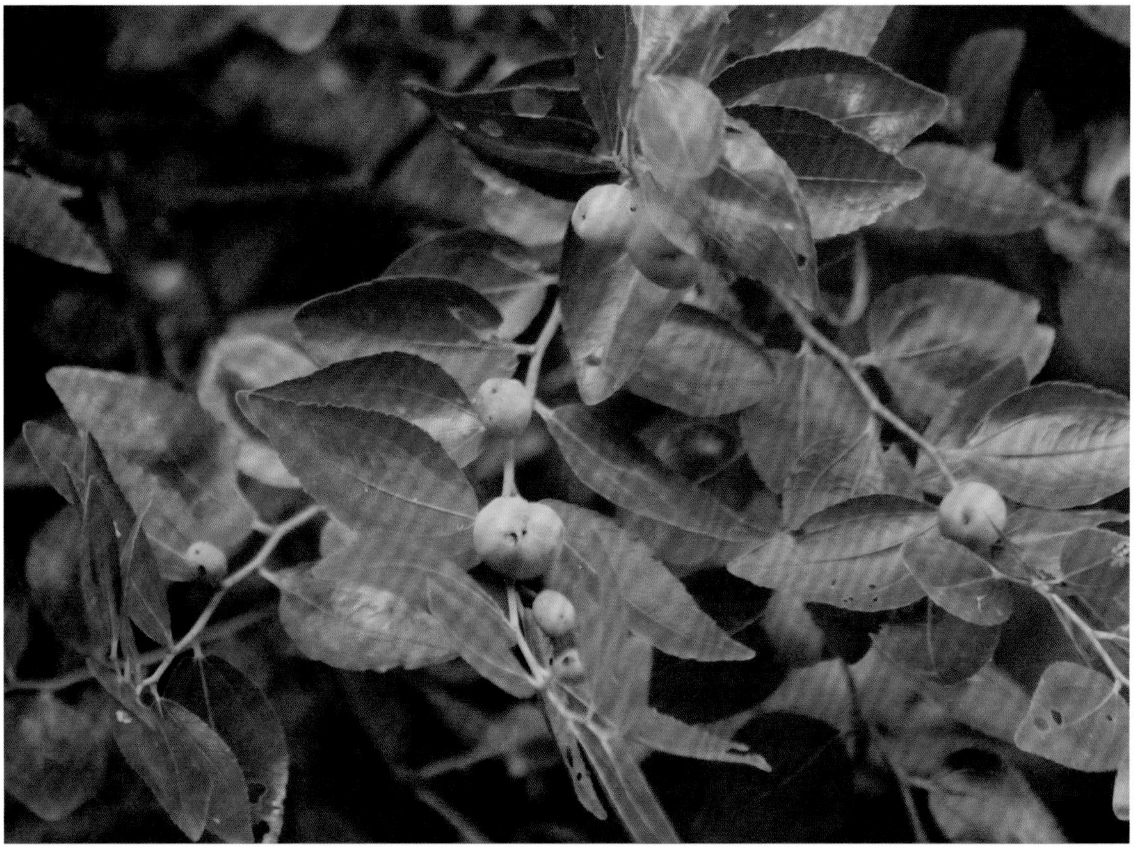

枣

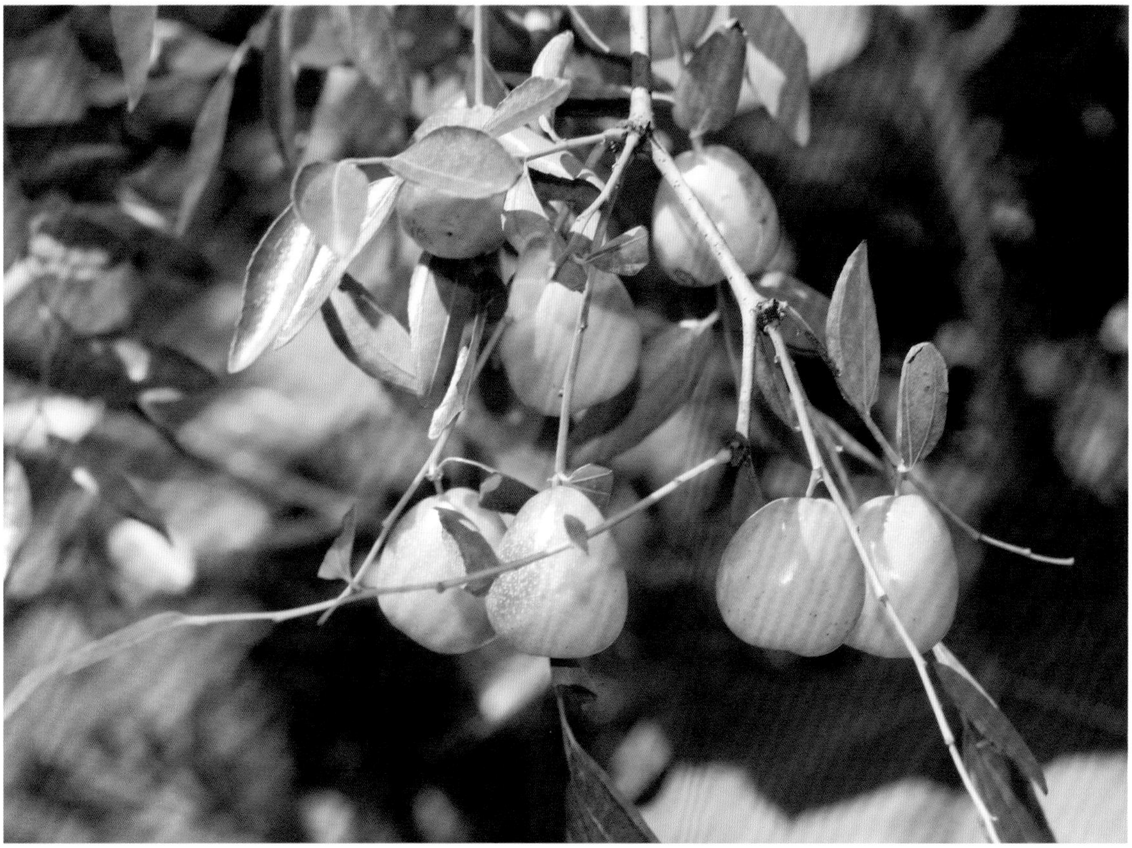

枣

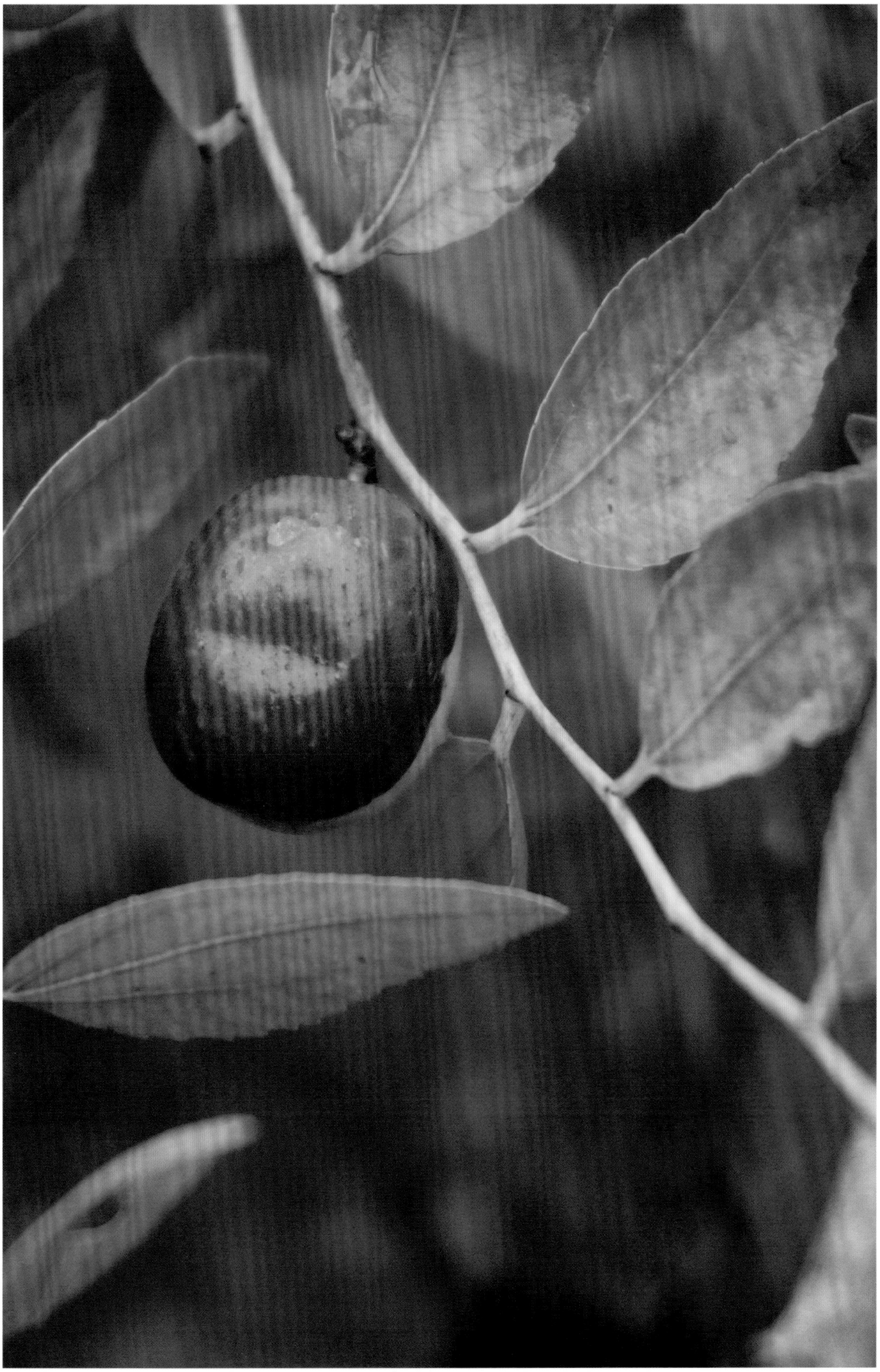

枣

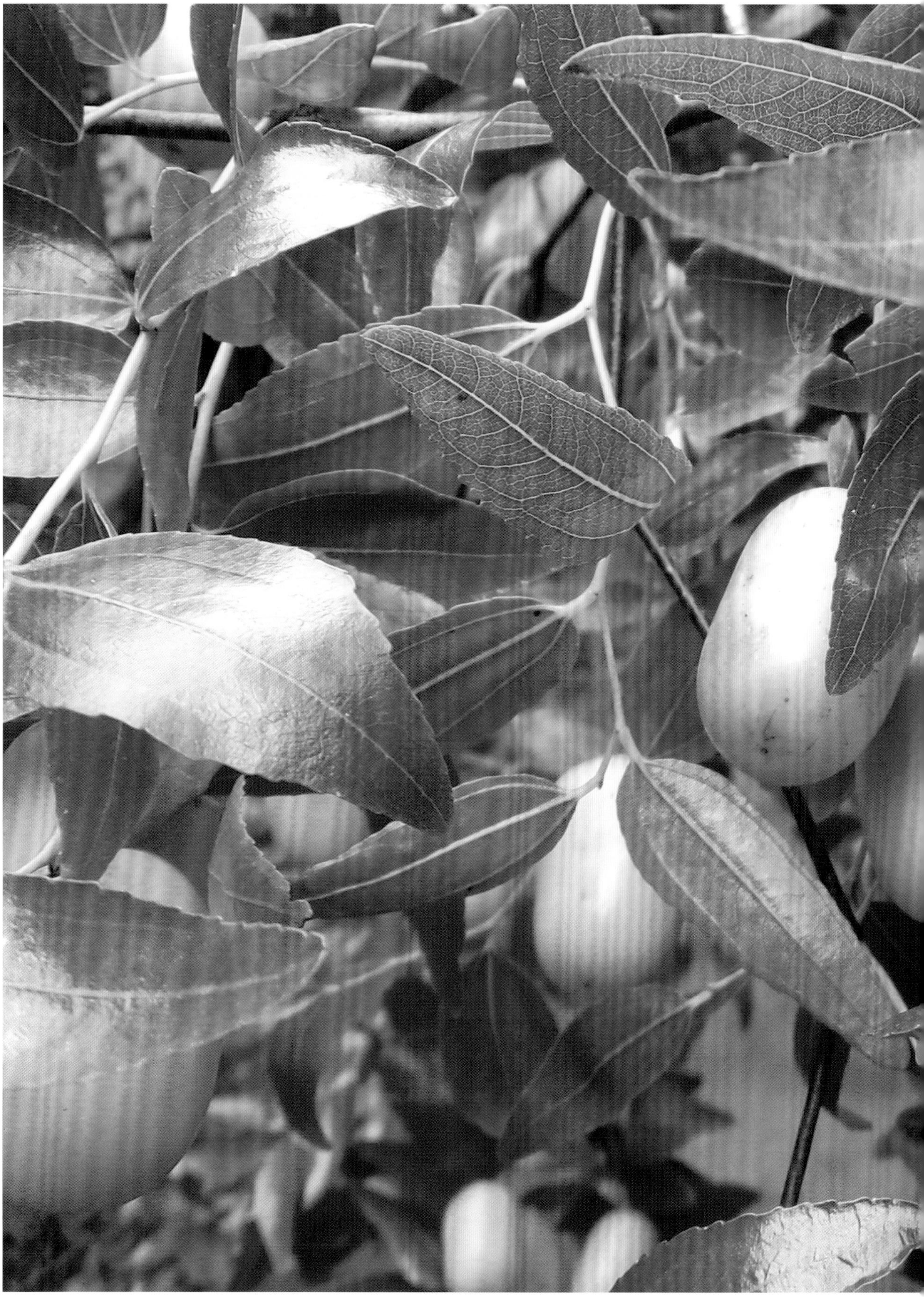

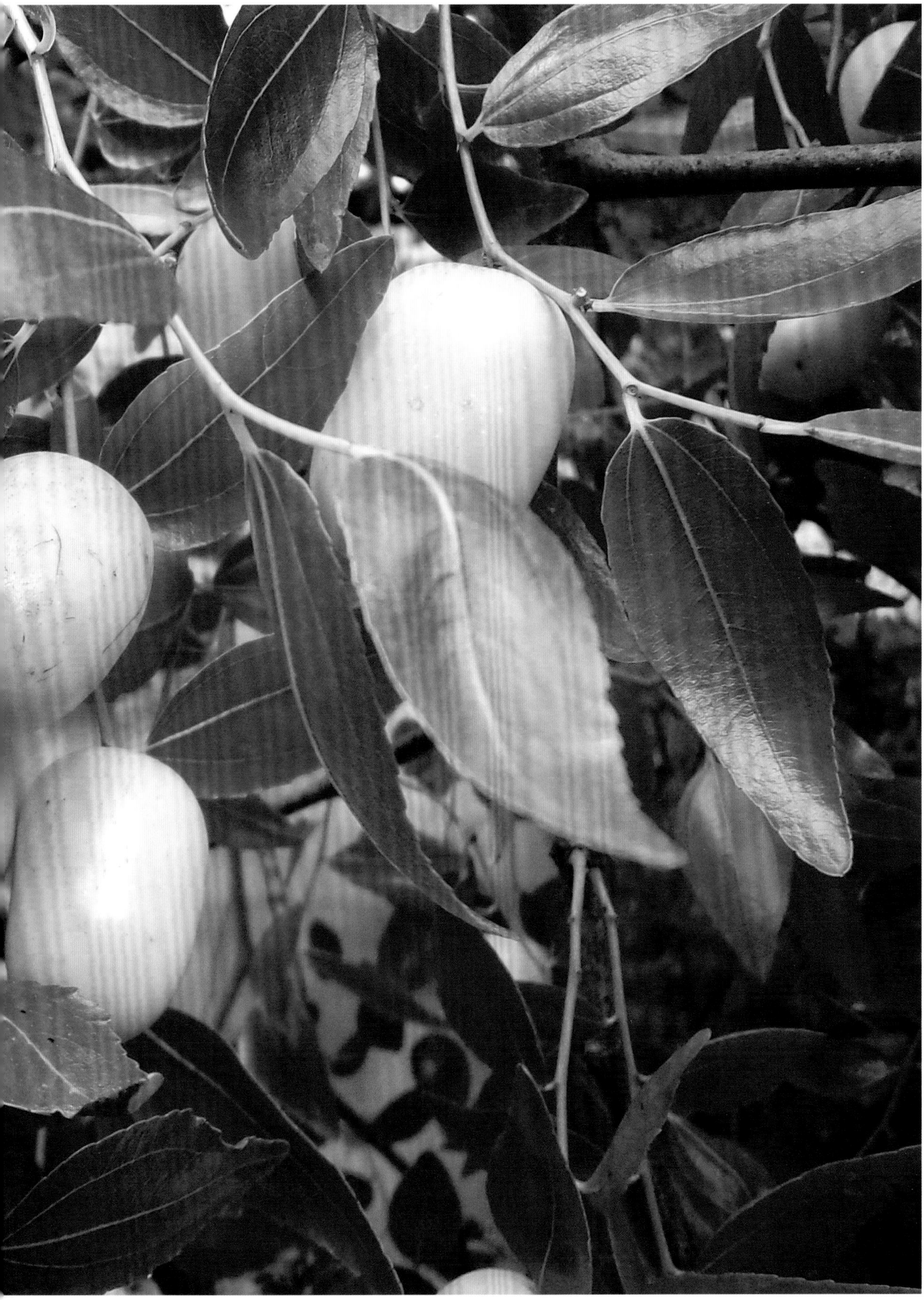

枣

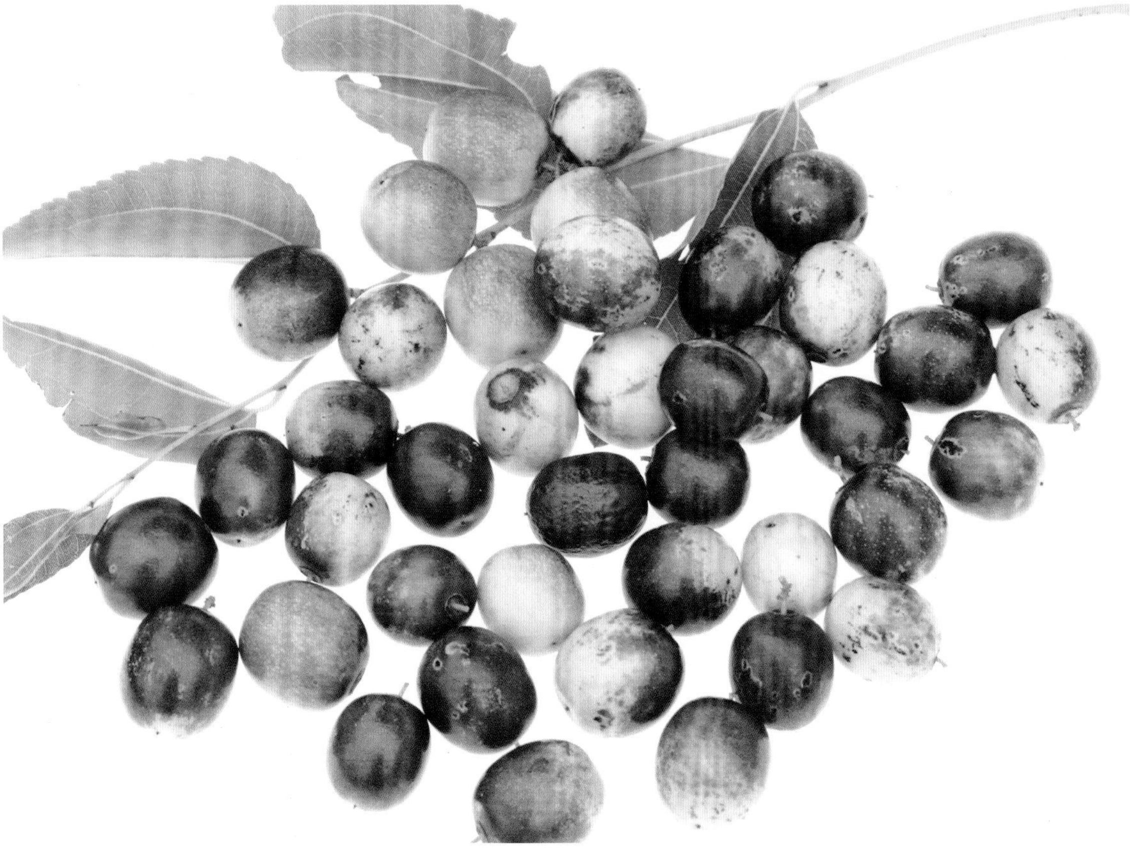

大枣药材

功效主治

补中益气，养血安神，缓和药性。主治脾虚泄泻，心悸，失眠，盗汗，血小板减少性紫癜。

用法用量

内服：10 ~ 30 g，煎服；或 3 ~ 12 枚，劈开，入丸去皮核捣烂，入散服宜去核，也可生食。

民族药方

1．腹泻 大枣 10 枚，薏苡仁 20 g，干姜 3 片，山药、糯米各 30 g，红糖 15 g。共煮粥服食。

2．贫血 大枣、绿豆各 50 g。同煮，加红糖适量服用，每日 1 次。

3．中老年人低血压 大枣 20 枚，太子参、莲子各 10 g，山药 30 g，薏苡仁 20 g，大米 50 g。煮粥食用。

4．病后体虚 大枣、花生各 30 g，羊肉 100 g。调料少许炖汤，喝汤食肉。

5．自汗，盗汗 大枣、乌梅各 10 枚，或加桑叶 10 g，浮小麦 15 g。水煎服。

6．小儿过敏性紫癜 大枣 500 g。每日煮，分 5 次食完。

7．金黄色葡萄球菌肺炎 大枣、甘草、生姜各 6 g，枳实、竹茹、半夏、茯苓各 10 g，陈皮 12 g。水煎取药汁，每日 2 剂，分 4 次服。

8．消化不良 大枣 10 枚，橘皮 10 g（可换干品 3 g）。先将大枣放锅内炒焦，然后与橘皮同放入杯中，加沸水冲泡 10 分钟即成。饭后代茶饮。

9．阴虚盗汗 大枣 10 枚，乌梅 5 枚，冰糖适量。共同煎汤，分 2 ~ 3 次服。

10．神经衰弱 大枣 10 枚，浮小麦 30 g，甘草 9 g，蜂蜜适量。前三味水煎取汁，加入蜂蜜服用，每日 1 次。

11．气虚咳嗽 大枣 10 枚，杏仁 20 g，大米 150 g。水煎服，每日 1 次。

12．心脾不足、心虚烦闷 大枣 20 枚，葱白 7 段。加适量清水煎成 200 ml，温服，每日 1 次。

使用注意

湿盛脘腹胀满者忌用。实热、湿热、痰热诸疾均不宜。

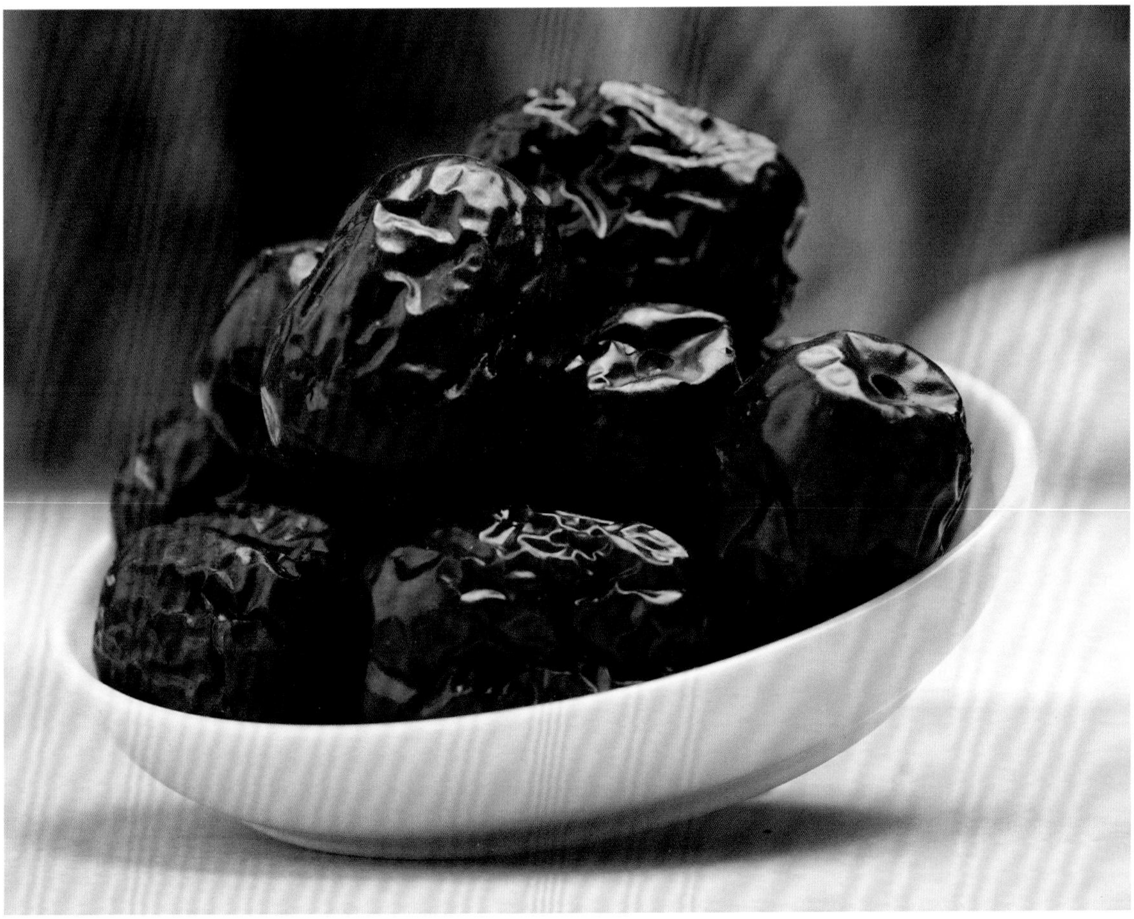

大枣药材

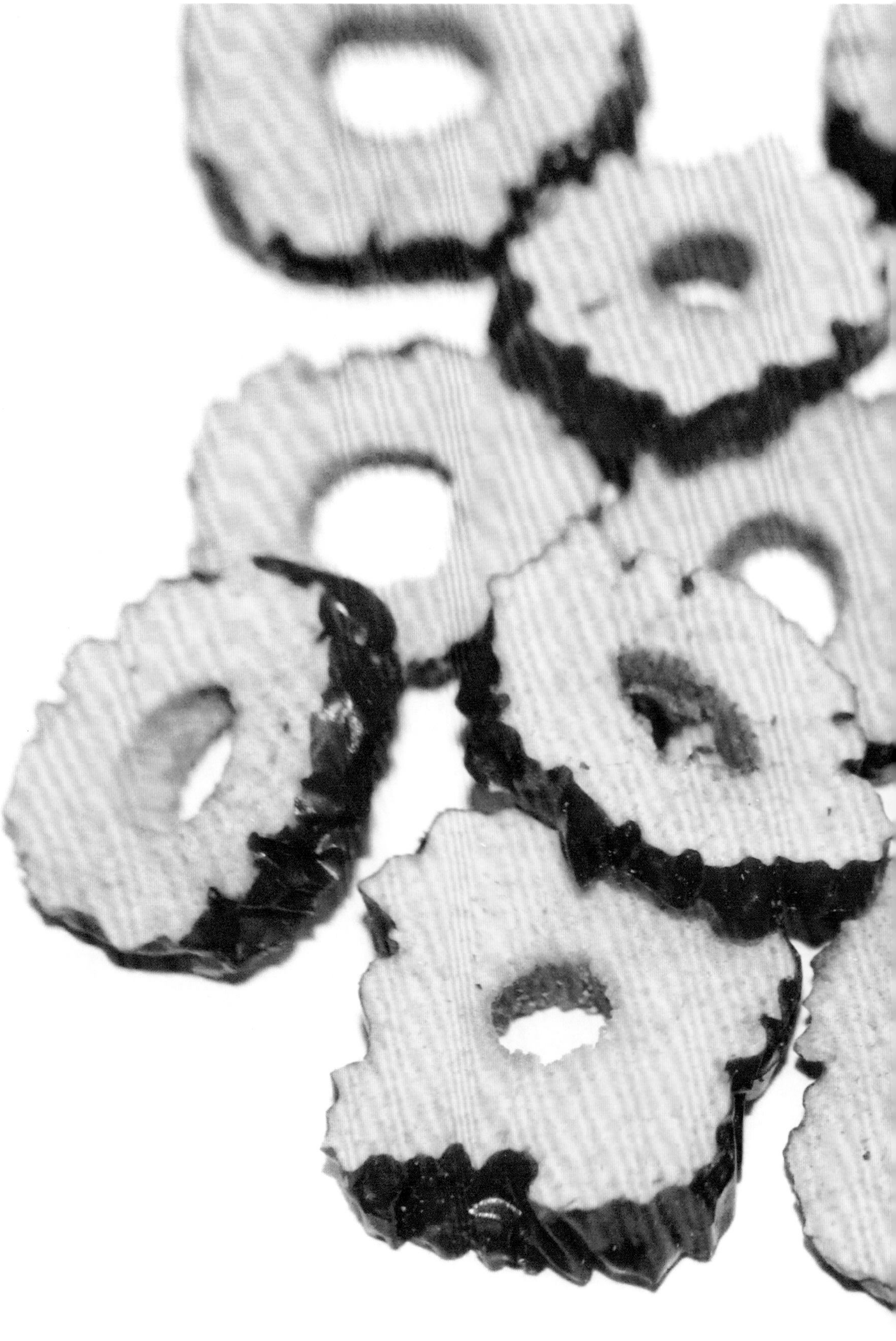

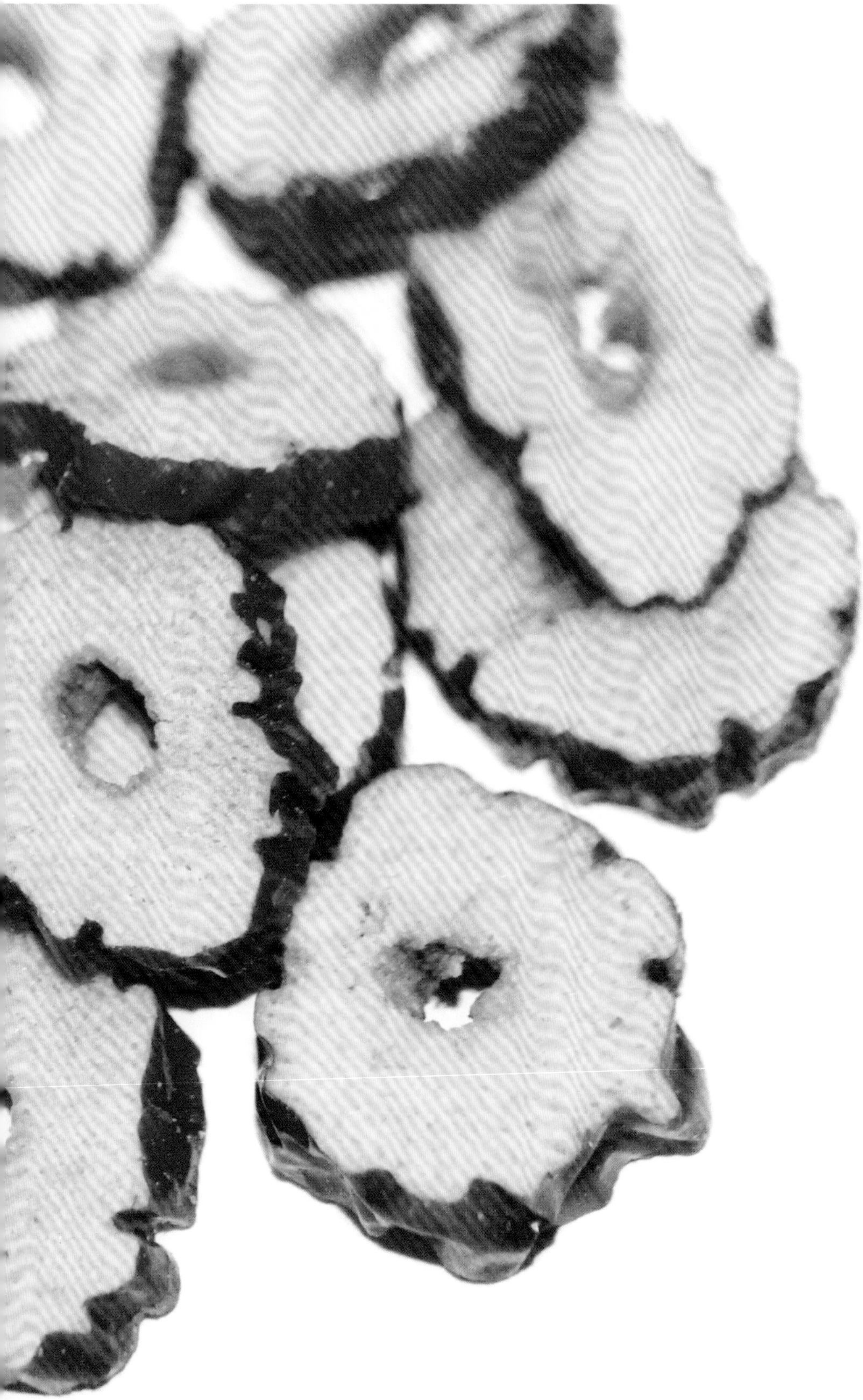

大枣饮片

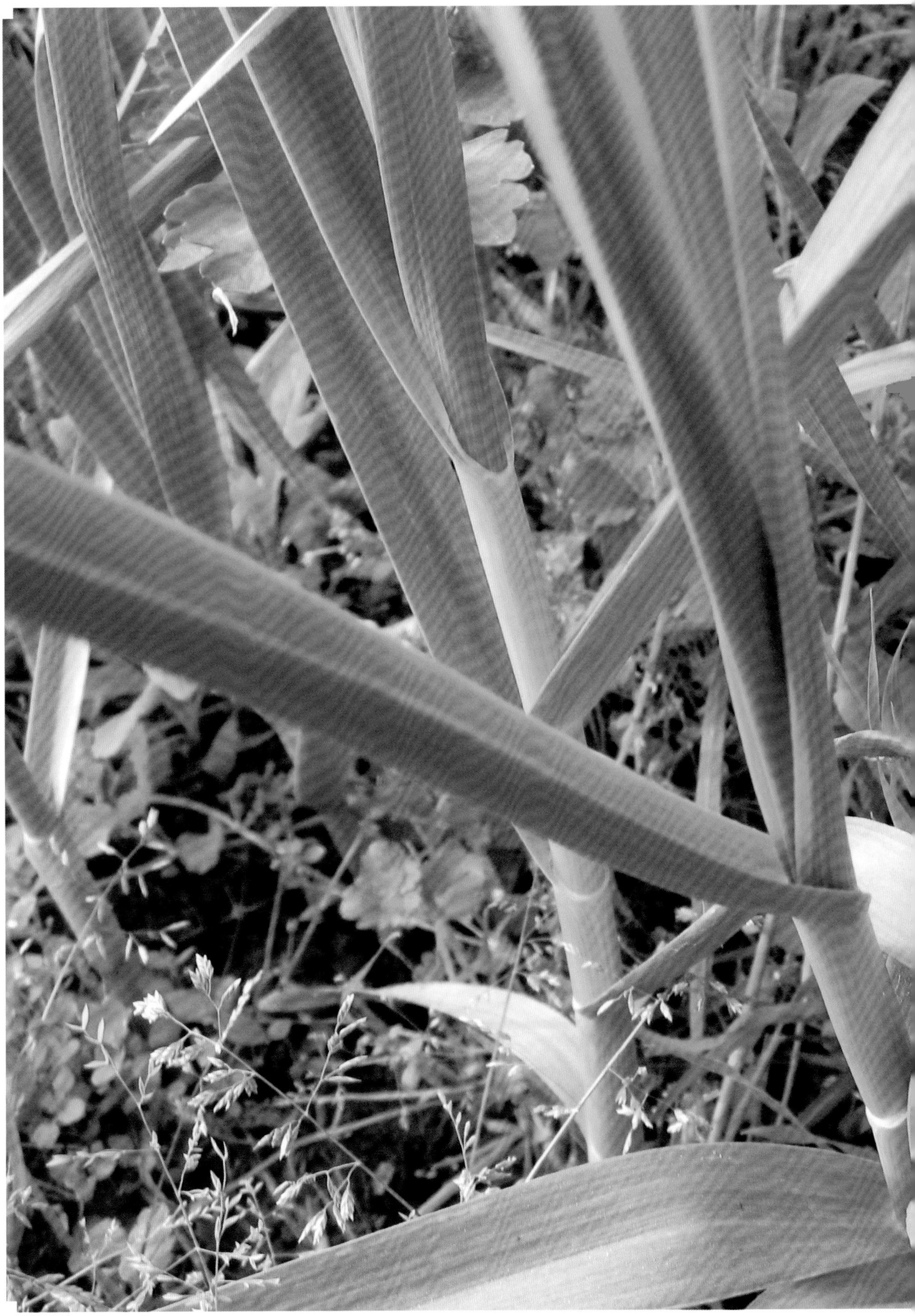

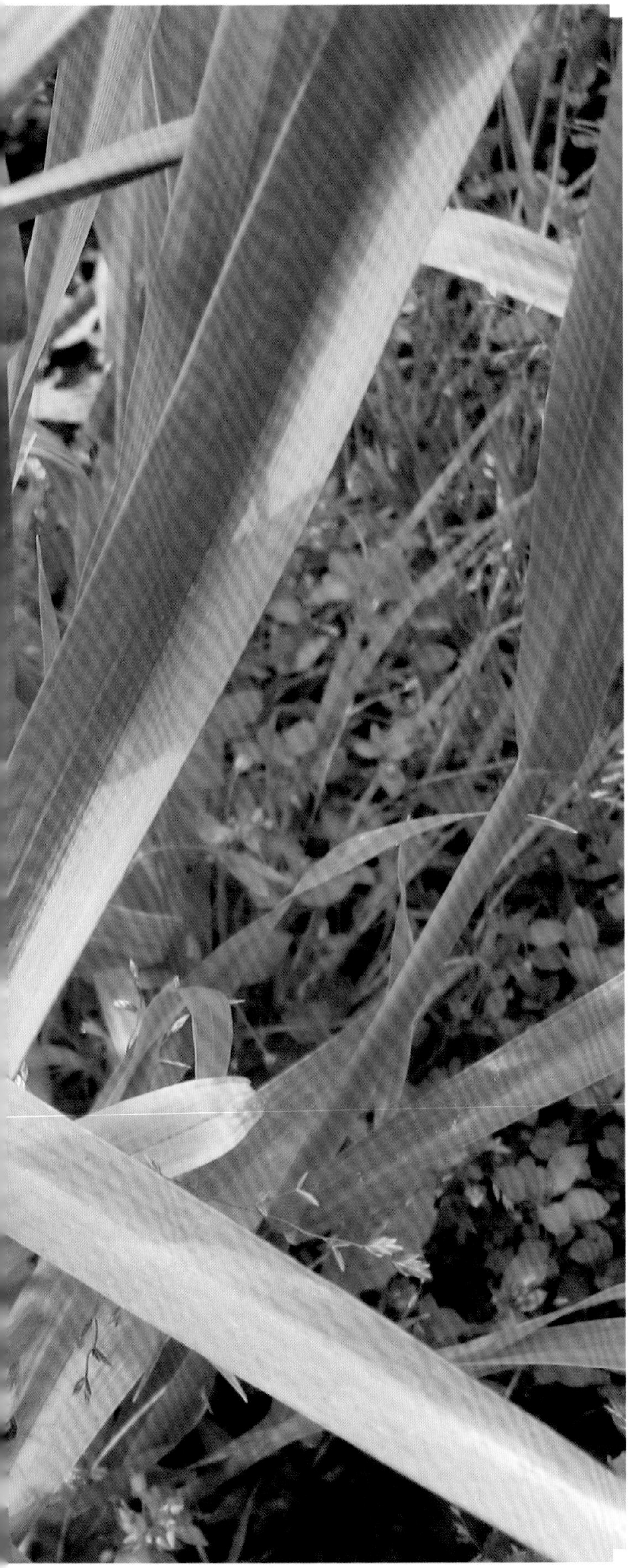

大蒜

【壮药名】棵蒜。

【别　名】葫，胡蒜，独蒜，蒜头、独头蒜。

【来　源】本品为百合科多年生草本植物大蒜 *Allium sativum* L. 的鳞茎。

【性味归经】味辛，性温。归脾、胃、肺经。

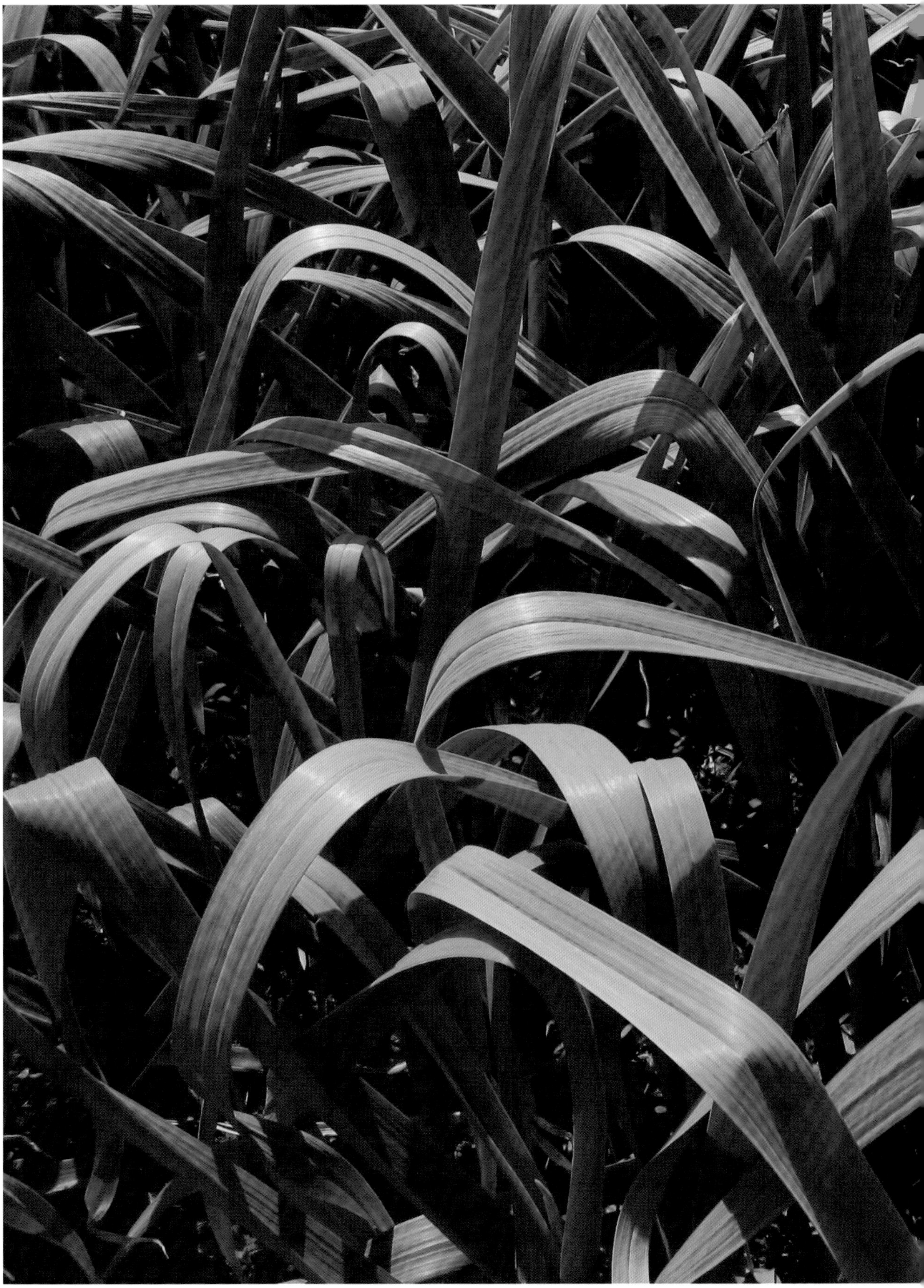

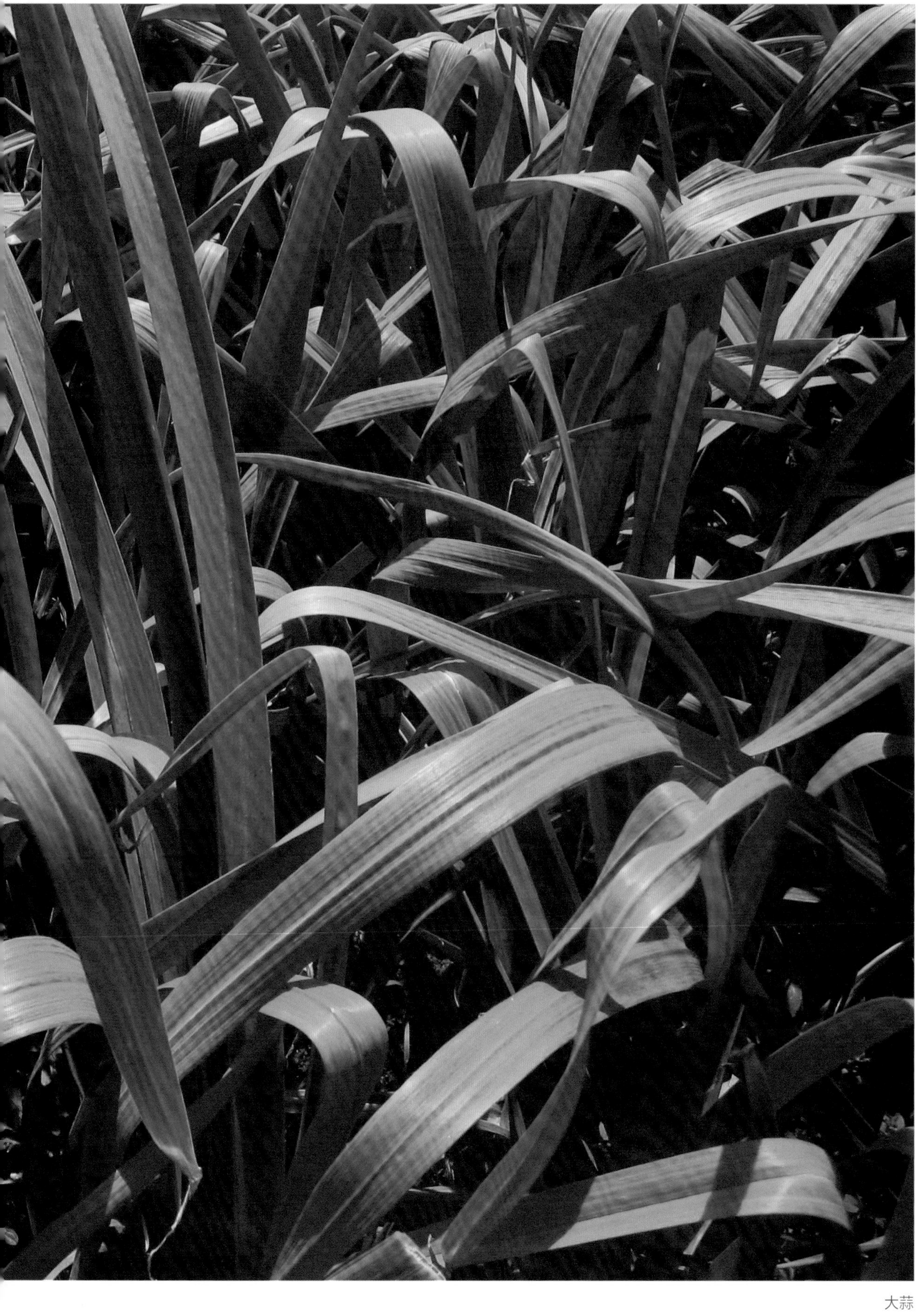

大蒜

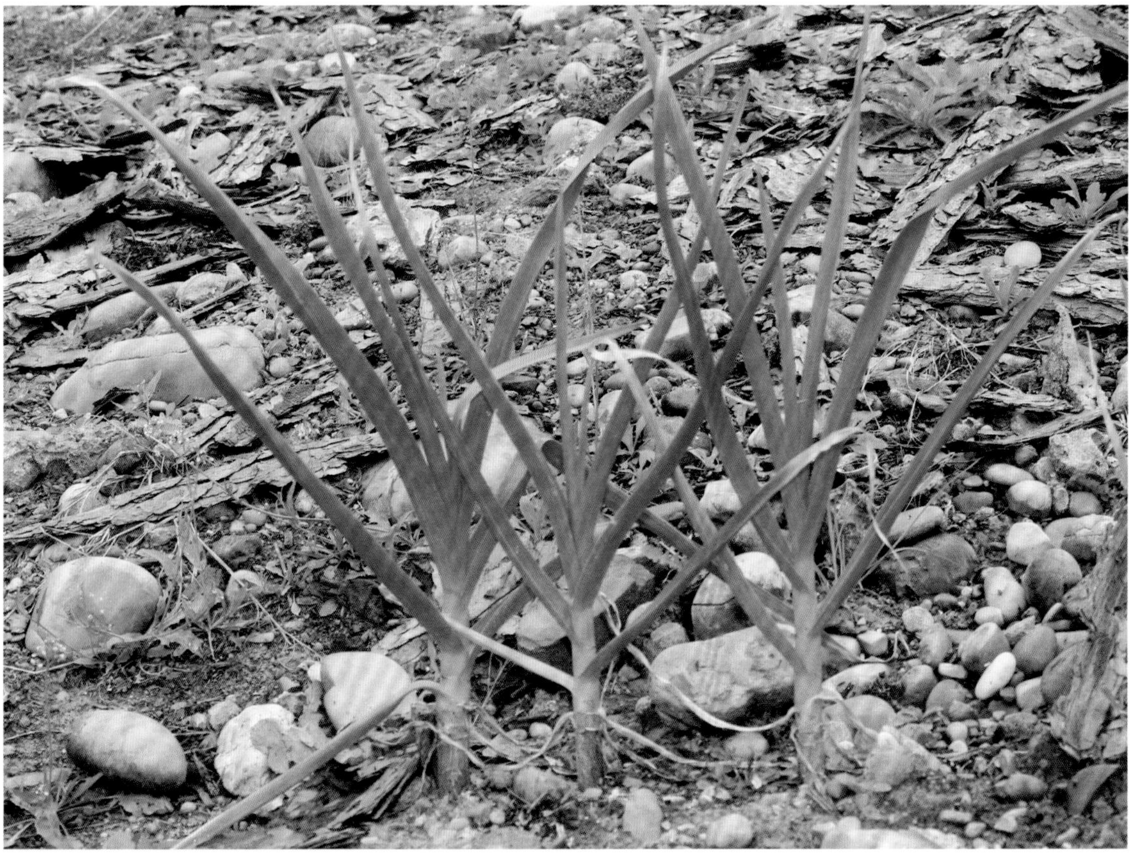

大蒜

识别特征

多年生草本，具强烈蒜臭气。鳞茎大形，具 6 ~ 10 瓣，外包灰白色或淡棕色于膜质鳞被。叶基生，实心，扁平，线状披针形，宽约 2.5 cm，基部呈鞘状。花茎直立，高约 60 cm；佛焰苞有长喙，长 7 ~ 10 cm；伞形花序，小而稠密，具苞片 1 ~ 3 枚，片长 8 ~ 10 cm，膜质，浅绿色；花小形，花间多杂以淡红色珠芽，长 4 mm，或完全无珠芽；花柄细，长于花；花被 6，粉红色，椭圆状披针形；雄蕊 6，白色，花药突出；雌蕊 1，花柱突出，白色，子房上位，长椭圆状卵形，先端凹入，3 室。蒴果，1 室开裂。种子黑色。花期夏季。

生境分布

全国各地均有栽培。

采收加工

夏初叶枯萎时采挖，除去泥沙，于通风处晾干或烘烤至外皮干燥，生用。

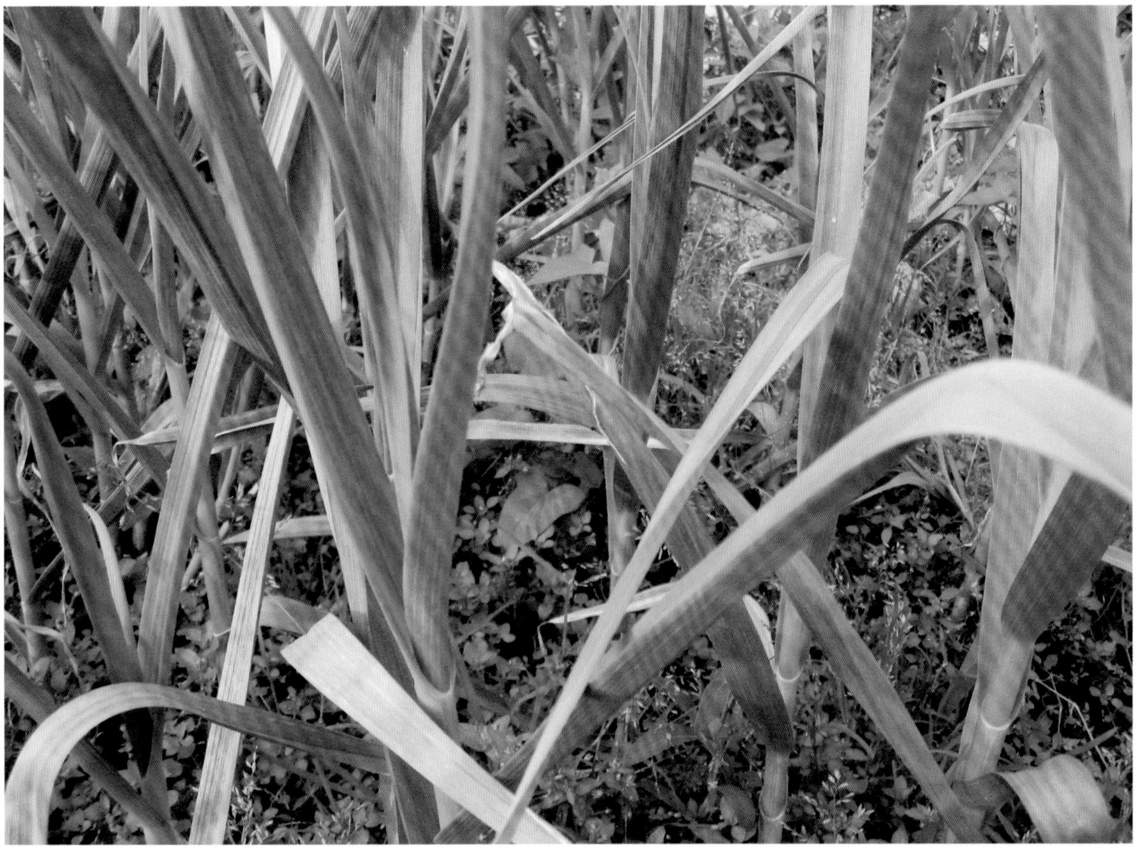

大蒜

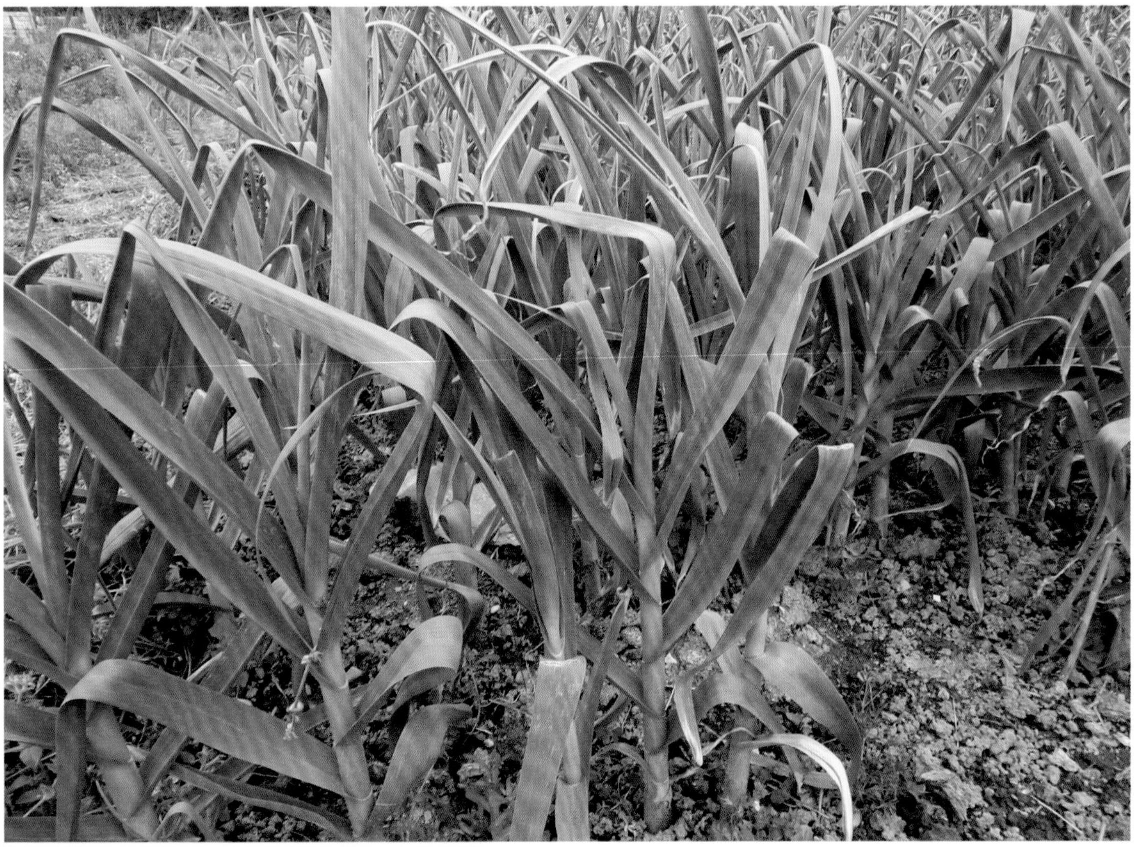

大蒜

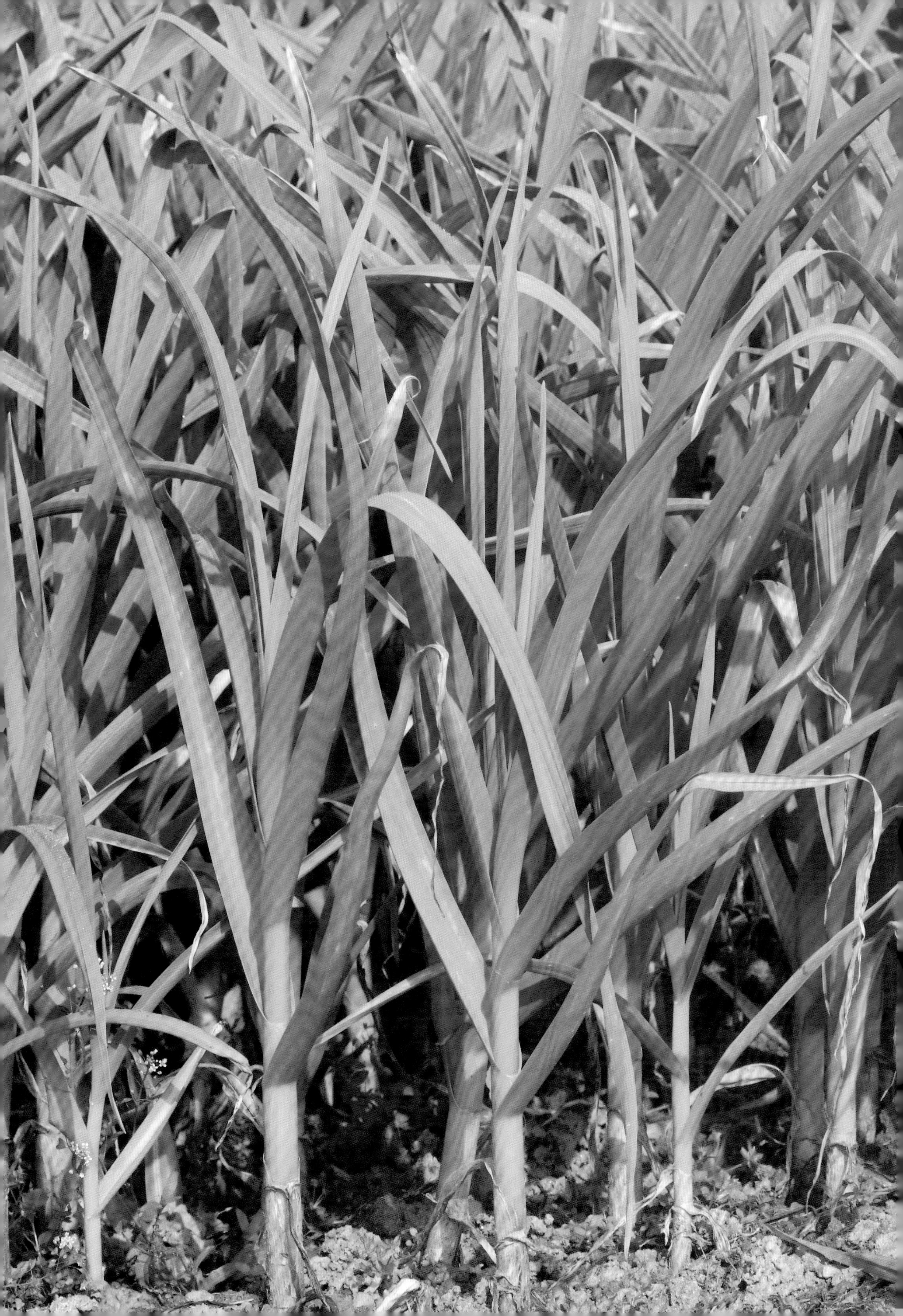

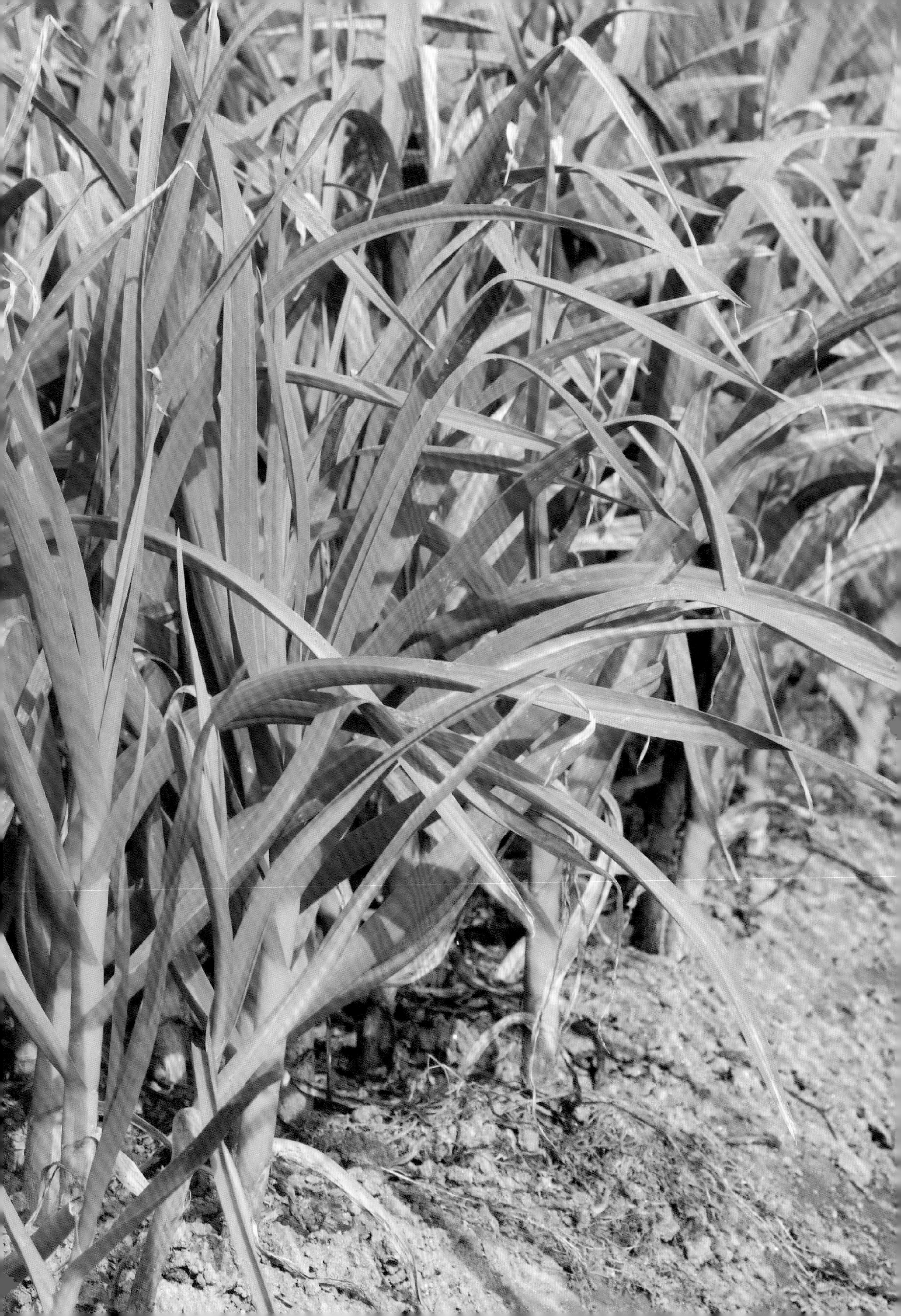

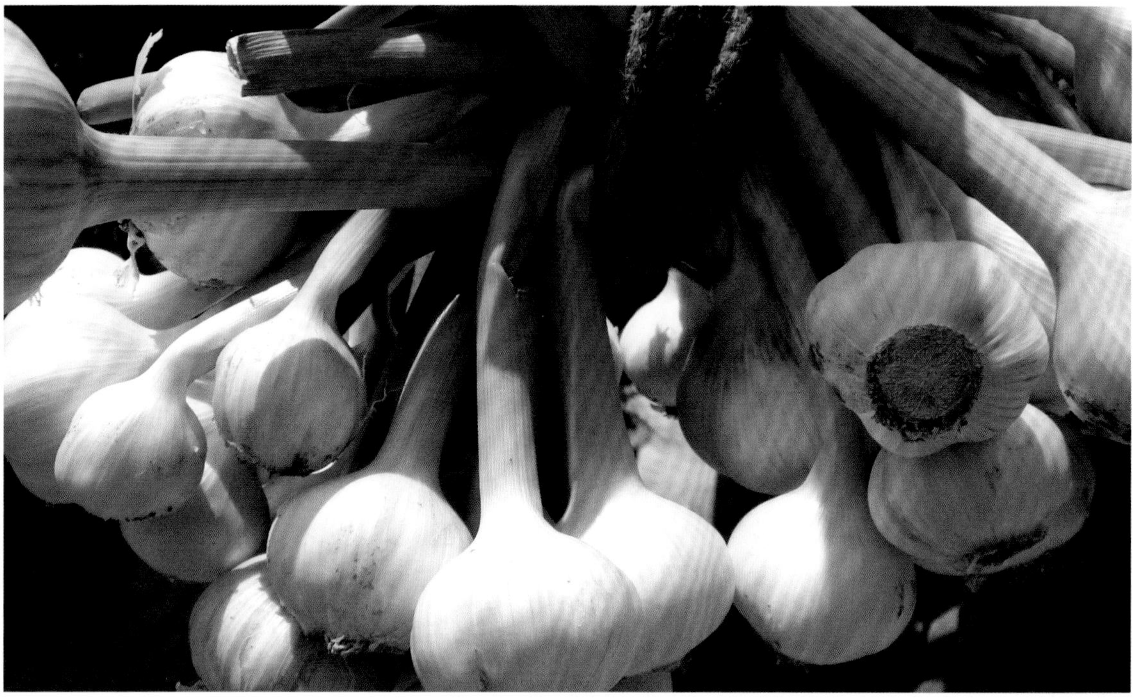

大蒜药材

药材鉴别

本品呈圆盘状或不规则的扁块状，有的似莲房状，大小不一。表面灰白色或灰褐色。腹面有多数整齐的六角形房孔，孔径 3 ~ 4 mm 或 6 ~ 8 mm，背面有 1 个或数个黑色短柄。体轻，质韧，略有弹性。气微，味辛淡。

功效主治

健胃，止痢，止咳，杀菌，驱虫。主治肺结核，百日咳，食欲不振，消化不良，细菌性痢疾，阿米巴痢疾，肠炎，蛲虫病，钩虫病；外用治阴道毛滴虫，急性阑尾炎。还可预防流行性感冒、流行性脑脊髓膜炎。

用法用量

内服：10 ~ 15 g。外用：适量。

民族药方

1．预防流行性感冒 大蒜 1 头。捣烂取汁，加 10 倍水，滴鼻。

2．预防流行性脑脊髓膜炎 ①大蒜（去皮）5 g。15 岁以下儿童减半，每日 1 次，在进餐时同服，连服 3 日。②大蒜 25 g。捣烂加水 40 ml，泡后取液，加入 10 g 白糖，分 2 次服，连服 5 日。

3．肺结核（蒜气疗法） ①每次用紫皮大蒜 100 g，放于玻璃瓶中（高 10 ~

75 cm，底直径 3 ~ 5 cm），用木棒捣成泥状，使之分布于瓶壁及瓶底上，以增加大蒜气的挥发面积。在均匀呼吸及深呼吸交替进行中用口吸其挥发气。每日上、下午各 1 次，每次 2 小时。②紫皮大蒜 30 g，白及粉 5 g。将紫皮大蒜去皮放入沸水中煮 1 ~ 1.5 分钟捞出（以蒜表面熟，里面生为合适，过熟，则蒜有效成分被破坏；过生，则对胃肠有刺激，往往不能坚持下去），然后取大米 50 g，放入煮蒜水中煮成稀粥，待粥已成，又将蒜重新放入稀粥内搅匀即可食用。白及粉与大蒜粥同吃，或食粥后再服。以上为 1 次量，每日 2 次，早晚饭后服用。

4．百日咳 紫皮大蒜 50 g。捣烂，加冷开水 1 小碗浸泡 5 ~ 6 小时，取出浸出液，加糖适量。3 岁以下每次半匙，3 ~ 5 岁每次 1 匙，每日 3 次。

5．细菌性痢疾，阿米巴痢疾 大蒜 15 ~ 25 g。捣烂用白糖水冲服或制成大蒜糖浆，每次服 5 ~ 20 ml；亦可用 5% 的大蒜液保留灌肠。

6．急性阑尾炎 大蒜 12 头，芒硝、大黄末各 100 g，醋适量。将大蒜去皮洗净，同芒硝捣成糊状，先用醋在压痛处涂搽，再将药敷上，周围以纱布围成圈，以防药液外流；2 小时后去掉，以温水洗净，再用醋调大黄末敷 12 小时。

7．蛲虫病 大蒜 150 g。捣碎用冷开水浸 24 小时后过滤取汁，睡前用 20 ~ 30 ml 作保留灌肠，7 日为 1 个疗程。

▎使用注意

阴虚火旺及有目疾、舌喉口齿诸疾者均不宜服。外敷易引起皮肤发红、灼热起疱，故不可敷之过久。

大蒜药材

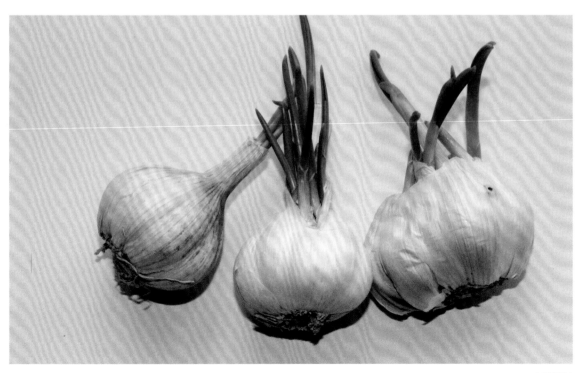

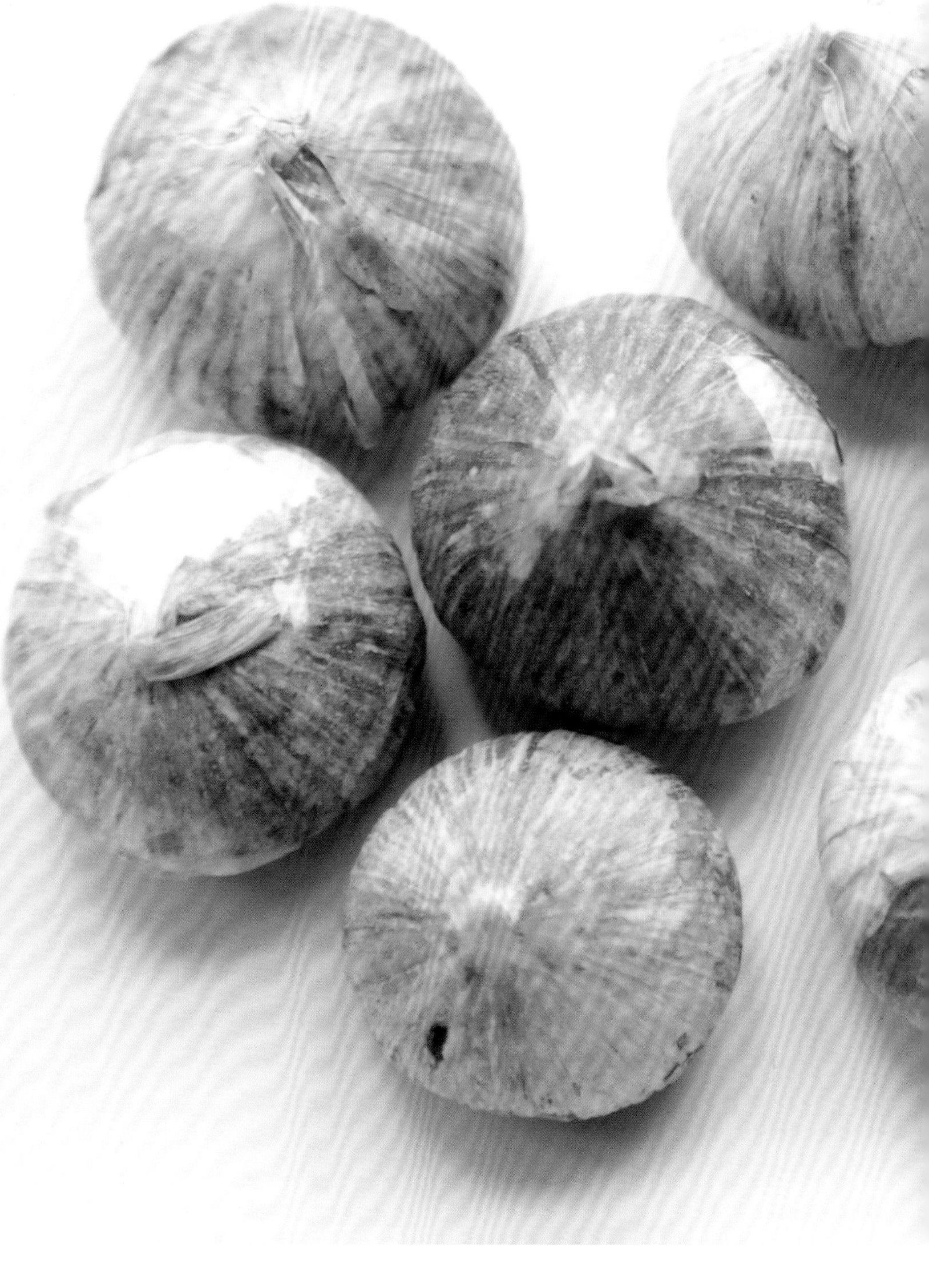

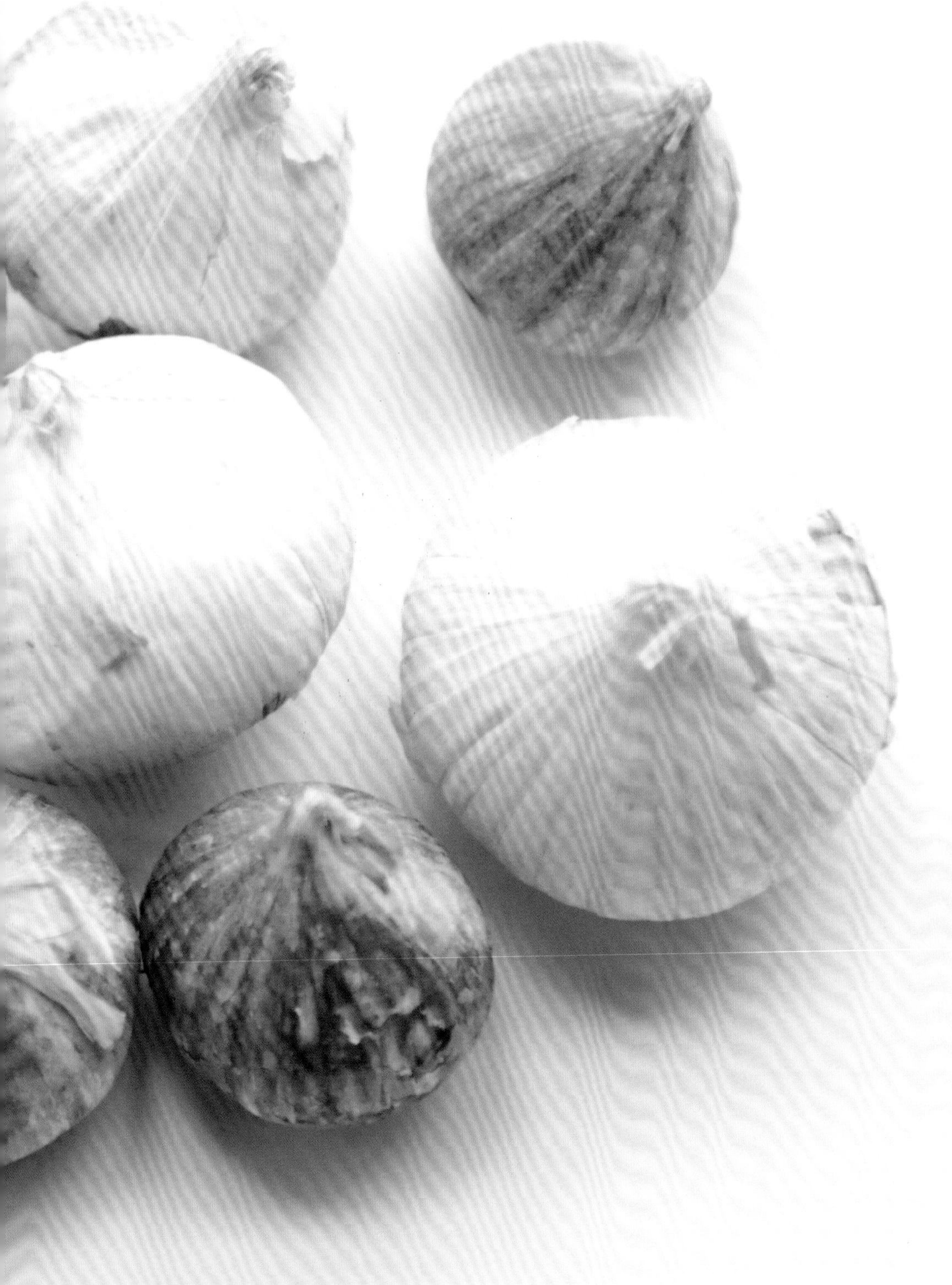

大蒜药材

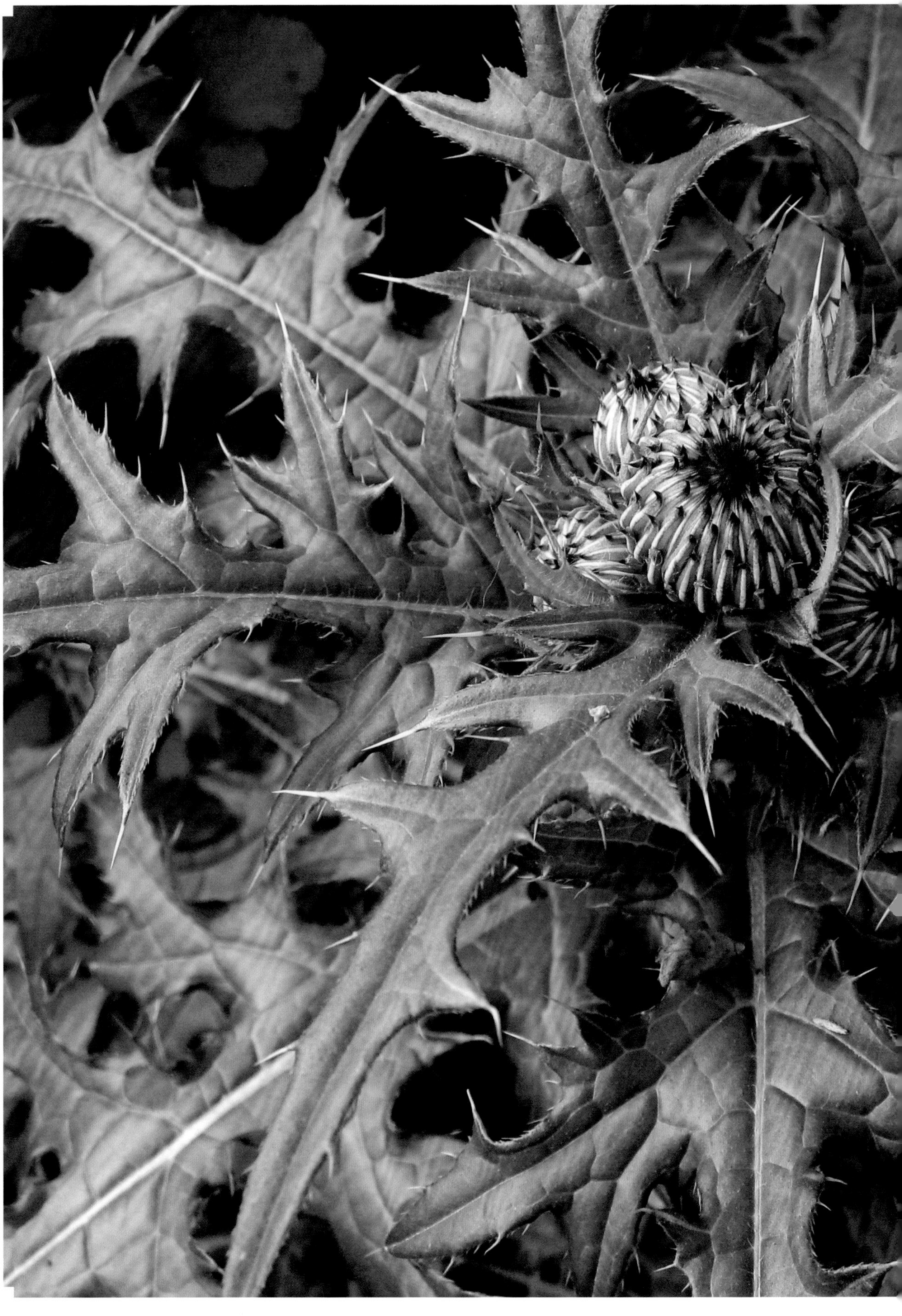

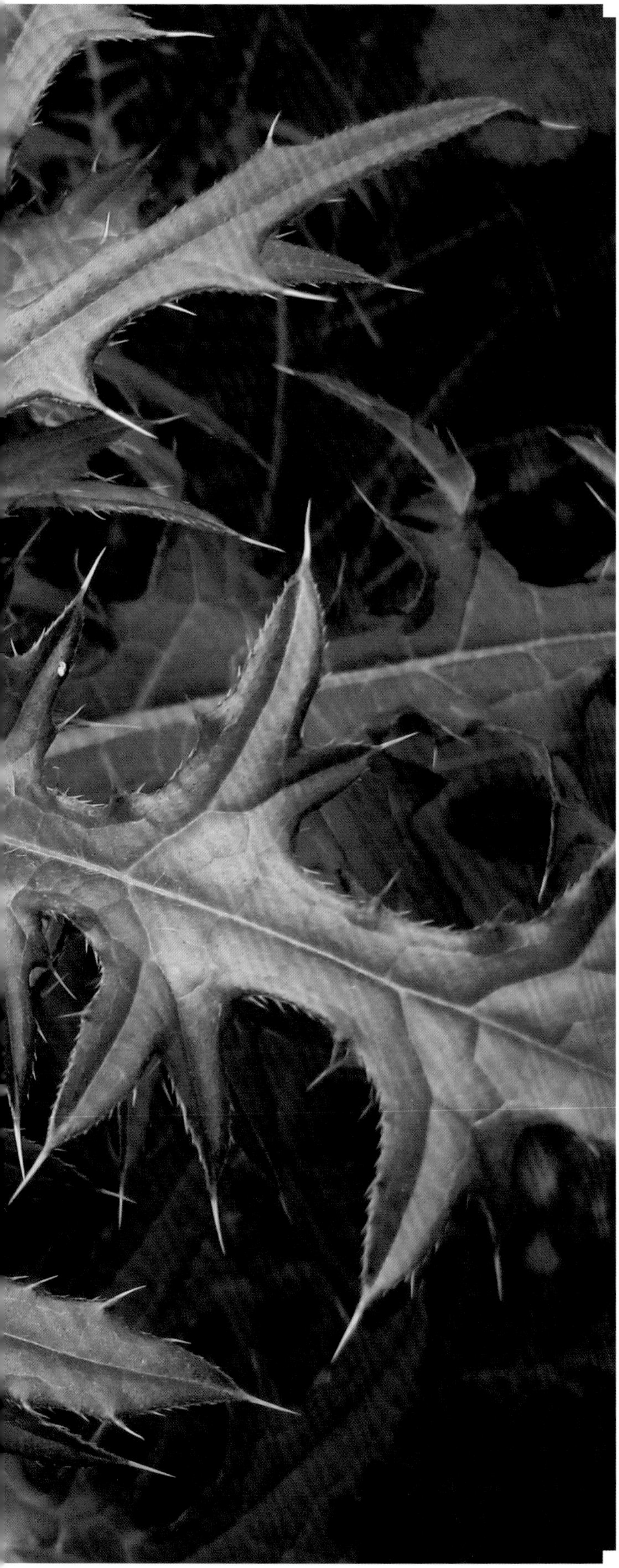

大蓟

【**壮药名**】涯林子。

【**别　名**】大刺盖、老虎脷、山萝卜、刺萝卜、牛喳口、大刺儿菜。

【**来　源**】本品为菊科植物蓟 *Cirsium japonicum* Fisch. ex DC. 的干燥地上部分或根。

【**性味归经**】味甘、苦，性凉。归心、肝经。

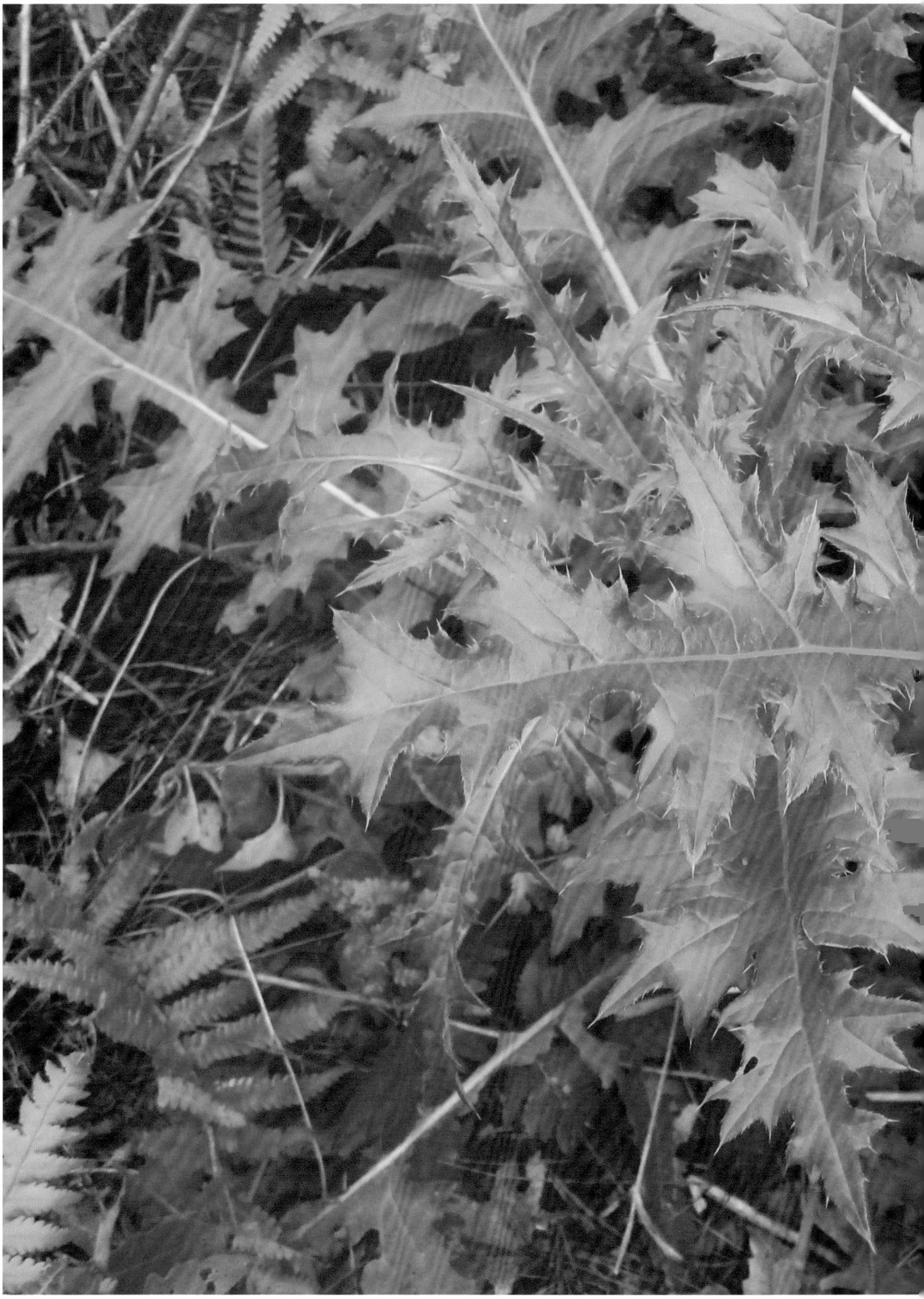

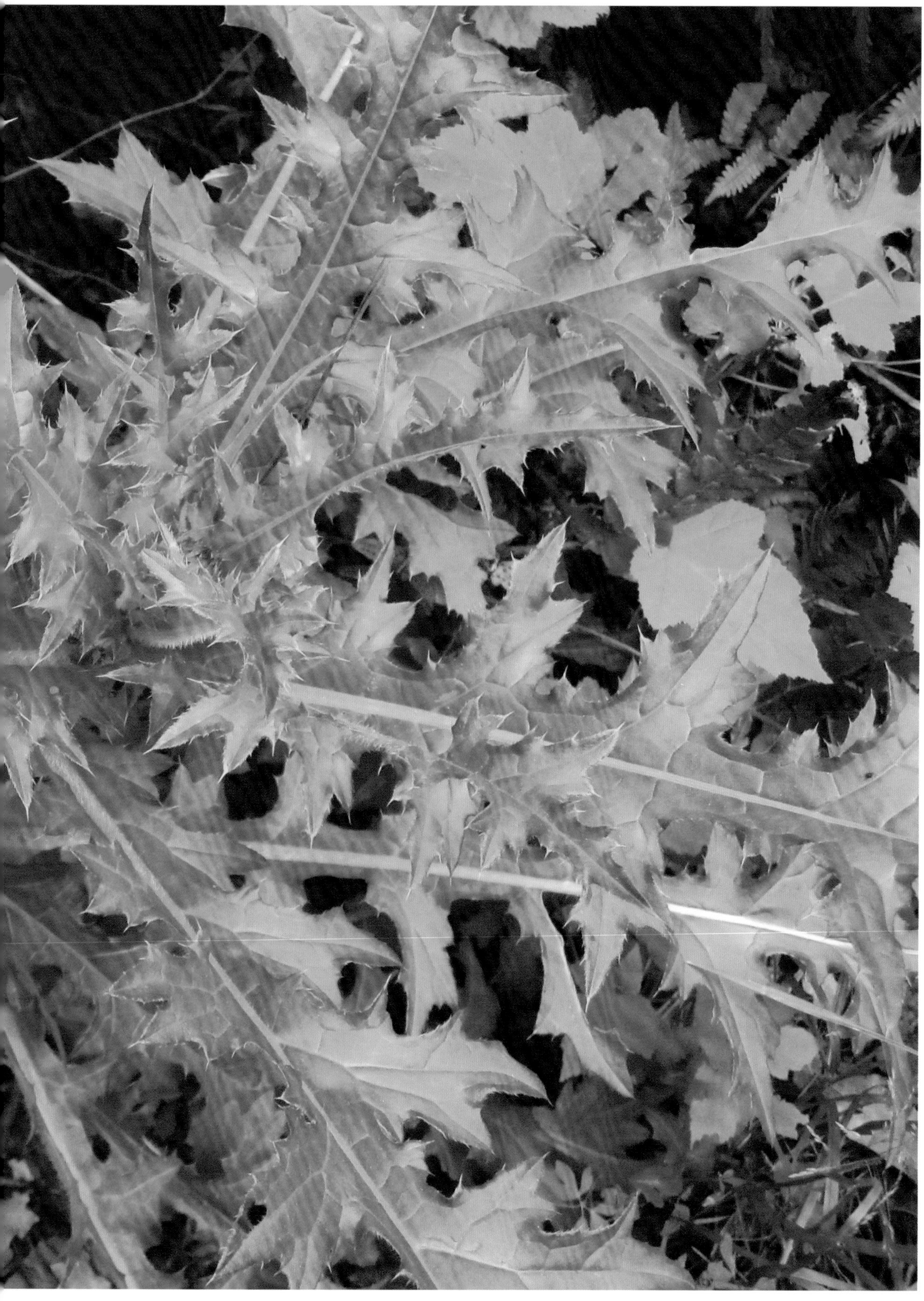

大蓟

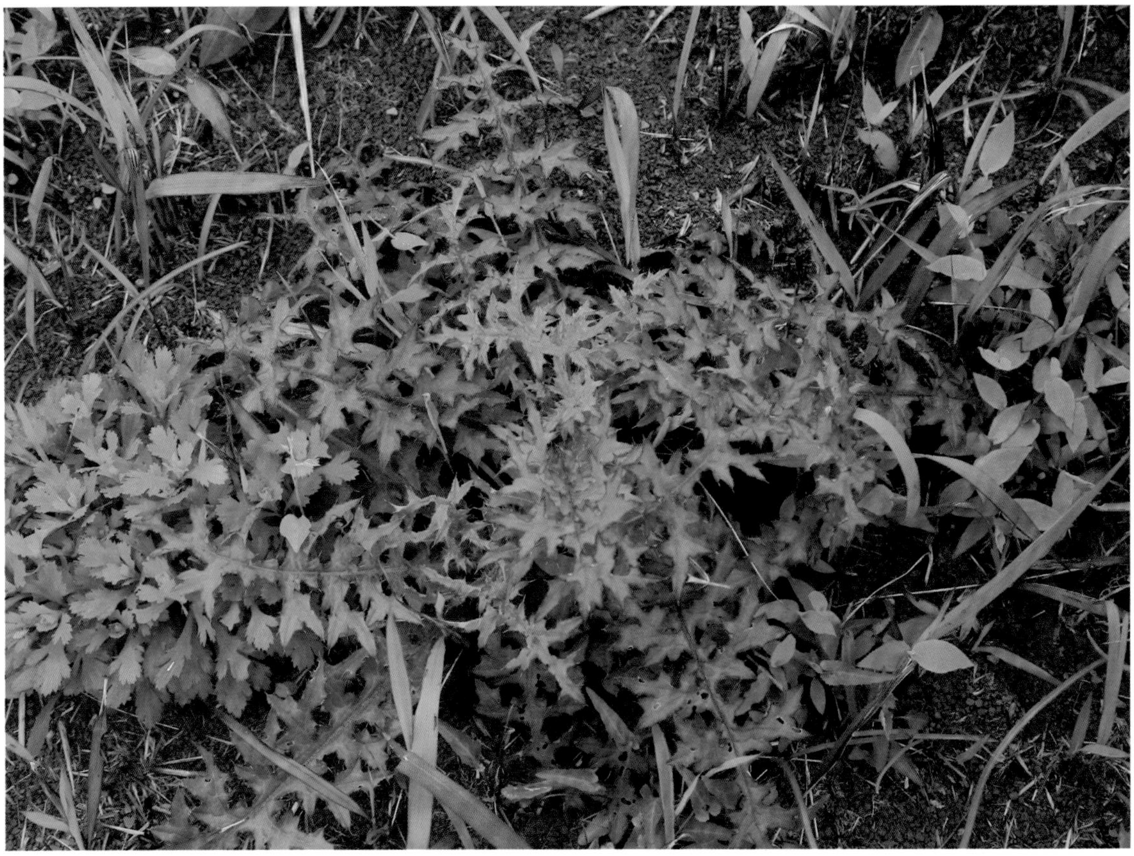

大蓟

识别特征

多年生草本植物，块根纺锤状。茎直立，高 30 ~ 80 cm，茎枝有条棱，被长毛。基生叶有柄，叶片倒披针形或倒卵状椭圆形，长 8 ~ 20 cm，宽 2.5 ~ 8 cm，羽状深裂，边缘齿状，齿端具刺；自基部向上的叶渐小；叶面绿色，两面沿脉有疏毛。头状花序，单生；总苞钟状，直径 3 cm；总苞片约 6 层，覆瓦状排列，外层较短，向内渐长，条状披针形，先端渐尖刺且短；全部为管状花，两性花冠紫色或紫红色，长 15 ~ 2 cm，5 裂，裂片较下面膨大部分短；雄蕊 5，花药先端有附片，基部有尾。瘦果长椭圆形，稍扁，长约 4 mm；冠毛羽状，暗灰色，稍短于花冠。花期 5—6 月，果期 6—8 月。

生境分布

生长于山坡、草地、路旁。分布于河北、陕西、山东、江苏、浙江、江西、福建、台湾、湖北、湖南、广东、广西、四川、云南、贵州等省区。

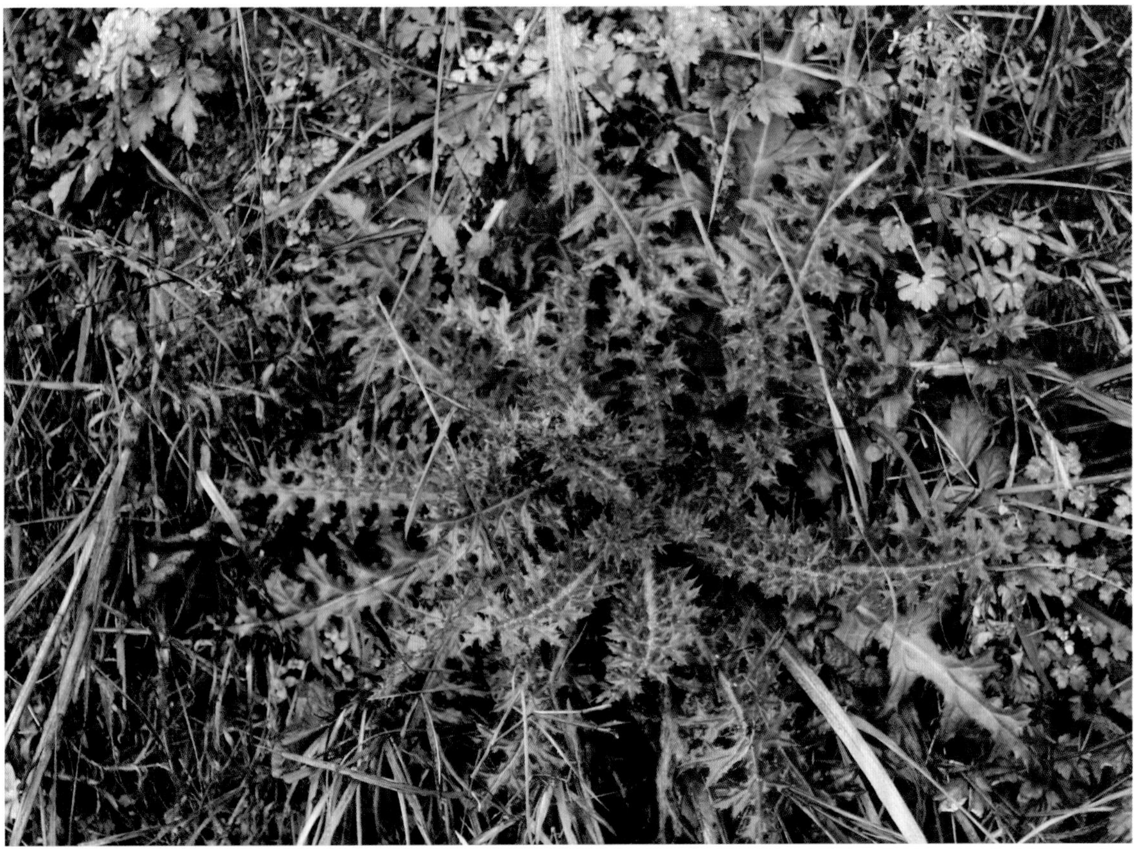

大蓟

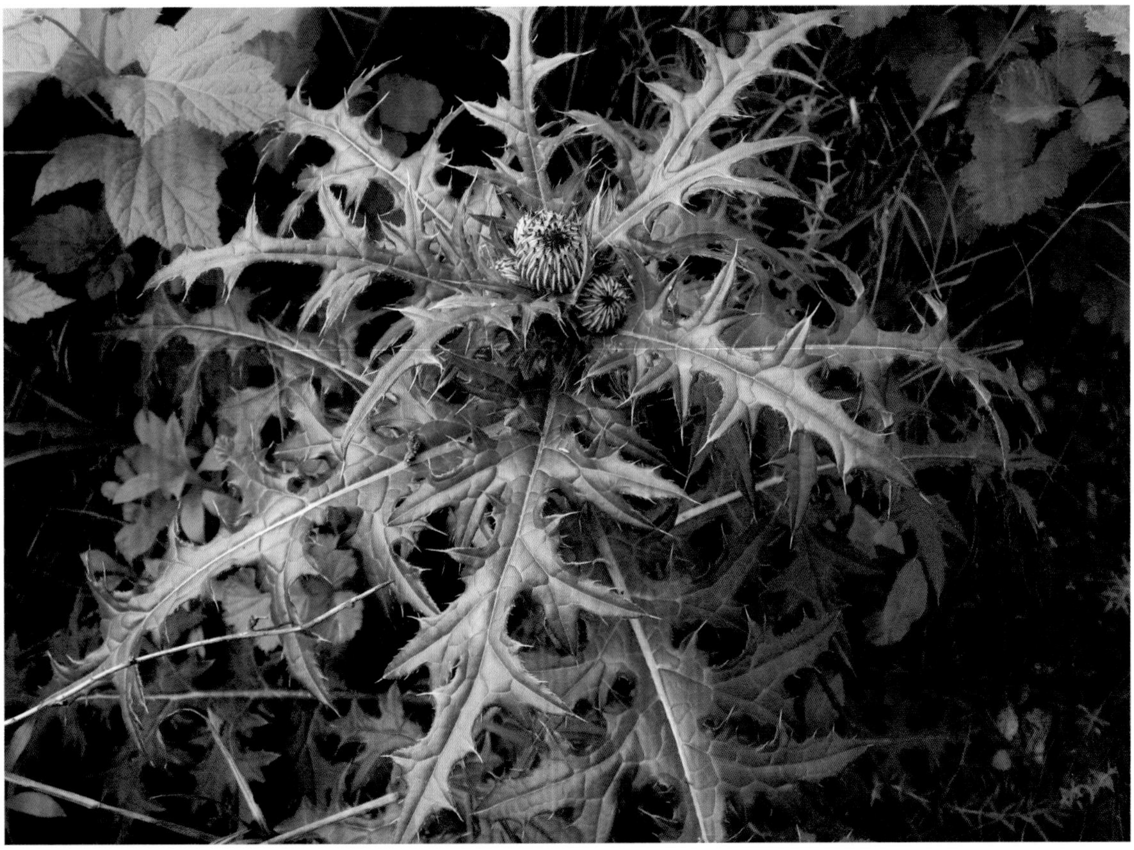

大蓟

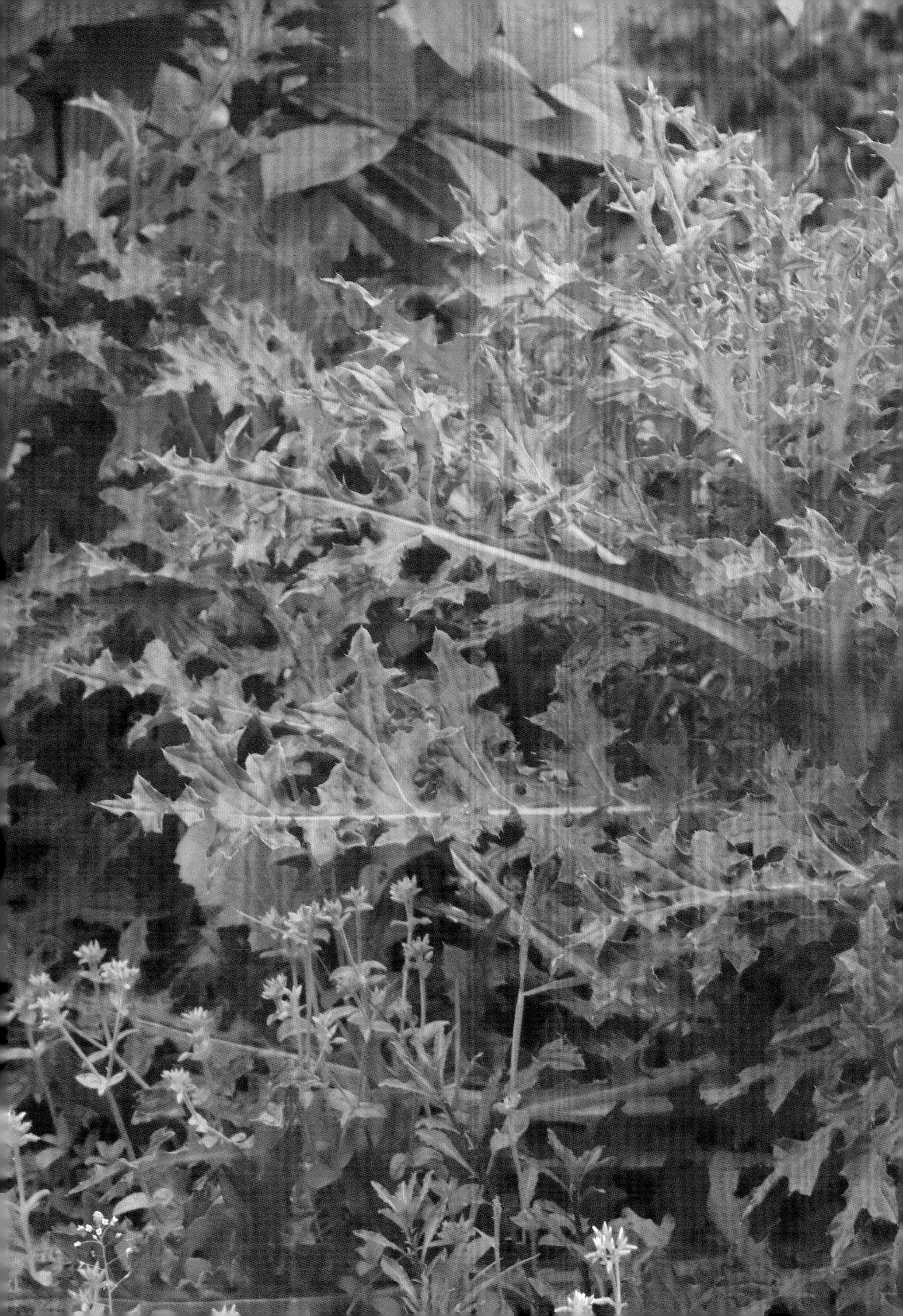

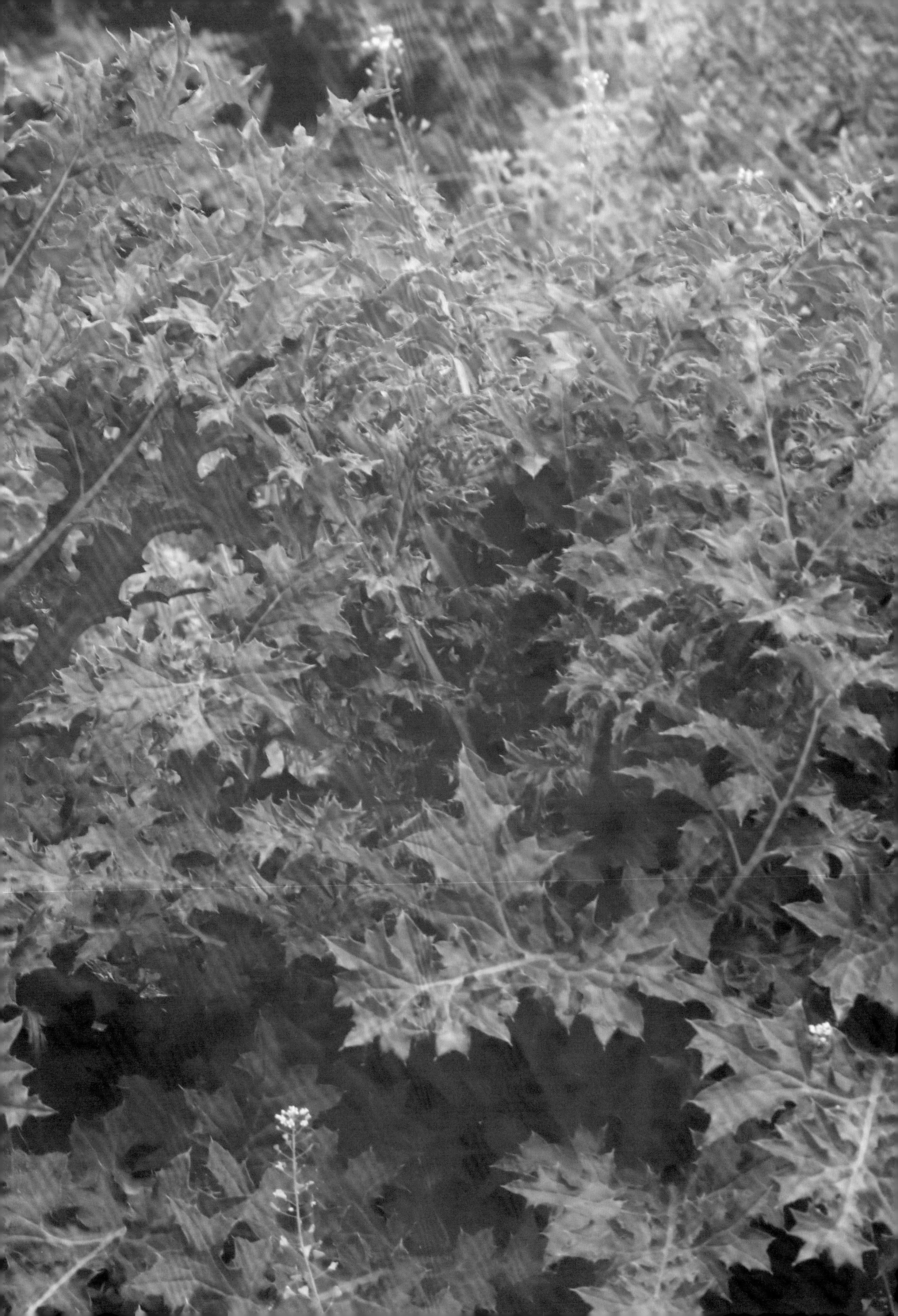

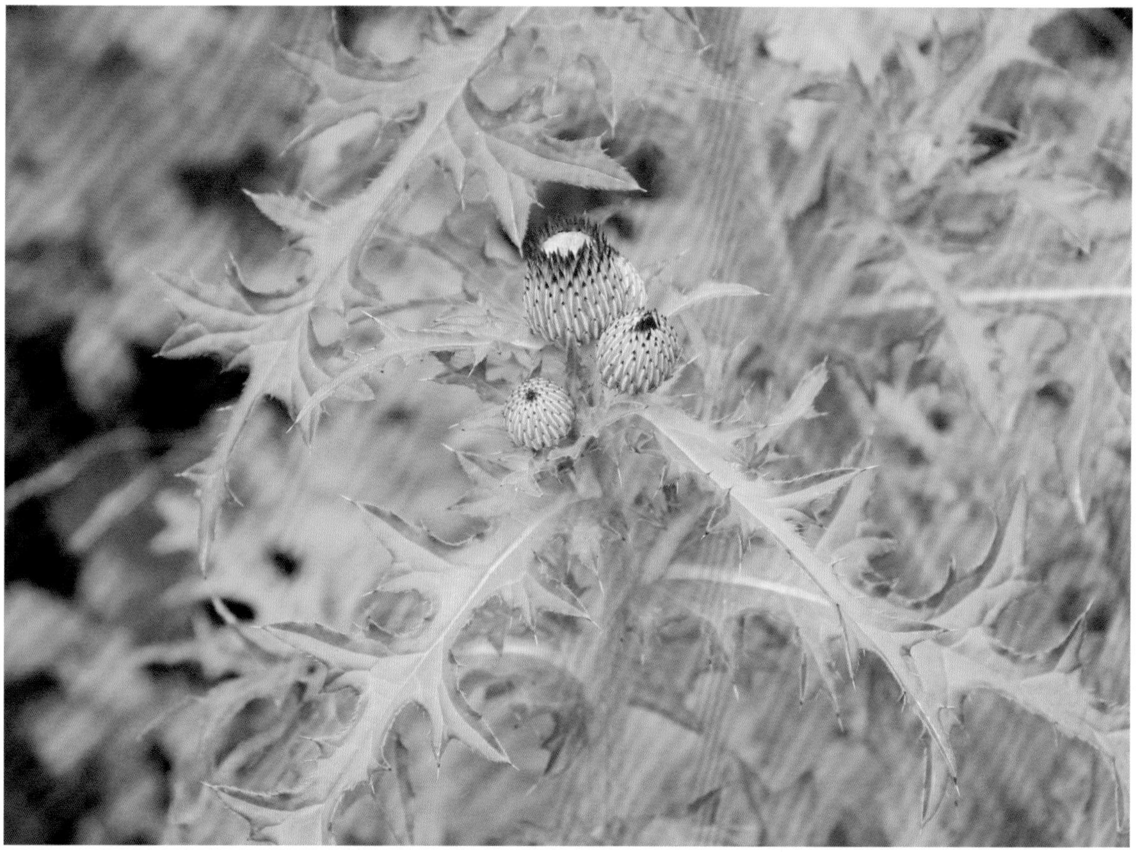

大蓟

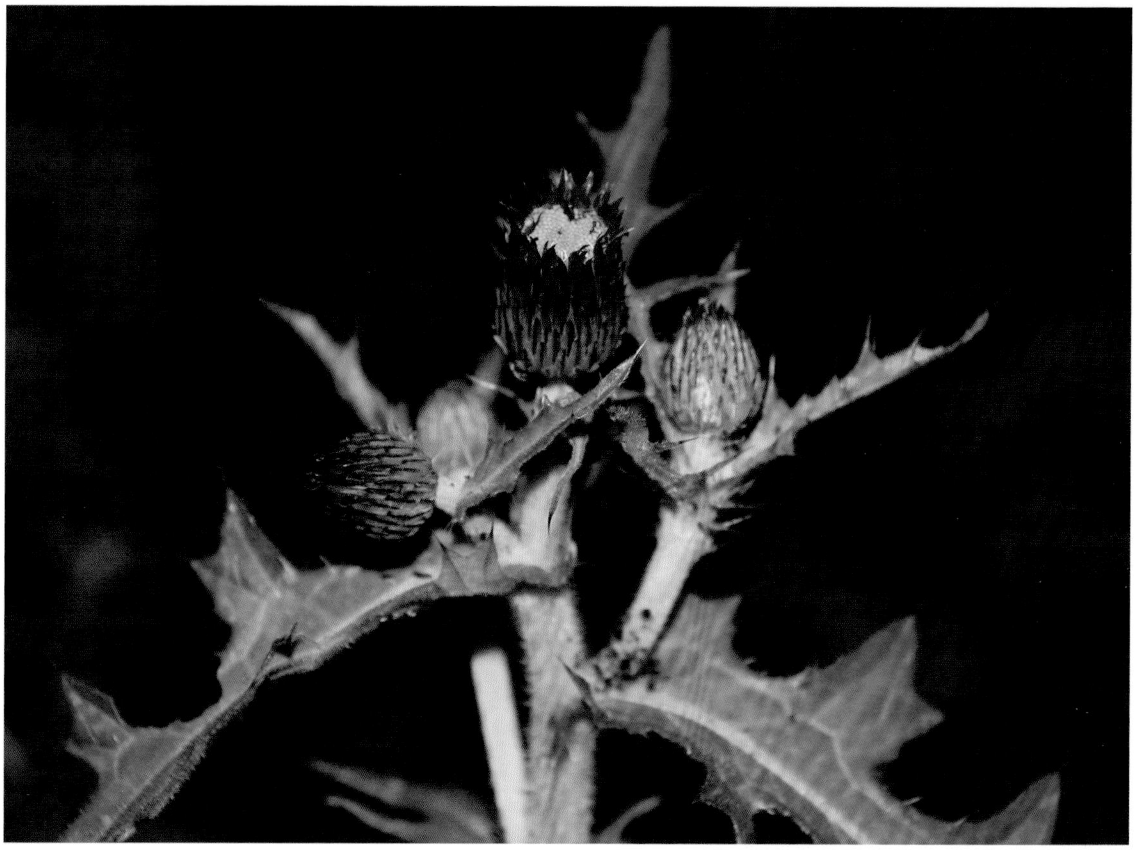

大蓟

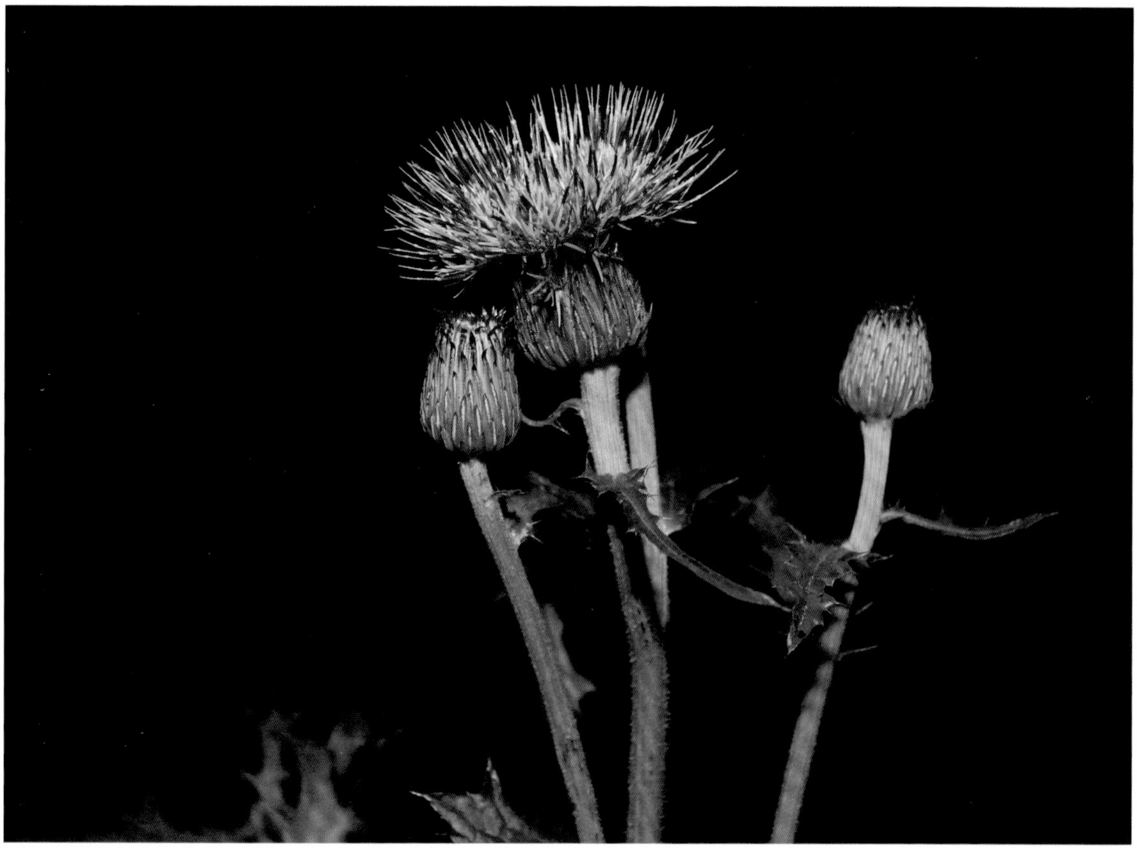

大蓟

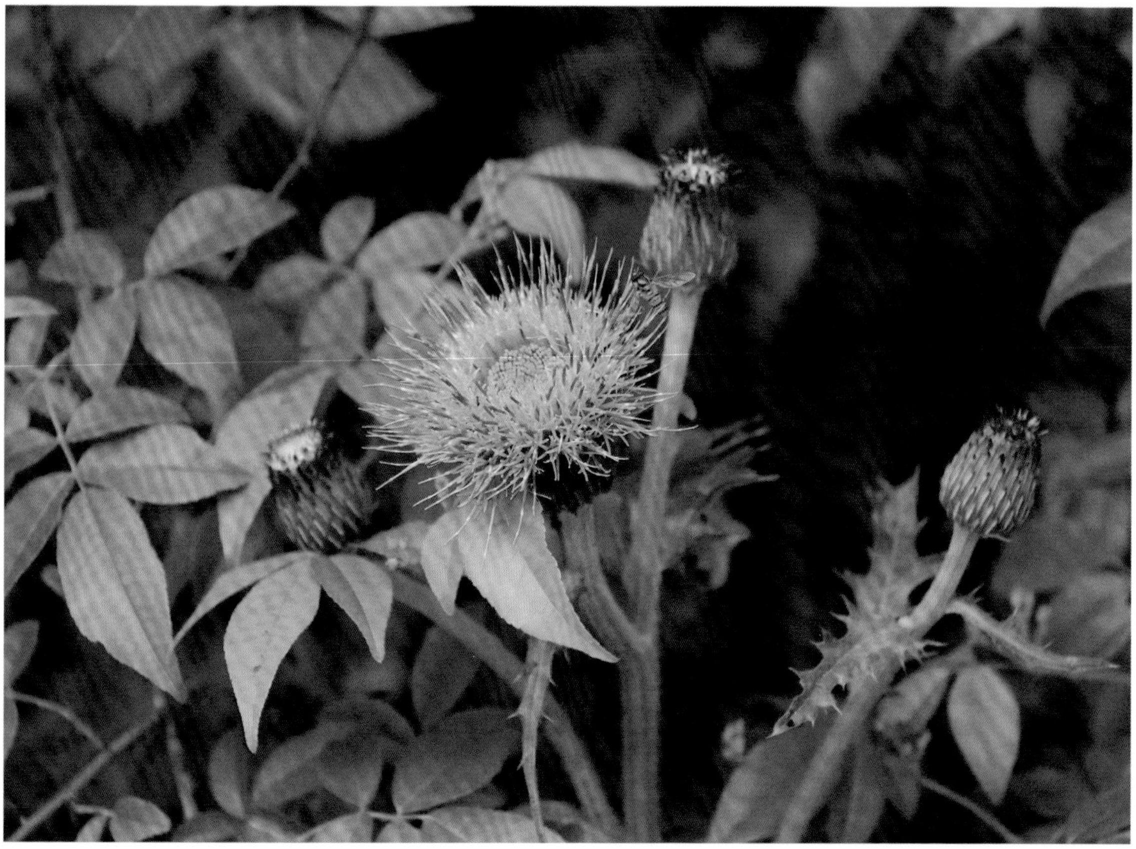

大蓟

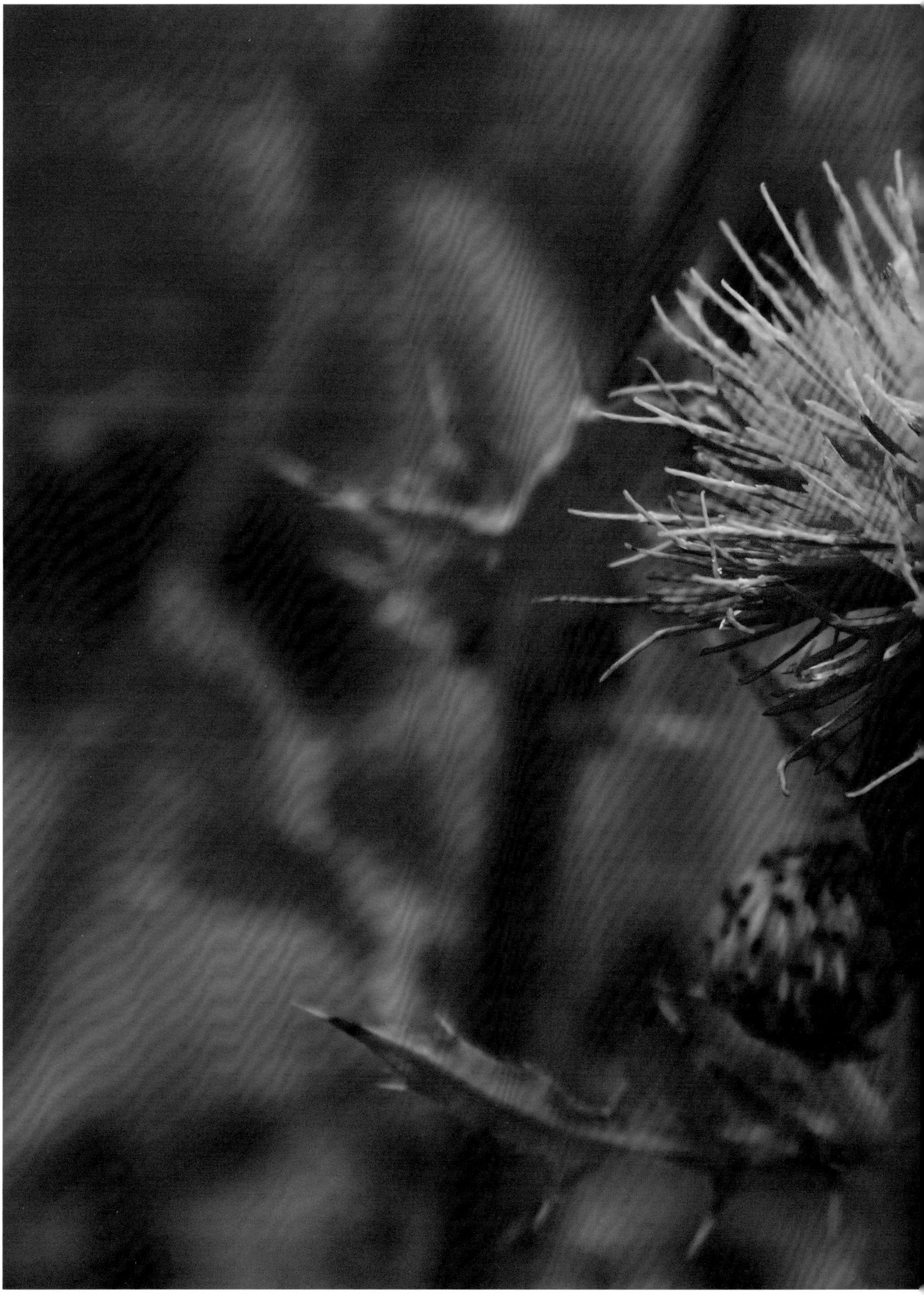

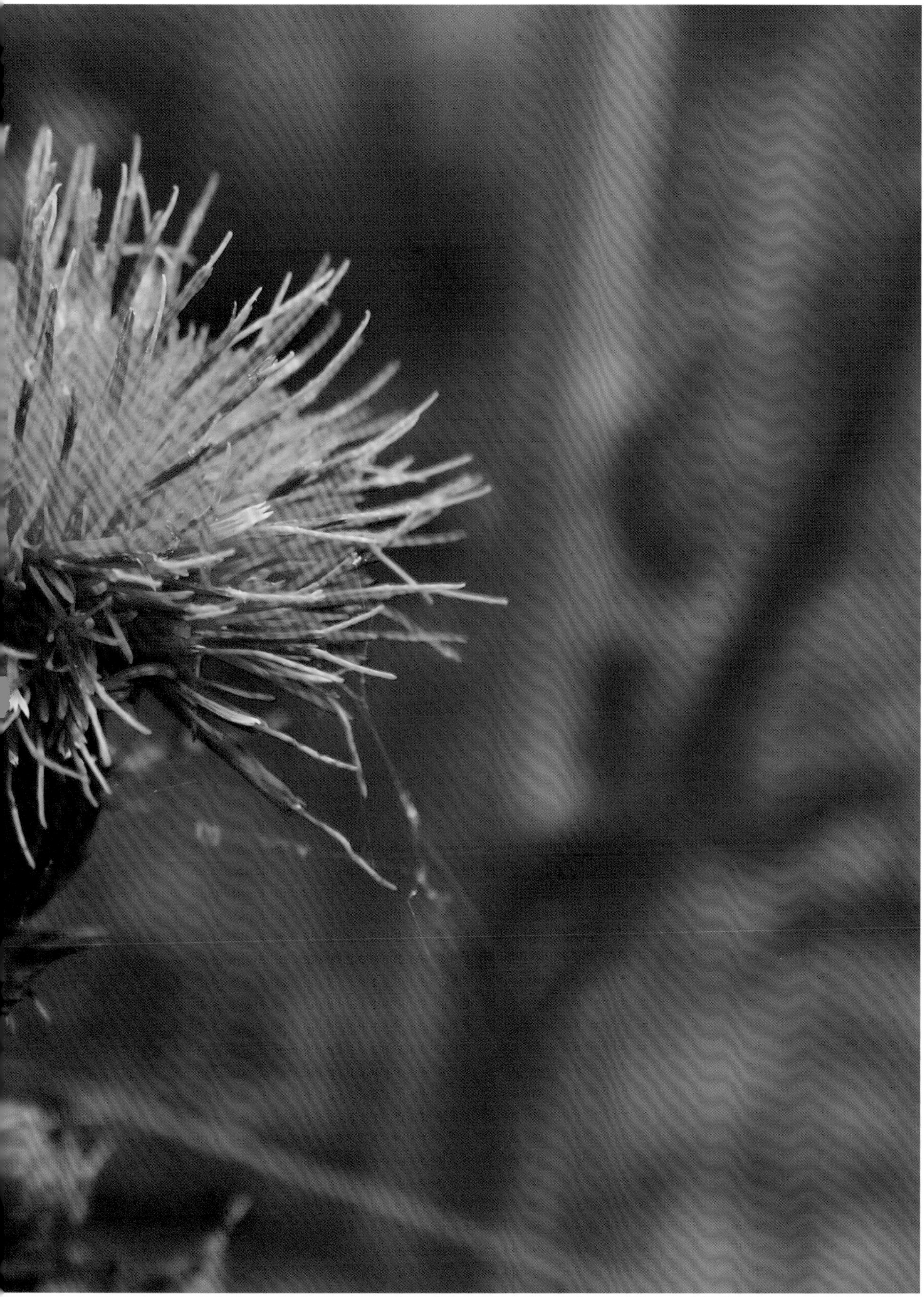

大蓟

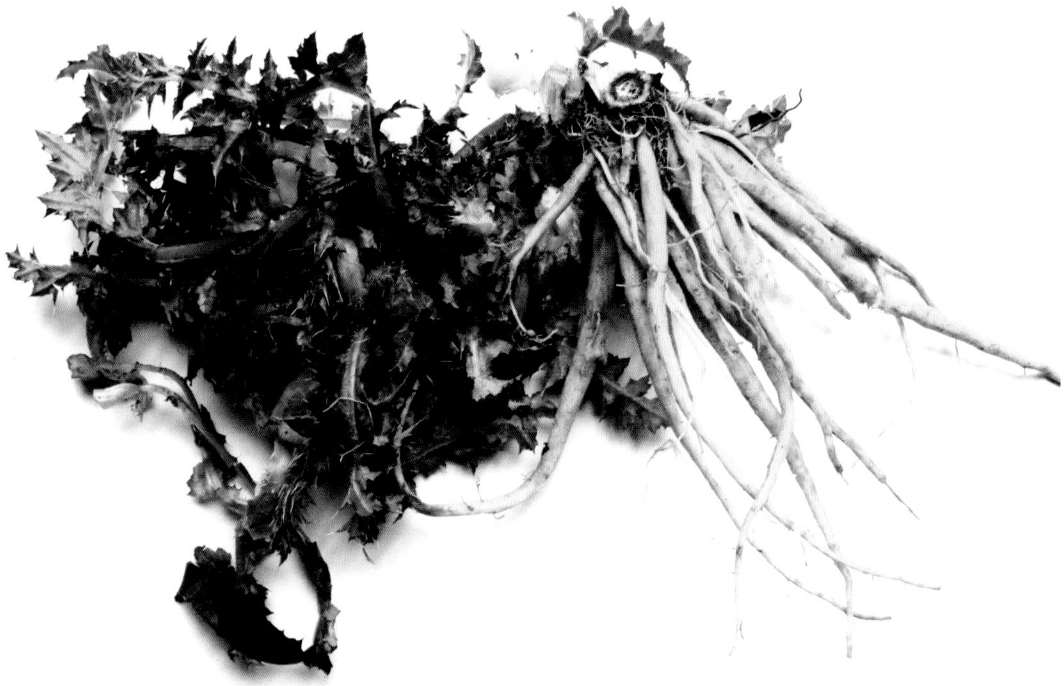

大蓟药材

采收加工

根：秋季采挖，除去泥土、残茎，洗净，晒干。夏、秋二季开花时割取地上部分，鲜用或晒干。

药材鉴别

1. 大蓟全草 茎圆柱形，直径 0.5 ~ 1.5 cm，表面绿褐色或棕褐色，有纵棱，被灰白色毛；质松脆，断面黄白色，髓部白色，常中空。叶皱缩，多破碎，完整叶片展平后呈倒披针形或倒卵状椭圆形，羽状深裂，边缘具不等长的针刺，上表面灰绿色或黄棕色，下表面色较浅，两面有白色毛。头状花序顶生，圆球形或椭圆形，总苞枯黄色，苞片披针形，4 ~ 6 层，冠毛羽状，黄白色。气微，味淡。以色绿、叶多者为佳。

2. 大蓟根 根长纺锤形，常簇生而扭曲，长 5 ~ 15 cm，直径约 1 cm，表面暗褐色，有纵皱纹。质硬而脆，易折断，断面较粗糙，皮部薄，棕褐色，有细小裂隙，木部类白色。气特异，味微苦涩。以条粗、芦头短者为佳。

功效主治

凉血止血，行瘀消肿。主治吐血，咯血，衄血，便血，尿血，妇女崩漏，外伤出血，疮疡肿痛，瘰疬，湿疹，肝炎，肾炎。

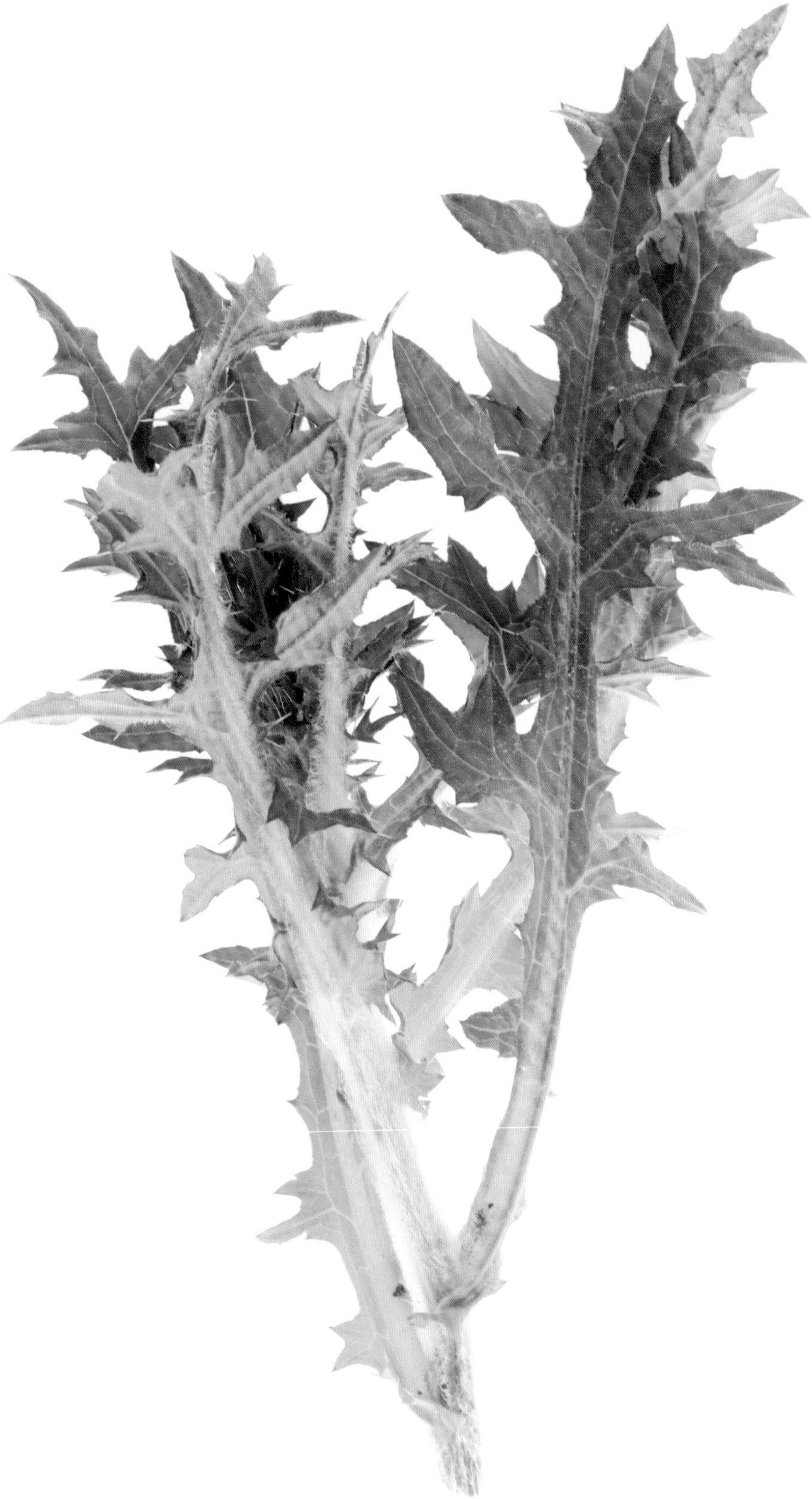

大蓟药材

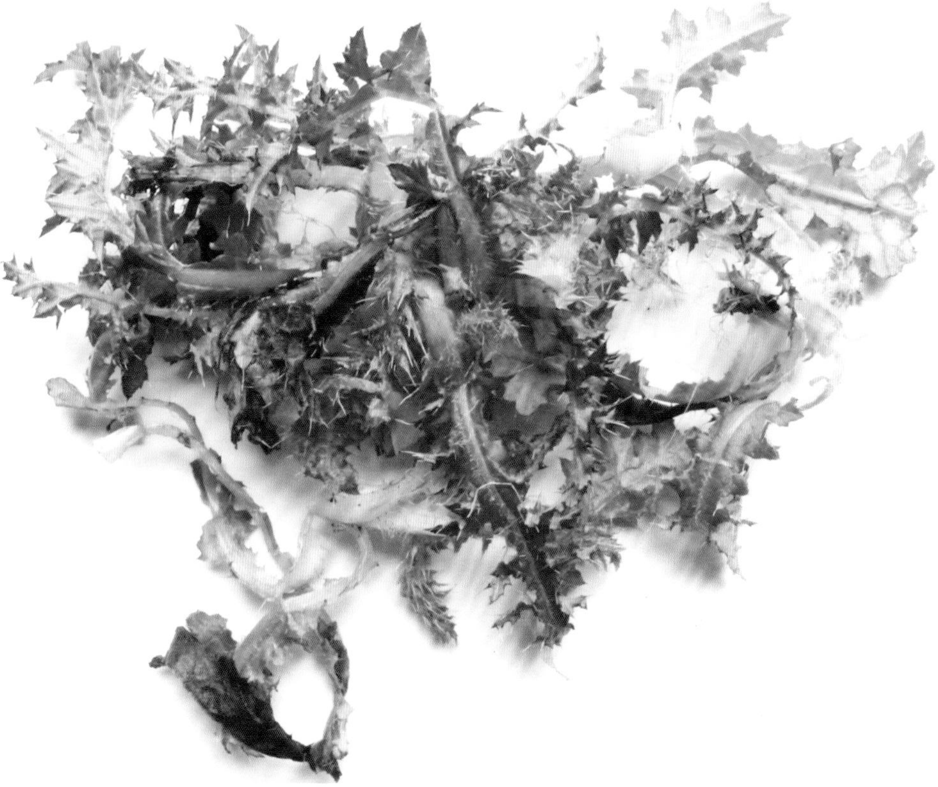

大蓟药材

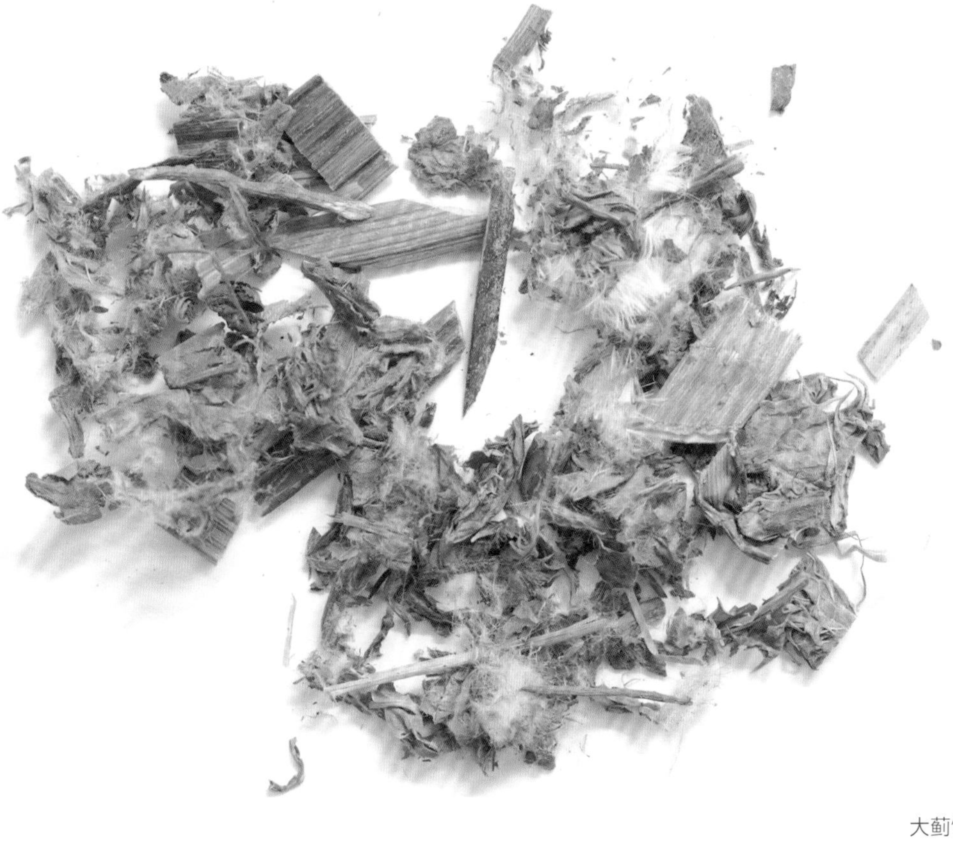

大蓟饮片

用法用量

内服：5 ~ 10 g，鲜品 30 ~ 60 g，煎汤。外用：适量，捣烂外敷。用于止血宜炒炭用。

民族药方

1. 病后体弱 大蓟 25 g，天冬 30 g。炖猪脚或炖鸡吃。

2. 无名肿毒 大蓟根、牛蒡子各 20 g。捣烂炒热敷患处。

3. 妇女红崩下血、白带不止 大蓟 15 g，土艾叶、白鸡冠花各 9 g，木耳 6 g，炒黄柏 15 g（如白带止，不用黄柏）。引水酒煨服。

4. 肺结核咯血 大蓟、小蓟、荷叶、侧柏叶、白茅根、茜草、栀子、大黄、牡丹皮、棕榈各等份。共炒炭存性，研细粉。用白藕捣汁或生萝卜汁调药粉 15 ~ 25 g，饭后服。

5. 牙痛，口腔糜烂 大蓟根 30 g。频频含漱。

6. 产后流血不止 大蓟、杉木炭、百草霜各 25 g。水煎分 2 次服，每日 1 剂。

7. 功能失调性子宫出血，月经过多 大蓟、小蓟、茜草、炒蒲黄各 15 g，女贞子、墨旱莲各 20 g。水煎服。

8. 肺结核 大蓟根 100 g。水煎，每日 1 剂，分 2 次口服（如每剂加瘦肉 30 ~ 60 g 或猪肺 30 g 同煎更好），连服 3 个月为 1 个疗程。

9. 带状疱疹 大蓟、小蓟、鲜牛奶各适量。将大、小蓟放在鲜牛奶中泡软后，捣成膏，外敷。

10. 汤火烫伤 鲜大蓟根适量。以冷开水洗净后捣烂，用麻布包炖热绞汁涂抹，每日 2 ~ 3 次。

11. 漆疮 大蓟鲜根 1 握。洗净，加些桐油捣烂，用麻布包炖热绞汁涂抹，每日 3 ~ 4 次。

12. 鼻旁窦炎 鲜大蓟根 150 g，鸡蛋 2 ~ 3 枚。同煮，吃蛋喝汤，忌吃辛辣等刺激性食物。

使用注意

脾胃虚寒而无瘀滞者忌服。

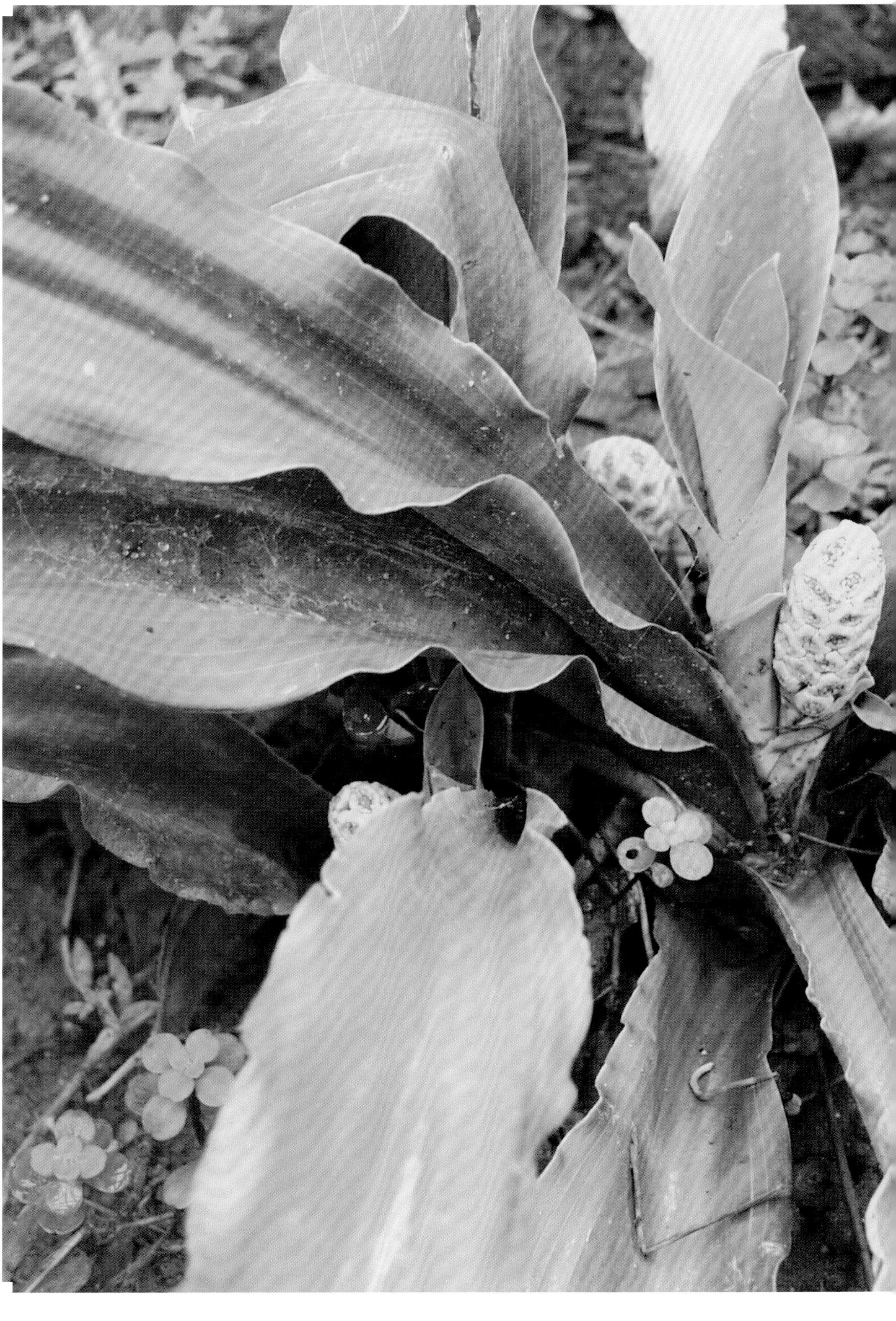

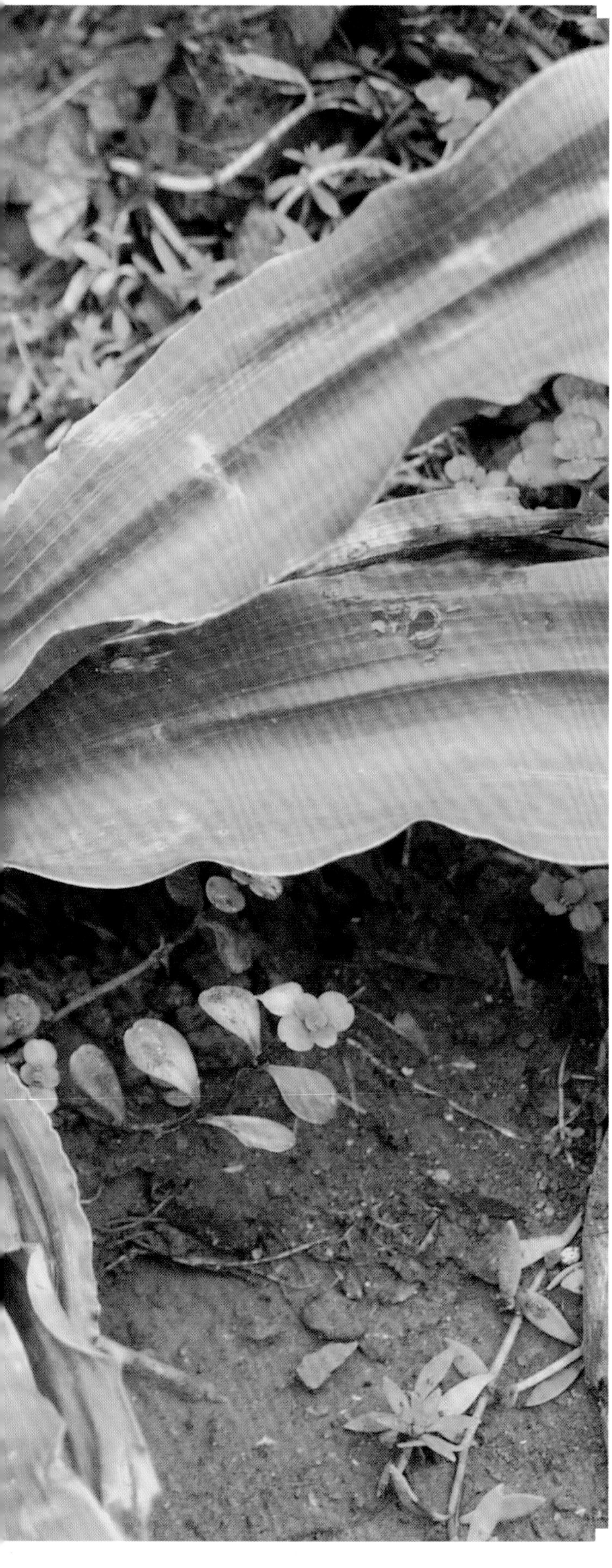

万年青

【壮药名】漫年青。

【别　名】斩蛇剑、开口剑、九节莲、铁扁担、冬不调草、九节连。

【来　源】本品为百合科植物万年青 *Rohdea japonica*（Thunb.）Roth. 的干燥根及根茎。

【性味归经】味苦、甜，性冷；有毒。归心、肺经。

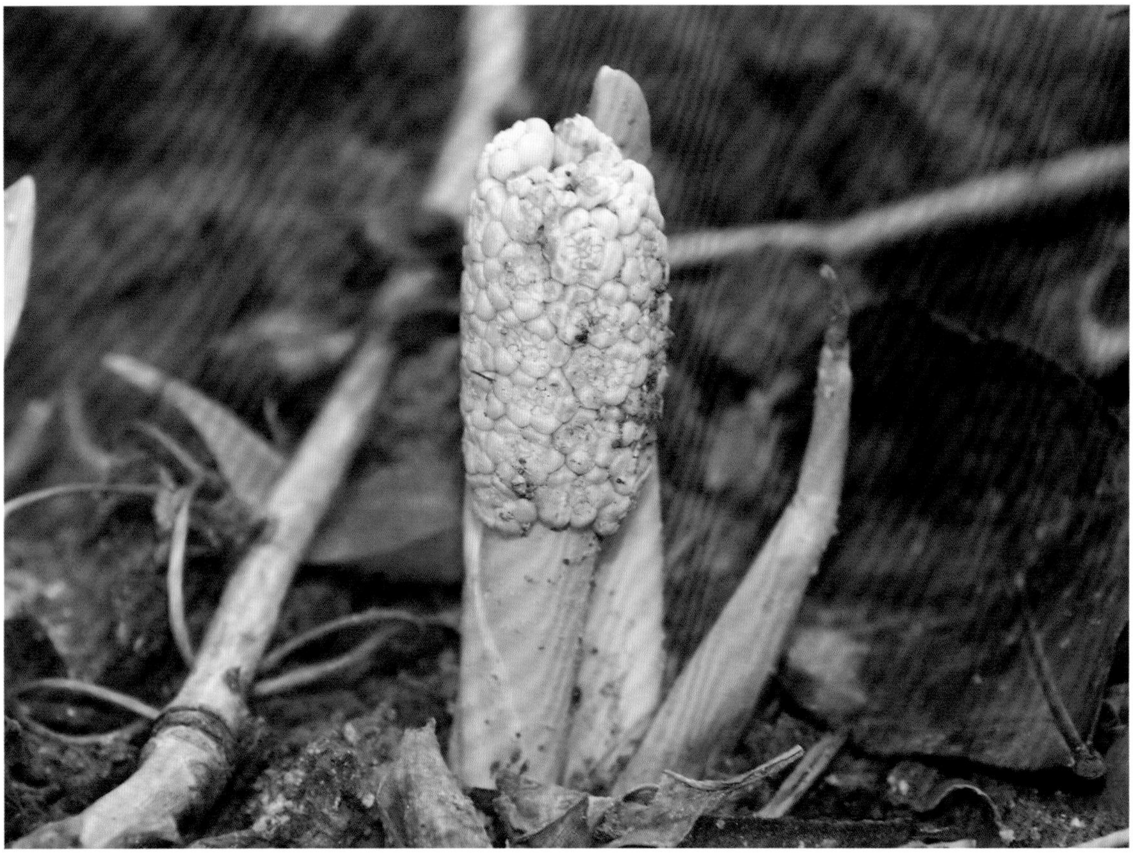

万年青

识别特征

多年生草本植物。根茎粗壮，有多数粗的纤维根。叶基生，3 ~ 6 枚，矩圆形、披针形或倒披针形，长 15 ~ 50 cm，宽 1.2 ~ 7.0 cm，顶端急尖，基部稍狭，纸质。穗状花序侧生，密生多花，长 3 ~ 4 cm，宽 1.2 ~ 1.7 cm；苞片卵形，膜质，短于花；花被合生，球状钟形，长 4 ~ 5 mm，宽 6 mm，裂片 6，不十分明显，内向，肉质，稍厚，淡黄色或褐色；雄蕊 6，花药卵形；子房球形；花柱不明显，柱头 3 裂，外展。浆果球形，肉质，熟时橘红色或黄色，内含种子 1 枚。花期 6—7 月，果期 8—10 月。

生境分布

生长于海拔 750 ~ 1700 m 的林下、山谷阴湿草地。分布于山东、江苏、浙江、江西、湖南、湖北、广西、四川、贵州等省区。

采收加工

全年均可采，挖取根及根茎，洗净，去须根，鲜用或切片晒干。

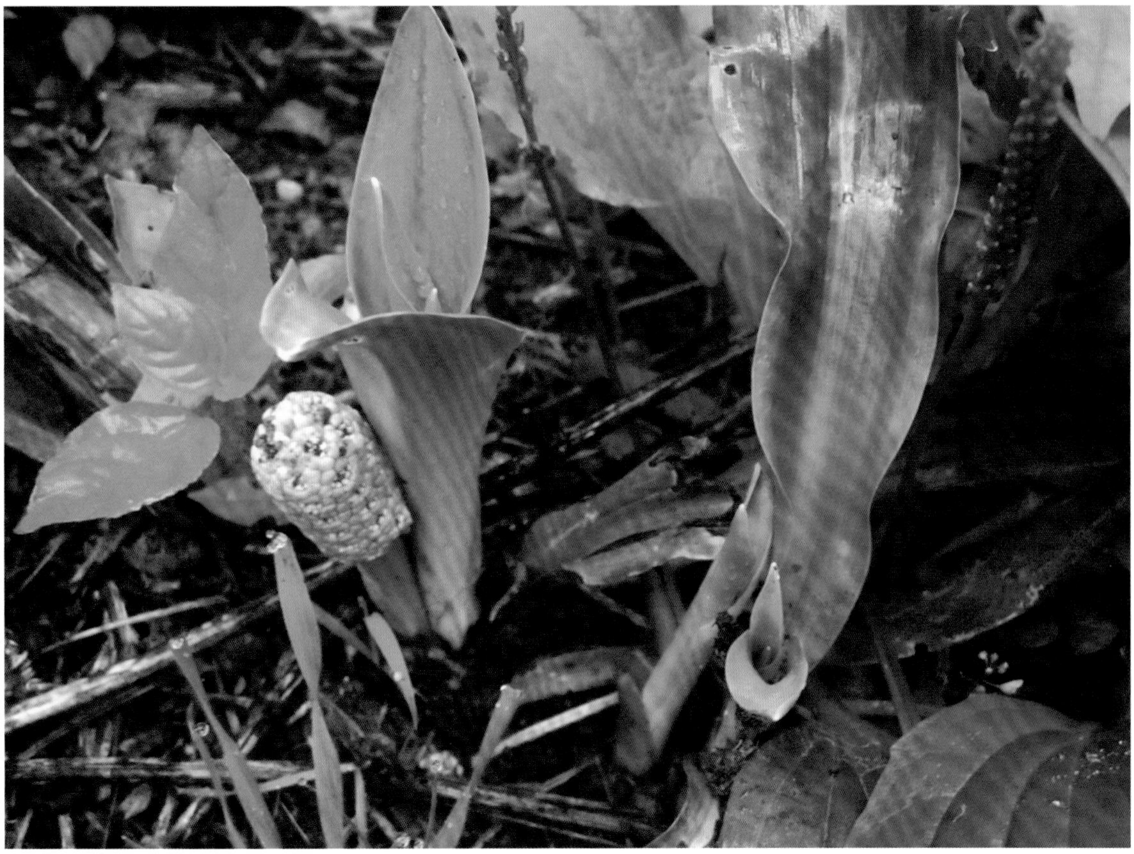

万年青

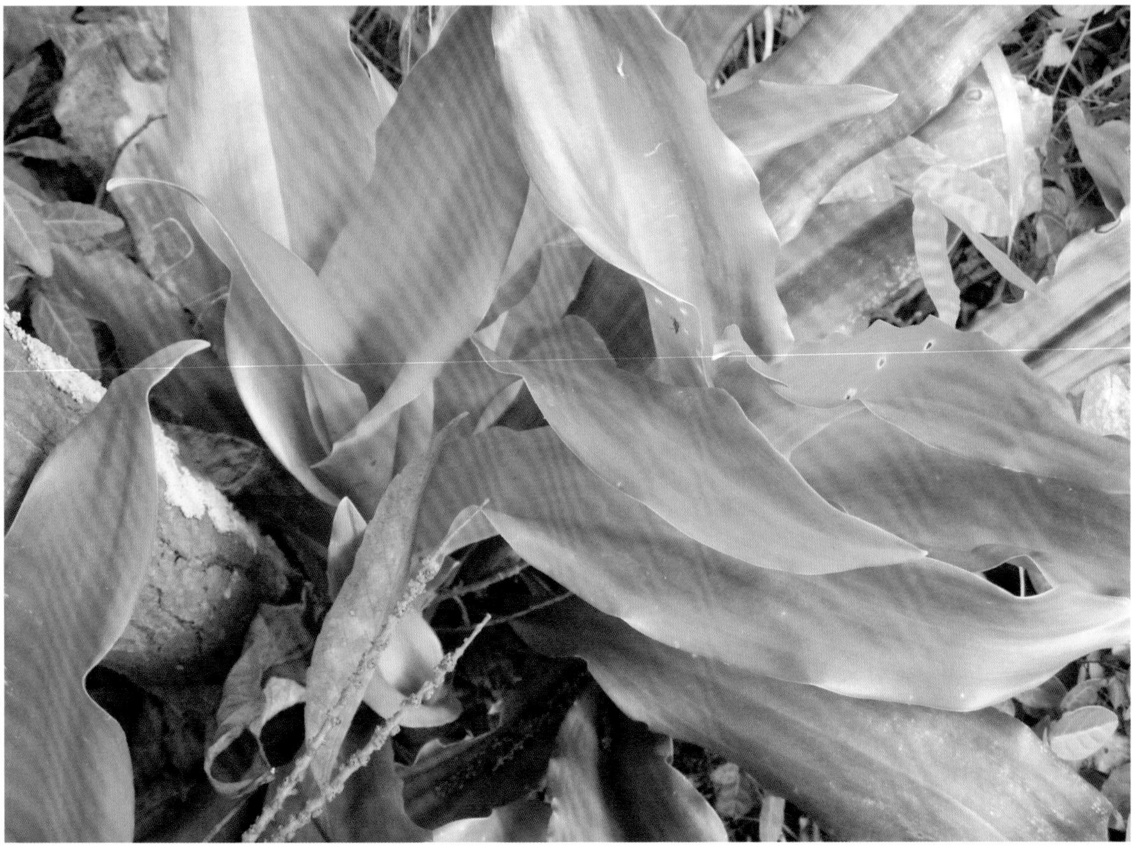

万年青

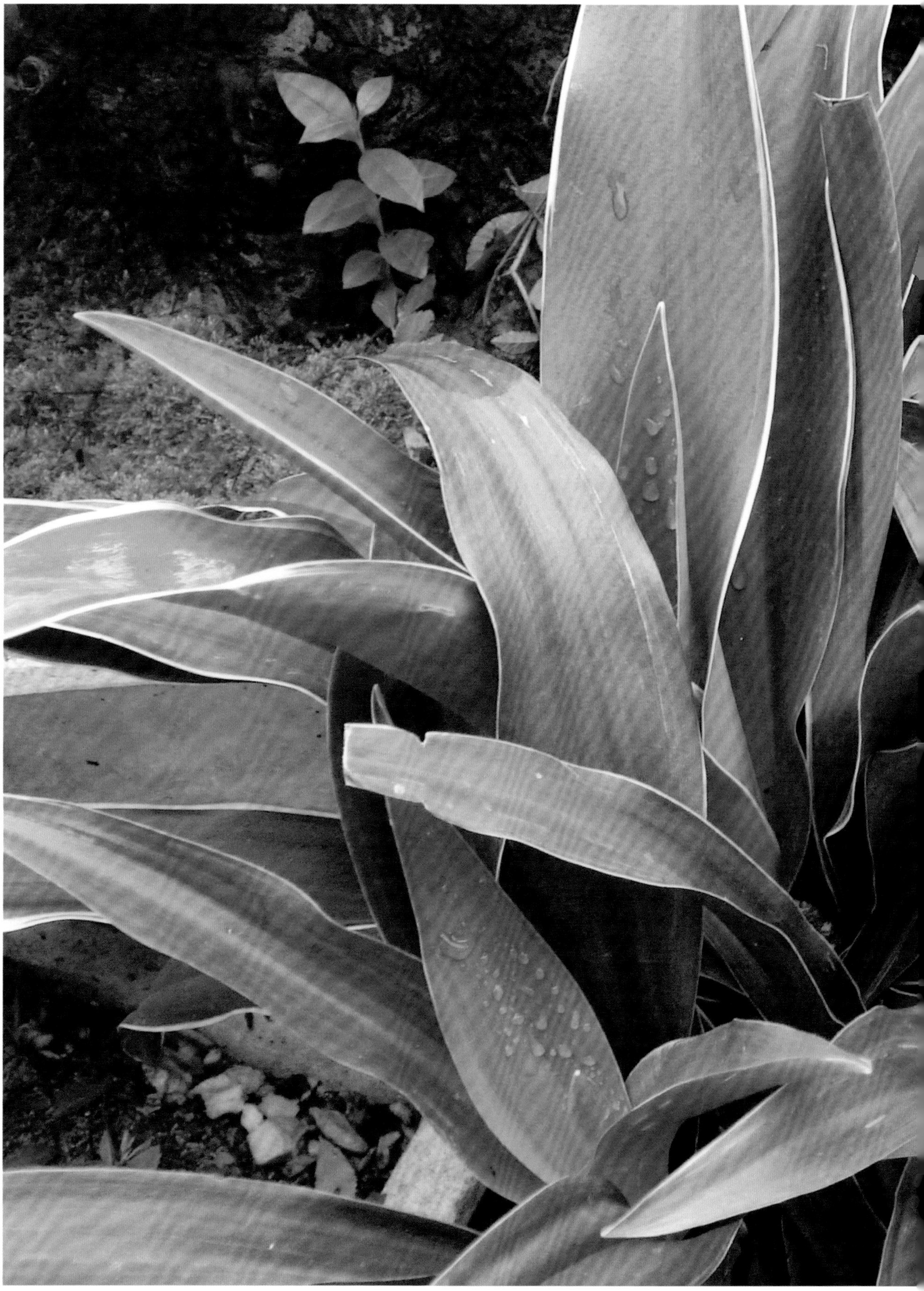

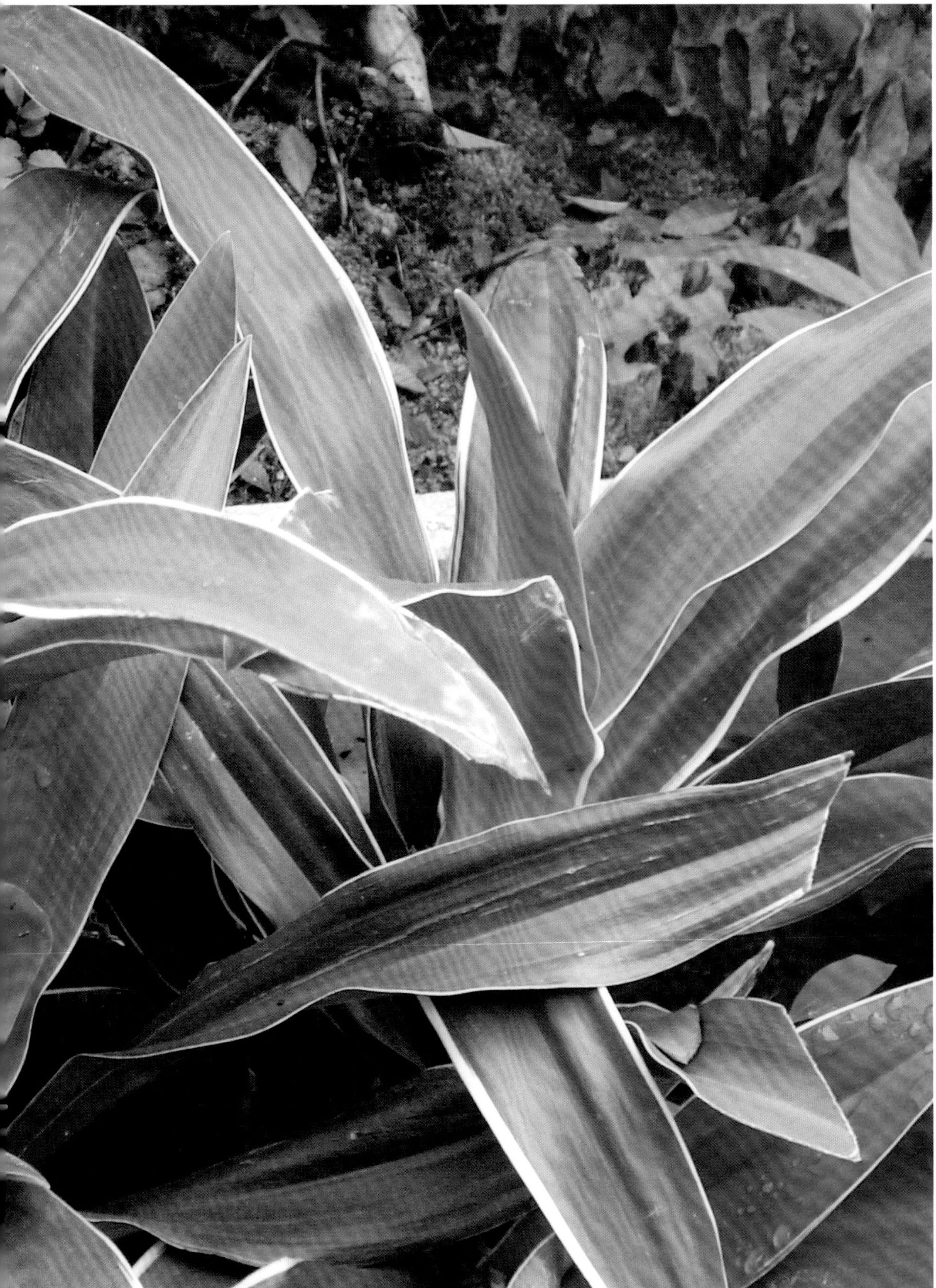

万年青

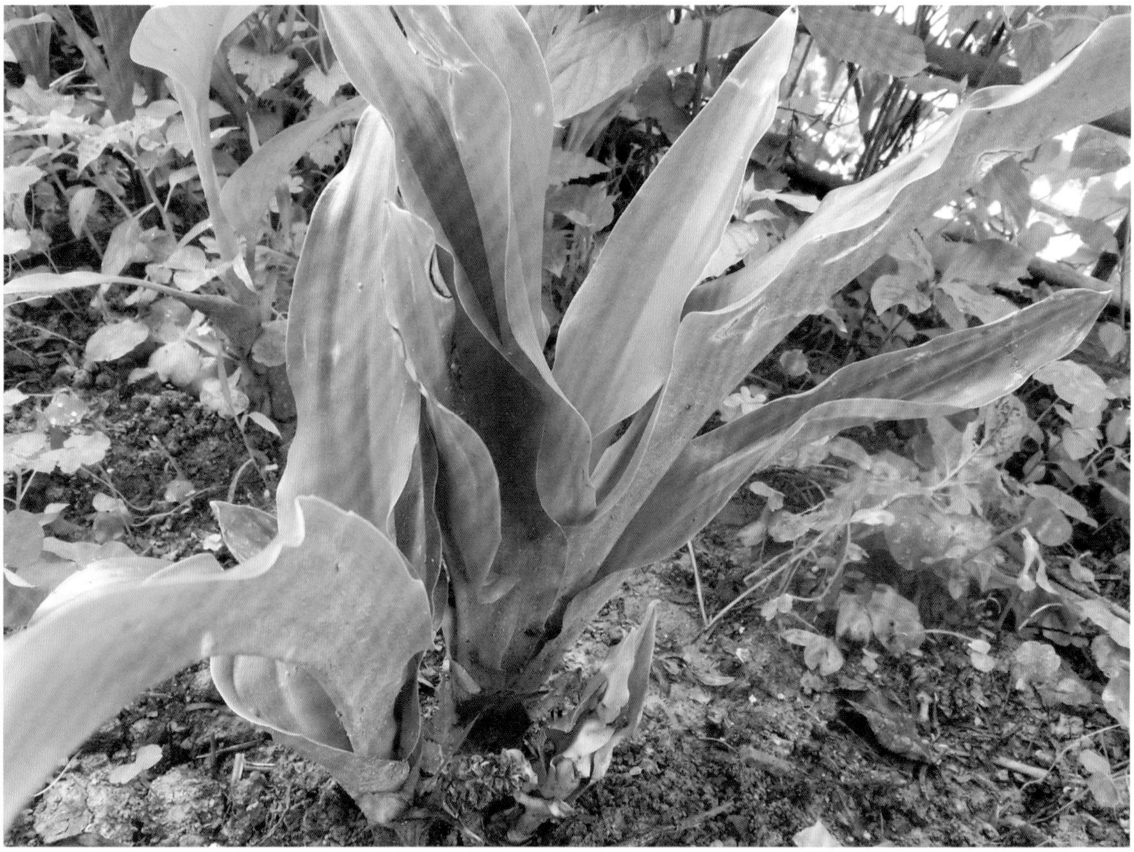

万年青

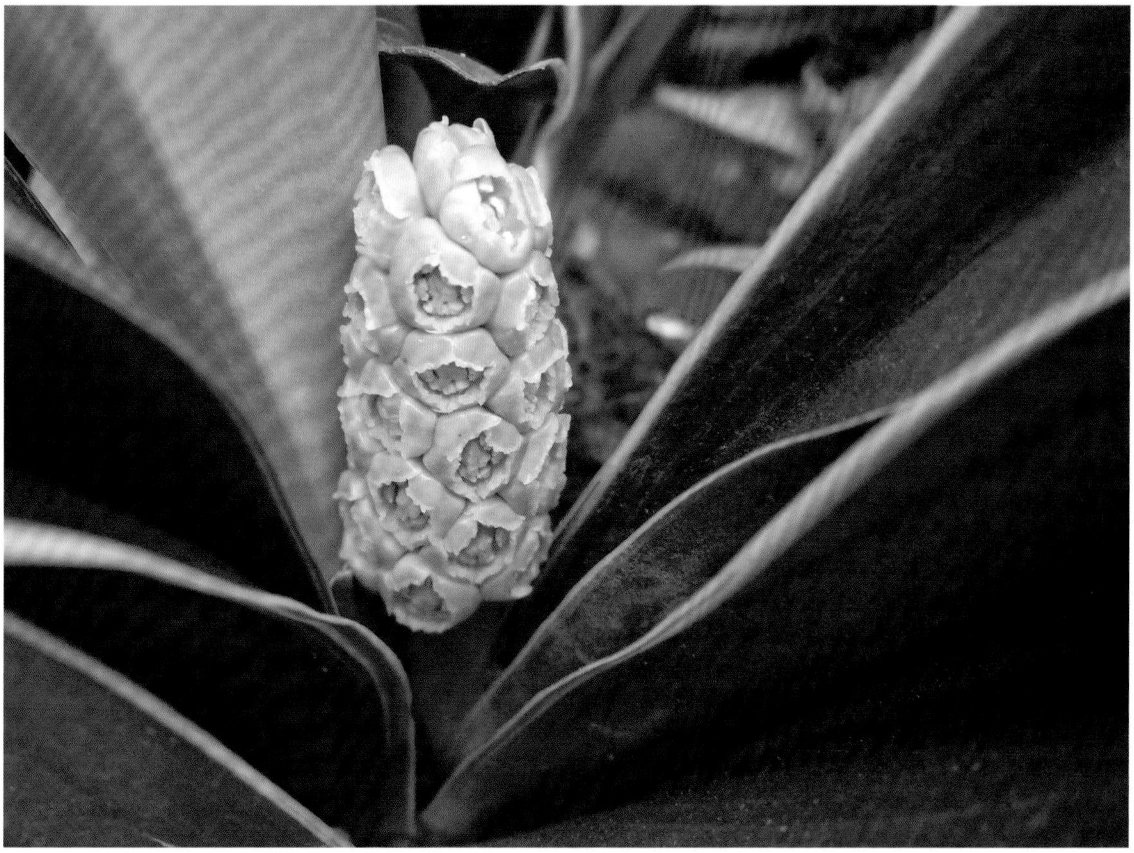

万年青

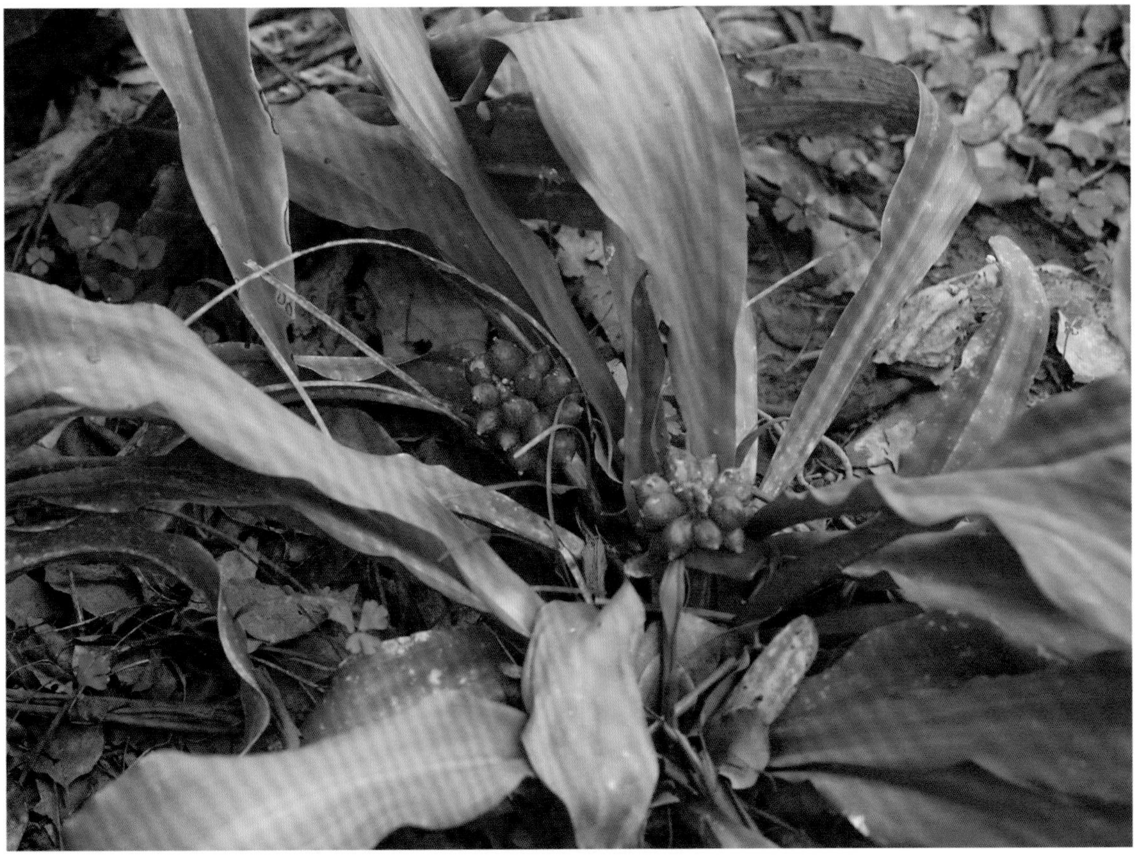

万年青

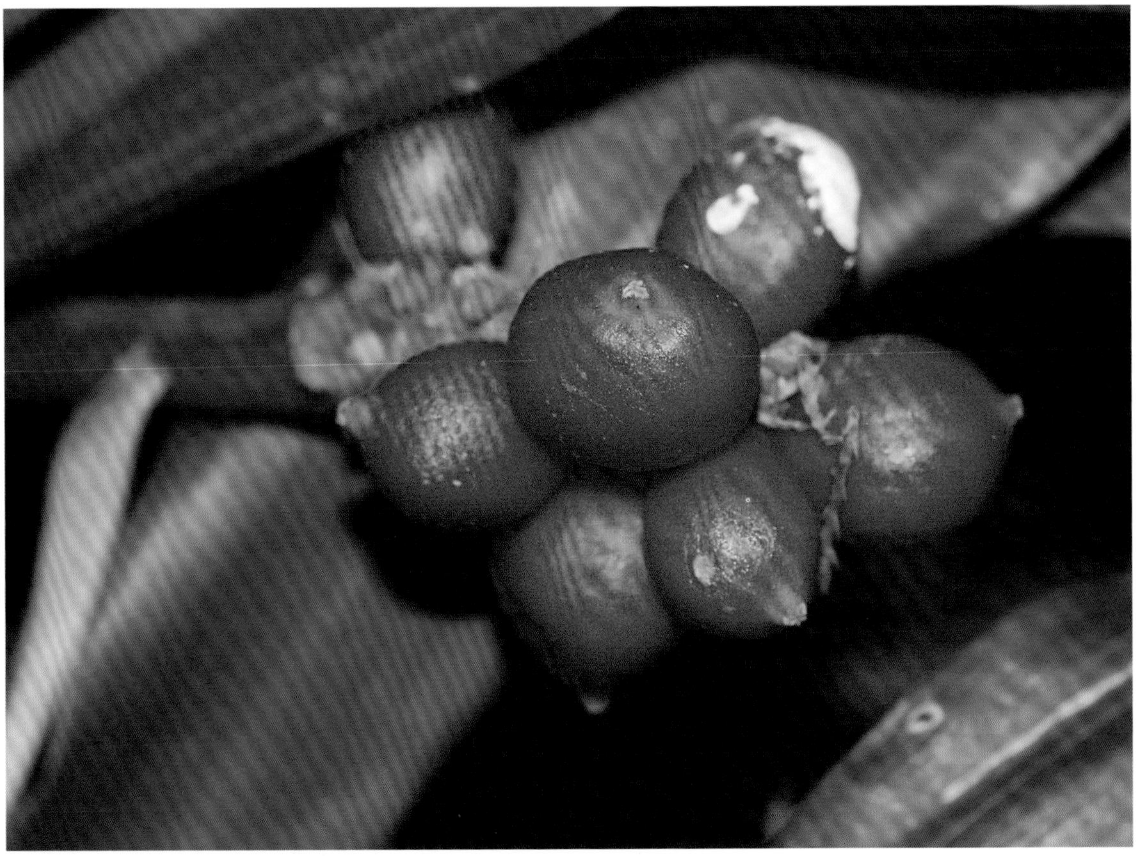

万年青

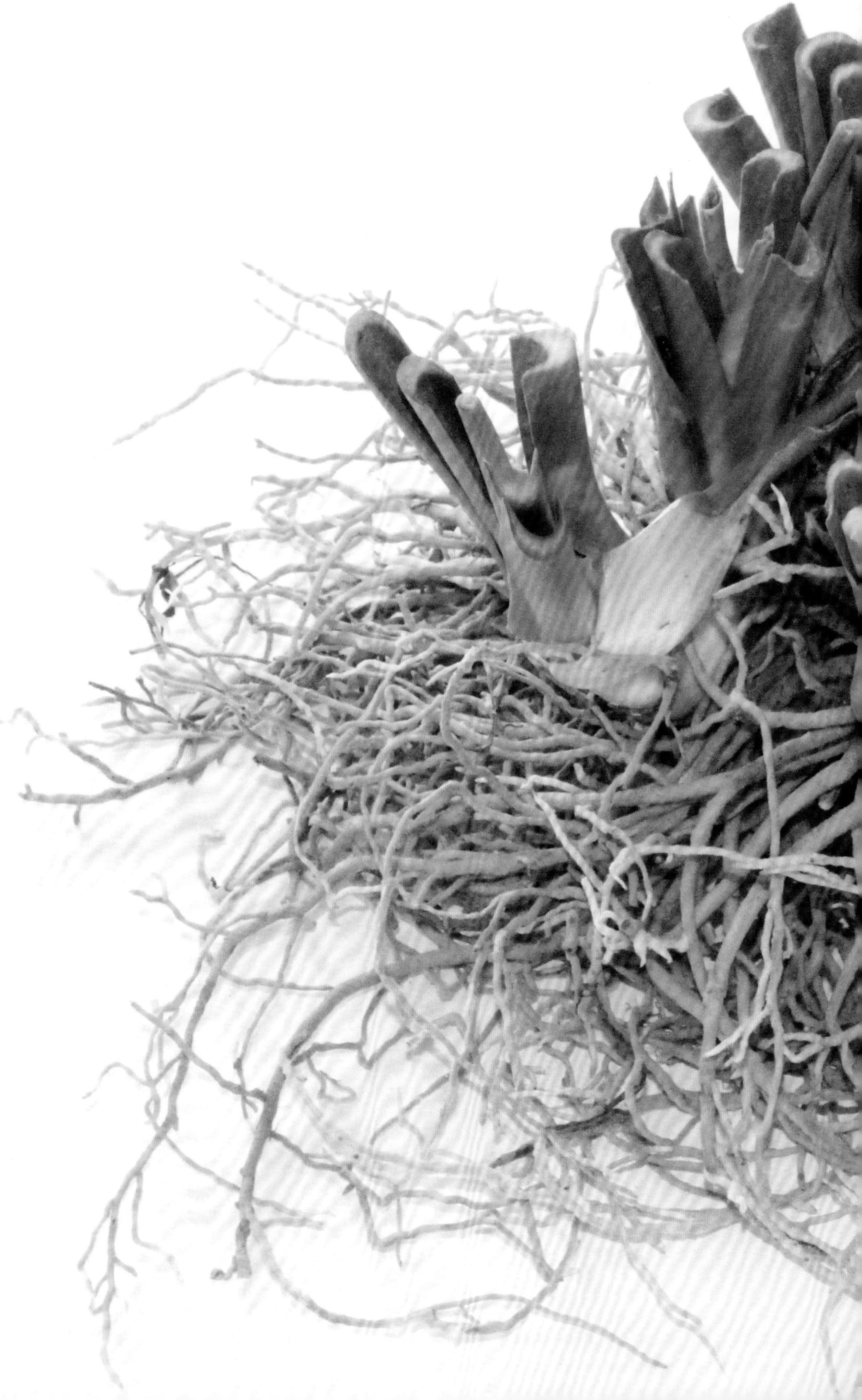

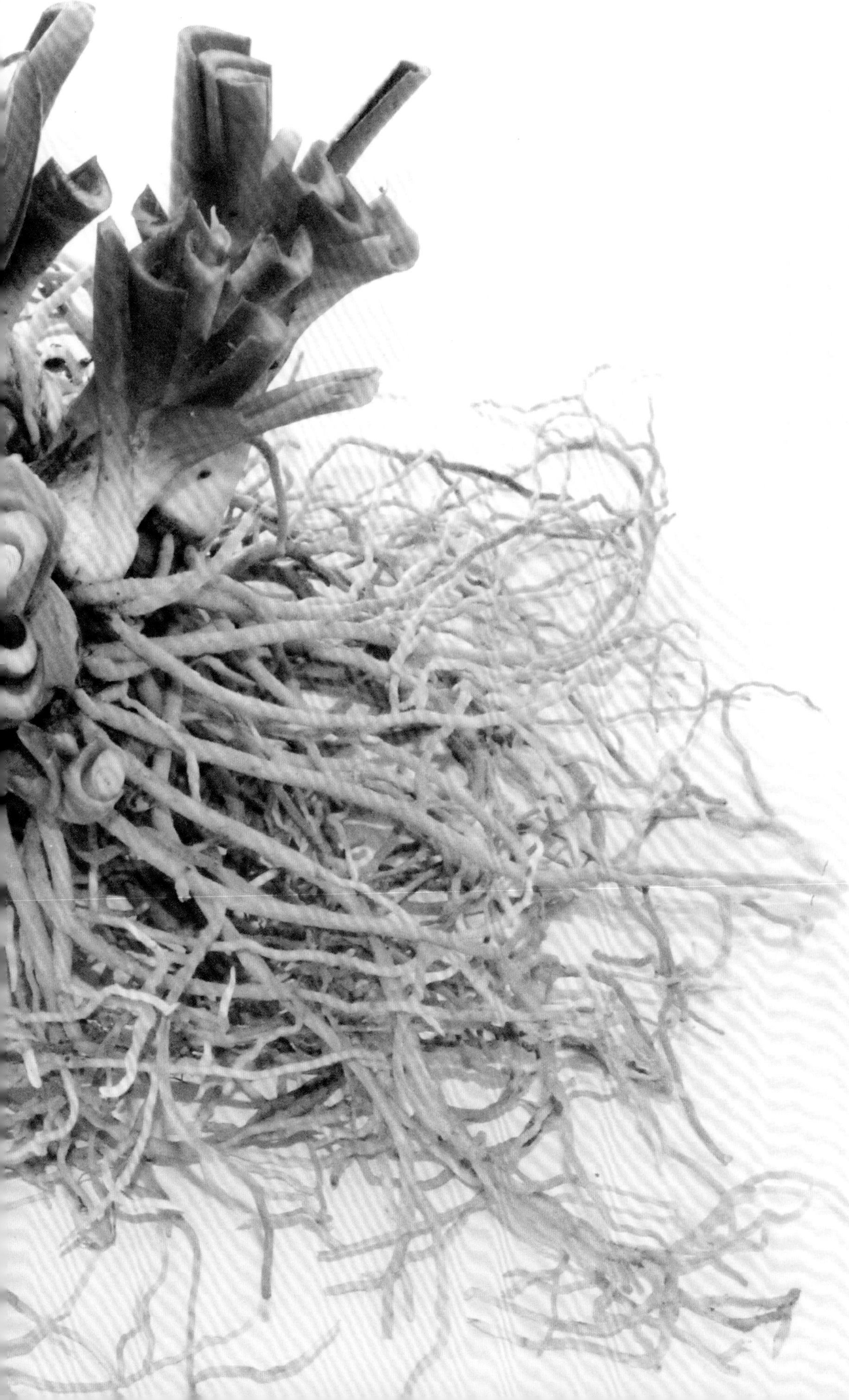

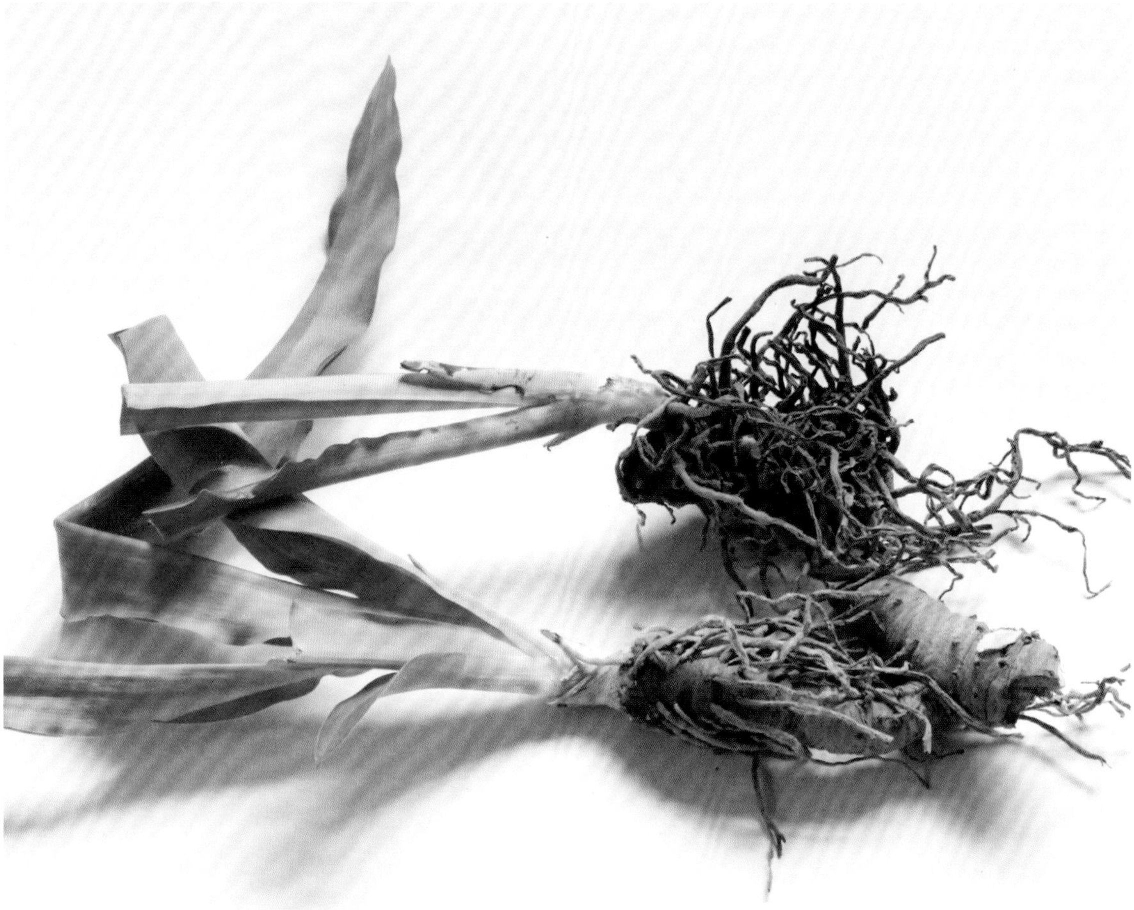

万年青药材

药材鉴别

本品根茎呈圆柱形，长 5 ~ 18 cm，直径 1.5 ~ 2.5 cm。表面灰黄色，皱缩，具密集的波状环节，并散有圆点状根痕，有时留有长短不等的须根；顶端有时可见地上茎痕和叶痕。质带韧性，折断面不平坦，黄白色（晒干品）或浅棕色至棕红色（烘干品），略带海绵性，有黄色维管束小点散布。气微，味苦、辛。以大小均匀、色白者为佳。

功效主治

清热解毒，强心利尿，凉血止血。主治咽喉肿痛，白喉，疮疡肿毒，蛇虫咬伤，心力衰竭，水肿臌胀，咯血，吐血，崩漏。

用法用量

内服：3 ~ 9 g，鲜品 30 g，煎汤；或浸酒；或捣汁。外用：适量，鲜品捣烂外敷；或捣汁涂；或塞鼻；或煎水熏洗。

民族药方

1．咽喉肿痛　万年青根 3 g，八爪金龙 6 g。水煎含服。

2．淋证血尿　万年青 3 g，萹蓄、老火草各 16 g。水煎服，每日 1 剂，分 3 次服。

3．喘咳胸痛　万年青根、马兜铃各 3 g。煎水当茶饮，每日 1 剂。

4．痔疮肿痛难行　万年青适量，猪腿骨（去两头）1 只。同入砂锅内，水煮，趁热熏，温洗，每日 3 次。

5．老幼脱肛　万年青根适量。煎汤洗，以五倍子末敷上。

6．跌打损伤　万年青根 10 g。水煎后兑酒服。

使用注意

孕妇禁服。

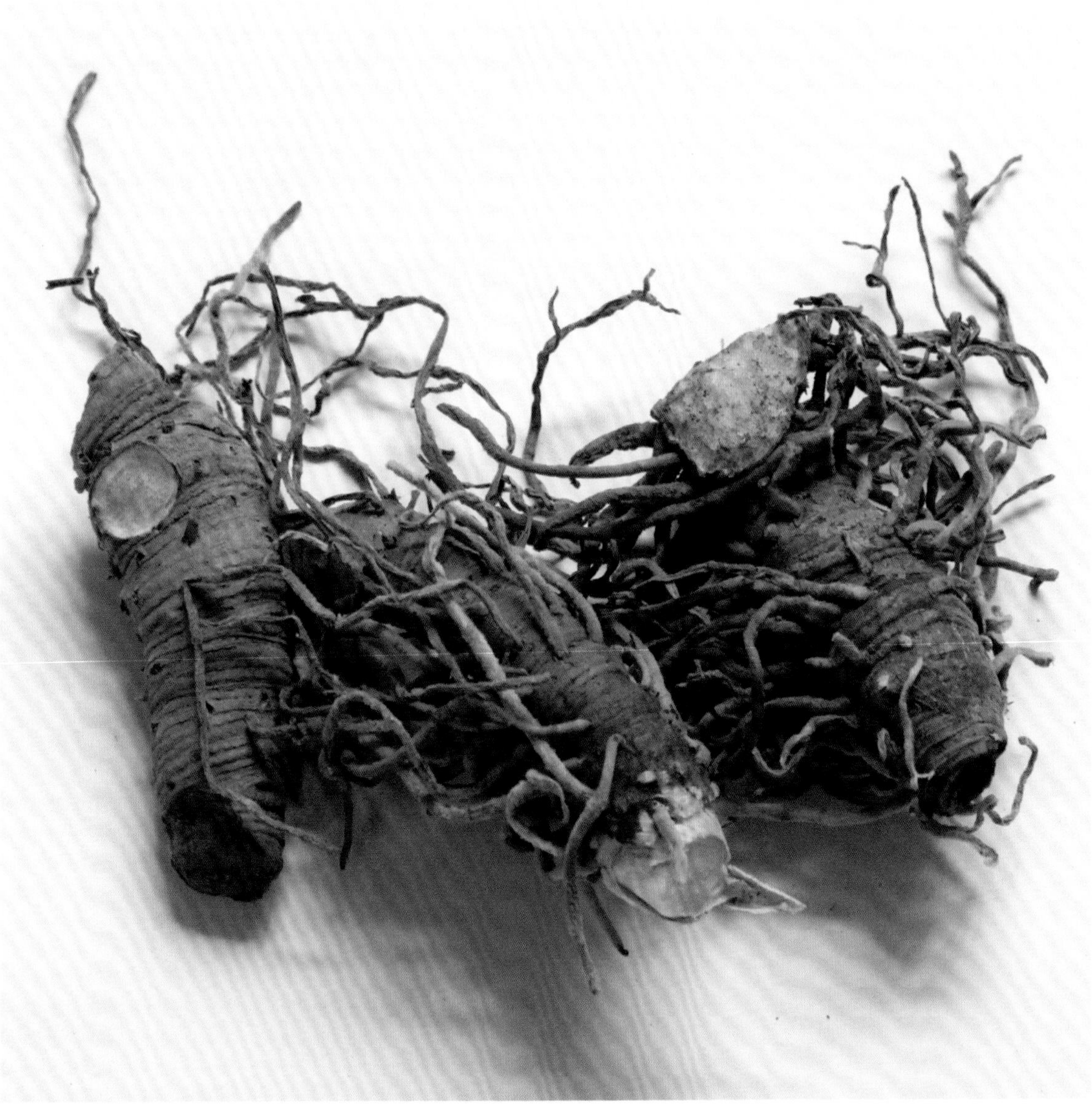

万年青药材

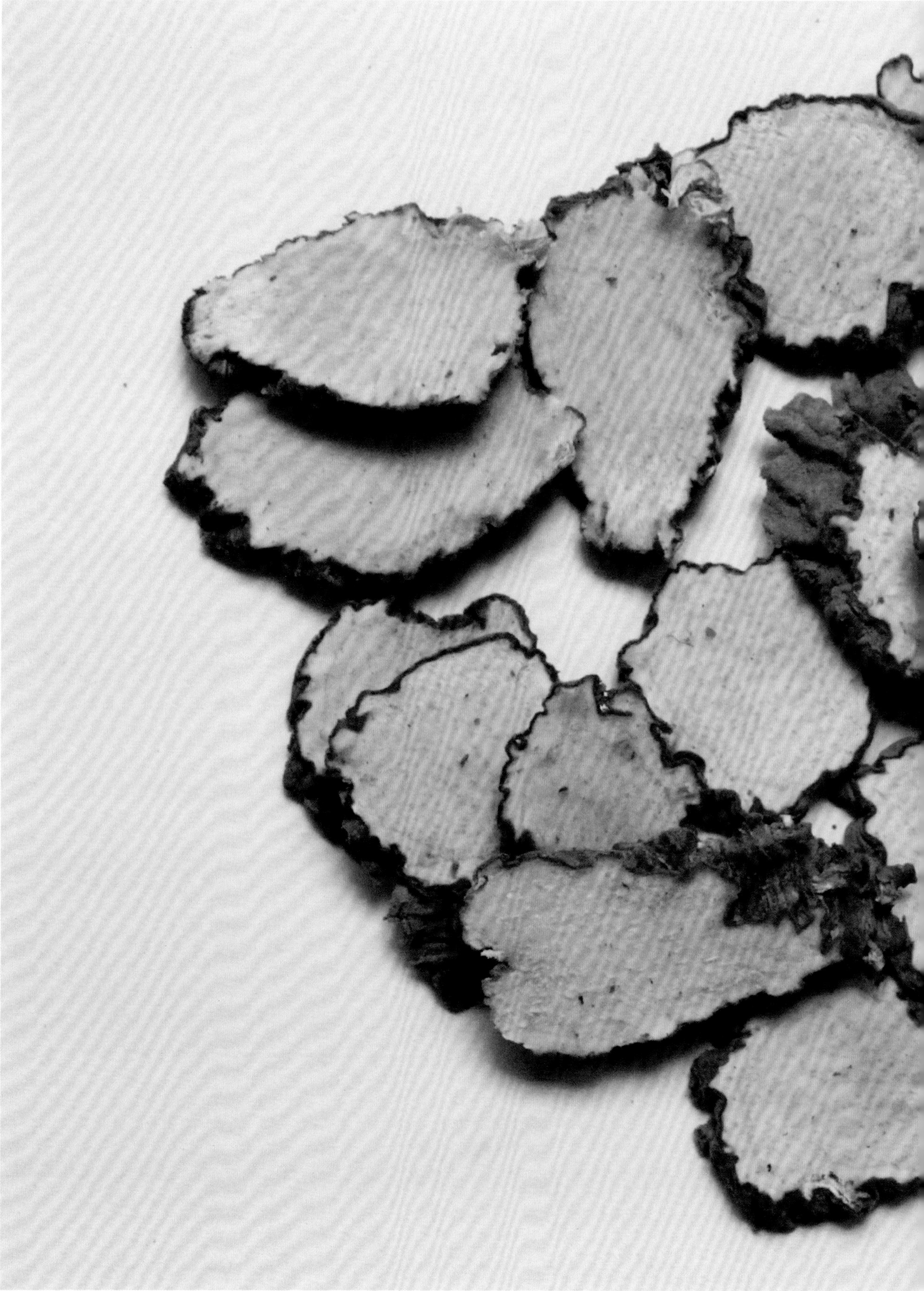

万年青

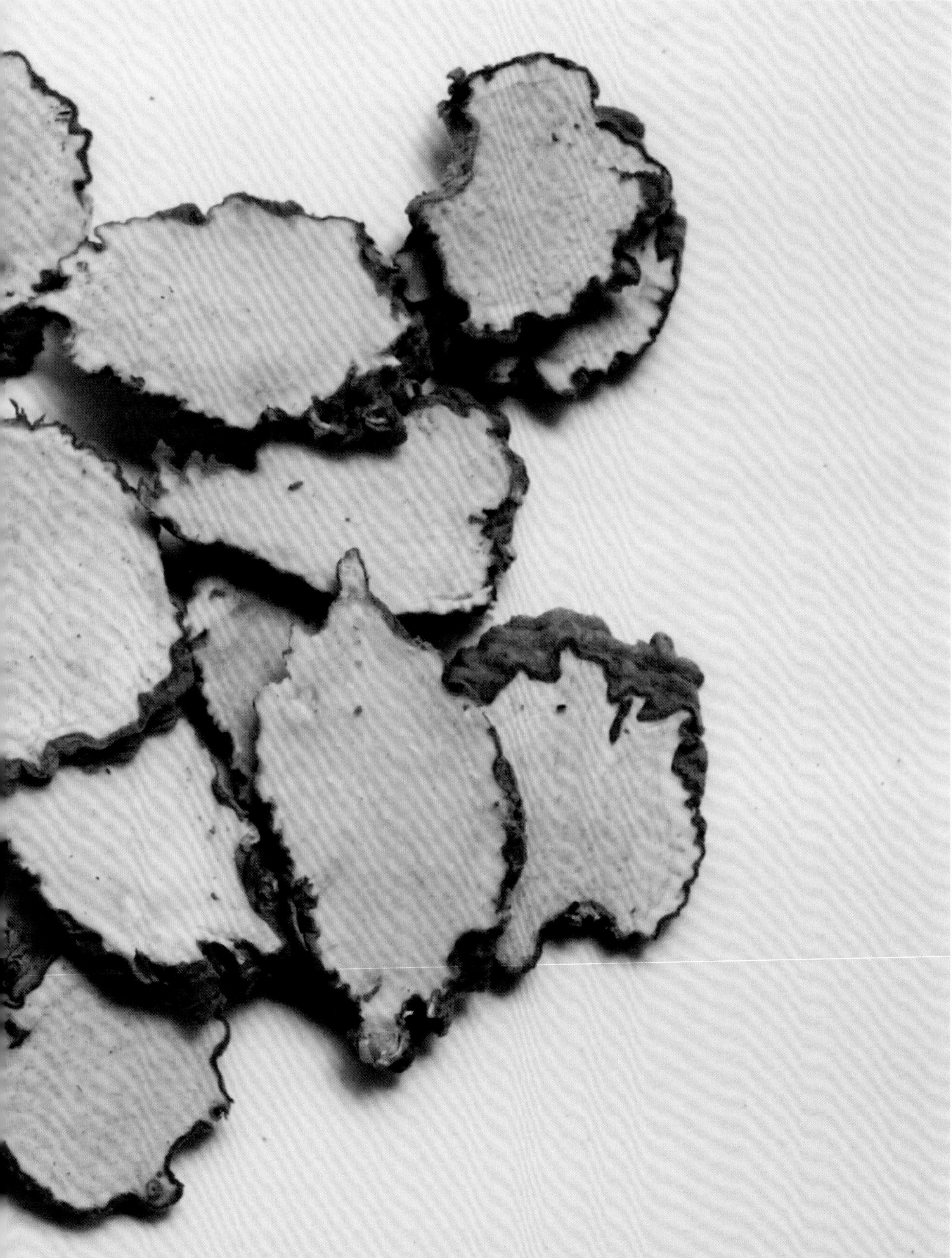

万年青饮片

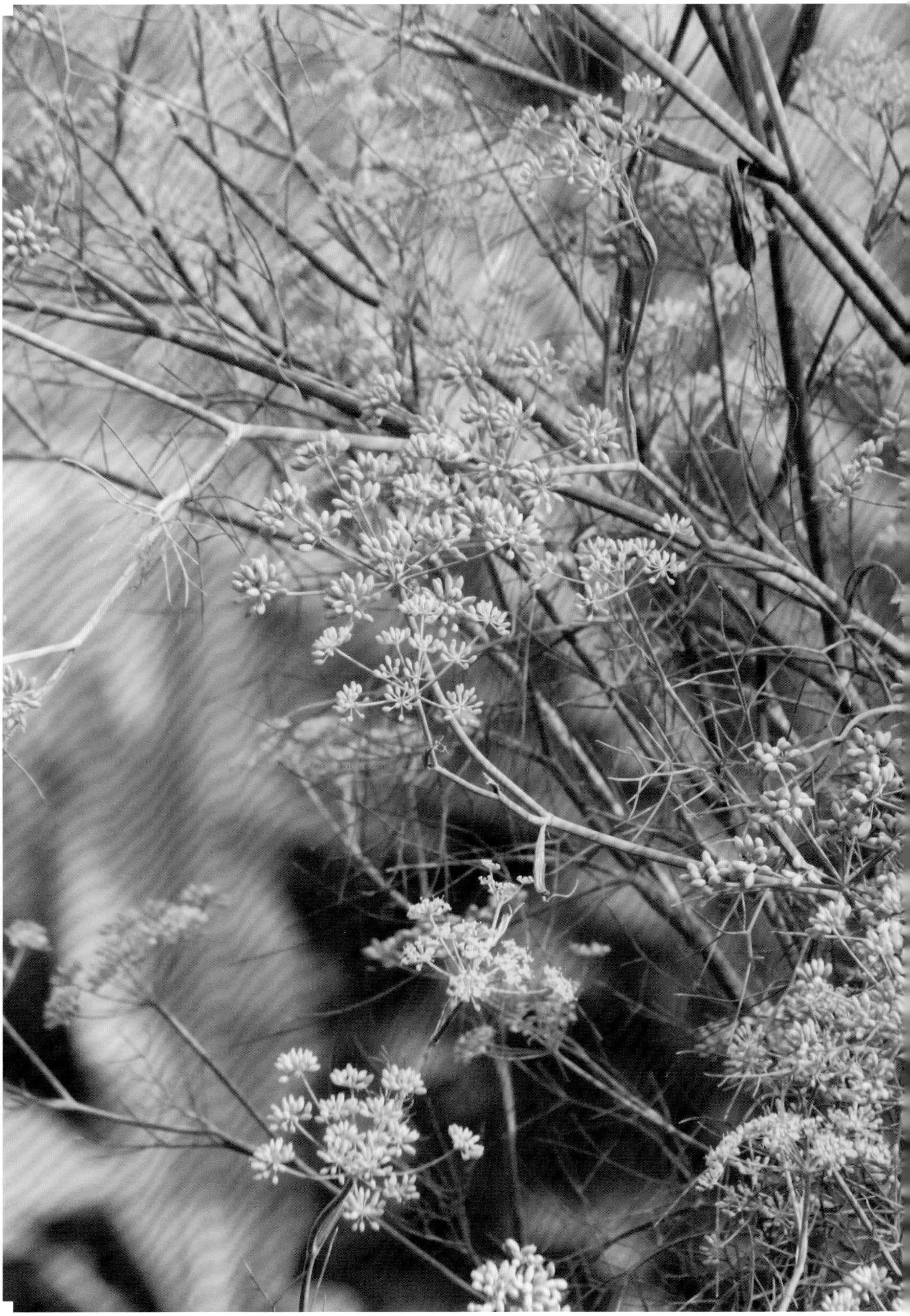

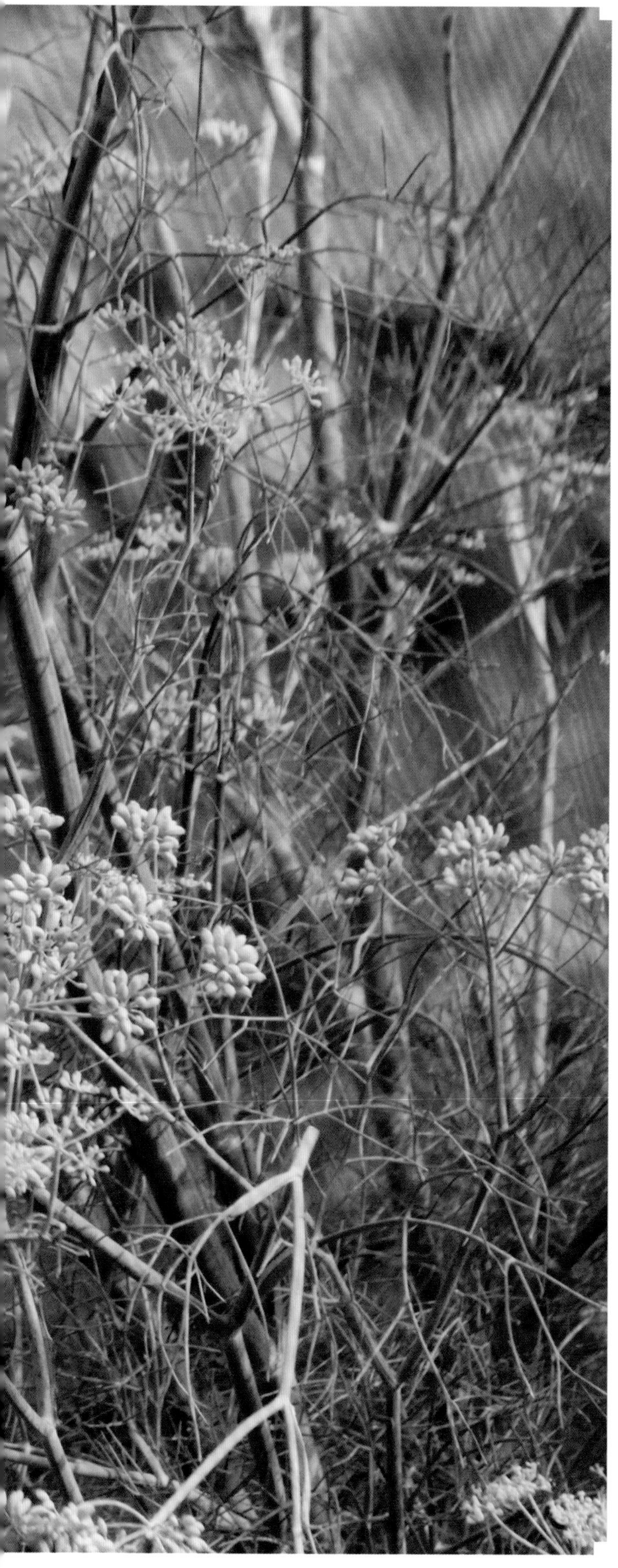

小茴香

【壮药名】碰换。

【别　名】茴香、谷茴香、香丝菜、茴香子、土茴香、野茴香、大茴香。

【来　源】本品为伞形科植物茴香 *Foeniculum vulgare* Mill. 的干燥成熟果实。

【性味归经】味辛，性温。归肝、肾、脾、胃经。

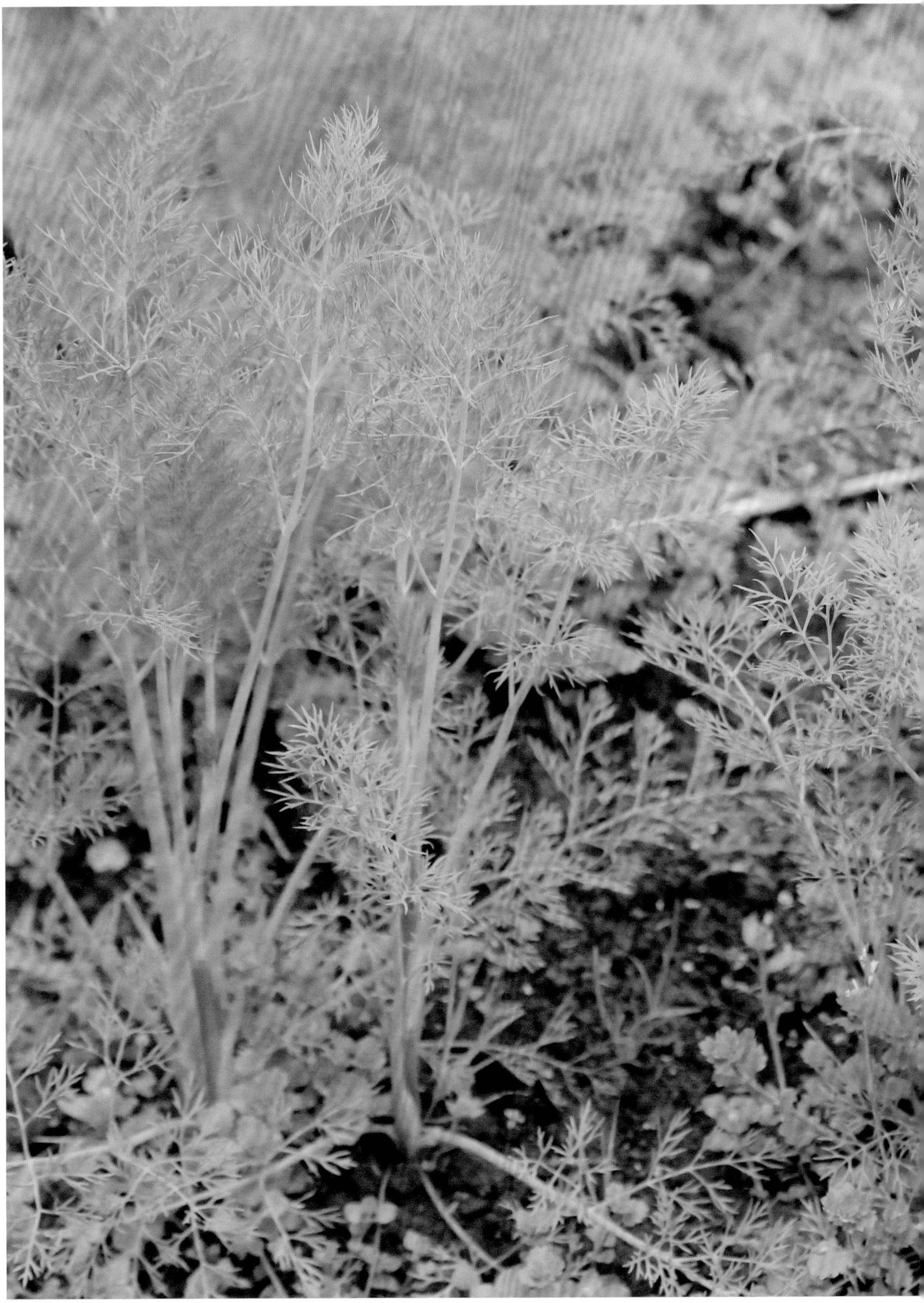

小茴香

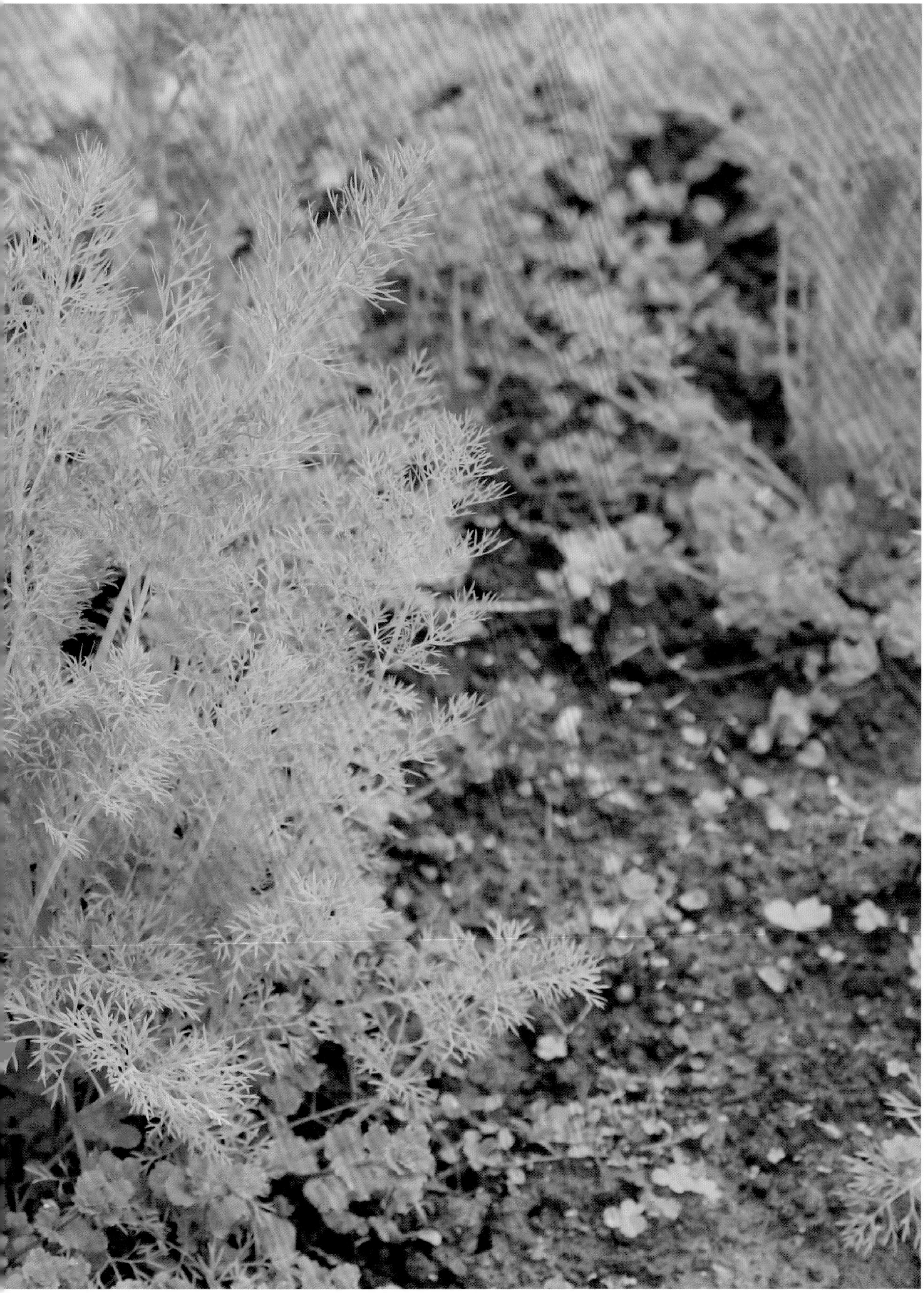

茴香

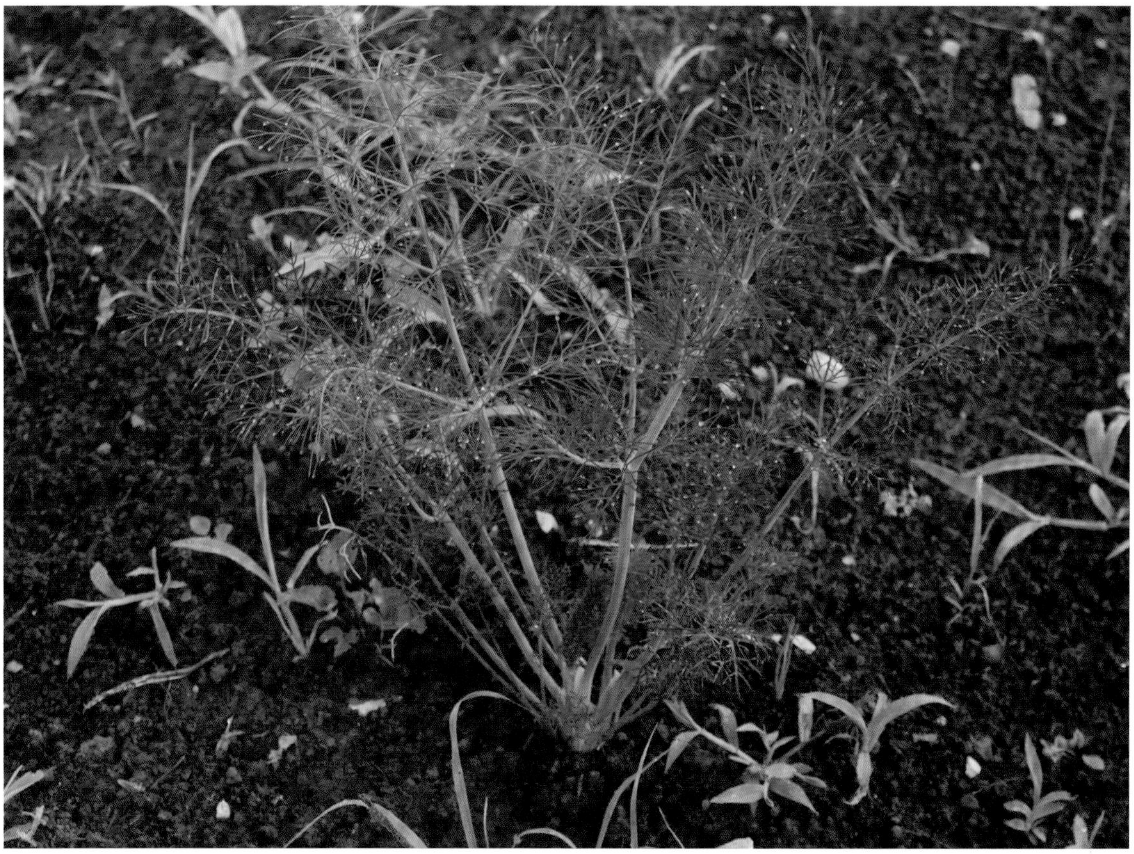

茴香

识别特征

多年生草本，高 1 ~ 2 m，全株有香气。茎直立，有纵棱。叶互生，3 ~ 4 回羽状全裂，裂片丝状线形；叶柄基部鞘状抱茎。复伞形态序顶生；花小、黄色。双悬果，每分果有 5 纵棱。本品呈小圆柱形，两端稍尖，长 3 ~ 5 mm，直径 2 mm 左右，基部有时带细长的小果柄，顶端有黄褐色柱头残基，新品黄绿色至棕色，陈品为棕黄色。分果容易分离，背面有 5 条略相等的果棱，腹面稍平；横切面略呈五角形。花期 7—9 月，果期 9 月以后。

生境分布

全国各地均有栽培。主要分布于山西、内蒙古、甘肃、辽宁等省区。

采收加工

秋季果实初熟时采割植株，晒干，打下果实，除去杂质。

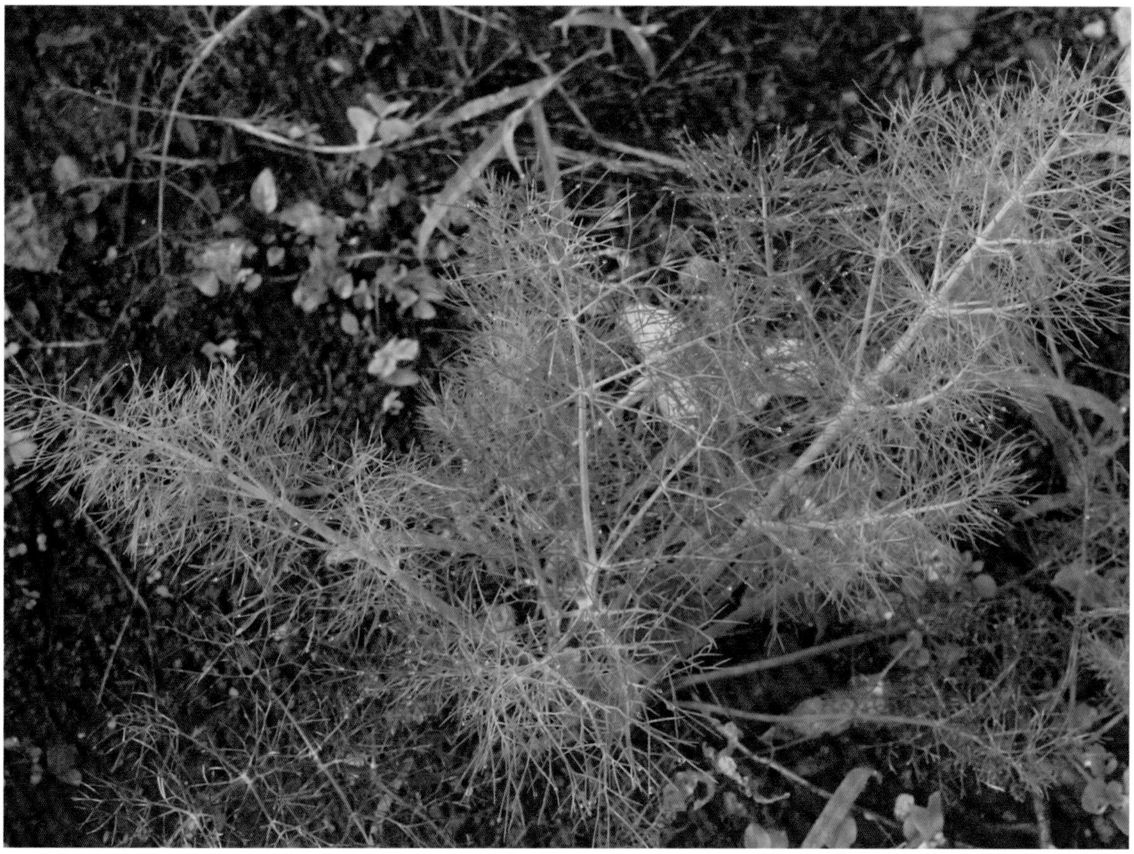

茴香

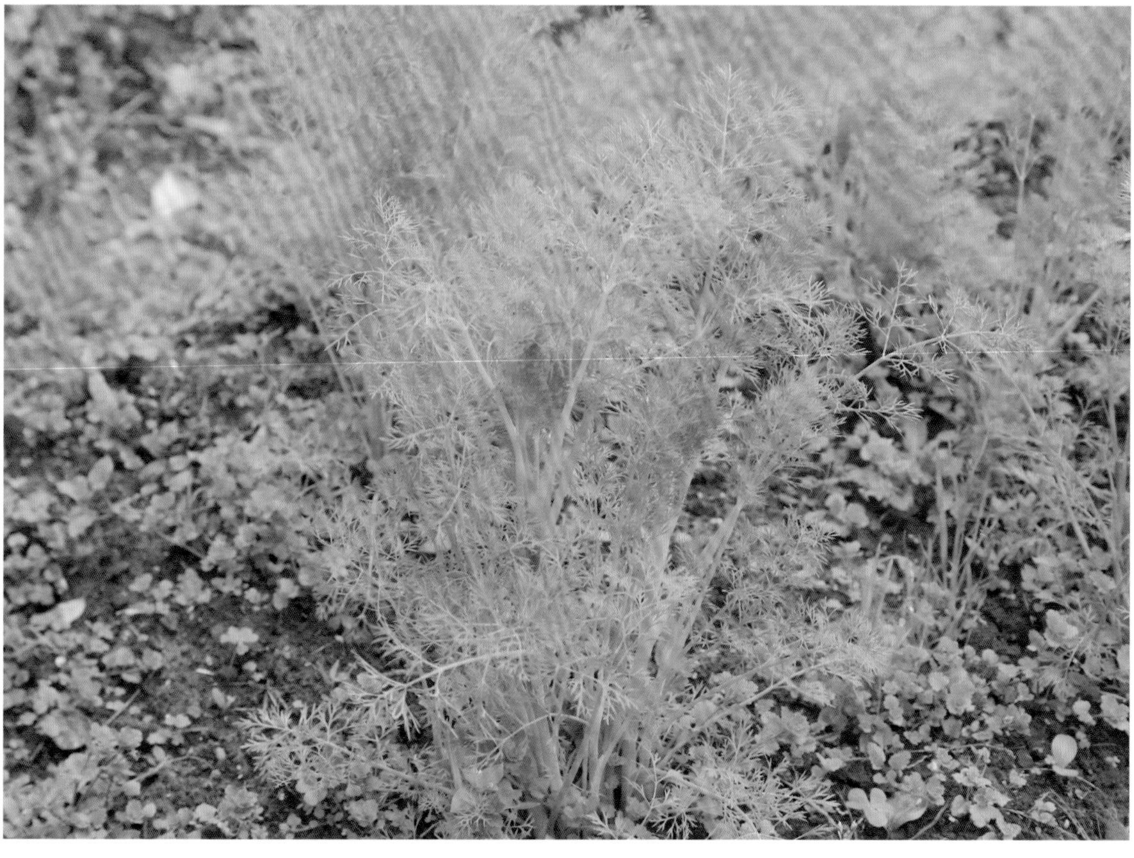

茴香

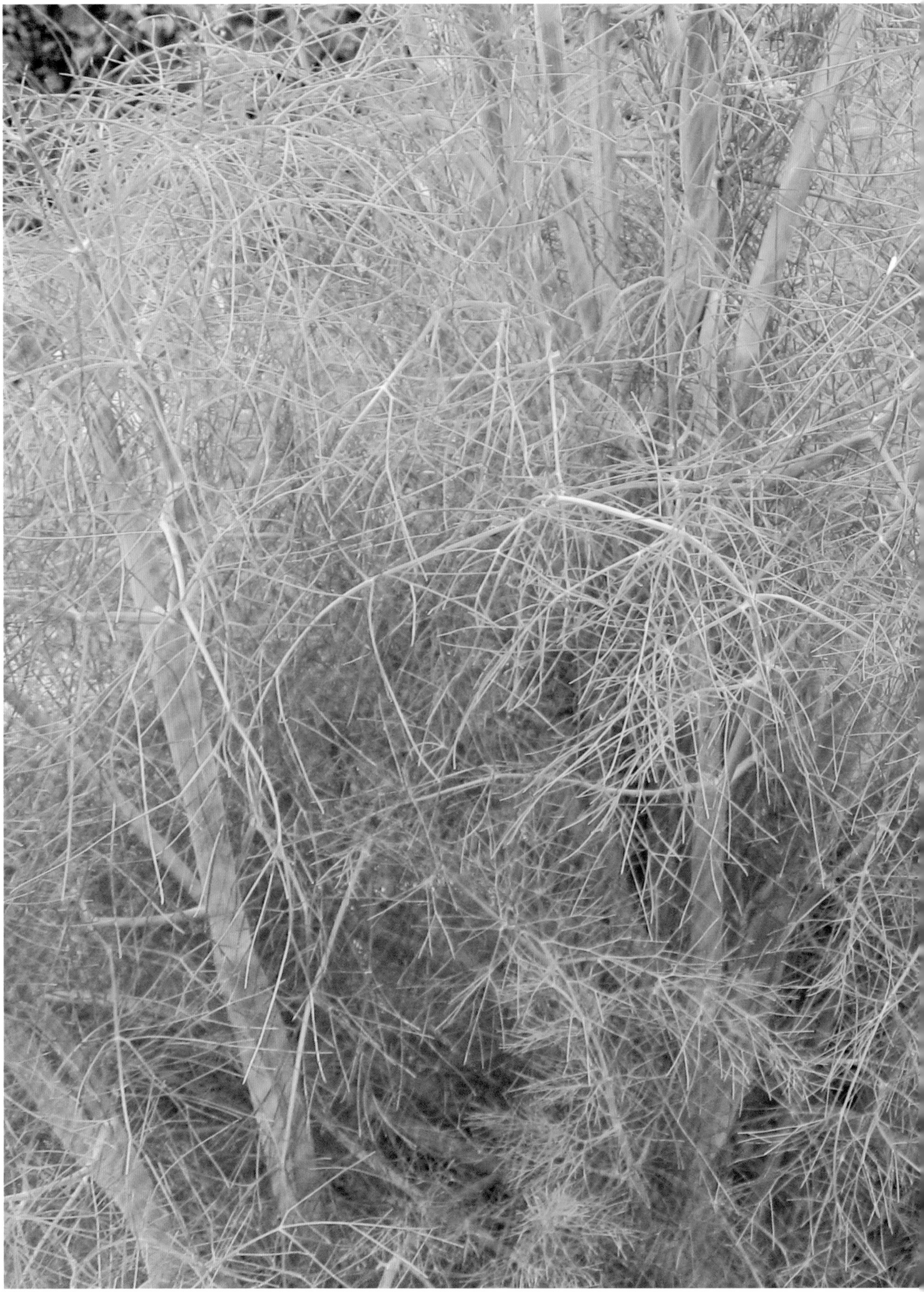

小茴香

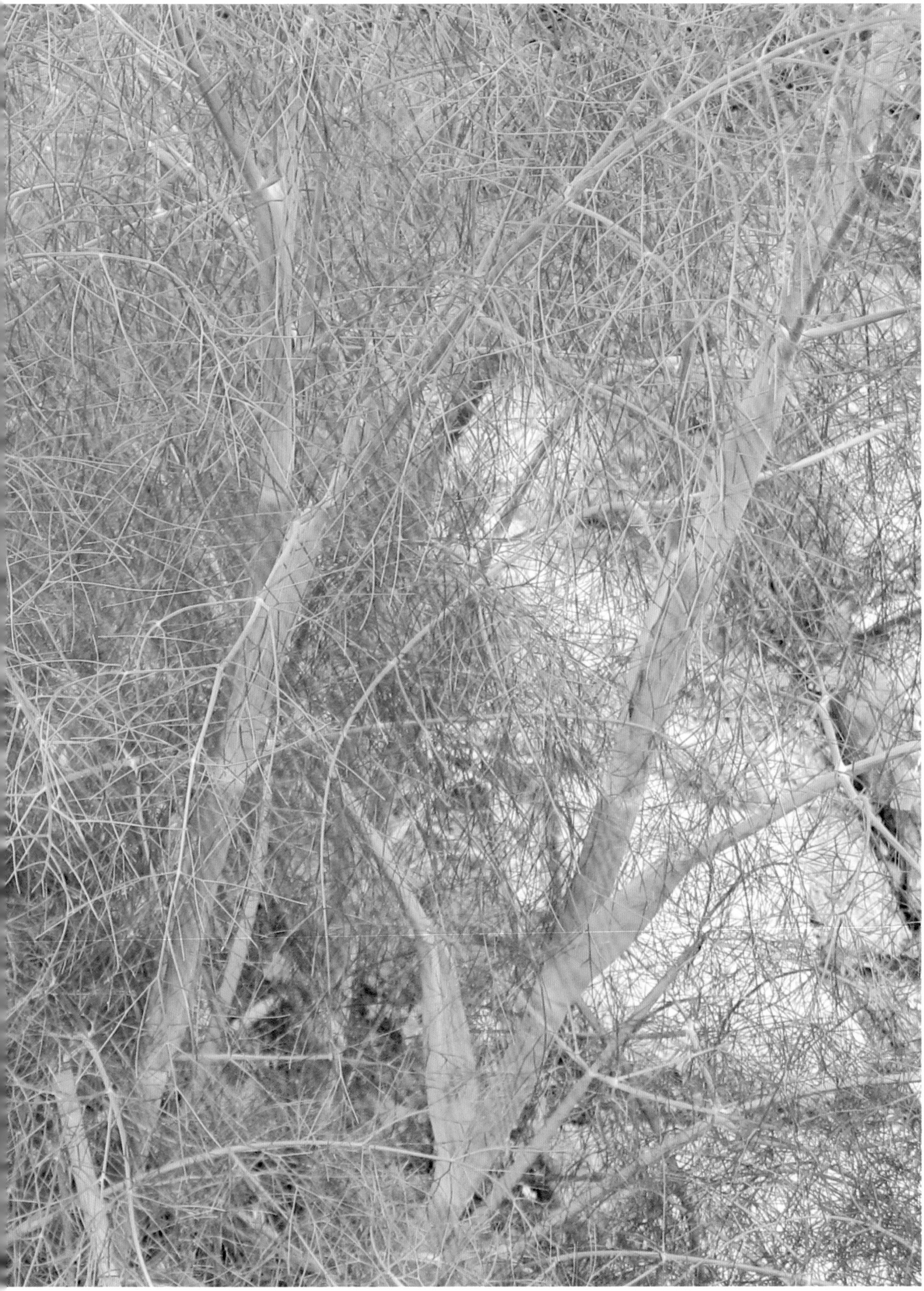

茴香

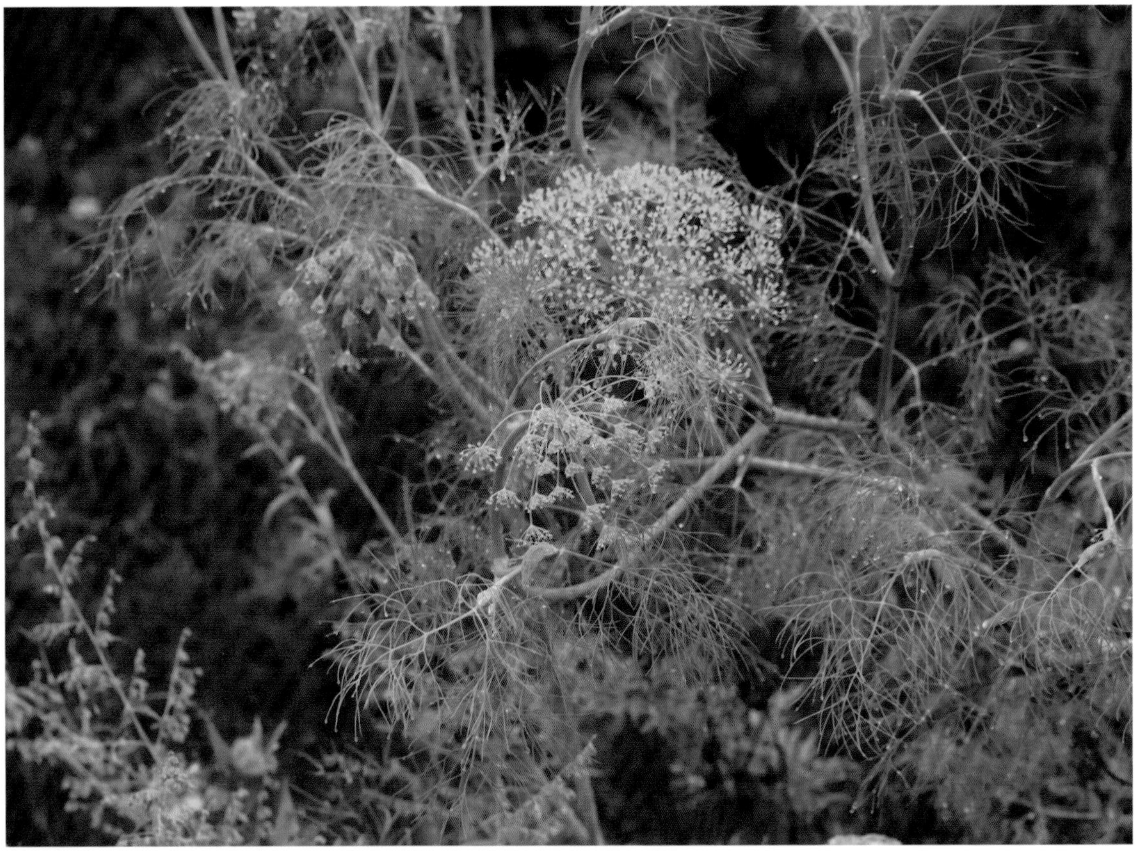

茴香

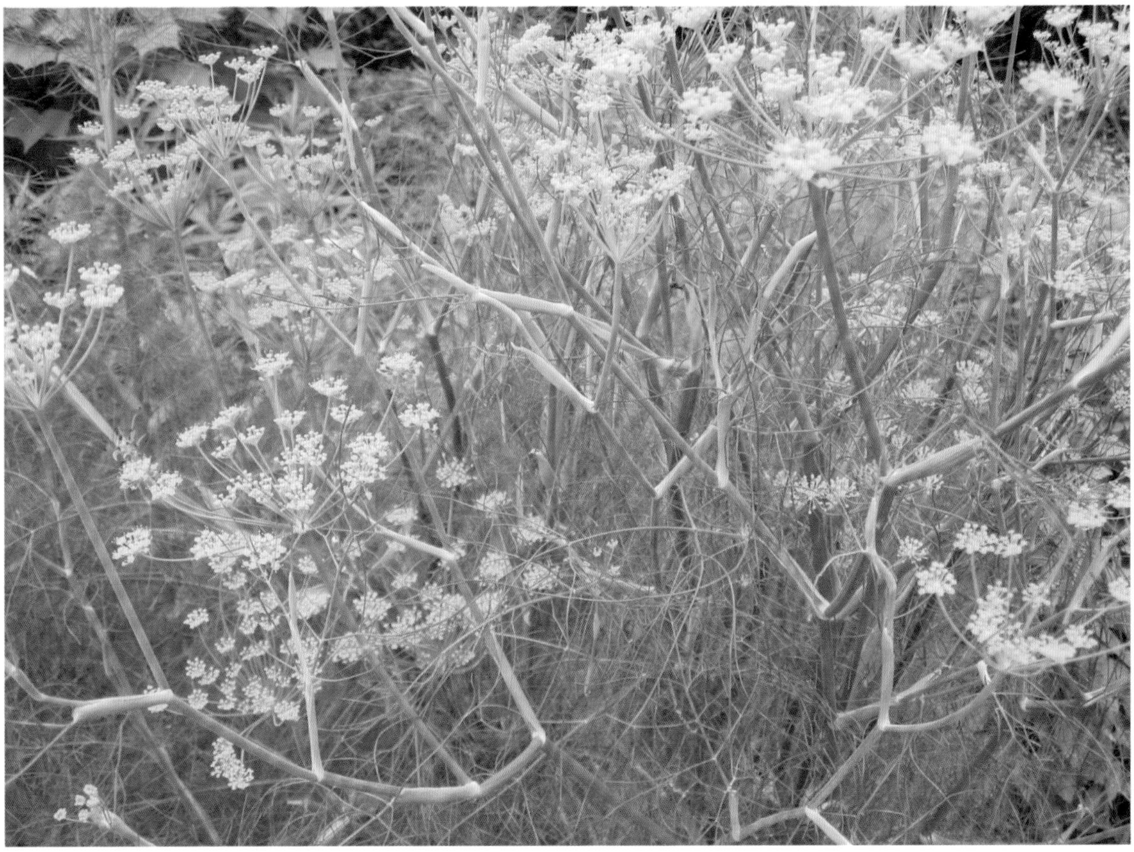

茴香

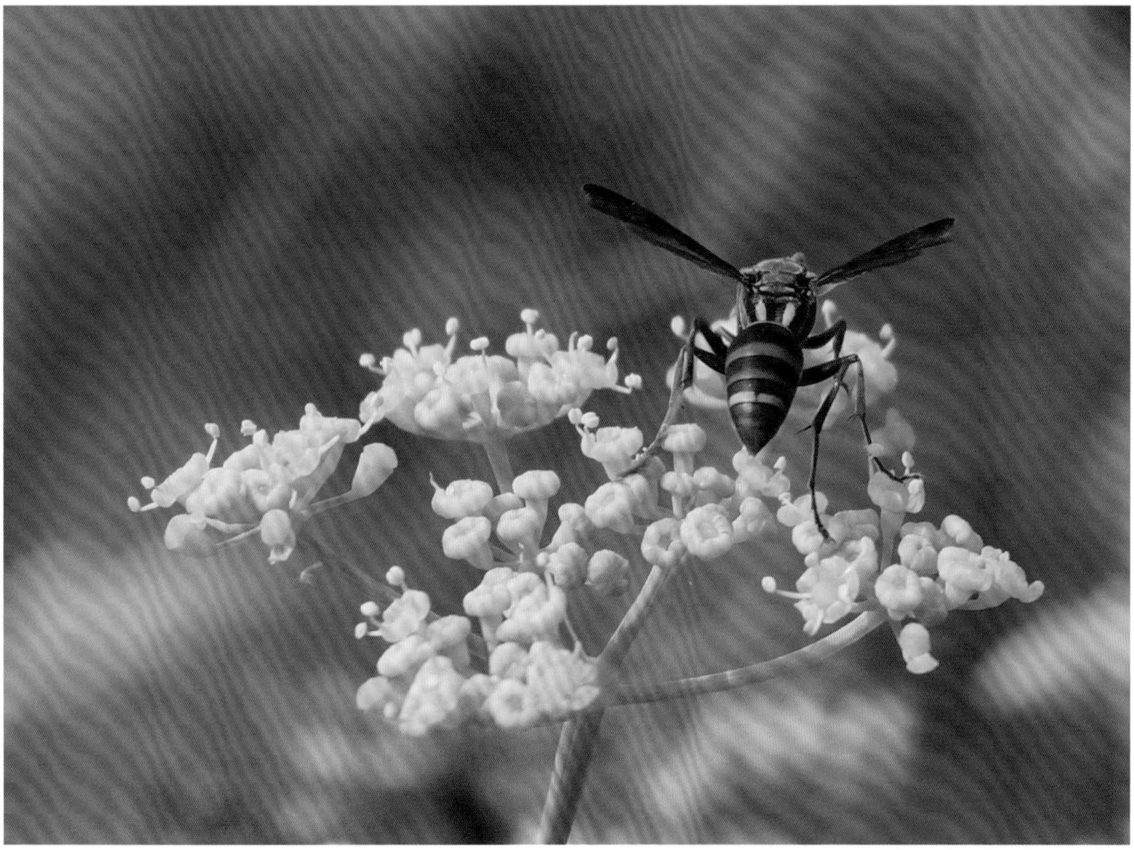

茴香

药材鉴别

本品为双悬果，呈圆柱形，有的稍弯曲，长4 ~ 8 mm，直径1.5 ~ 2.5 mm。表面黄绿色或淡黄色，两端略尖，顶端残留有黄棕色突起的柱基，基部有时有细小的果梗。分果呈长椭圆形，背面有纵棱5条，接合面平坦而较宽。横切面略呈五边形，背面的四边约等长。有特异香气，味微甜、辛。以粒大饱满、黄绿色、气味浓者为佳。

功效主治

散寒止痛，理气和胃。主治寒疝腹痛，睾丸偏坠，痛经，少腹冷痛，脘腹胀痛，食少吐泻，睾丸鞘膜积液。

药理作用

本品有增强胃肠运动的作用，在胀气时，促进气体排出，减轻疼痛。

用法用量

内服：2 ~ 4 g，煎服；0.5 ~ 1.0 g，研末服。外用：适量。

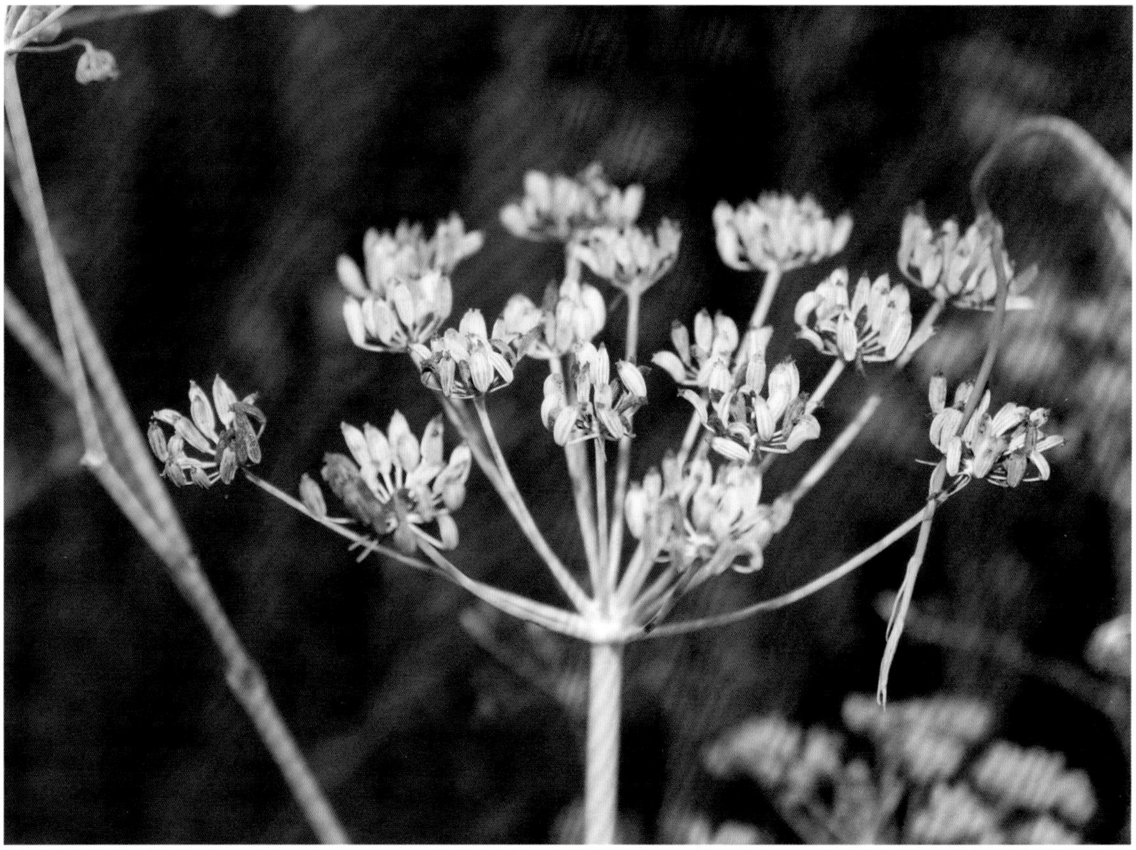

茴香

民族药方

1. 闪挫腰痛 小茴香适量。研为细末，酒服 3 ~ 5 g。

2. 胃寒痛 小茴香、干姜各 15 g，甘草 10 g。水煎服。

3. 疝痛 小茴香、巴戟天各 15 g，橘核 10 g。水煎服。

4. 肠绞痛，睾丸和附睾肿痛 小茴香、木香各 3 g，川楝子、白芍各 12 g，黄柏 9 g，槟榔 6 g，生薏苡仁 25 g。水煎服，也可治睾丸鞘膜积液。

5. 阳痿 小茴香、炮姜各 5 g。研细末，加盐少许，用少许人乳汁调和（也可用蜂蜜或鸡血代替）敷于肚脐，外加胶布贴紧，一般 5 ~ 7 日后可去除敷料。

6. 肾绞痛 小茴香、干姜、官桂、沉香粉（冲服）各 5 g，延胡索、五灵脂、没药、川芎、当归、蒲黄、赤芍、乌药各 10 g。水煎服，每日 1 剂。

7. 慢性痢疾 小茴香 9 g，石榴皮 15 g。水煎服。

使用注意

阴虚火旺者慎服。

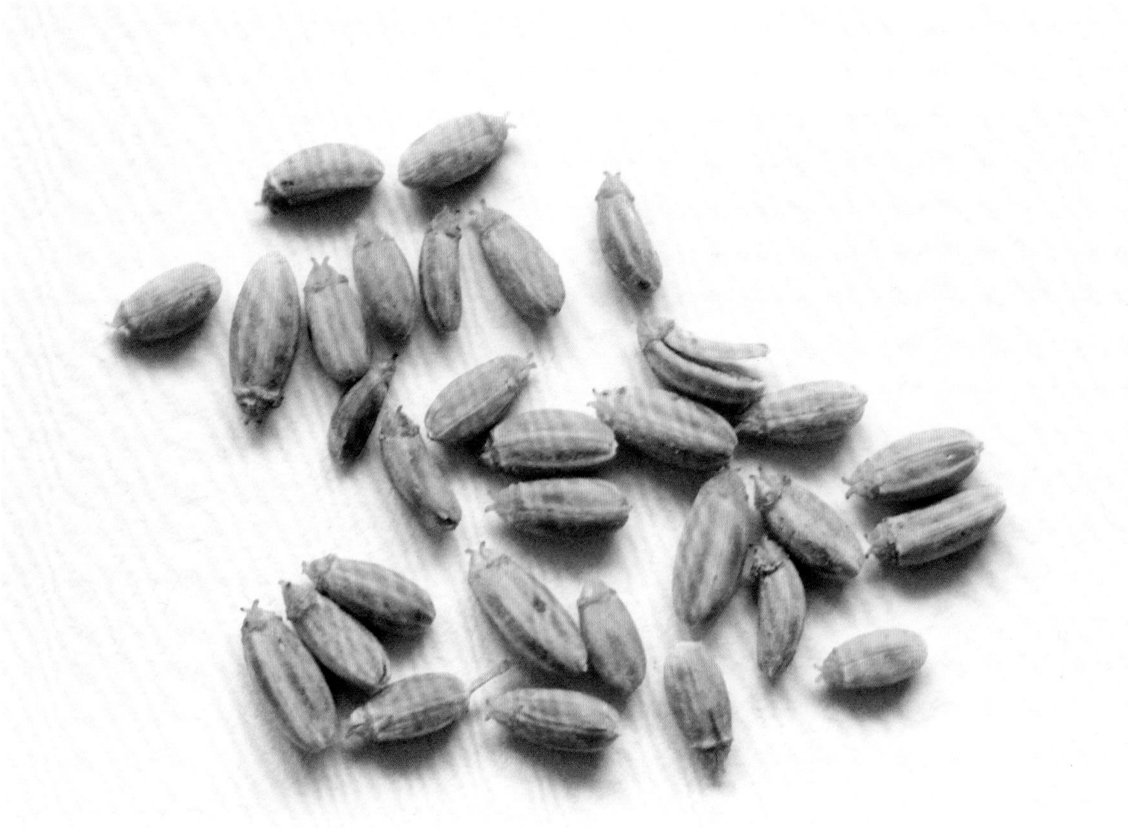

小茴香药材

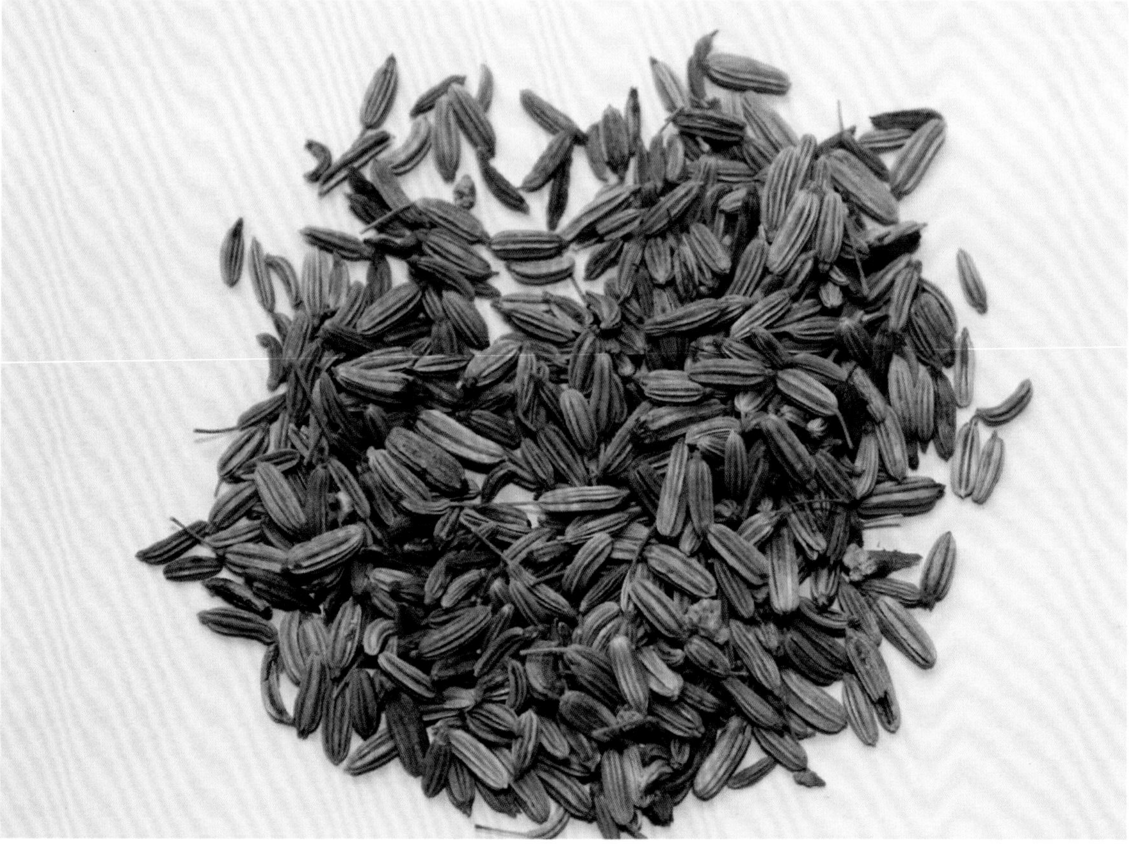

小茴香饮片

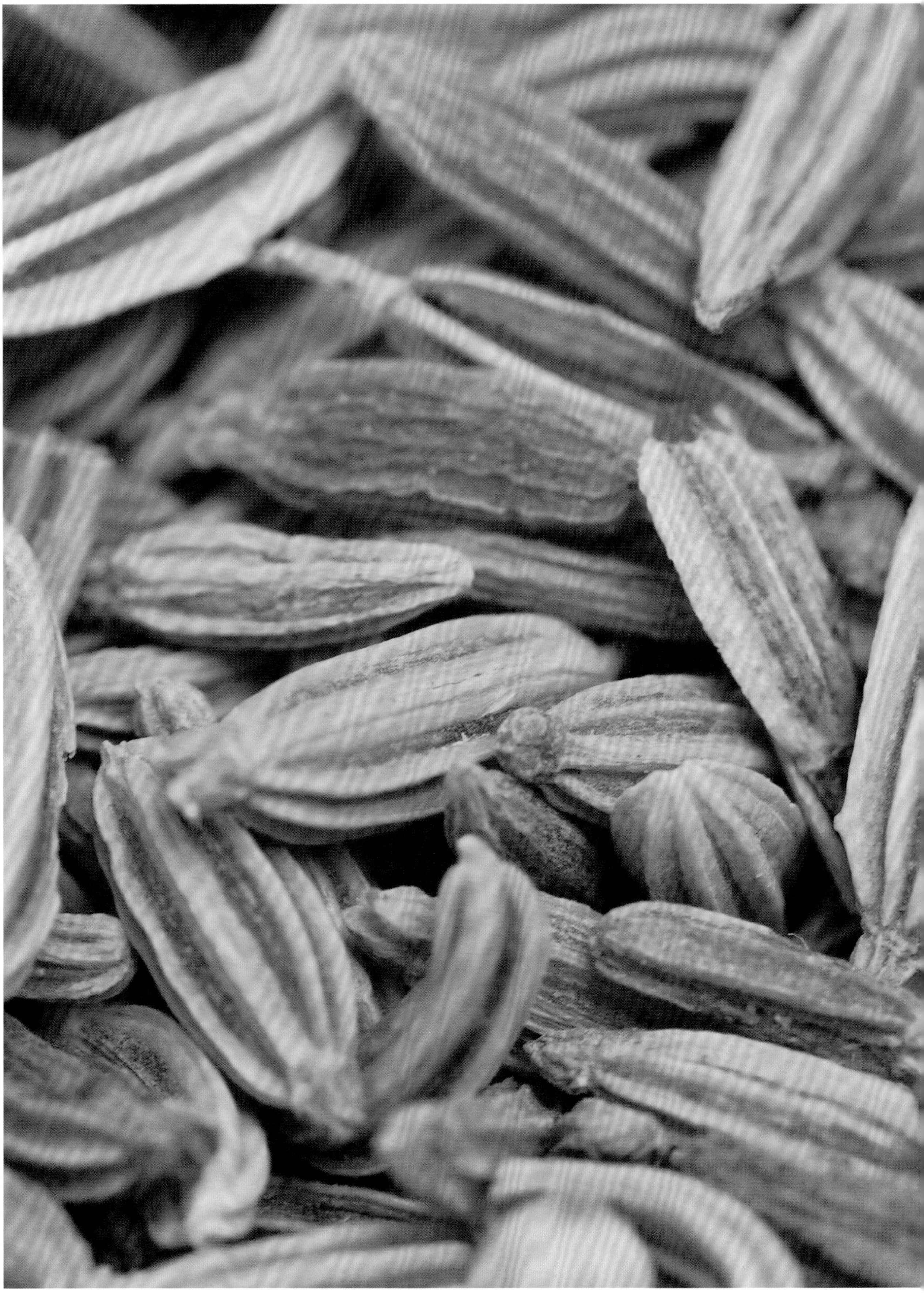

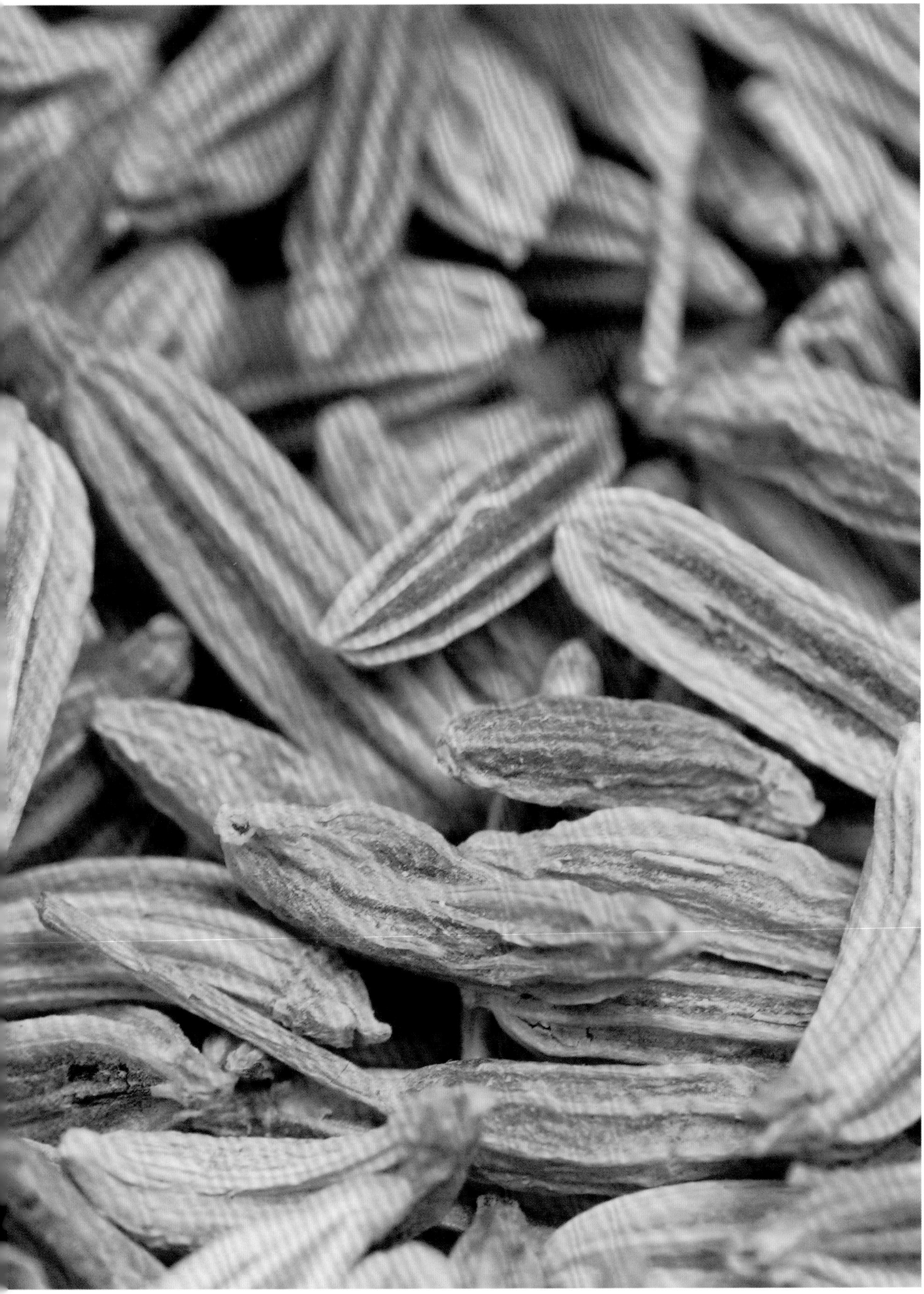

小茴香饮片

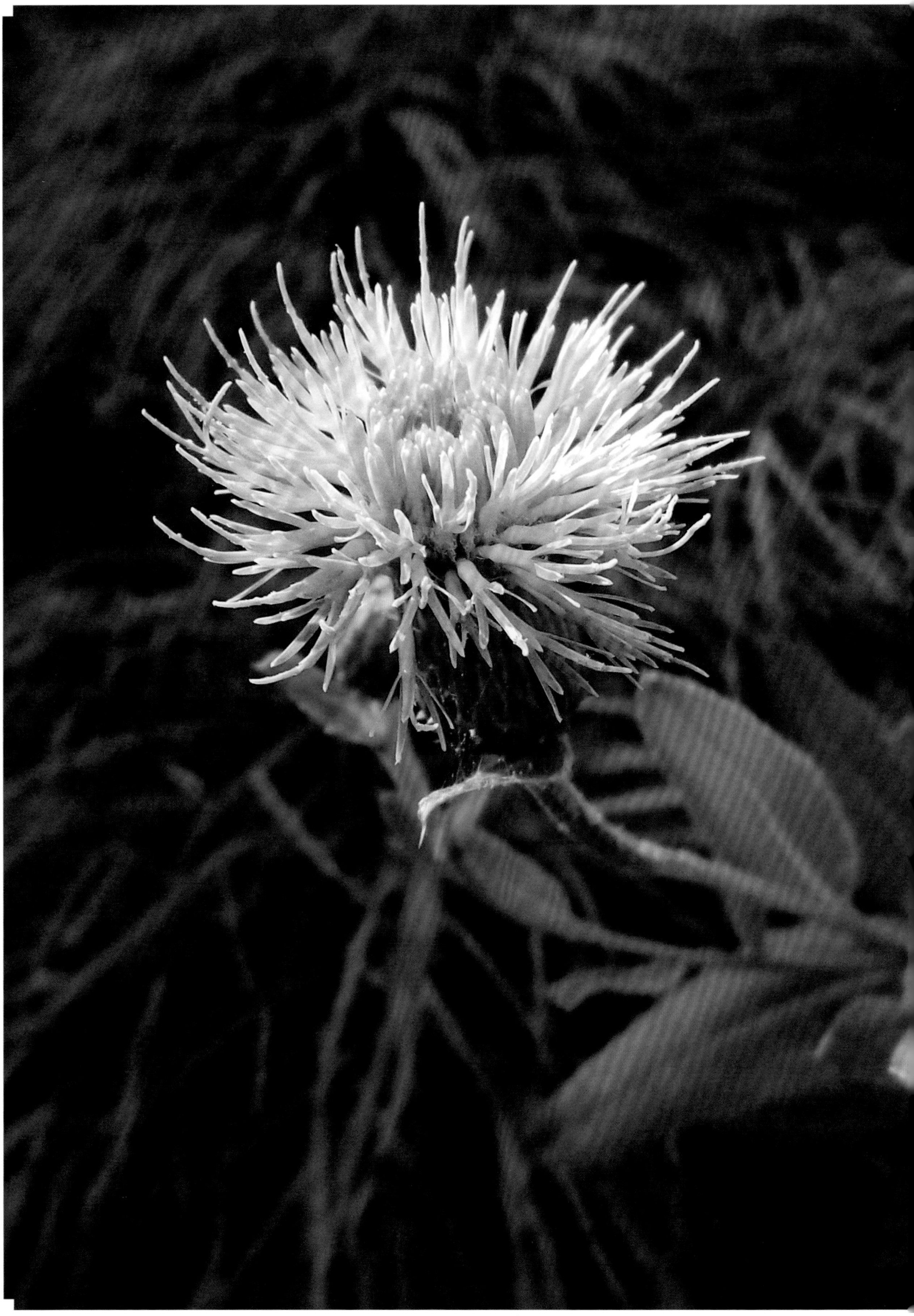

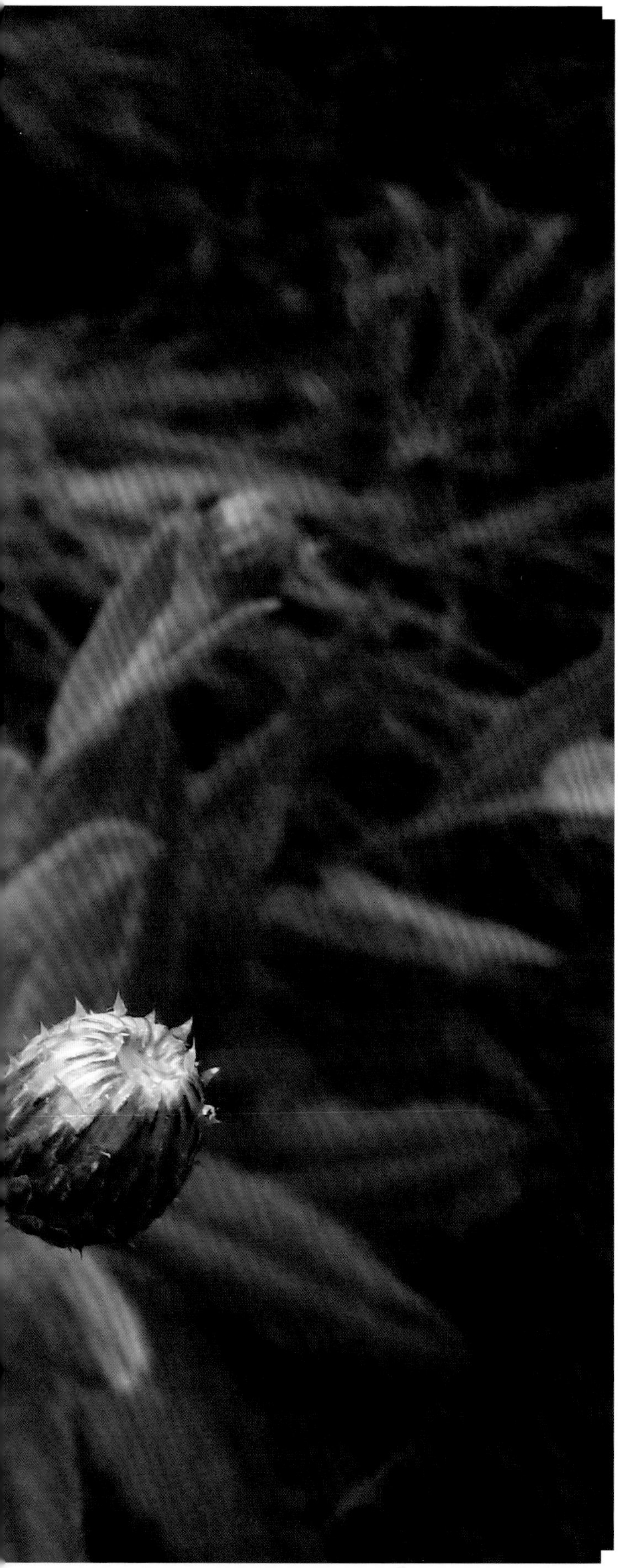

小蓟

【壮药名】棵吉芭。

【别　名】小蓟草、刺蓟、刺儿菜、刺菜、曲曲菜、白鸡角刺、小鸡角刺。

【来　源】本品为菊科植物刺儿菜 *Cirsium setosum*（Willd.）MB. 的干燥地上部分或根。

【性味归经】味苦、甘，性凉。归心、肝经。

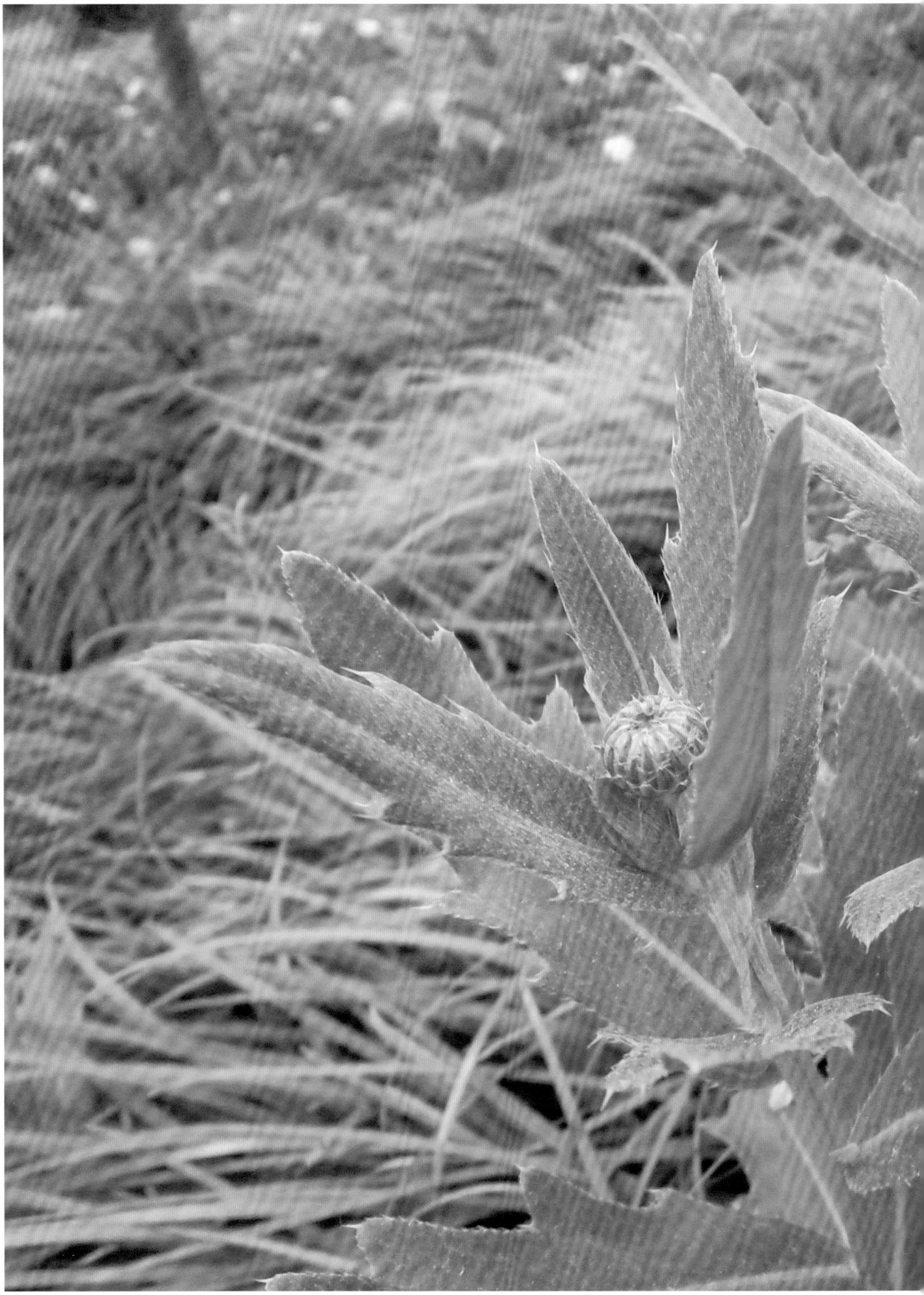

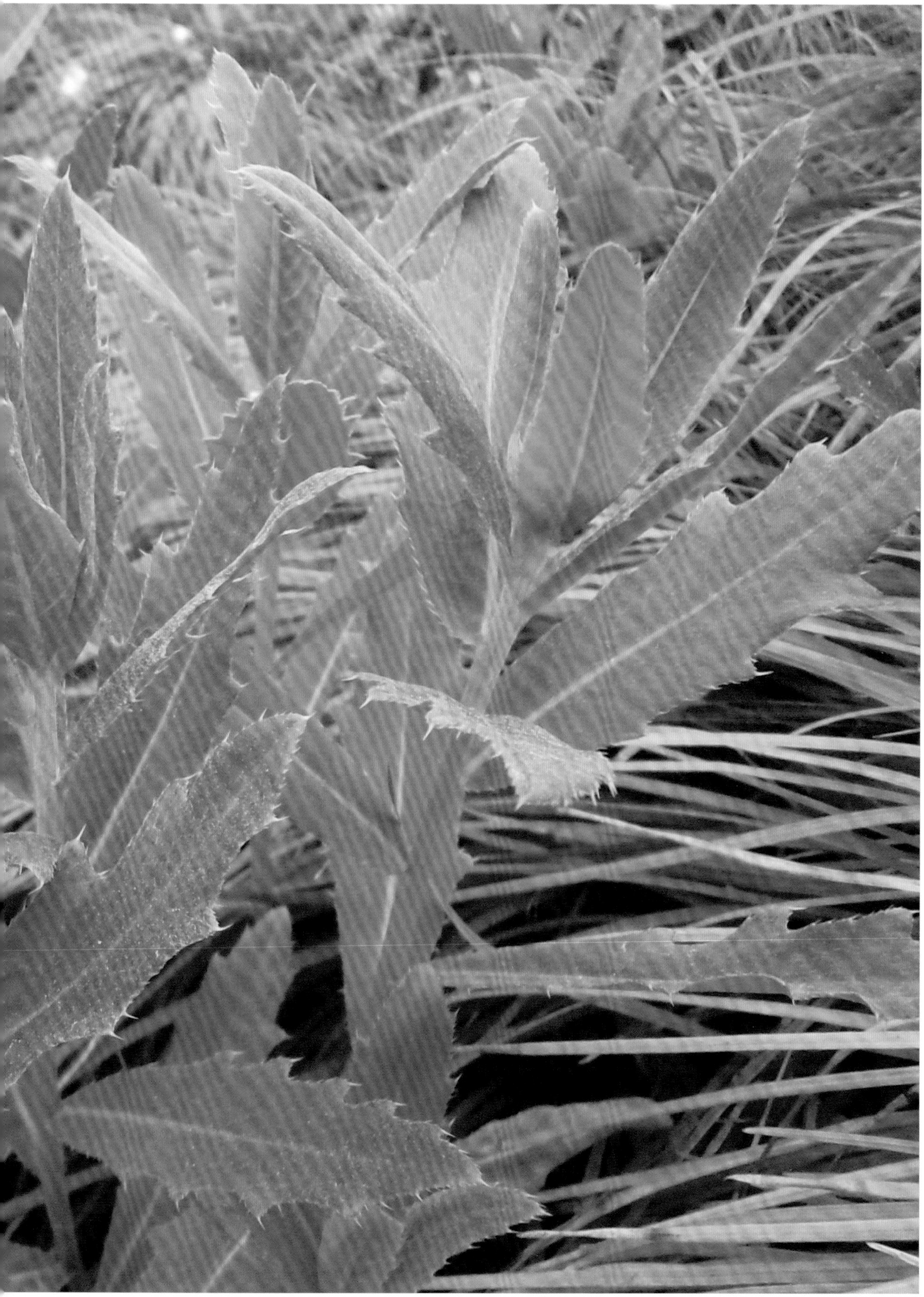

刺儿菜

小蓟

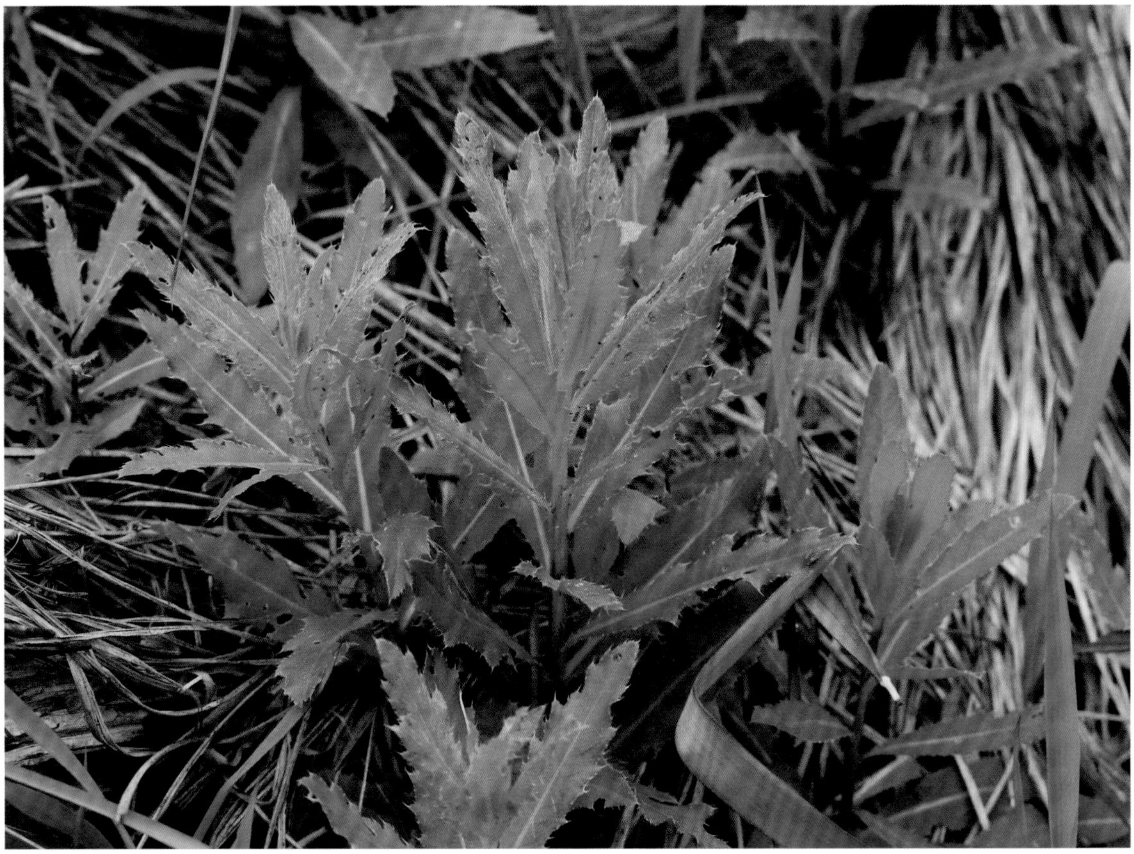

刺儿菜

识别特征

多年生草本，具长匍匐根。茎直立，高约 50 cm，稍被蛛丝状绵毛。基生叶花期枯萎；茎生叶互生，长椭圆形或长圆状披针形，长 5 ~ 10 cm，宽 1 ~ 2.5 cm，两面均被蛛丝状绵毛，全缘或有波状疏锯齿，齿端钝而有刺，边缘具黄褐色伏生倒刺状牙齿，前端尖或钝，基部狭窄或钝圆，无柄。雌雄异株，头状花序单生于茎顶或枝端；总苞钟状，苞片 5 裂，疏被绵毛，外列苞片极短，卵圆形或长圆状披针形，顶端有刺，内列的呈披针状线形，较长，先端稍宽大，干膜质；花冠紫红色；雄花冠细管状，长达 2.5 cm，5 裂，花冠管部较上部管檐长约 2 倍，雄蕊 5，聚药，雌蕊不育，花柱不伸出花冠外；雌花花冠细管状，长达 2.8 cm，花冠管部较上部管檐长约 4 倍，子房下位，花柱细长，伸出花冠管之外。瘦果长椭圆形，无毛，冠毛羽毛状，淡褐色，在果熟时稍较花冠长或与之等长。花期 5—7 月，果期 8—9 月。

生境分布

生长于山坡、河旁或荒地、田间。分布于除广东、广西、云南、西藏外的各省区。

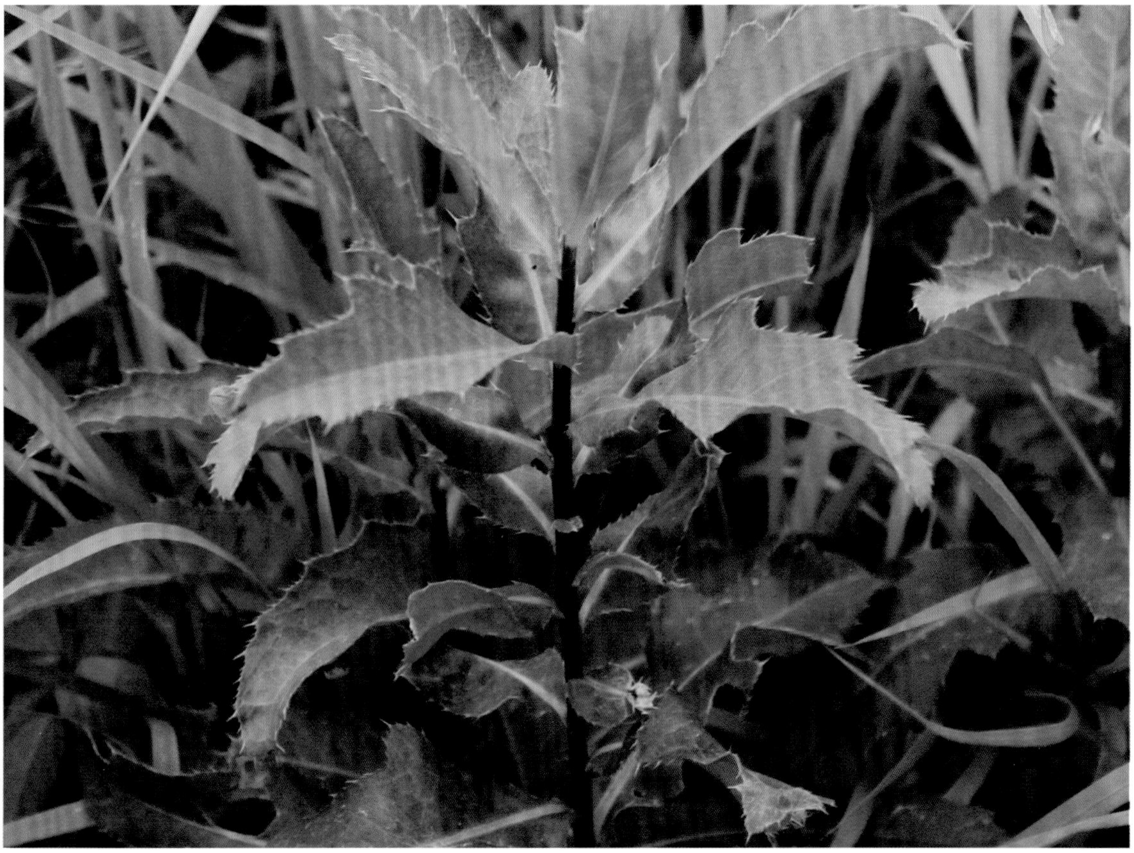

刺儿菜

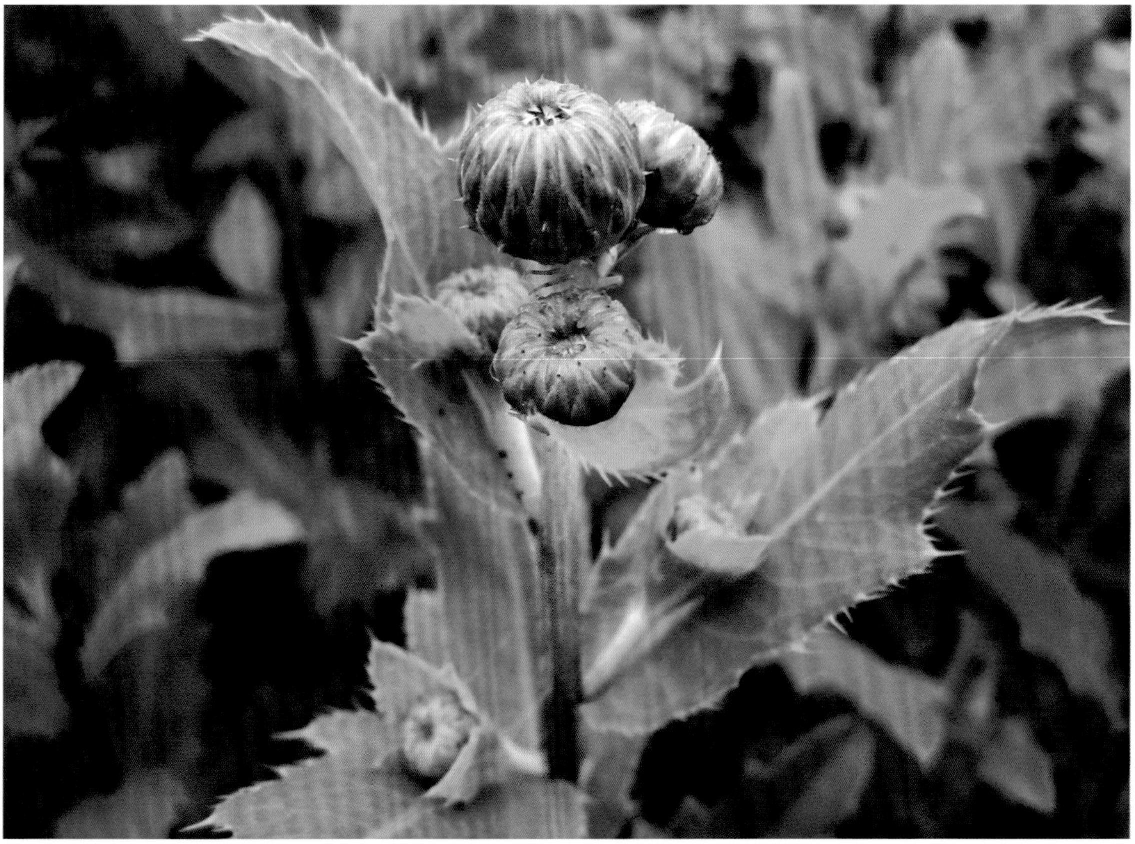

刺儿菜

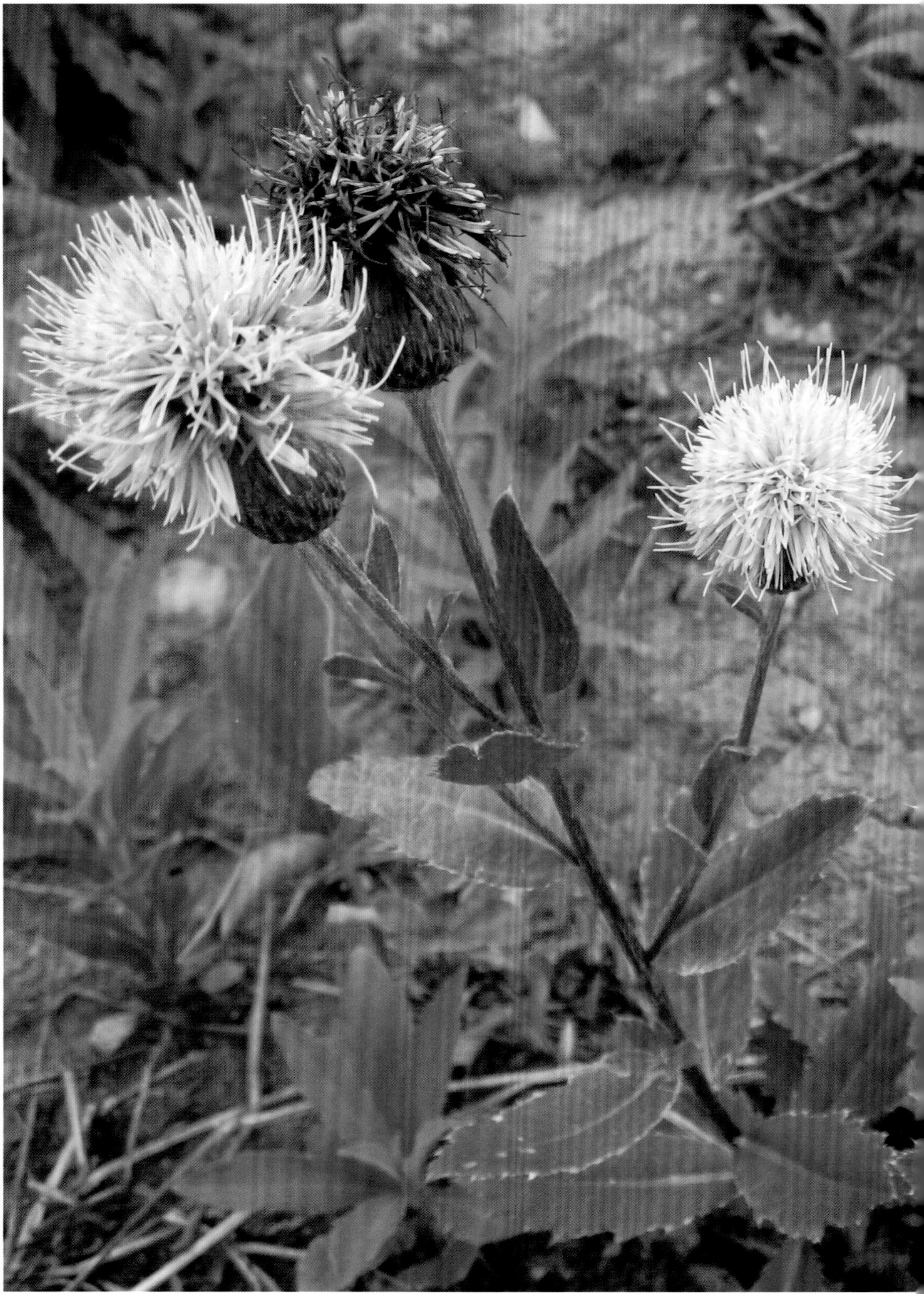

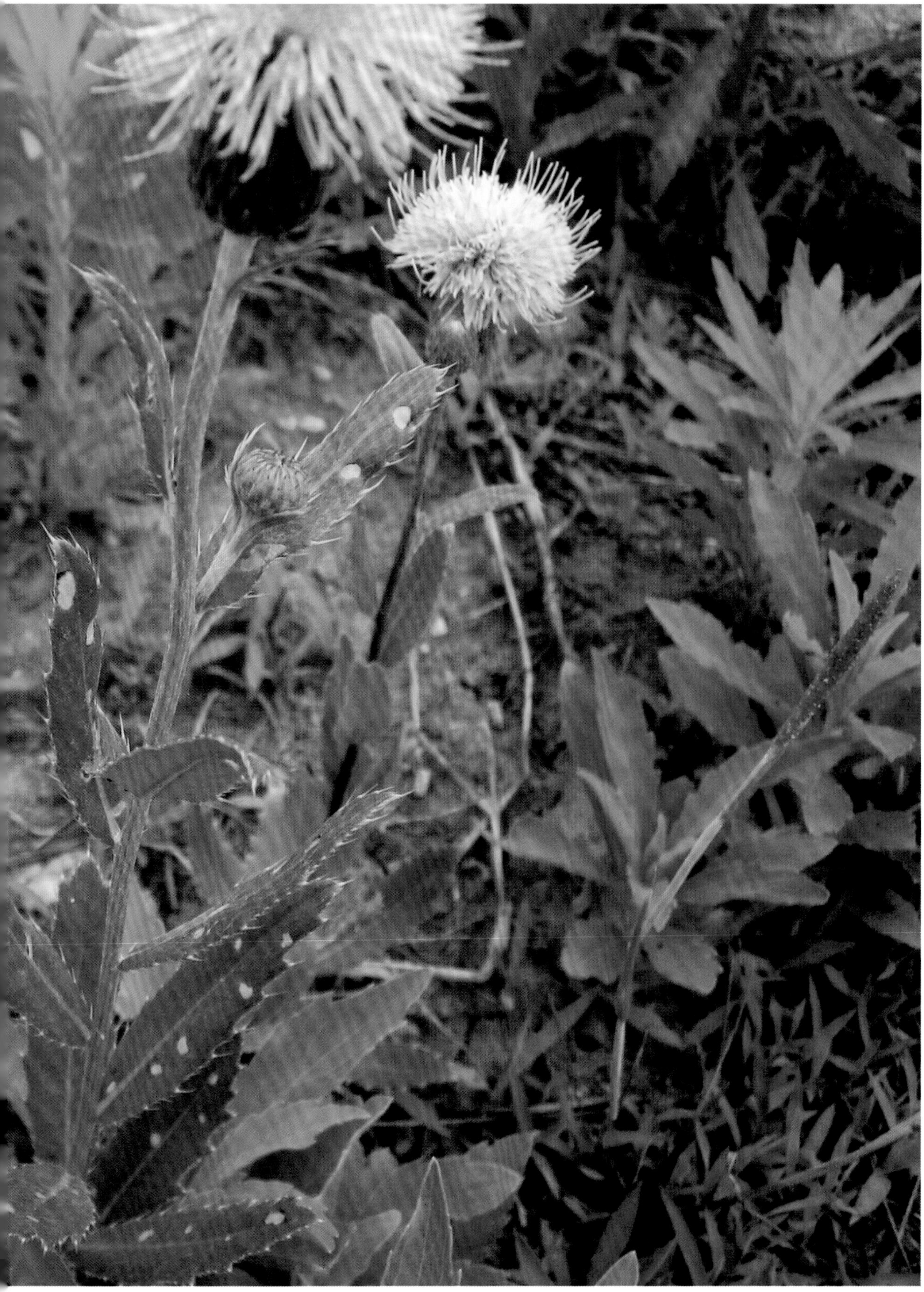

刺儿菜

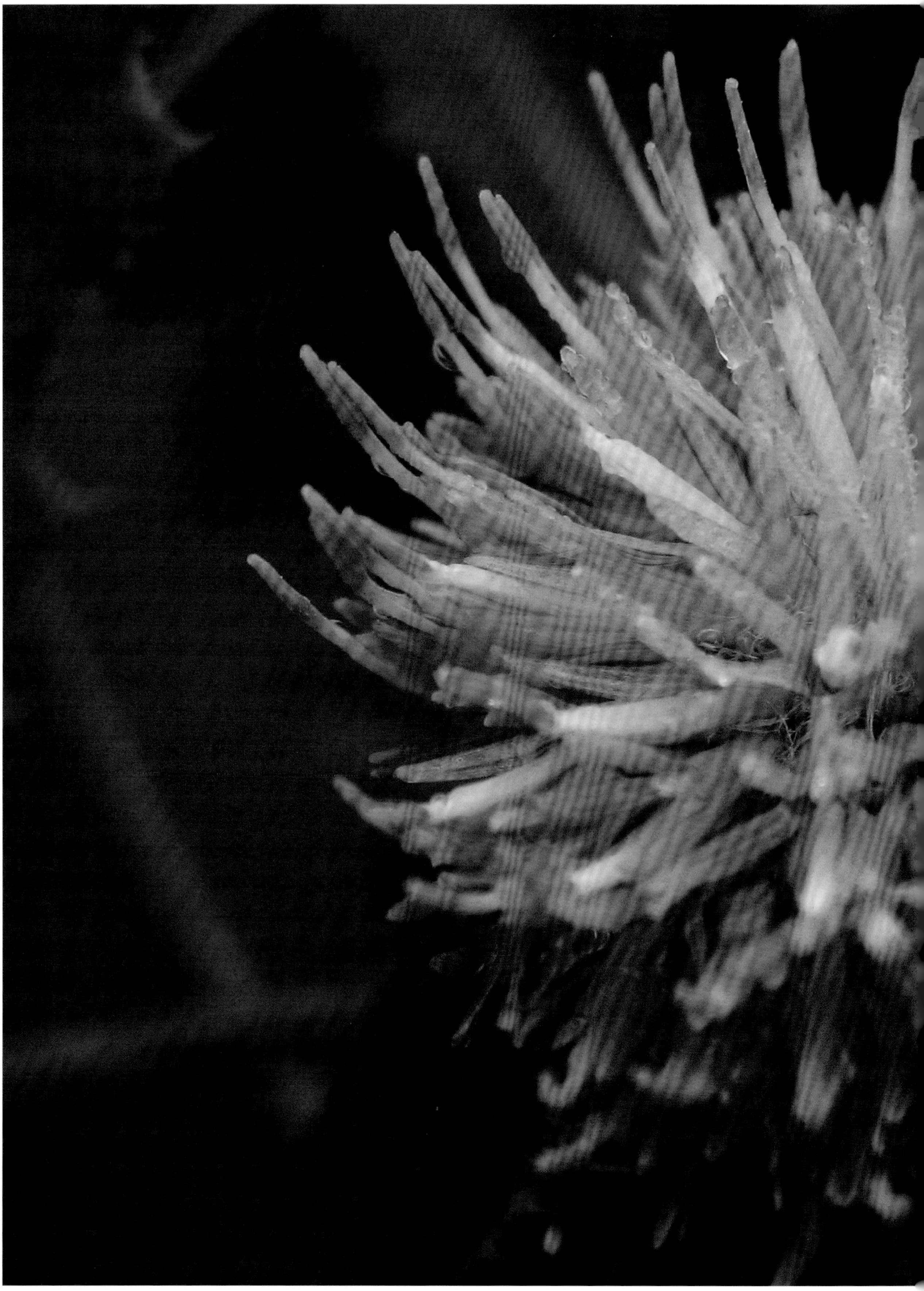

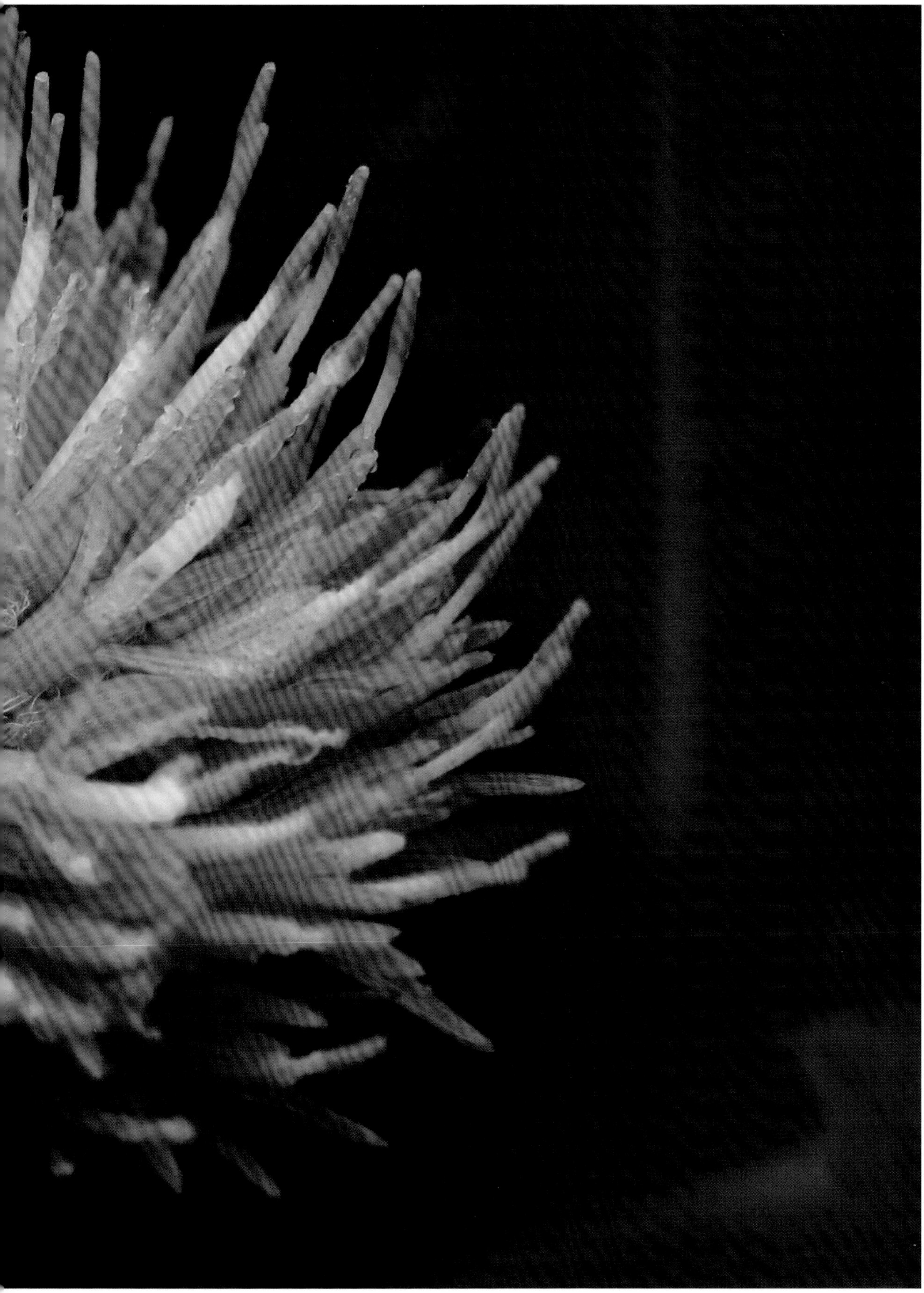

刺儿菜

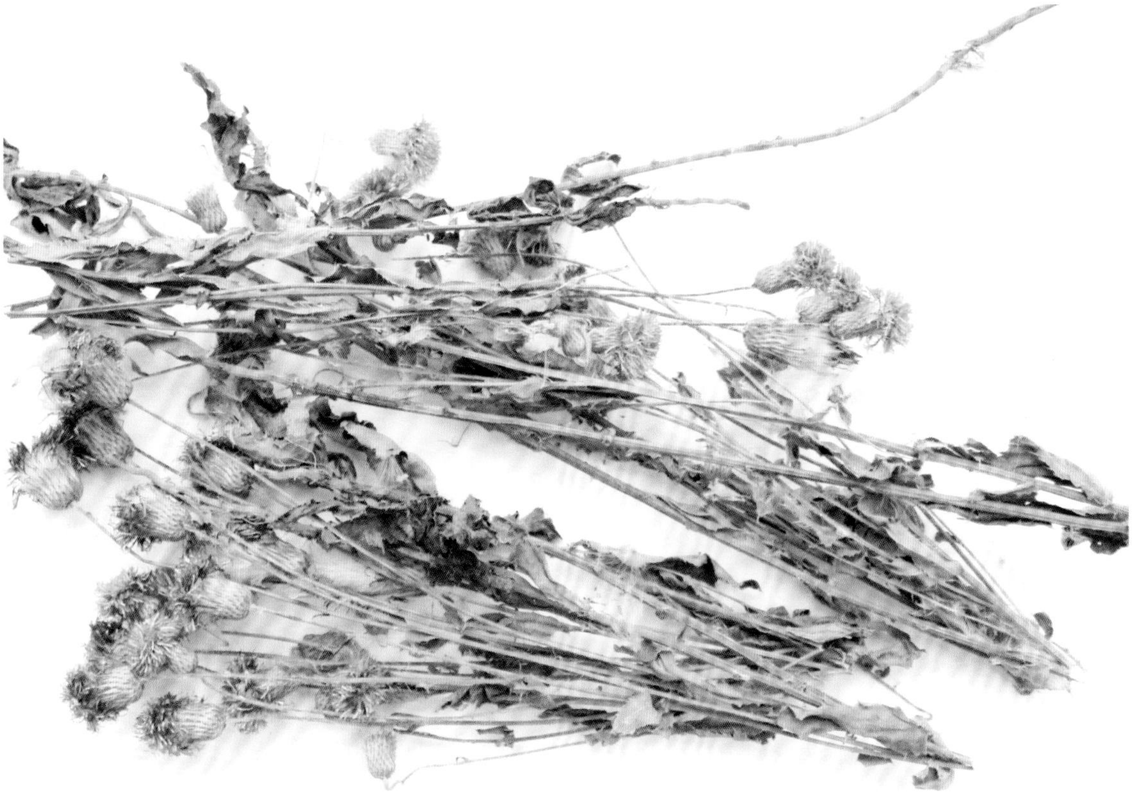

小蓟药材

采收加工

夏、秋二季花开时采割，除去杂质，晒干。

药材鉴别

本品茎呈圆柱形，有的上部分枝，长 5 ~ 30 cm；表面灰绿色或带紫色，具纵棱及白色柔毛；质脆，易折断，断面中空。叶互生，无柄或有短柄；叶片皱缩或破碎，完整者展平后呈长椭圆状披针形，长 3 ~ 12 cm，宽 0.5 ~ 3 cm；全缘或微齿裂至羽状深裂，齿尖具针刺；上表面绿褐色，下表面灰绿色，两面均具白色柔毛。头状花序单个或数个顶生；总苞钟状，苞片 5 ~ 8 层，黄绿色；花紫红色。气微，味微苦。以色绿、叶多者为佳。

功效主治

凉血止血，散瘀解毒，消痈。主治衄血，吐血，尿血，便血，崩漏下血，外伤出血，痈肿疮毒。

药理作用

本品小量可使出血时间明显缩短，止血成分为绿原酸和咖啡酸；能降低血胆固醇含量并有利胆作用；有利尿、强心、抗炎、兴奋子宫作用。

用法用量

内服：10 ~ 15 g，鲜品 30 ~ 60 g，煎服。外用：适量，捣敷患处。

民族药方

1．尿痛，尿急，尿血 小蓟、生地黄、藕节、炒蒲黄、滑石、当归、木通、栀子、甘草、淡竹叶各等份。研成粗粉，水煎服，每次 25 g，每日 2 次。

2．传染性肝炎 鲜小蓟根状茎 100 g。水煎服。

3．功能失调性子宫出血 鲜小蓟 100 g。水煎分 2 次服。

4．尿血 小蓟、滑石各 15 g，栀子 (炒焦)、生地黄 10 g，蒲黄 (炒) 6 g。水煎服。

5．乳痈 鲜小蓟适量，蜜糖少许。共捣烂敷患处。

6．哮喘 鲜小蓟、猪瘦肉各 120 g。加适量水共煮，待肉烂，去渣，吃肉喝汤，3 ~ 5 日吃 1 次，连用 3 ~ 5 次。

7．月经不调 小蓟花 15 g，月季花 12 g。水煎去渣，加米酒适量服。

8．吐血 小蓟、大蓟、侧柏叶各 10 g，栀子 (炒焦)、仙鹤草各 15 g。水煎服。

9．血尿，小便不利 鲜小蓟根 30 g，海金沙藤 20 g。水煎服，每日 1 剂，连服 3 ~ 5 日。

10．慢性肝炎，午后潮热、失眠 鲜小蓟根 30 g。水煎，调白糖服。

11．流产出血过多 小蓟根、益母草各 45 g。加水 500 ml，煎至 200 ml，分 2 次服，1 日服完。

12．高血压 小蓟、夏枯草各 15 g。煎水代茶饮。

13．蛋白尿 小蓟 15 g，荷蒂 7 g，藕节、木通各 10 g，淡竹叶 5 g。加水煮沸，每日 1 剂，每日 3 次。

14．急性肾炎，泌尿系感染，尿痛，水肿 小蓟 15 g，生地黄 9 g，白茅根 60 g。水煎服，每日 1 次。

15．传染性肝炎，肝大 鲜小蓟根 60 g。水煎服，加水约 1000 ml，煎至 200 ml 左右，分 2 次，饭后 2 小时温服，10 日为 1 个疗程。

使用注意

脾胃虚寒而无瘀滞者忌服。

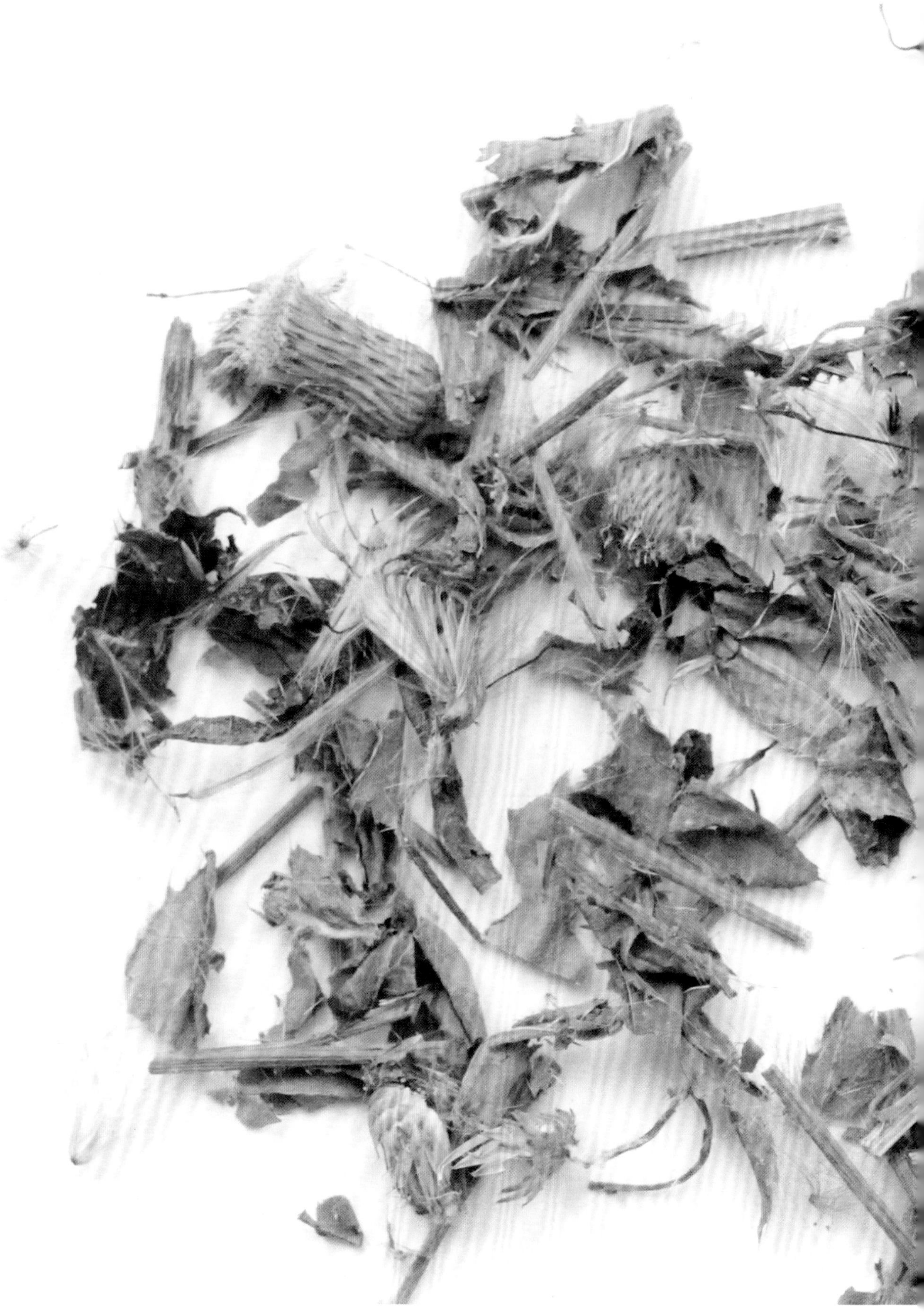

小蓟

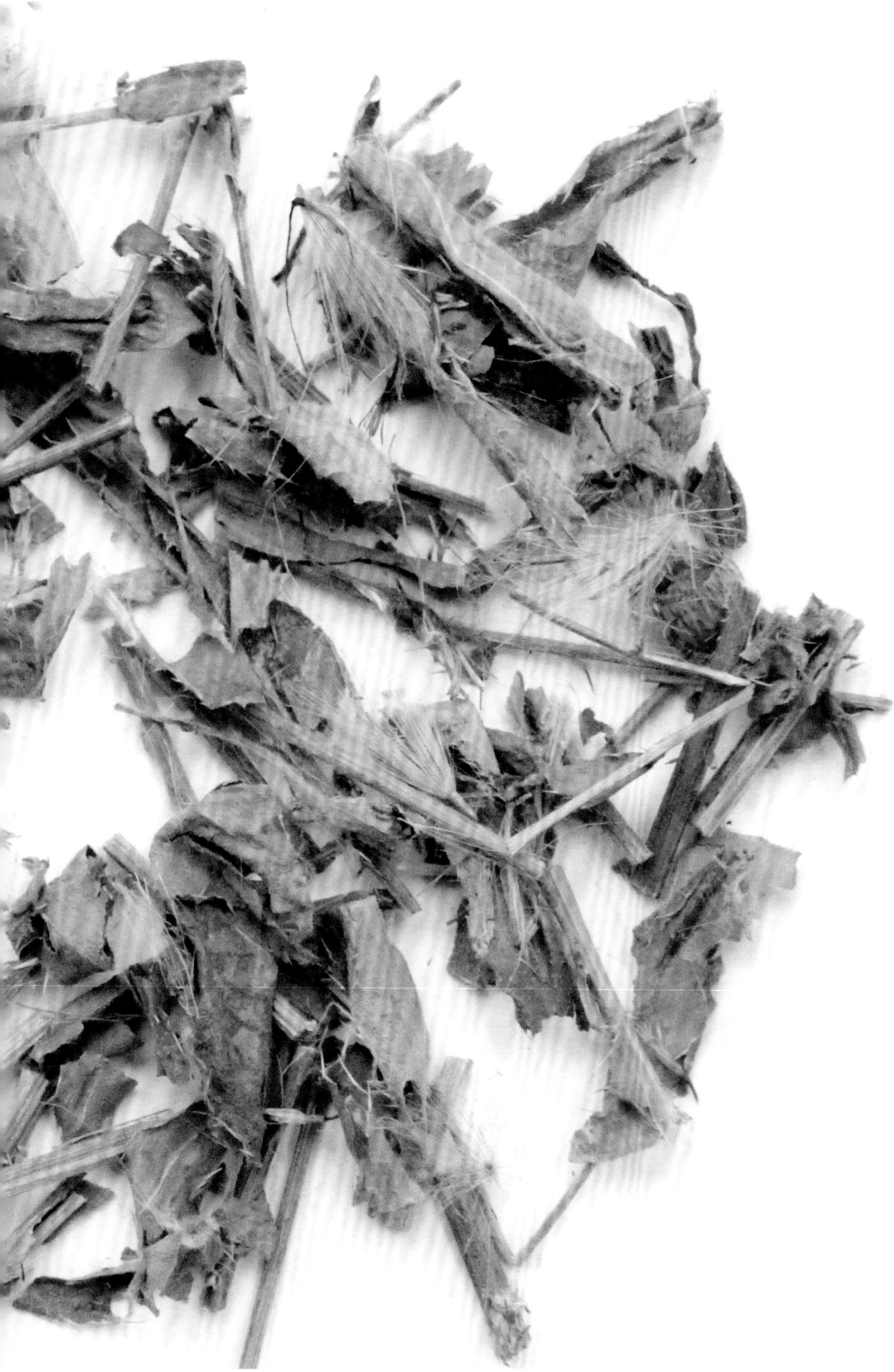

小蓟饮片

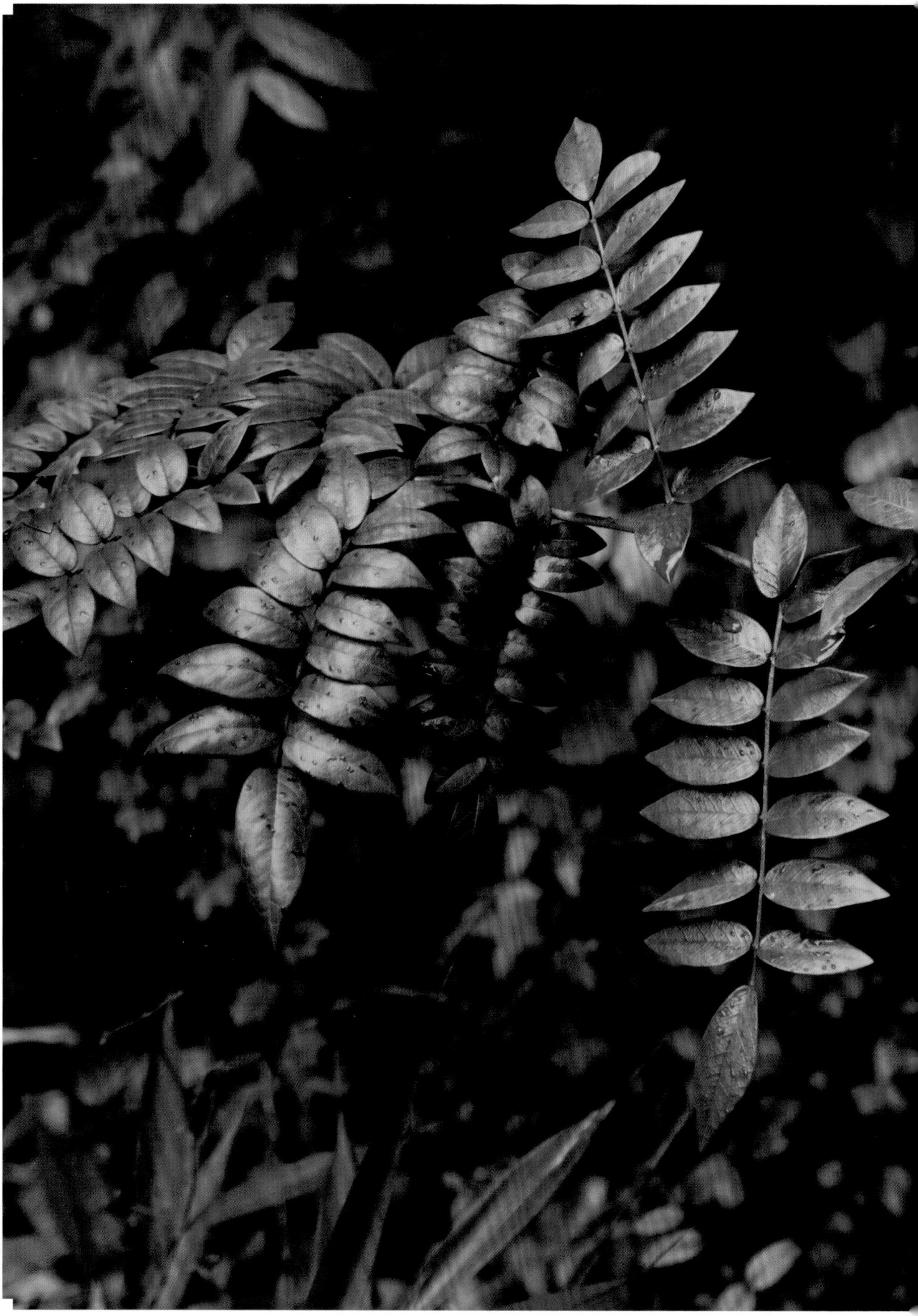

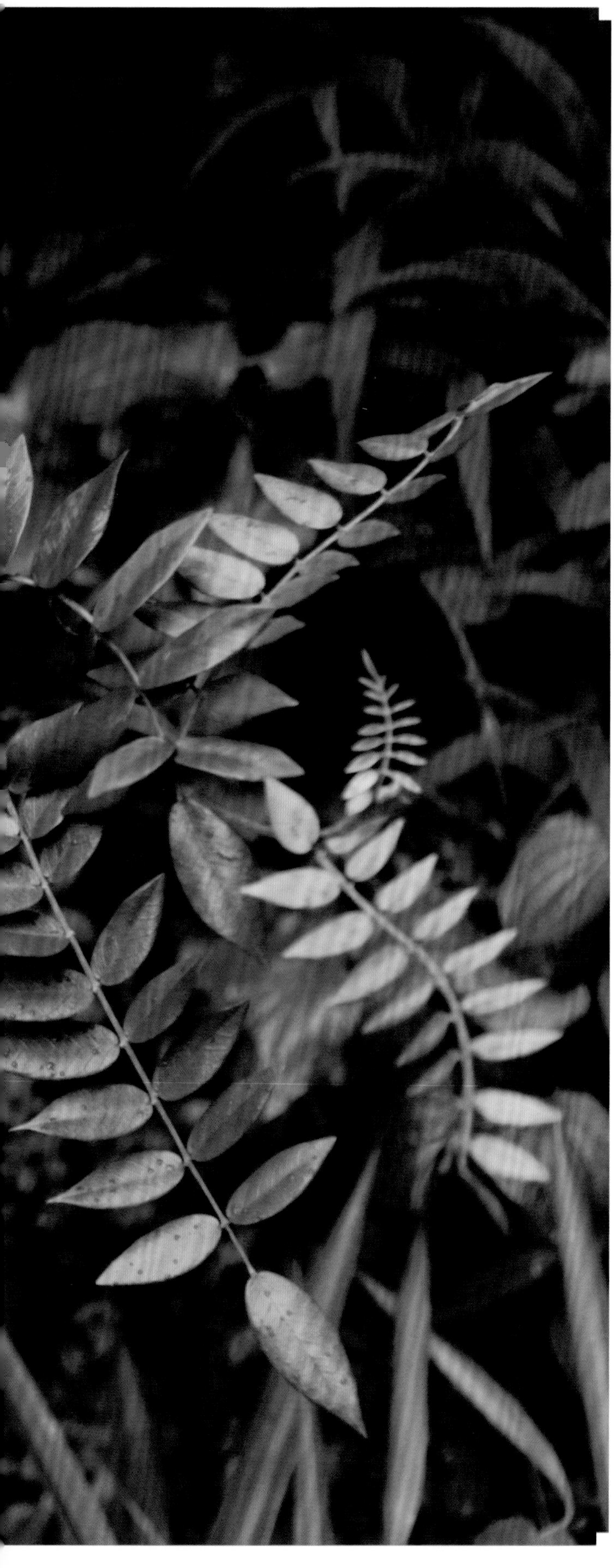

山豆根

【壮药名】壤督邑。

【别　名】黄结、广豆根、小黄连、苦豆根、南豆根、柔枝槐、山大豆根。

【来　源】本品为豆科植物越南槐 *Sophora tonkinensis* Gapnep. 的干燥根及根茎。

【性味归经】味苦，性寒；有毒。归肺、胃经。

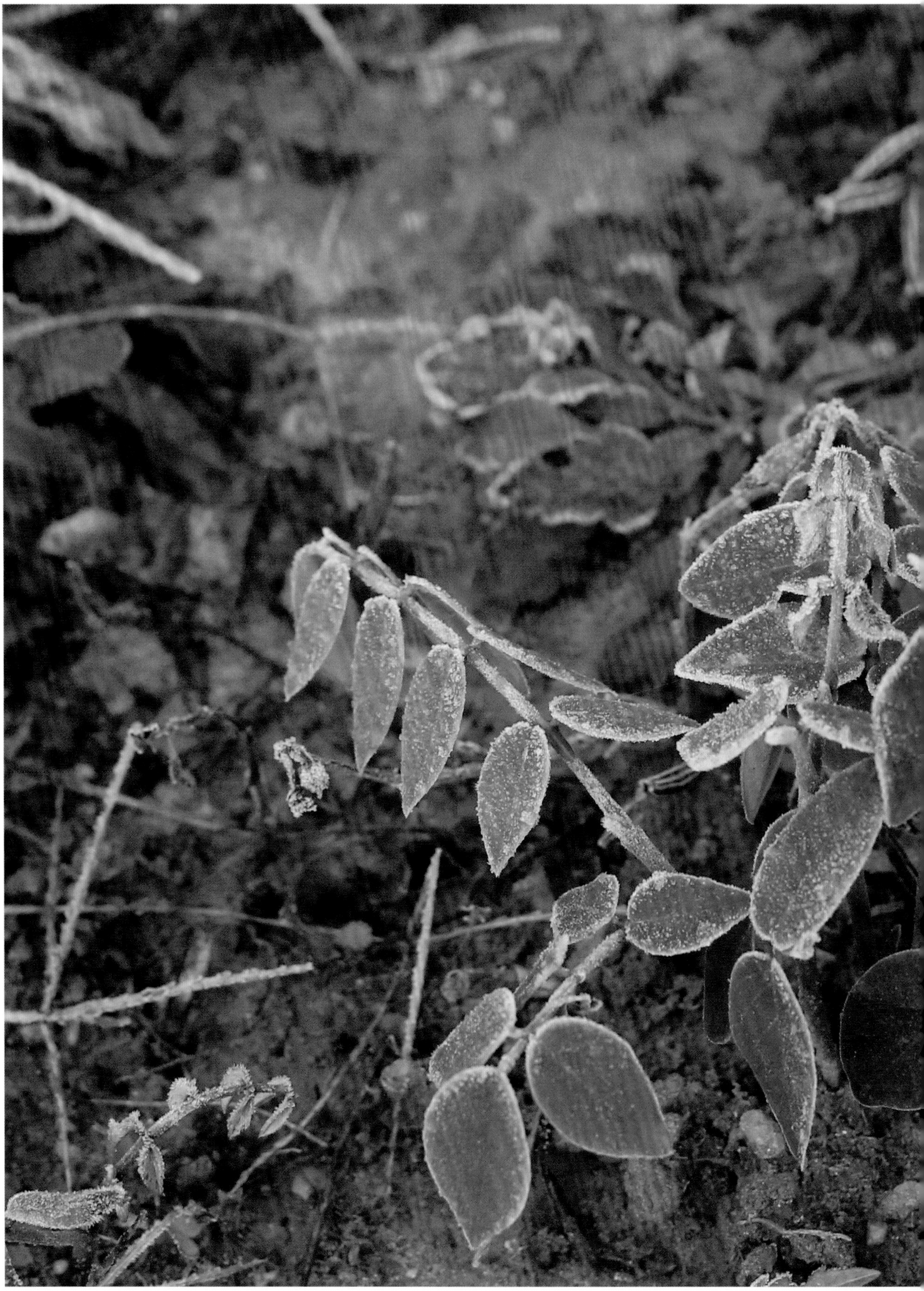

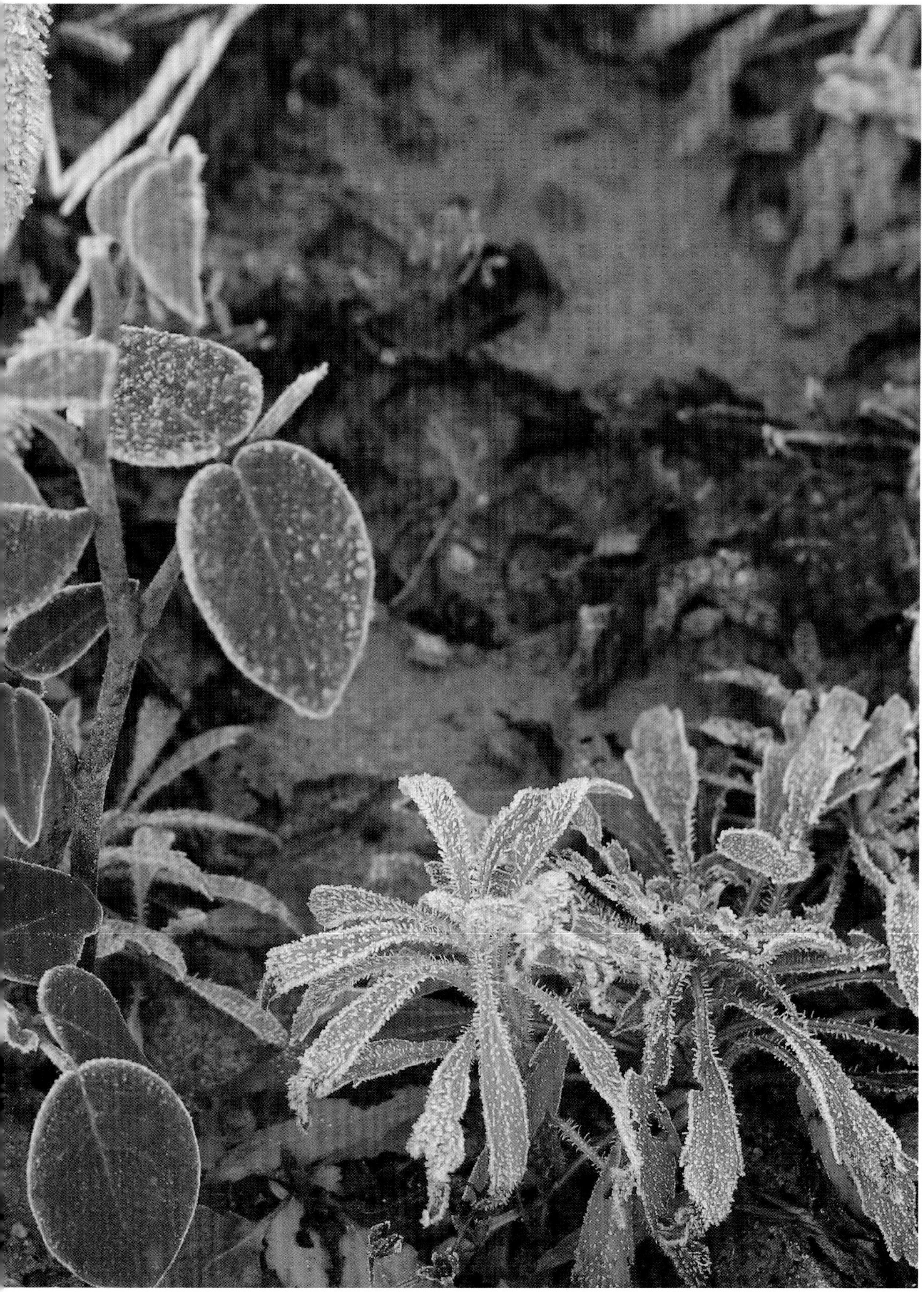

越南槐

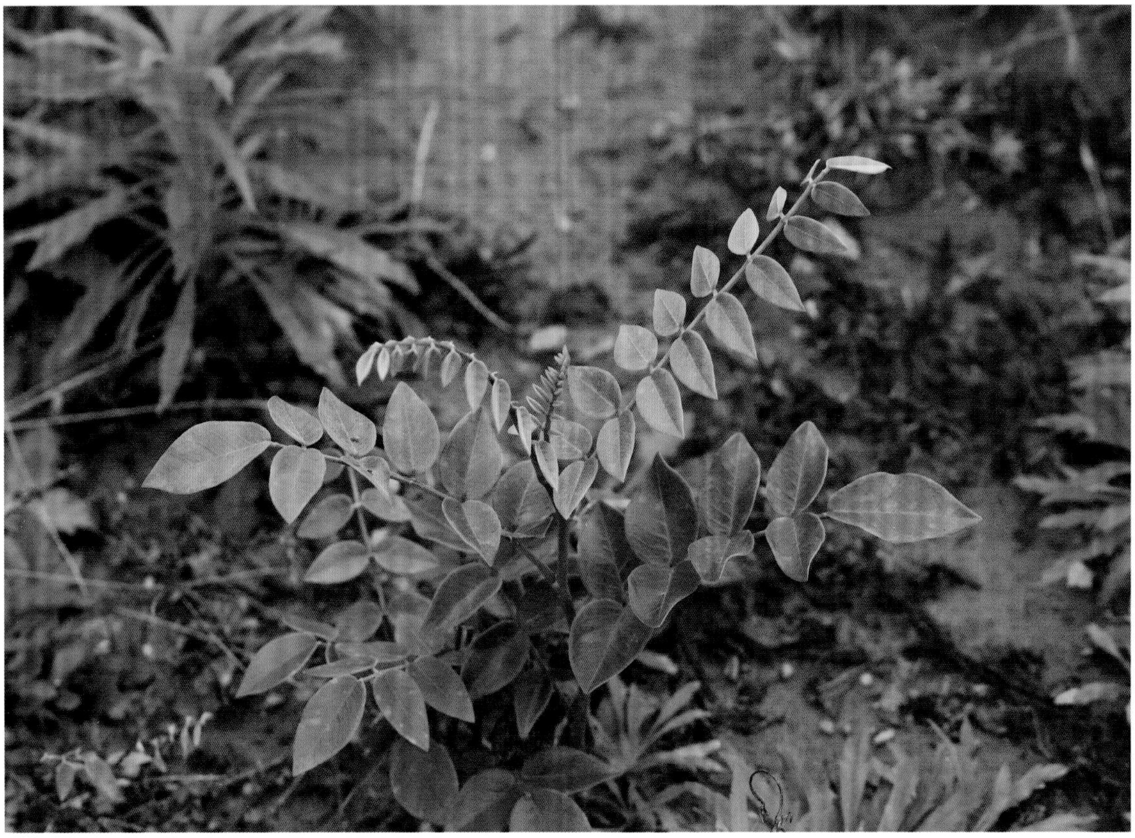

越南槐

识别特征

灌木，高 1 ~ 2 m。羽状复叶互生，小叶 11 ~ 17，卵形或长圆状卵形，长 1 ~ 2.5 cm，宽 0.5 ~ 1.5 cm，顶端一小叶较大，上面疏生短柔毛，下面密生灰棕色短柔毛；小叶柄短，被毛。总状花序顶生及腋生，有毛；花萼阔钟形；花冠蝶形，黄白色，雄蕊 10；子房密生柔毛，花柱弯曲，柱头上簇生长柔毛。荚果连珠状。花期 5—6 月，果期 7—8 月。

生境分布

生长于坡地、平原等地。分布于广西、广东、贵州、云南等省区。

采收加工

秋季采挖，除去杂质，洗净，晒干。

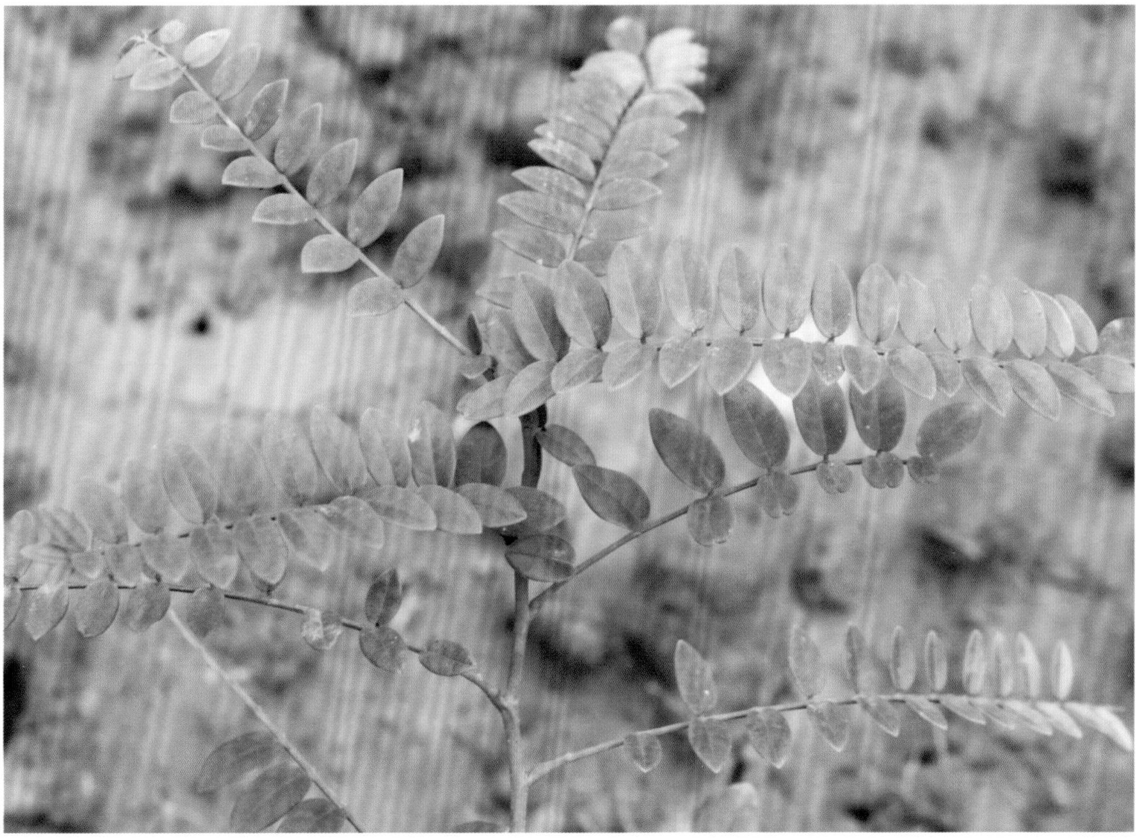

越南槐

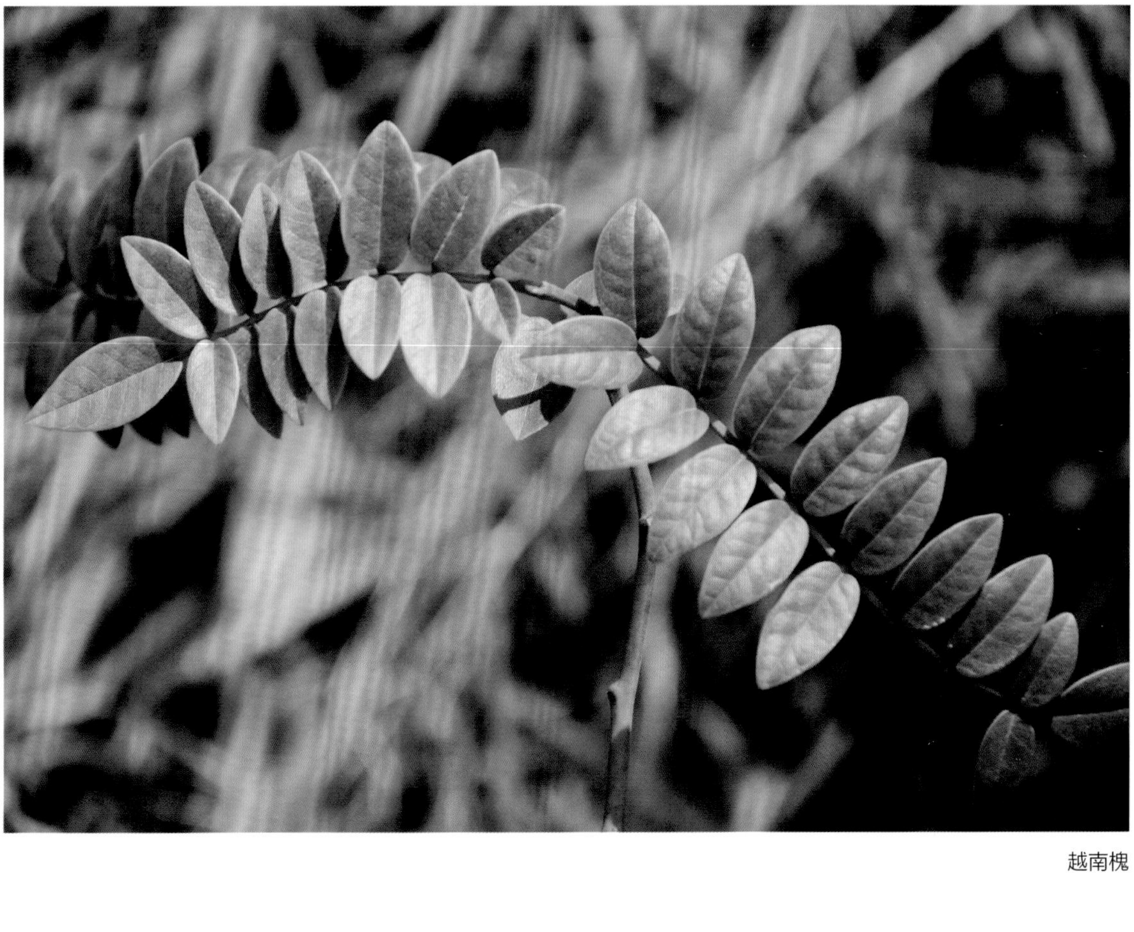

越南槐

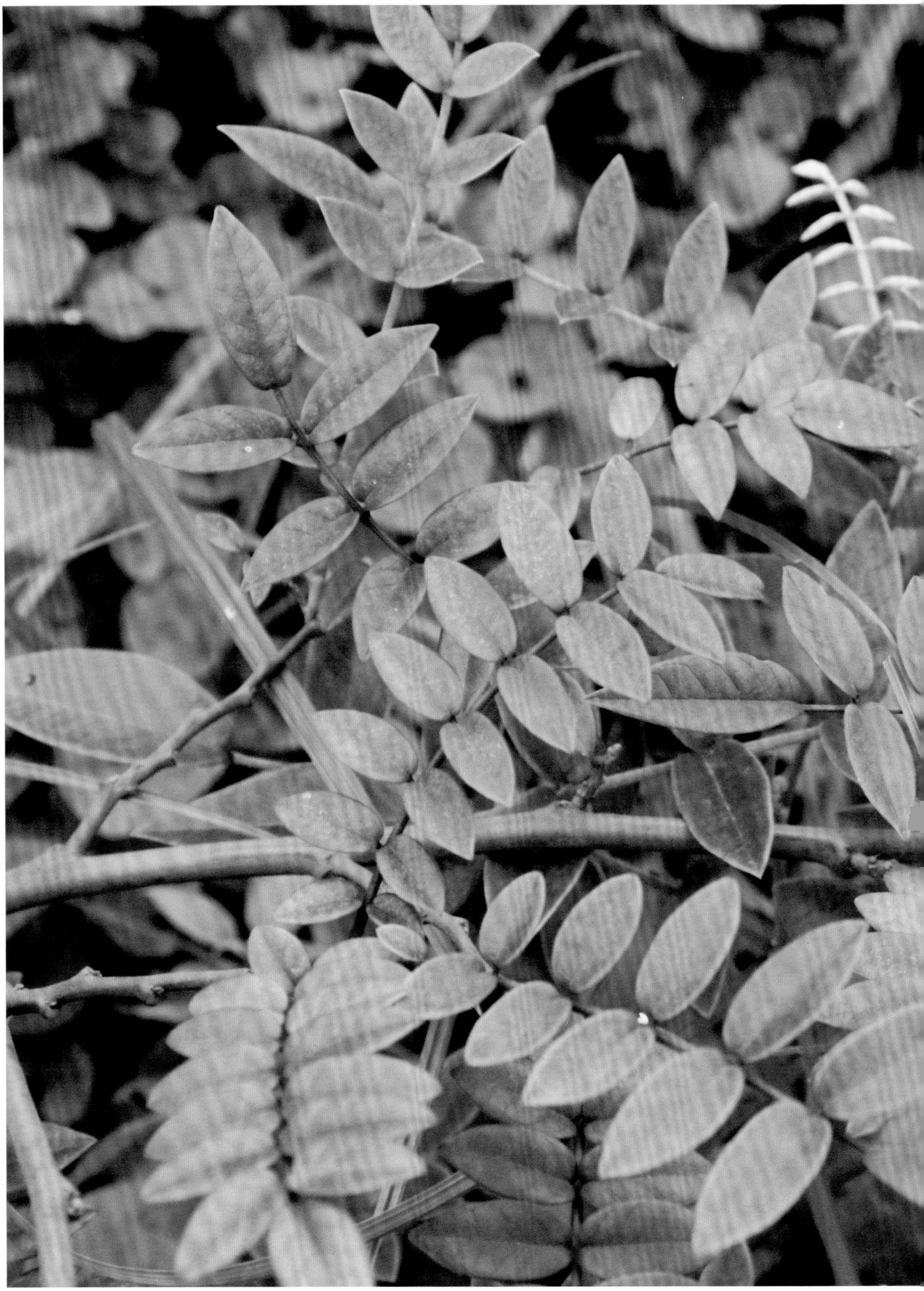

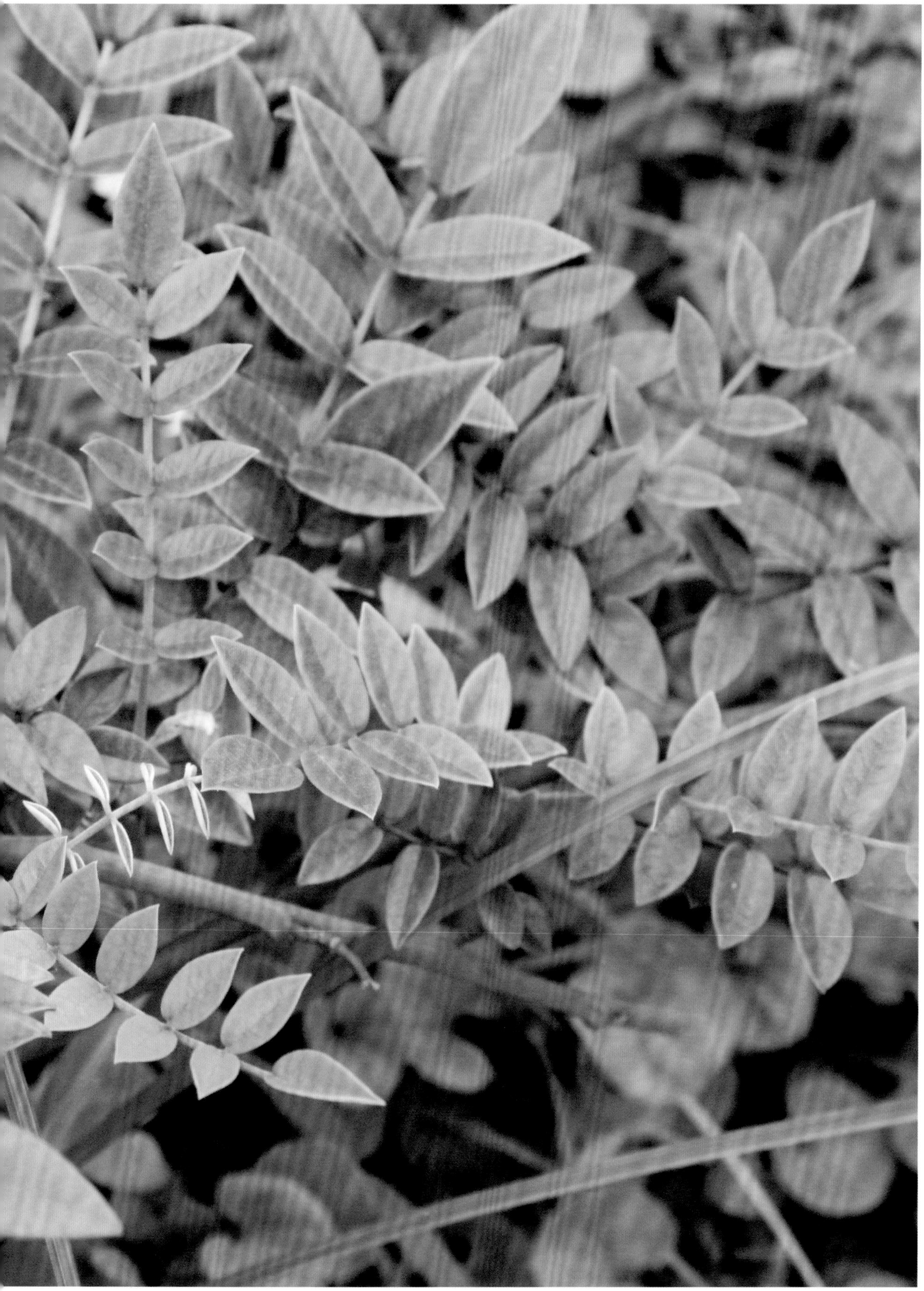

越南槐

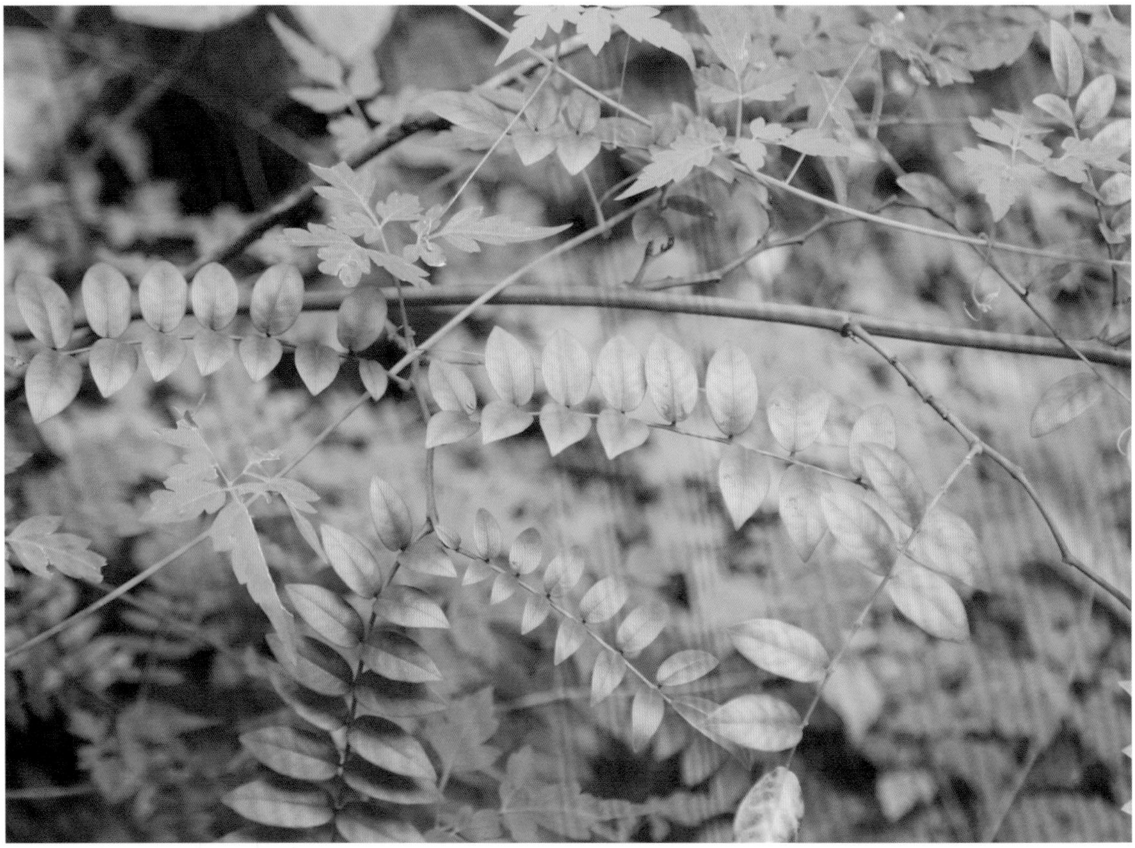

越南槐

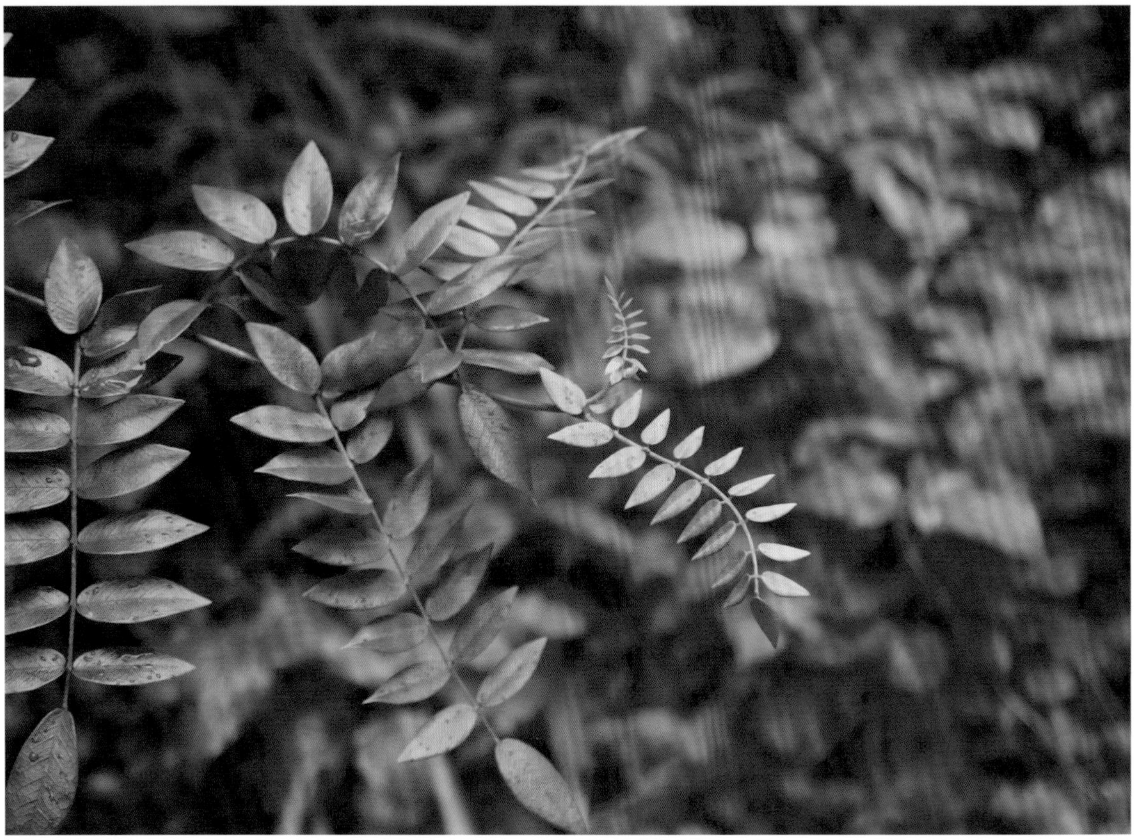

越南槐

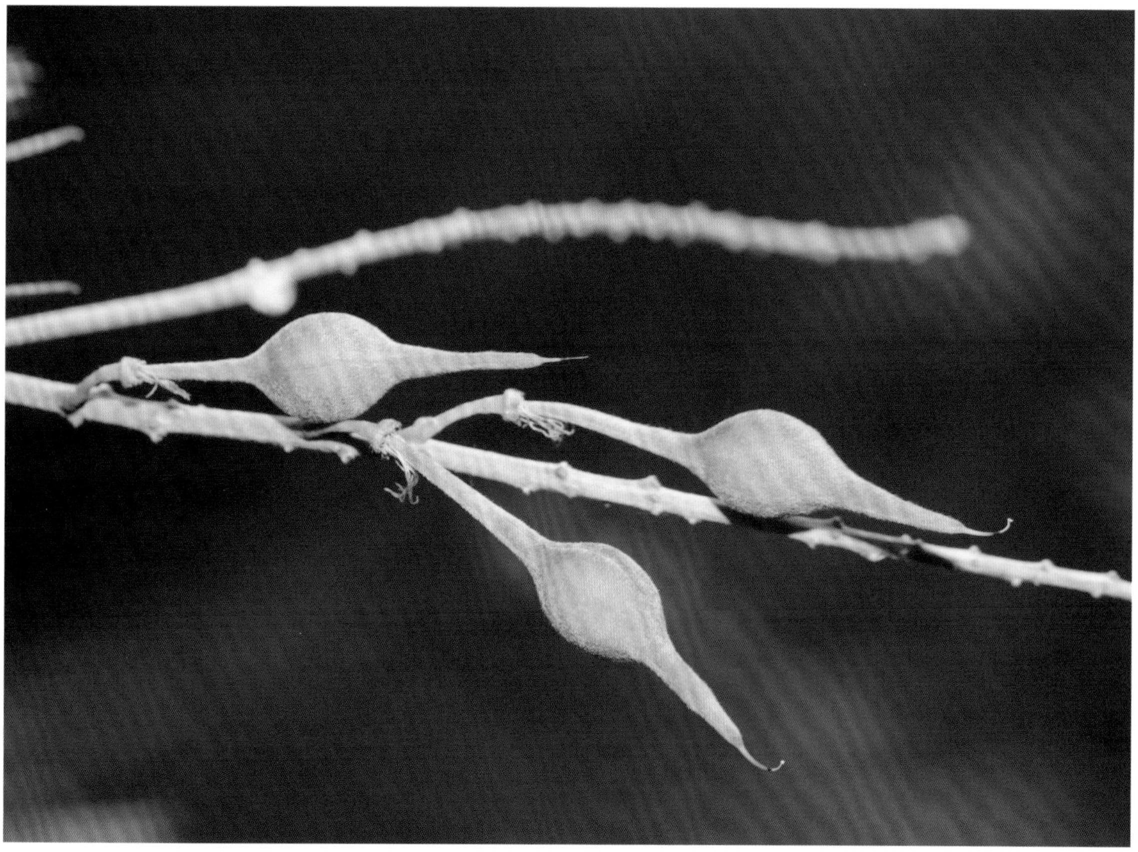

越南槐

药材鉴别

本品根茎呈不规则的结节状，顶端常残存茎基，其下着生根数条。根呈长圆柱形，常有分枝，长短不等，直径0.7 ~ 1.5 cm。表面棕色至棕褐色，有不规则的纵皱纹及横长皮孔样突起。质坚硬，难折断，断面皮部浅棕色，木部淡黄色。有豆腥气，味极苦。

功效主治

清热解毒，消肿利咽。主治火毒蕴结，乳蛾喉痹，咽喉肿痛，齿龈肿痛，口舌生疮。

药理作用

本品有抗癌作用，所含苦参碱、氧化苦参碱对实验性肿瘤均有抑制作用。有抗溃疡作用，能抑制胃酸分泌，对实验性溃疡有明显的修复作用。对金黄色葡萄球菌、志贺菌属、大肠埃希菌、结核分枝杆菌、霍乱弧菌、麻风分枝杆菌、絮状表皮癣菌、白念珠菌以及钩端螺旋体均有抑制作用。本品所含臭豆碱、金雀花碱能反射性地兴奋呼吸，氧化苦参碱和槐果碱有较强的平喘作用。此外，本品还有升高白细胞、抗心律失常、抗炎及保肝作用。

用法用量

内服：3 ~ 6 g，煎服。外用：适量。

民族药方

1．齿痛　山豆根 1 片。含于痛处。

2．咽喉上膈热毒，患瘰疬者　山豆根、紫苏叶各等份。细锉后煎汤，睡前服，每日 1 次。

3．热肿　山豆根适量。水研浓汁涂，干即再涂。

4．头风，头上白屑　山豆根适量。捣细末，油调涂。

5．疮癣　山豆根适量。捣细末，腊月猪脂调涂。

6．绦虫病　山豆根末适量。每日早上空心热酒调服，每次 15 g。

7．五痔　山豆根适量。水研服。

使用注意

本品有毒，过量服用易引起呕吐、腹泻、胸闷、心悸等，故用量不宜过大。脾胃虚寒者慎用。

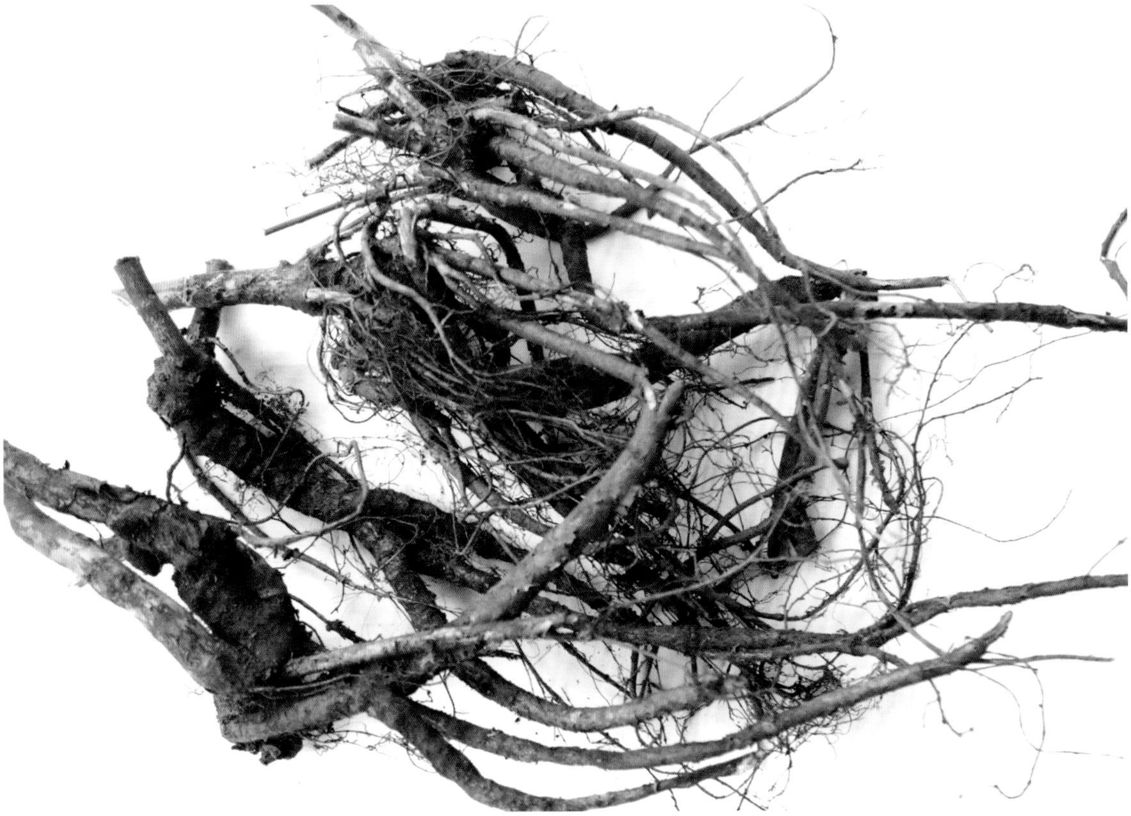

山豆根药材

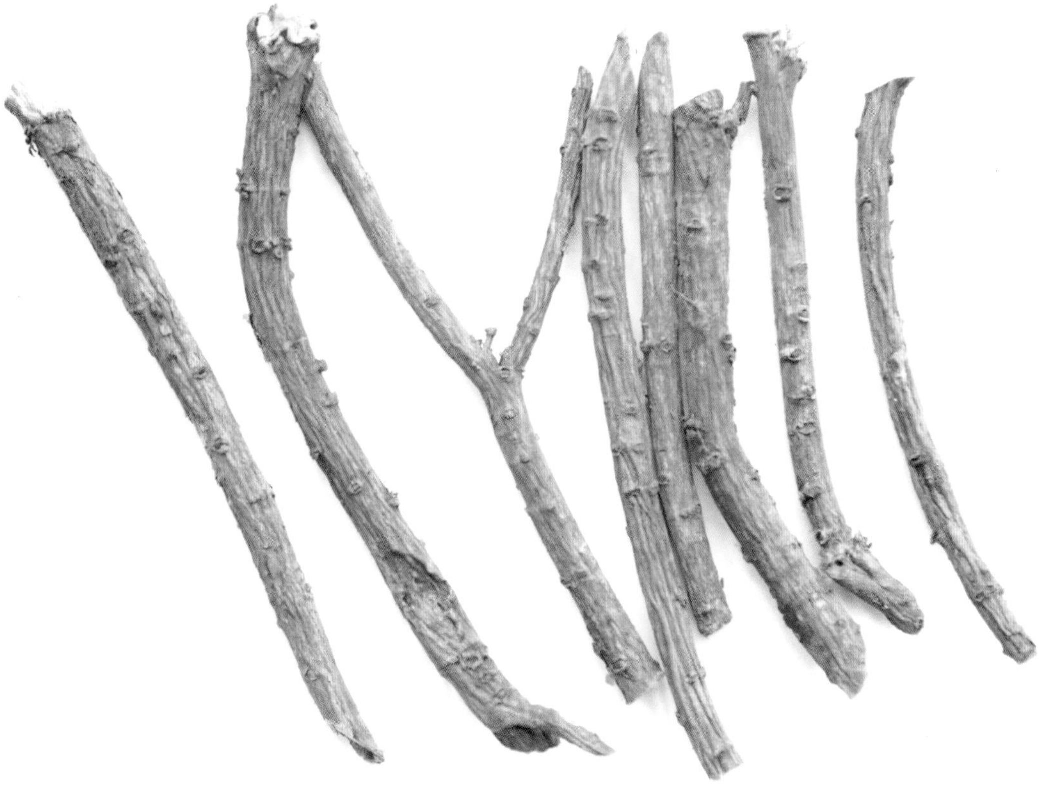

山豆根药材

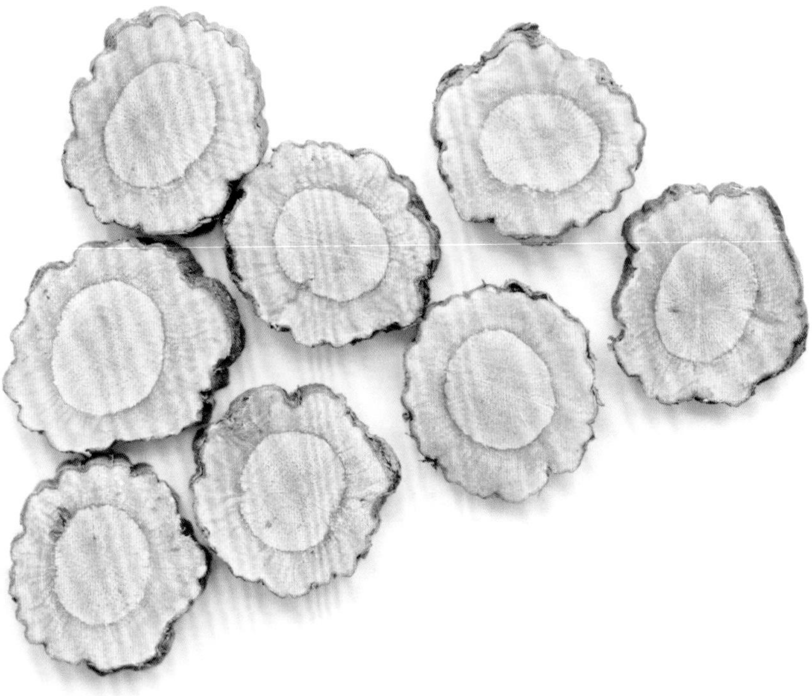

山豆根饮片

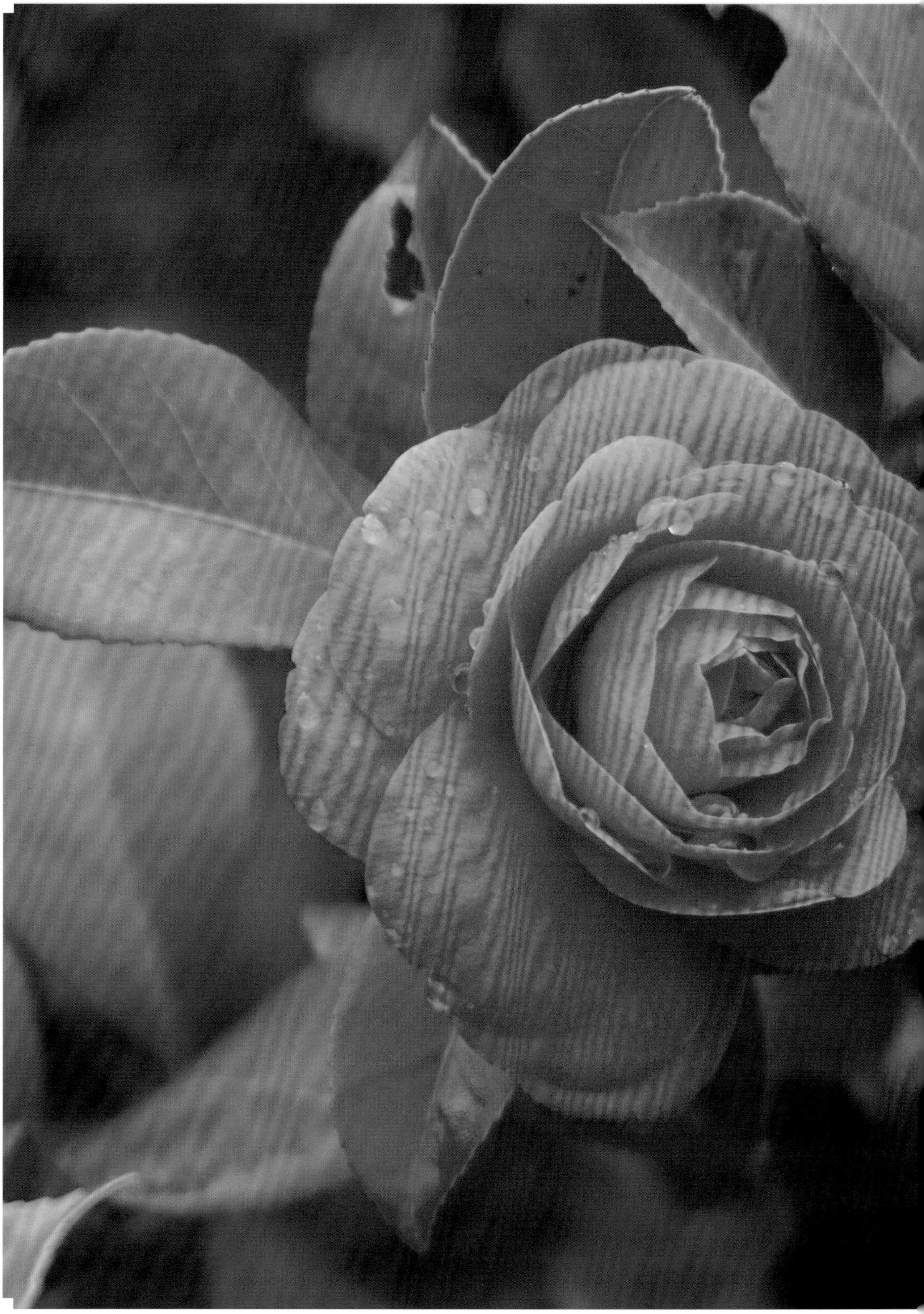

山茶花

【别　　名】莎侃。

【别　　名】耐冬、红茶花、一捻红、宝珠花、曼阳罗树、宝珠山茶。

【来　　源】本品为山茶科植物山茶 *Camellia japonica L.* 的花。

【性味归经】味甘、苦、辛，性凉。归心、肝经。

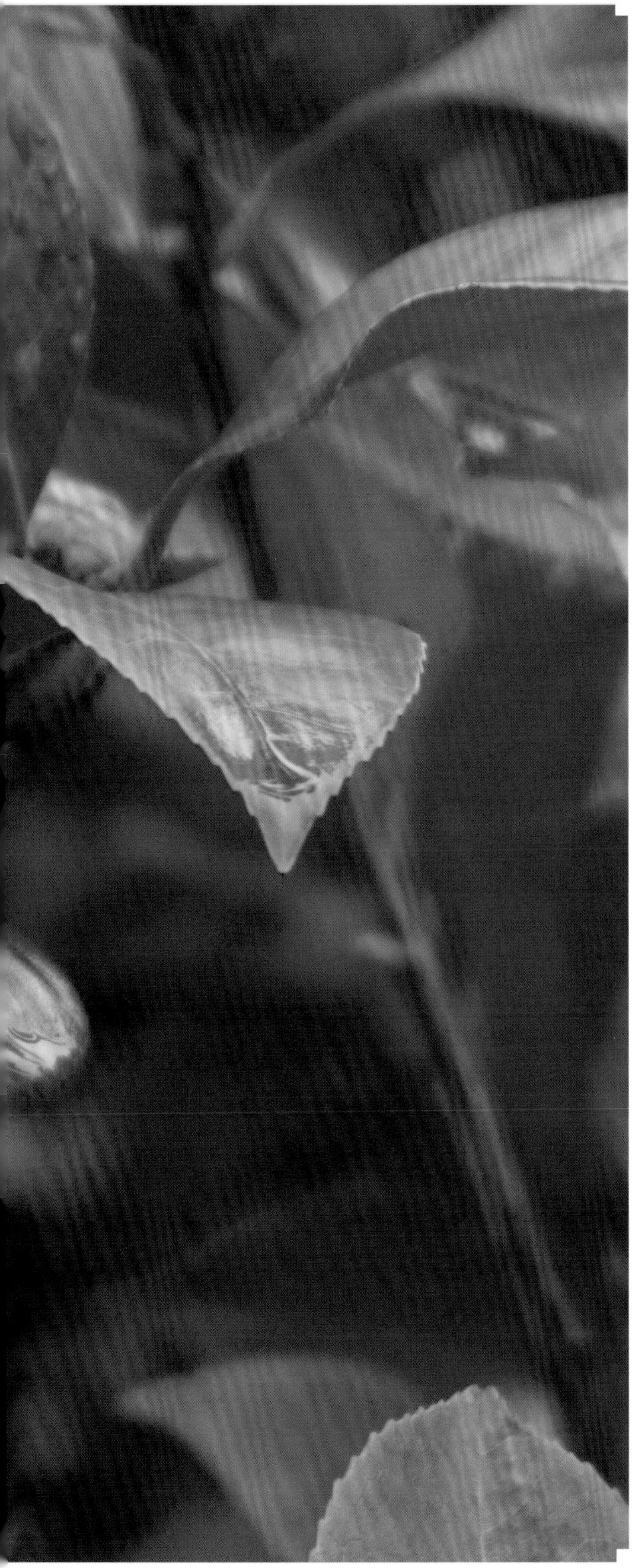

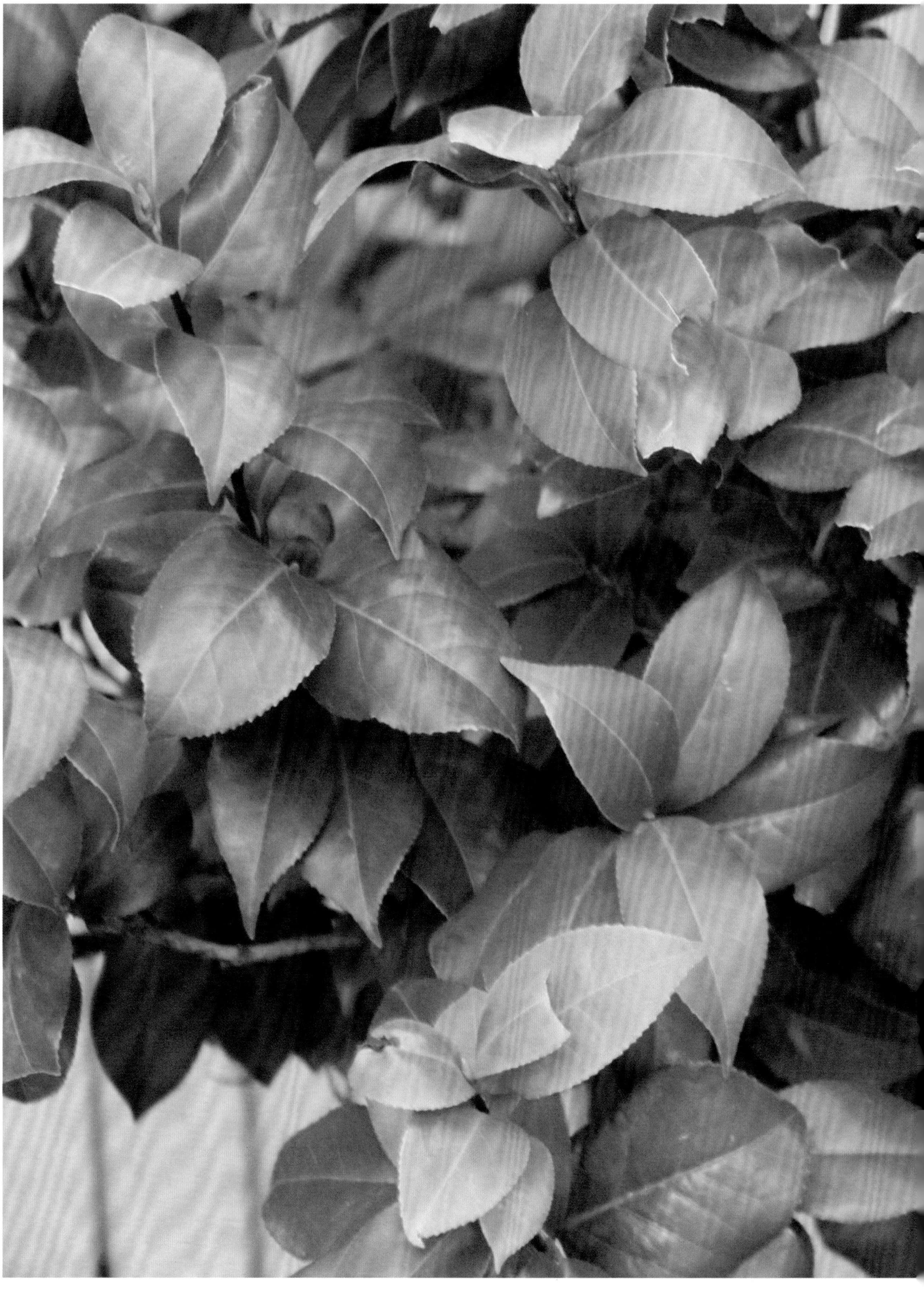

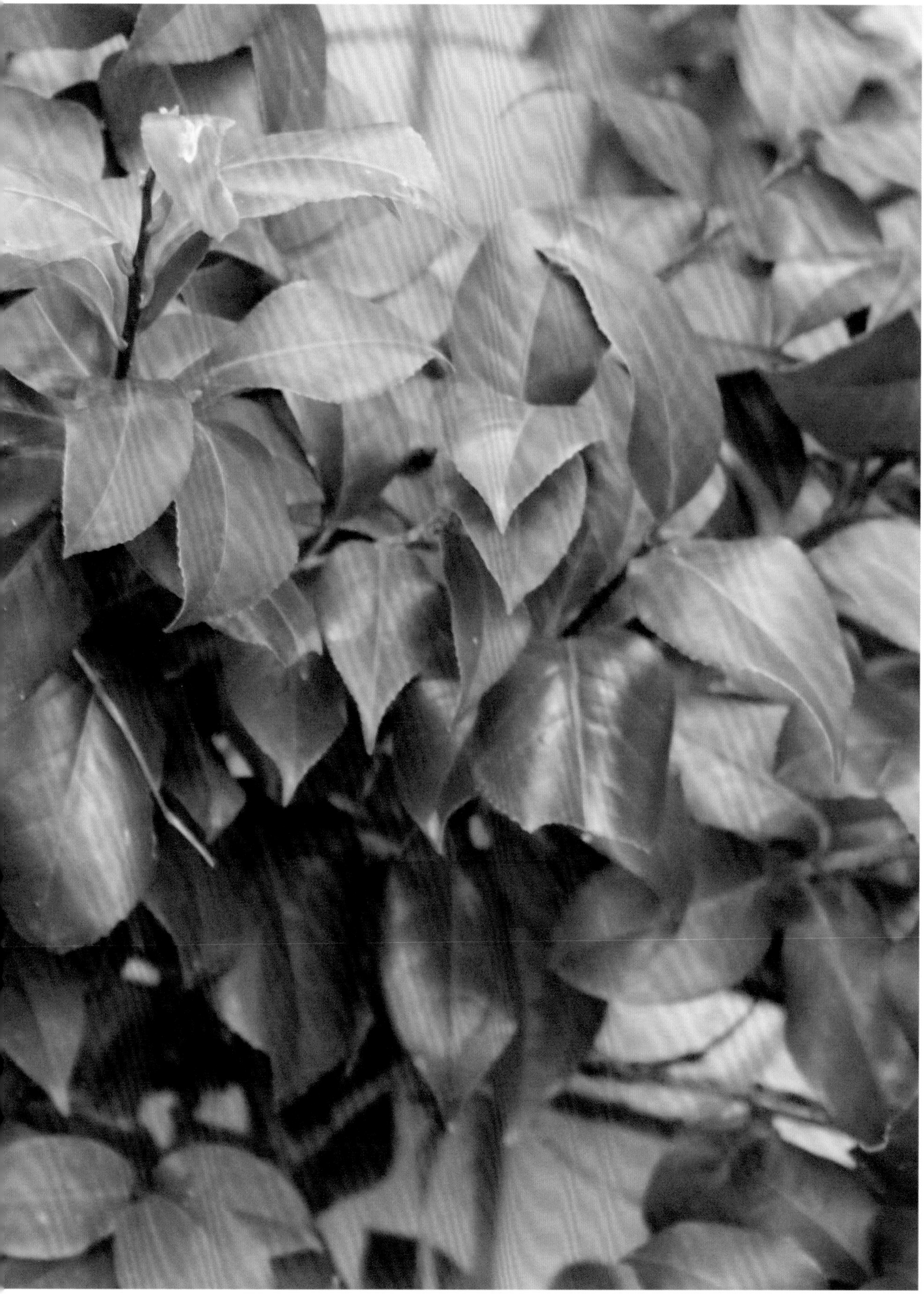

山茶

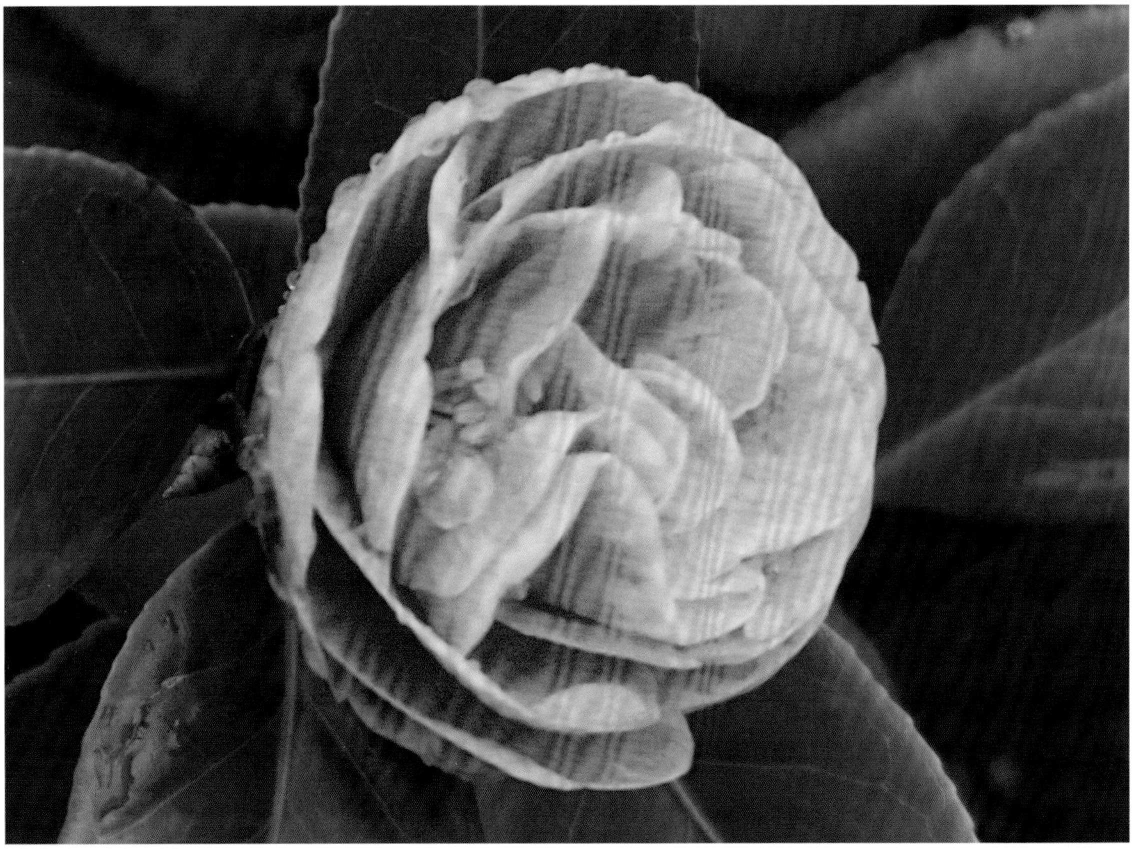

山茶

识别特征

常绿灌木或小乔木，高可达 15 m，光滑无毛。单叶互生，革质，卵形至椭圆形，长 5 ~ 10 cm，宽 3 ~ 4 cm，先端钝，基部圆形至阔楔形，边缘具软骨质细锯齿，上面浓绿色，有光泽，下面淡绿色，两面平滑无毛；叶柄长约 5 mm。花单生于叶腋，或顶生，红色，直径 6 ~ 8 cm，近无梗；花萼 5，绿色；花瓣 5 ~ 7，近圆形；雄蕊多数，2 轮；雌蕊 1，子房长球形，光滑无毛。蒴果球形，室背开裂，直径约 3 cm，光滑无毛。种子近椭圆形，背有角棱，长约 2 cm，直径 1.5 cm。花期 4—5 月，果期 9—10 月。

生境分布

生长于疏林边缘、山坡等地。我国大部分地区均有栽培。主要分布于江苏、浙江、云南、四川等省。

采收加工

春分至谷雨为采收期。一般在含苞待放时采摘，晒干或烘干。

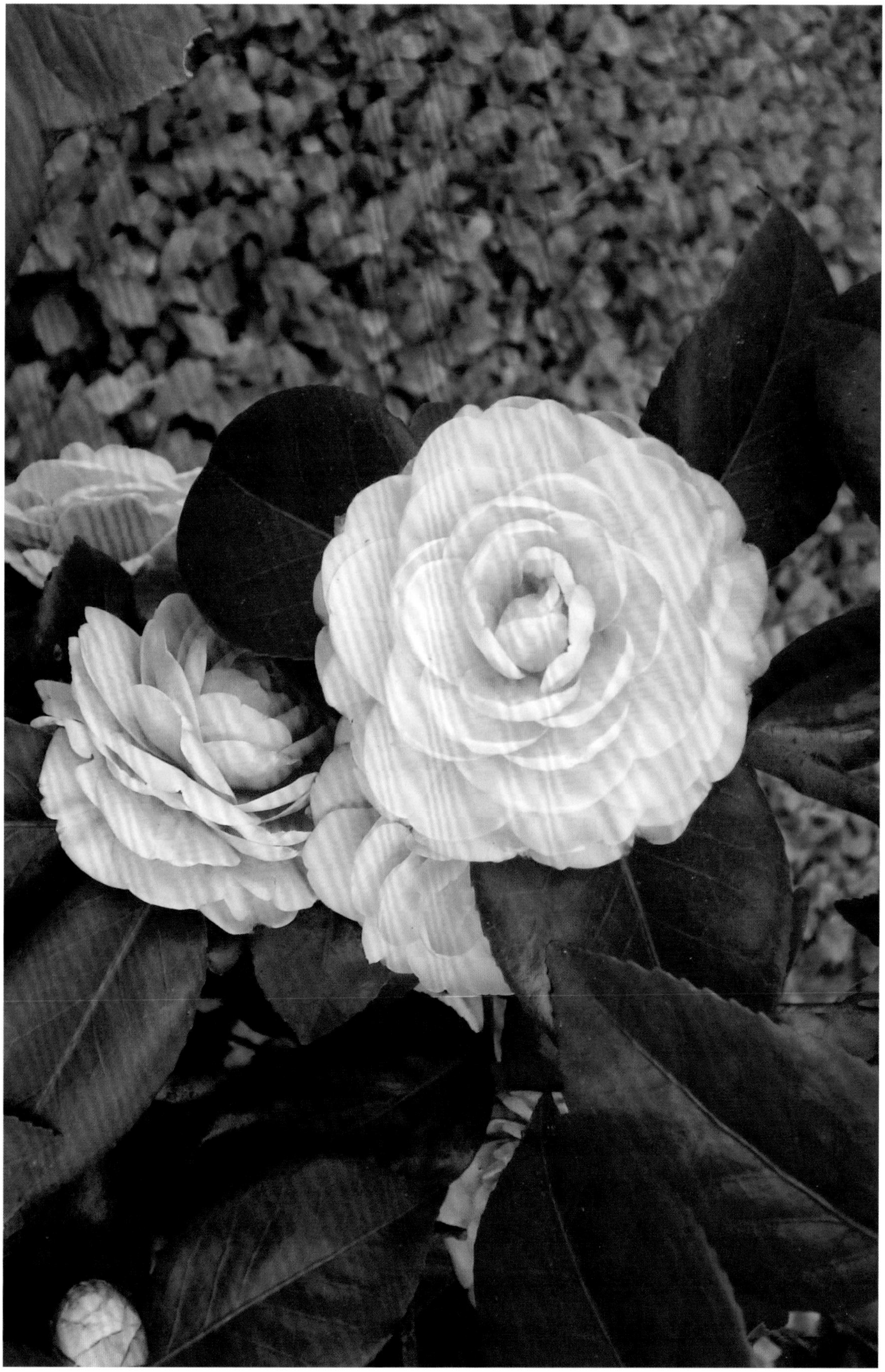

山茶

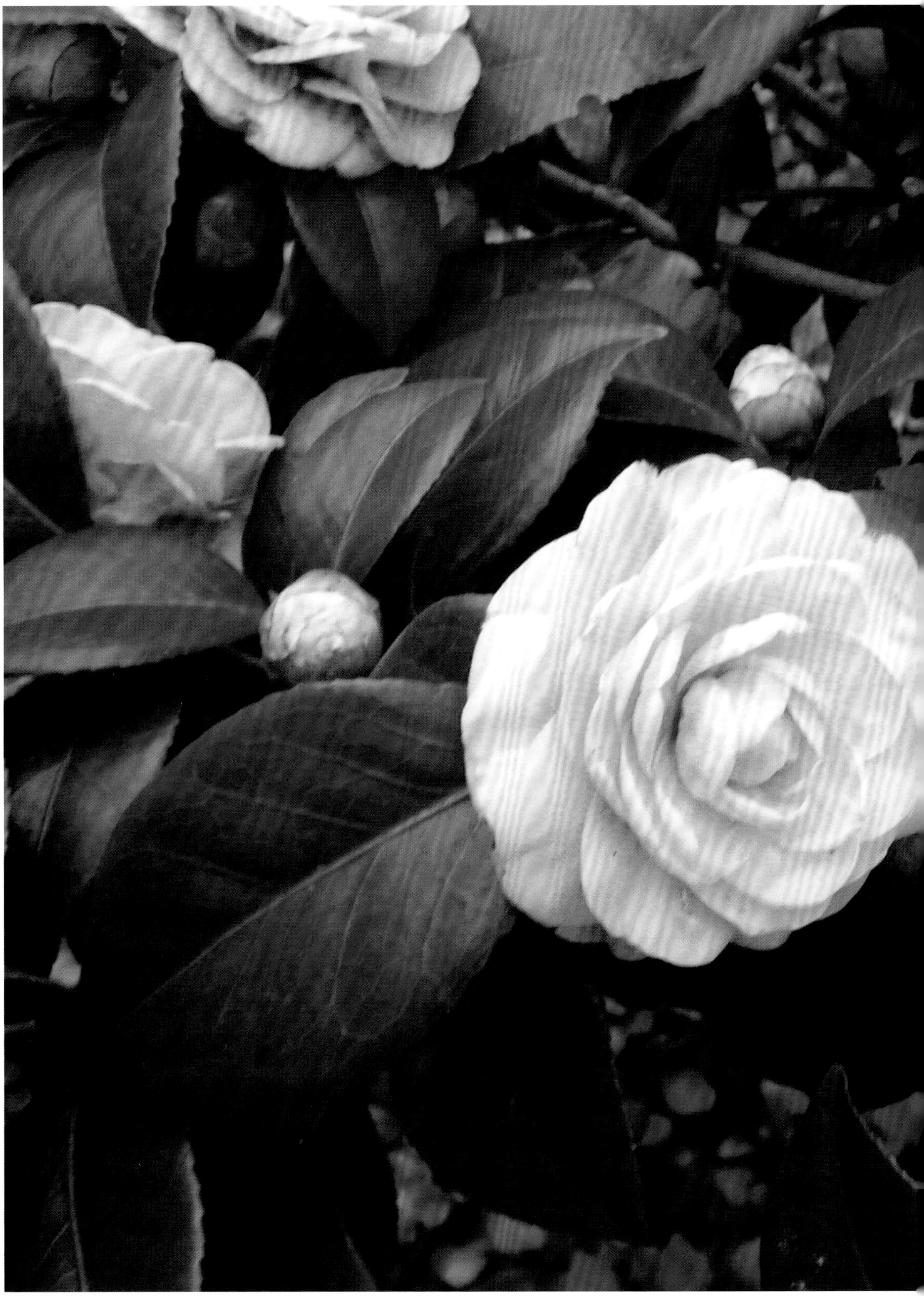

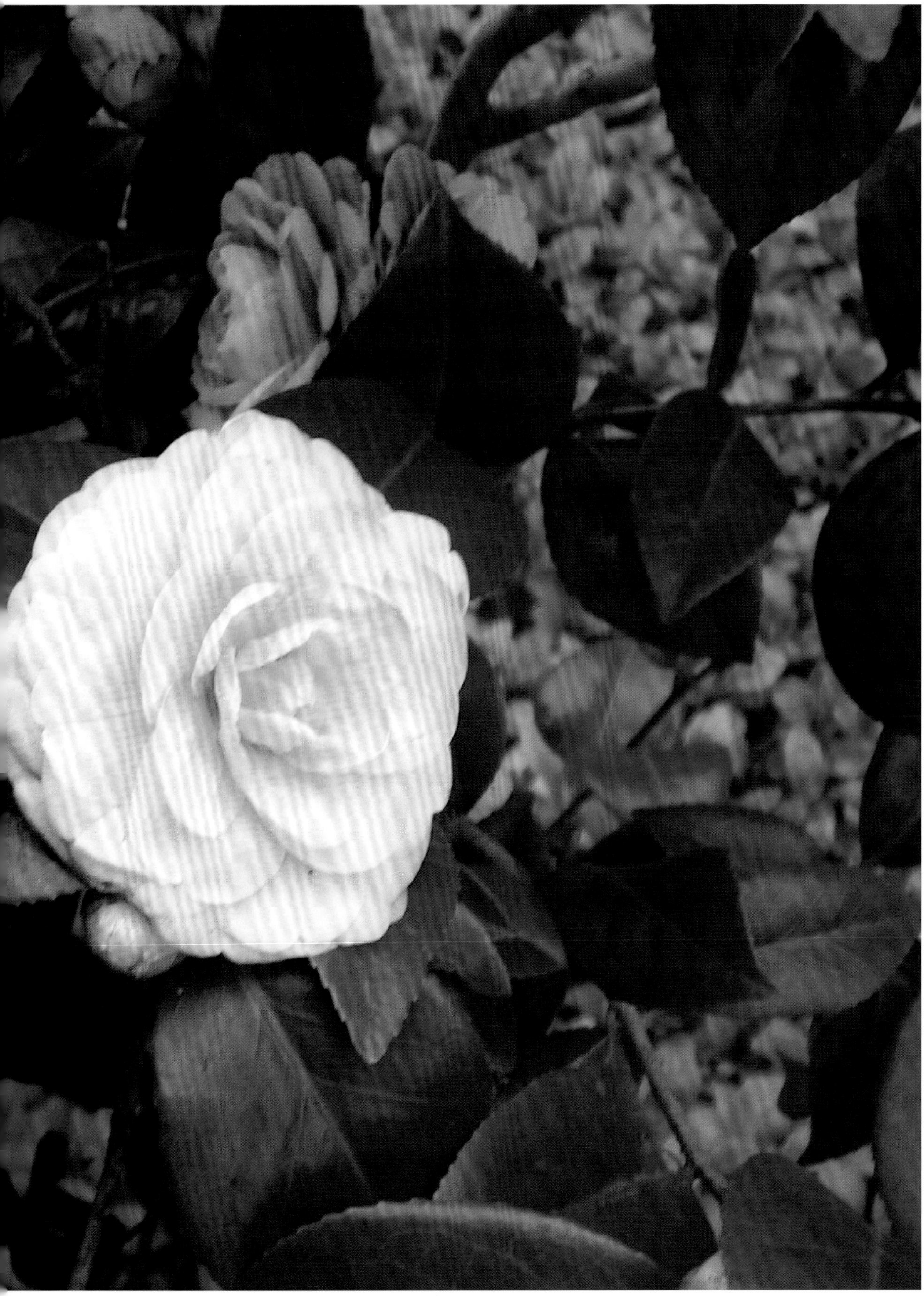

山茶

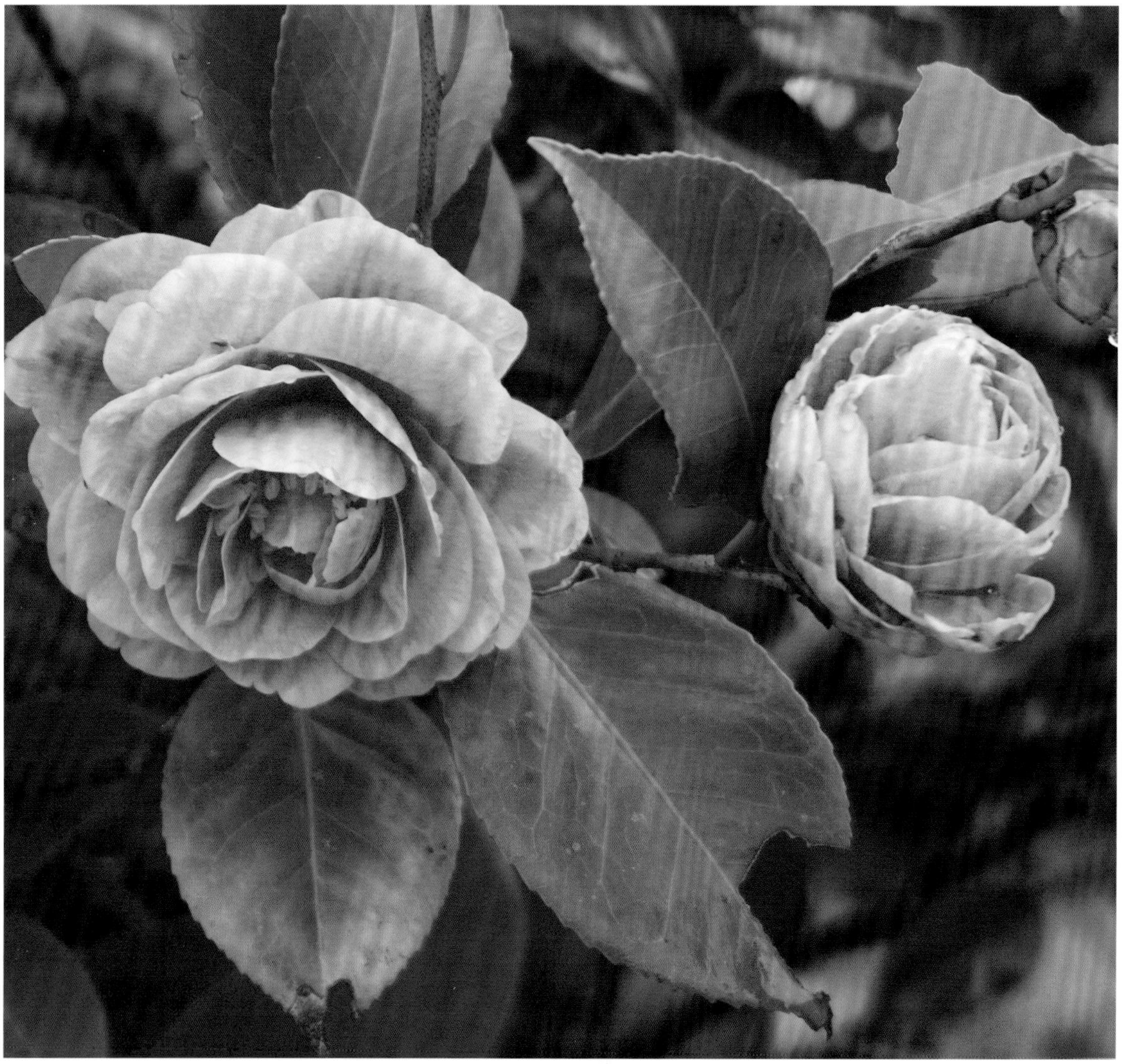

山茶

药材鉴别

干燥花朵多不带子房，全体蜷缩成块状或不规则形，长 2 ~ 3.5 cm，宽 1.8 ~ 3.5 cm，黄褐色至棕褐色，花萼背面密布灰白色细绒毛，有丝样光泽，花瓣 5 ~ 7，基部合生，上端倒卵形，先端微凹，具脉纹；雄蕊多数，2 轮，外轮花丝连合成一体。质柔软，味甘淡。以干燥、色红、不霉、花蕾长大尚未开放者（称宝珠山茶）为佳。

功效主治

凉血止血，散瘀消肿。主治吐血，衄血，便血，血崩；外用治烧烫伤，创伤出血。

用法用量

内服：5 ~ 10 g，煎服。外用：适量。

民族药方

1．烫伤，烧伤 山茶花 20 g。焙干研末，麻油调匀，搽患处。

2．乳头皲裂疼痛 山茶花适量。焙干研末，麻油调搽。

3．大便出血 山茶花适量。焙干研末，每次 5 g，泡水喝，代茶饮。

4．咳嗽，吐血 山茶花适量。焙干成黑色研末，调红糖服用，每次 10 g，每日 3 次。

5．血崩 山茶花 12 g。水煎服，病情较重者可适当增加用量。

6．赤痢 山茶花 20 g。阴干研末，加白糖少许拌匀，上锅蒸熟分两次服完。

7．跌打损伤 山茶花根 15 ~ 20 g。水煎服，调黄酒服用；并以适量鲜山茶花捣烂如泥，敷于患处。

8．痈疽 鲜山茶花适量。洗净捣烂外敷。

使用注意

经期女性、脾胃虚寒者忌服。

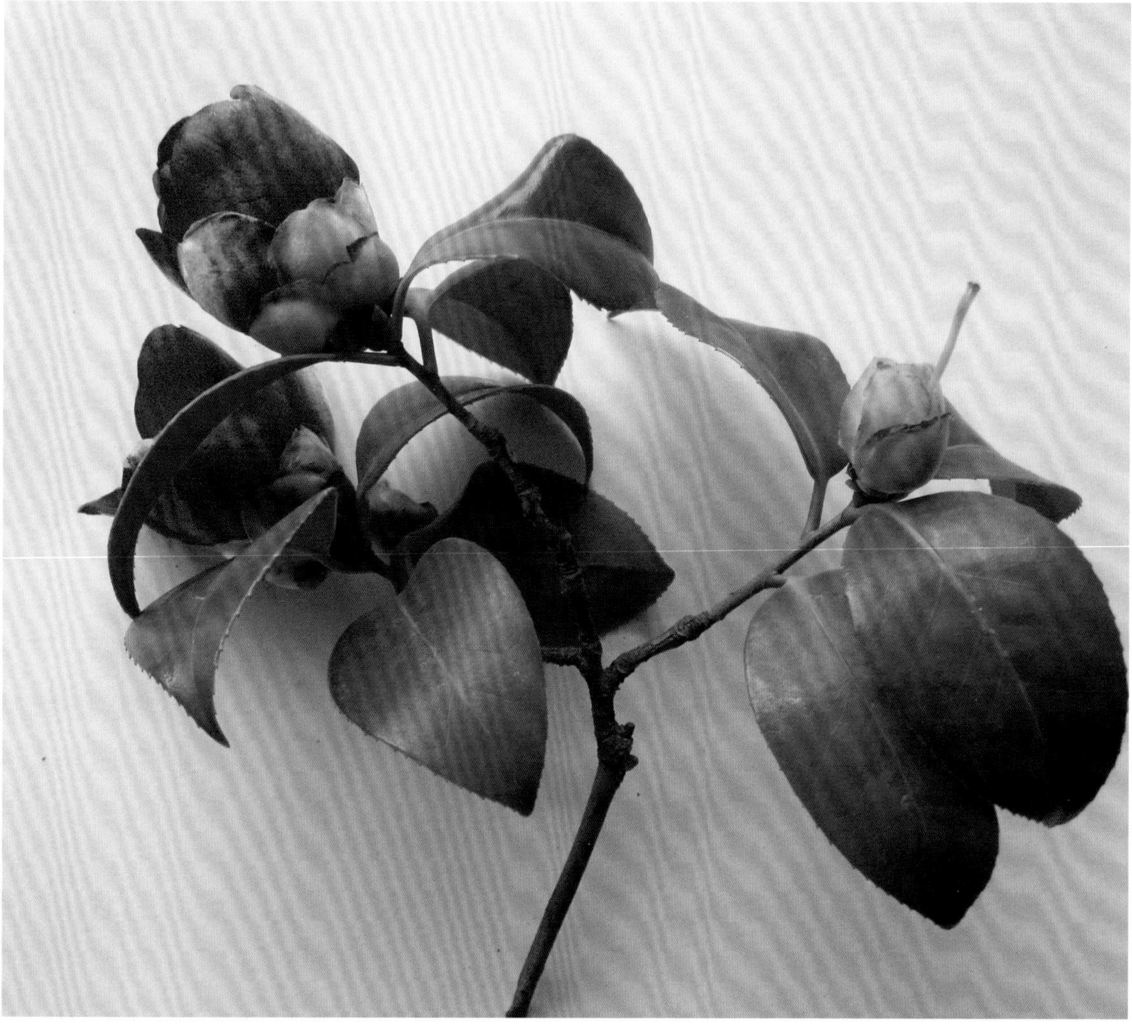

山茶

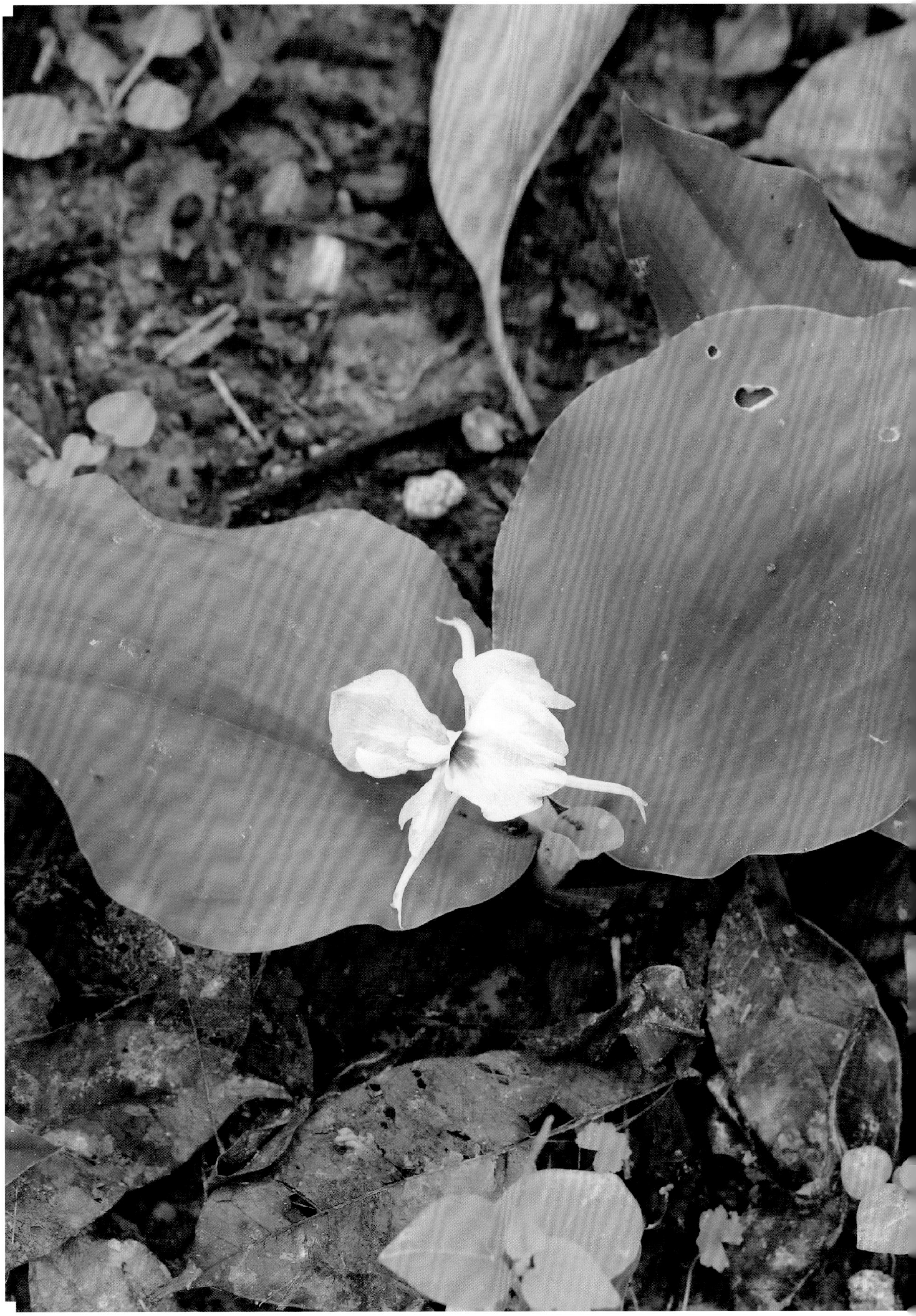

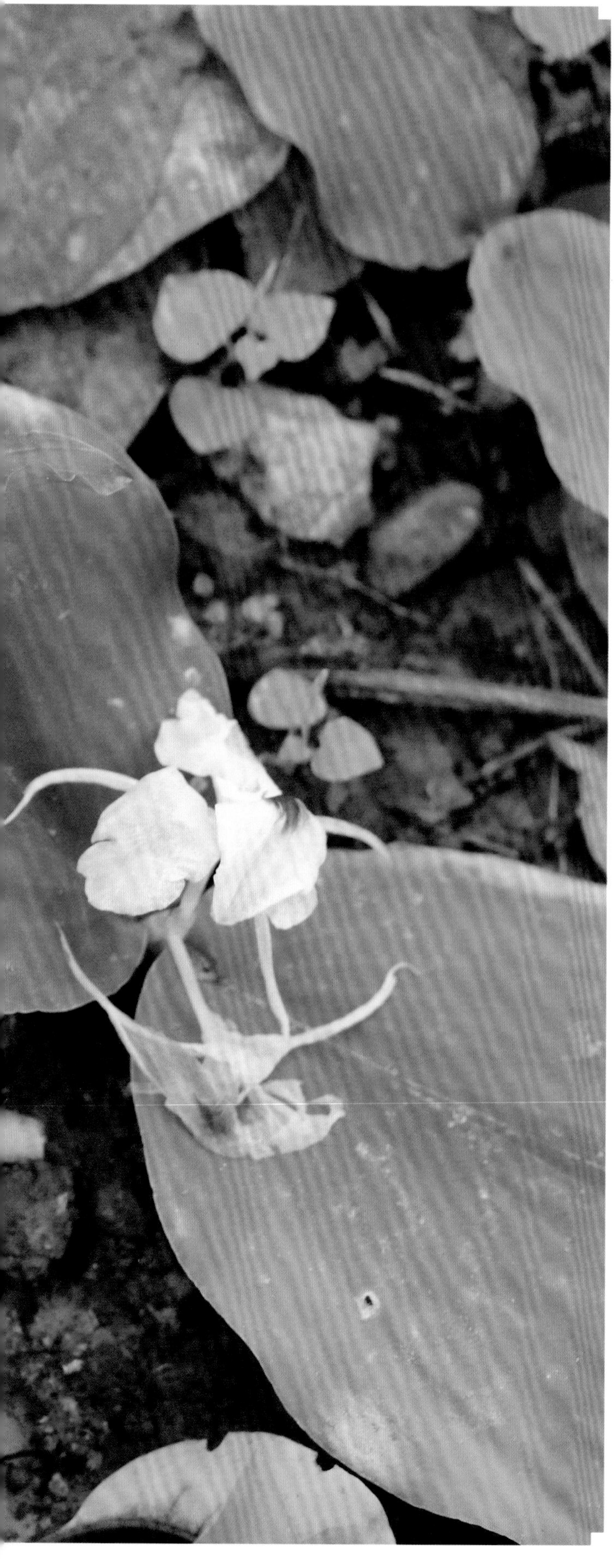

山柰

【壮药名】棵沙姜。

【别　名】沙姜、山辣、三柰、山柰根。

【来　源】本品为姜科植物山柰 *Kaempferia galanga* L. 的干燥根茎。

【性味归经】味辛，性温。归脾、胃经。

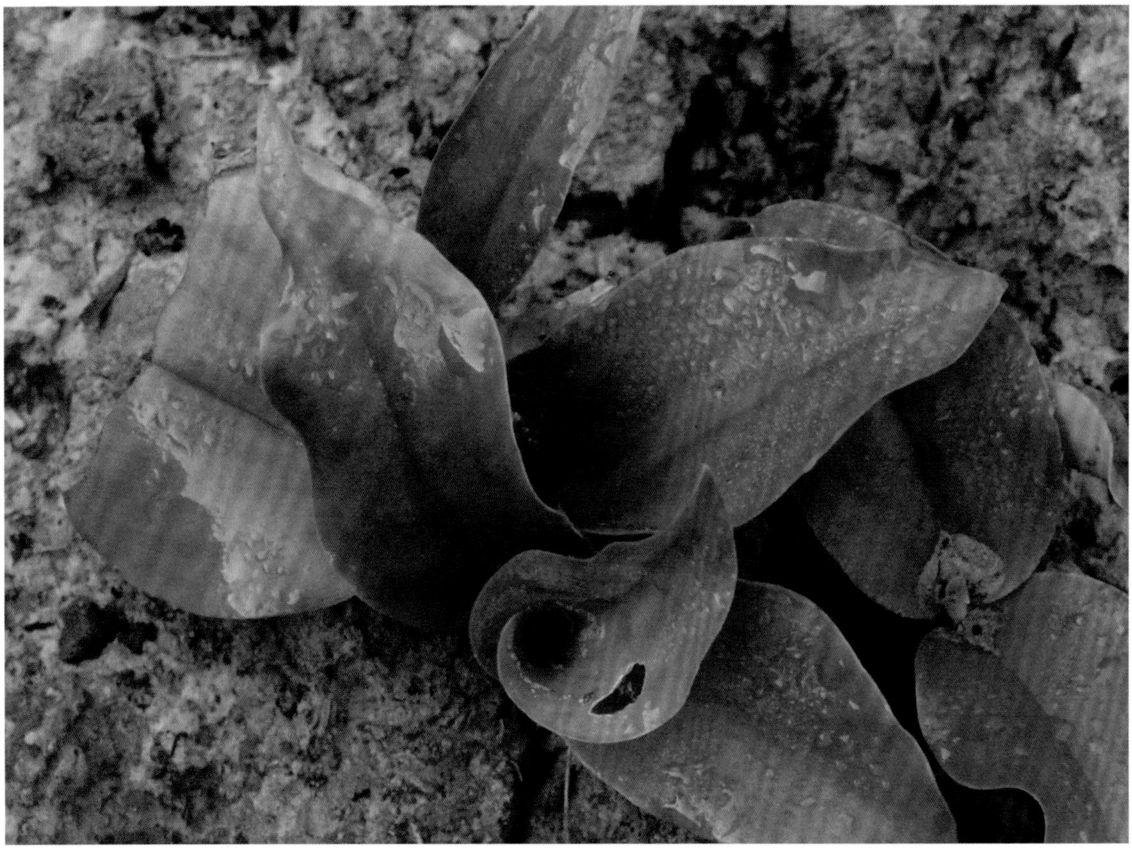

山柰

识别特征

多年生宿根草本。块状根茎，单生或数枚连接，淡绿色或绿白色，芳香；根粗壮。无地上茎。叶 2 枚，几乎无柄，平卧地面上；圆形或阔卵形，长 8 ~ 15 cm，宽 5 ~ 12 cm，先端急尖或近钝形，基部阔楔形或圆形，质薄，绿色，有时叶缘及尖端有紫色渲染；叶脉 10 ~ 12 条；叶柄下延成鞘，长 1 ~ 5 cm。穗状花序自叶鞘中生出，具花 4 ~ 12 朵，芳香；苞片披针形，绿色，长约 2.5 cm，花萼与苞片等长；花冠管细长，长 2.5 ~ 3.0 cm；花冠裂片狭披针形，白色，长 1.2 ~ 1.5 cm；唇瓣阔大，直径约 2.5 cm，中部深裂，2 裂瓣顶端各微凹，白色，喉部紫红色；侧生的退化雄蕊花瓣状，倒卵形，白色，长约 1.2 cm；药隔宽，顶部与方形冠筒连生；子房下位，3 室，花柱细长，基部具 2 细长棒状附属物，柱头盘状，具缘毛。果实为蒴果。花期 8—9 月。

生境分布

生长于山坡、林下、草丛中，现多为栽培。分布于福建、台湾、广东、海南、广西、云南等省区。

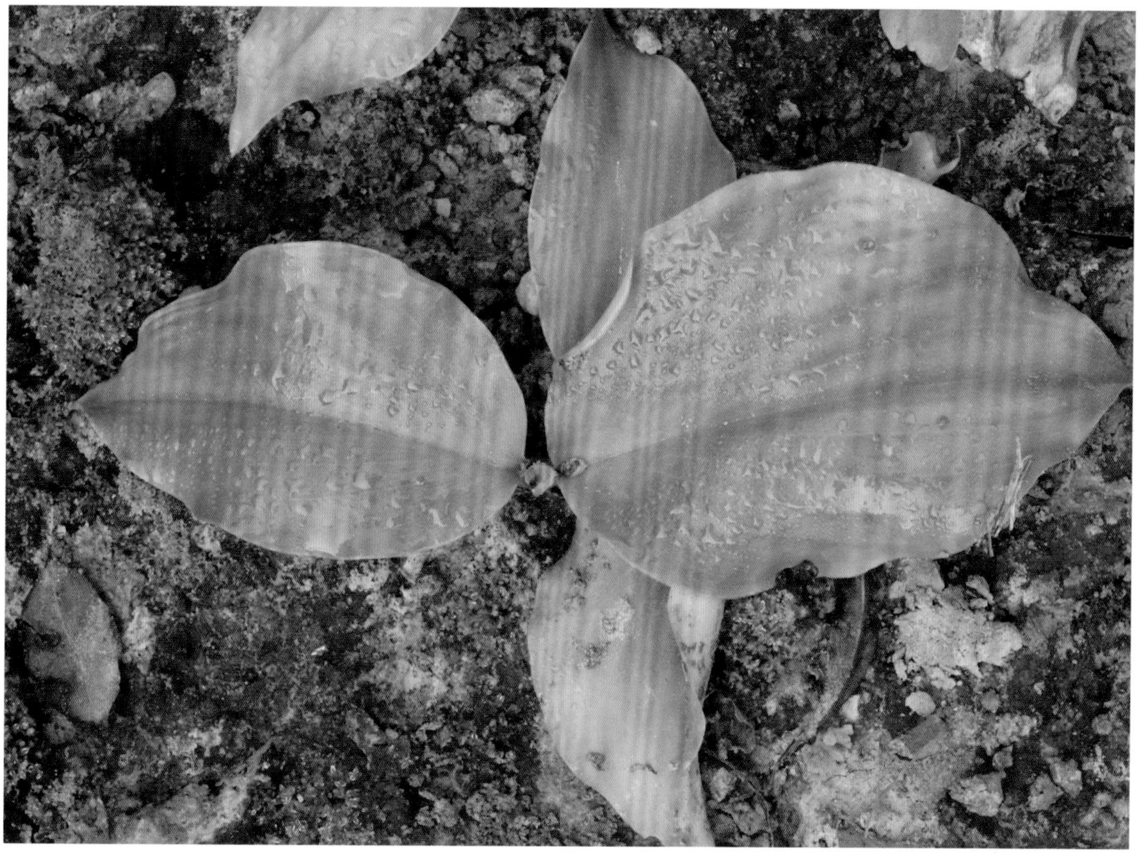

山柰

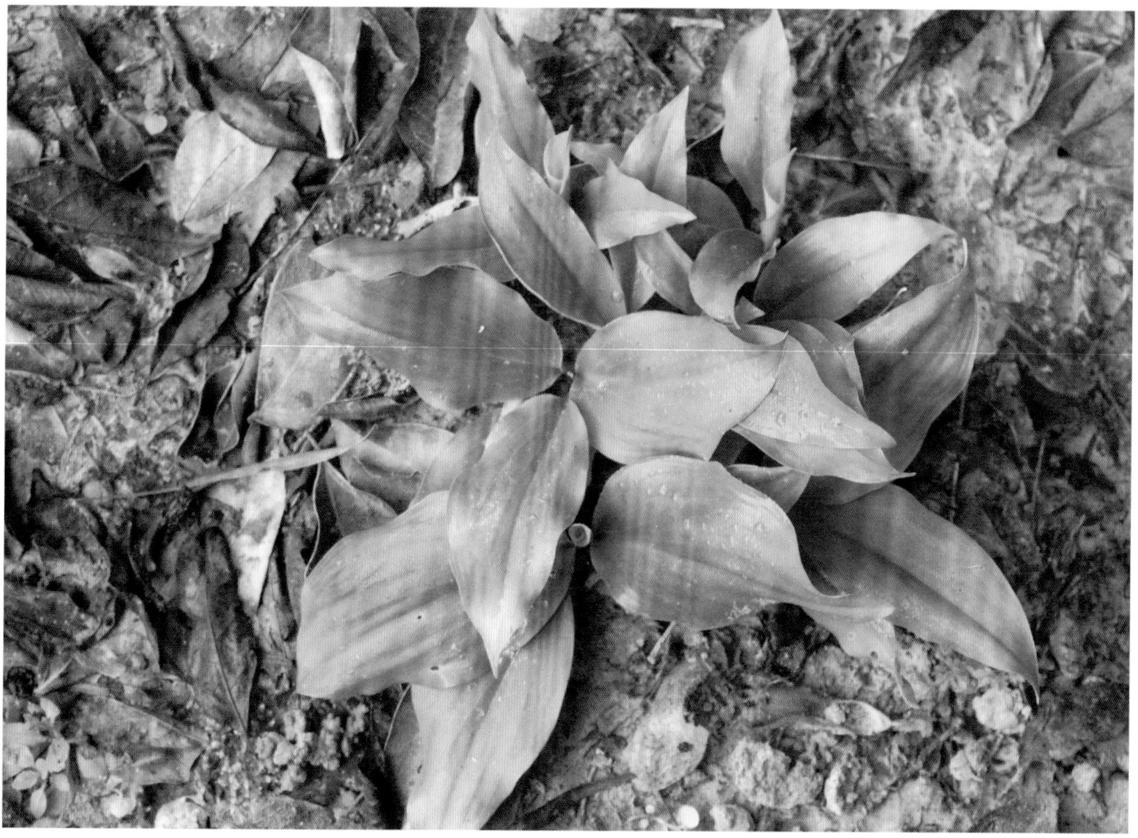

山柰

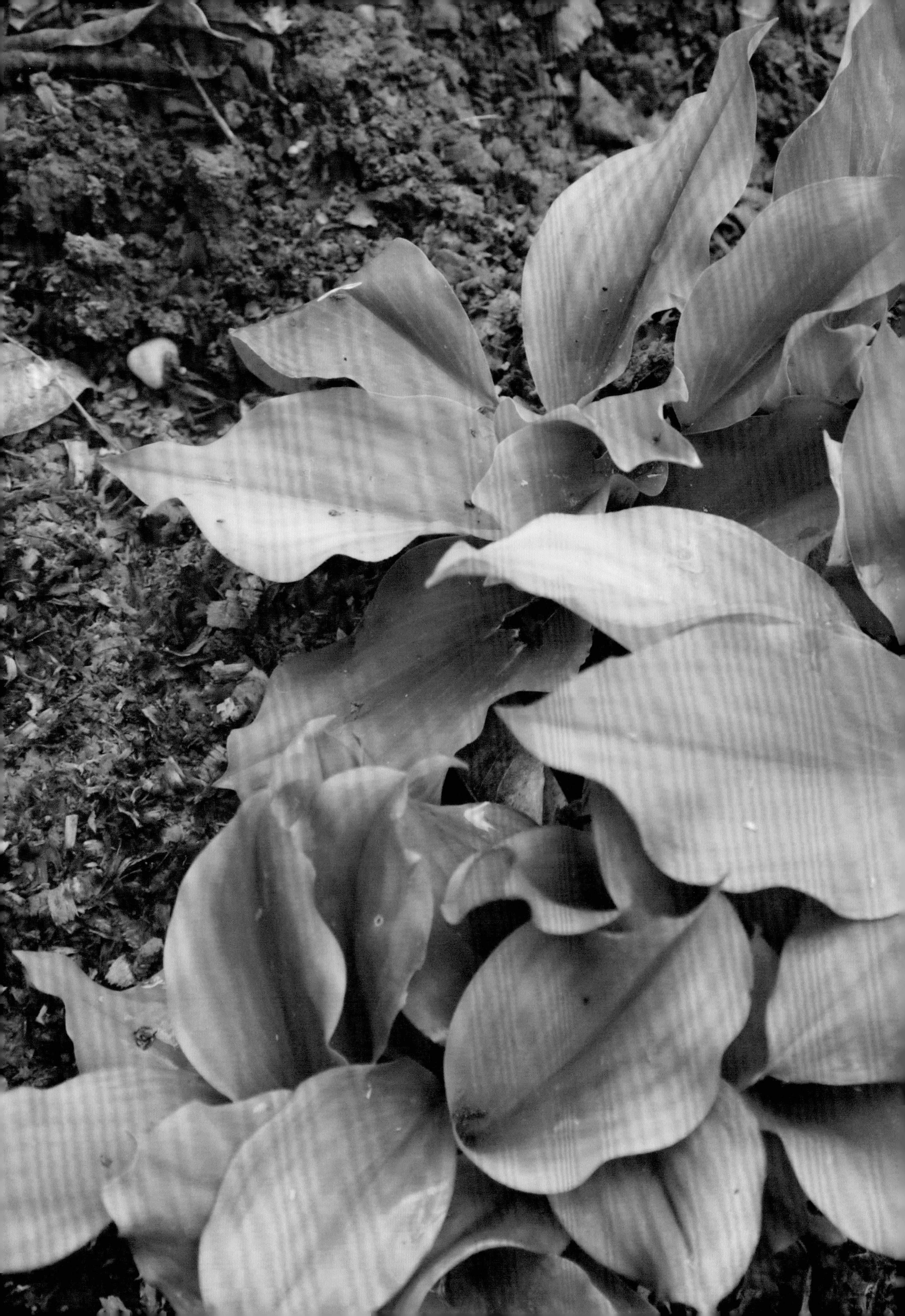

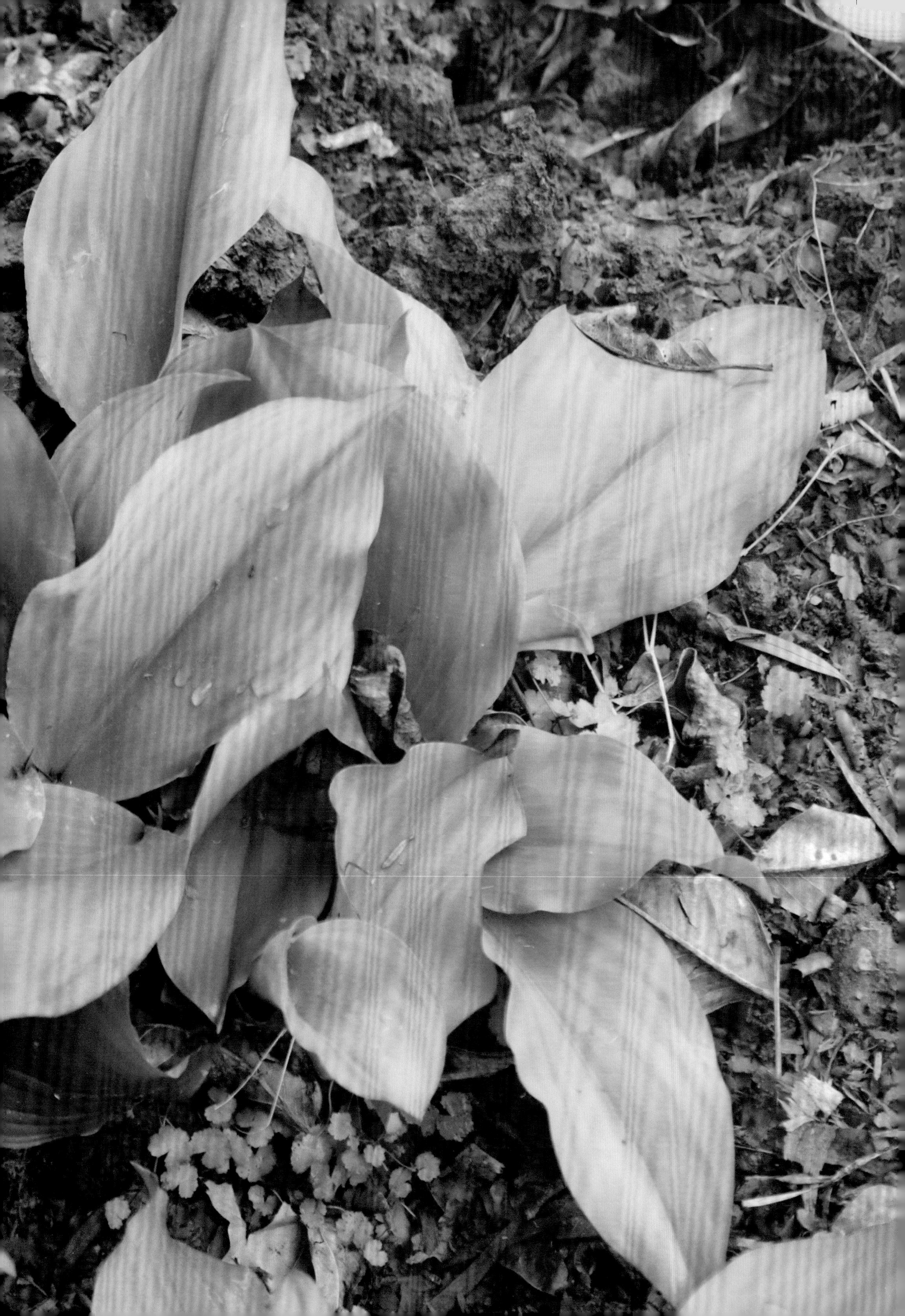

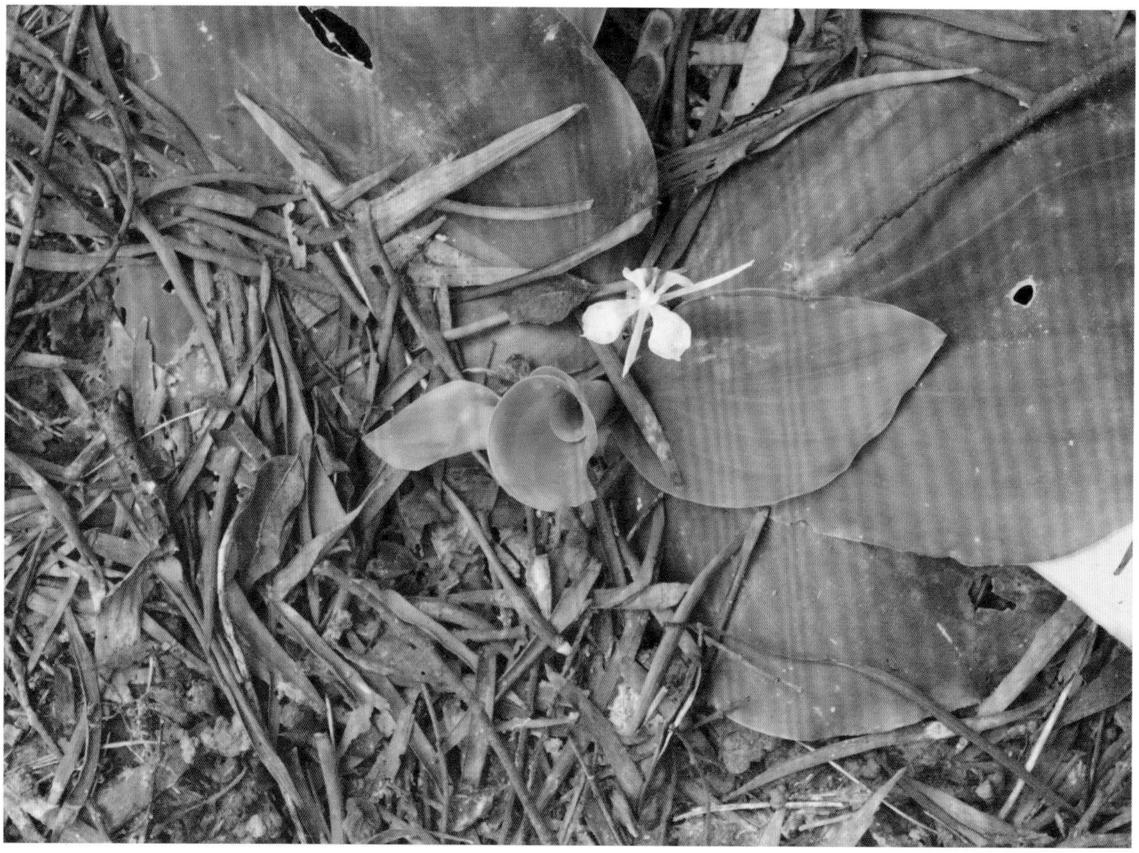

山柰

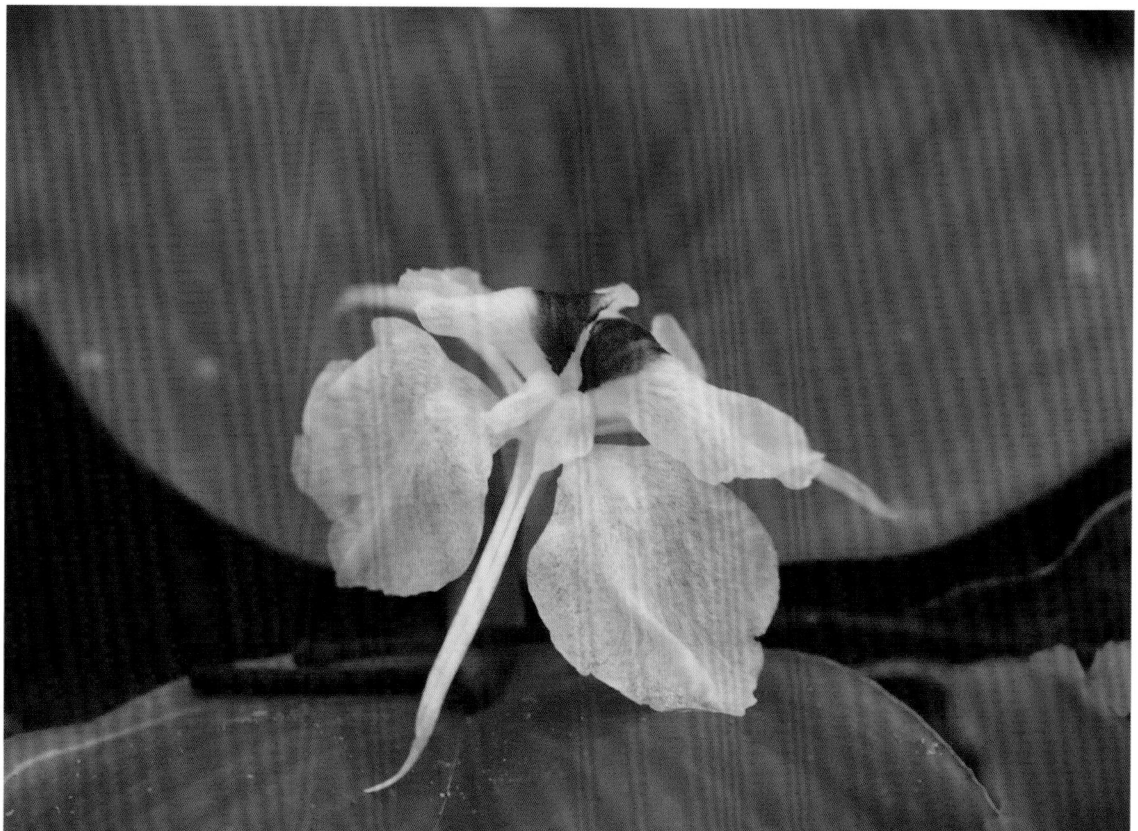

山柰

采收加工

冬季采挖，洗净，除去须根，切片，晒干。

药材鉴别

本品多为圆形或近圆形的横切片，直径 1 ~ 2 cm，厚 0.3 ~ 0.5 cm。外皮浅褐色或黄褐色，皱缩，有的有根痕或残存须根；切面类白色，粉性，常鼓凸。质脆，易折断。气香特异，味辛辣。以色白、粉性足、饱满、气浓厚而辣味强者为佳。

功效主治

温中行气，健胃止痛。主治心腹冷痛，停食不化，跌打损伤，牙痛，胸膈胀满，脘腹冷痛，饮食不消。

用法用量

内服：3 ~ 6 g，煎汤。外用：适量。

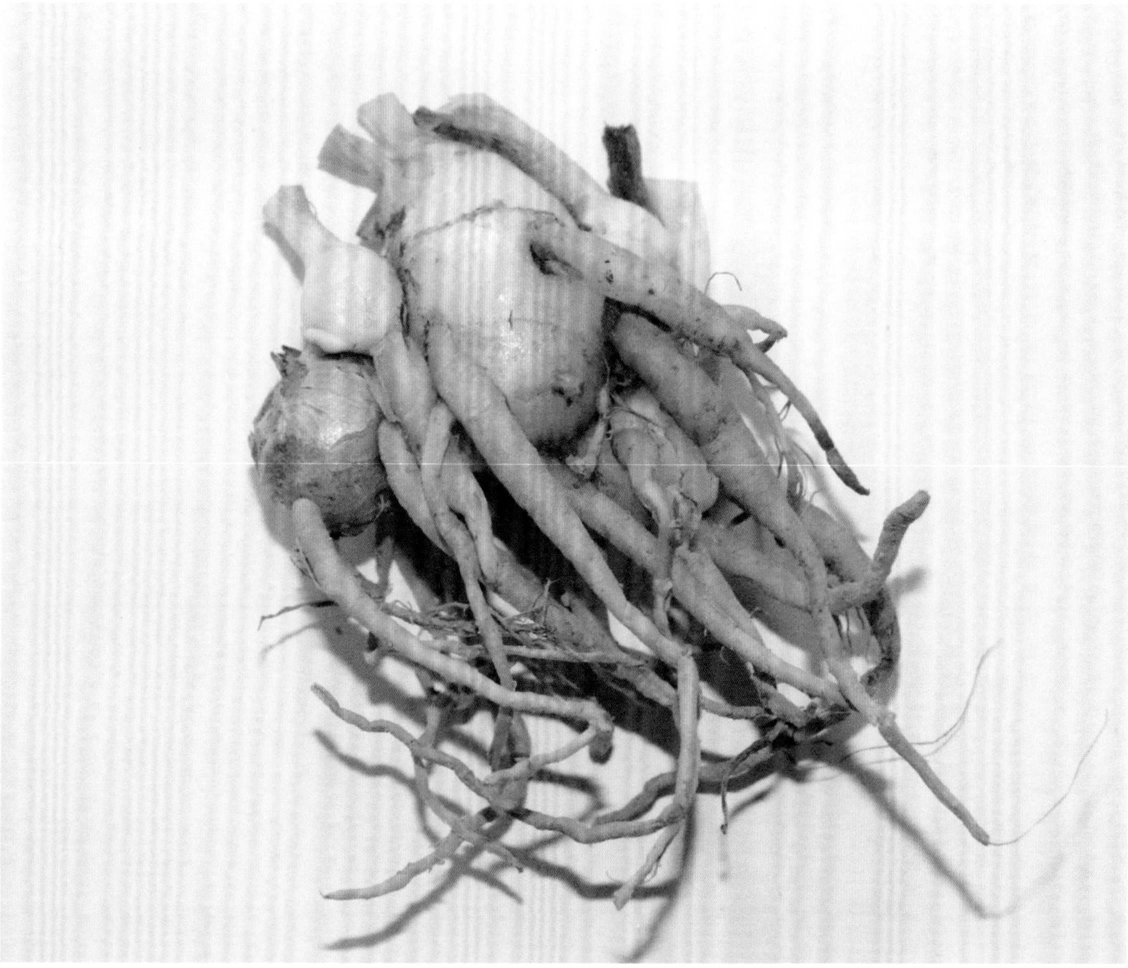

山柰药材

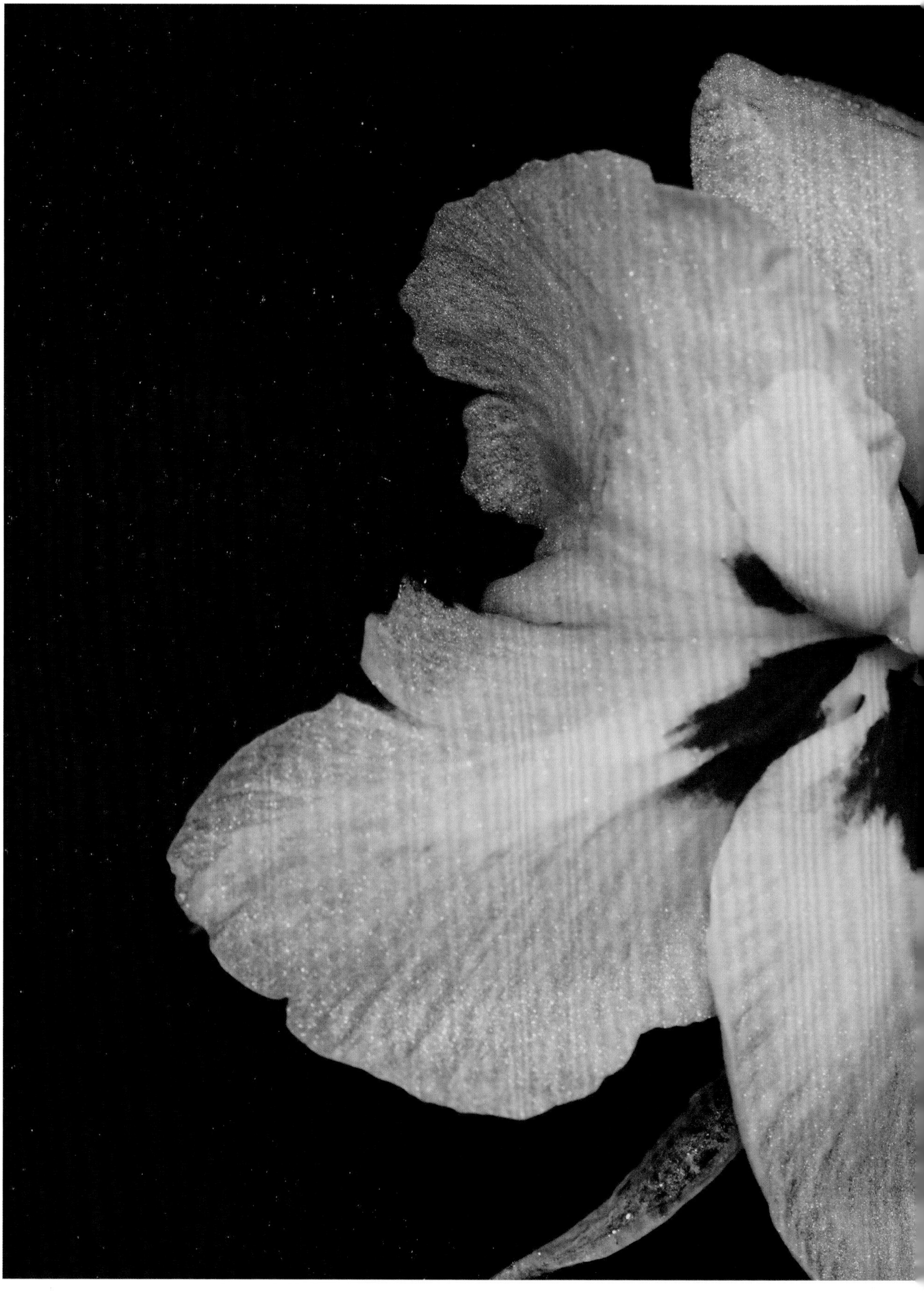

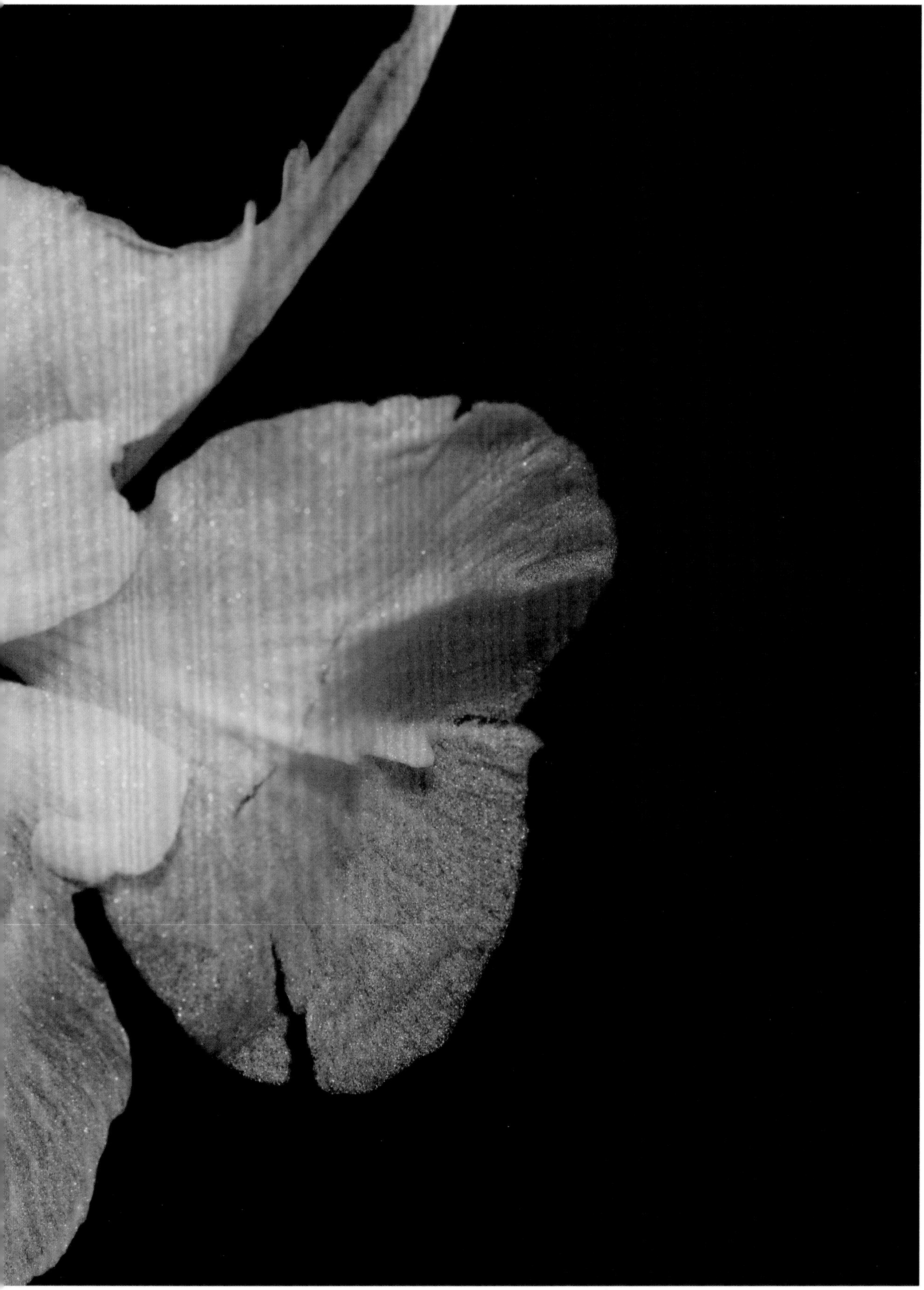

山柰

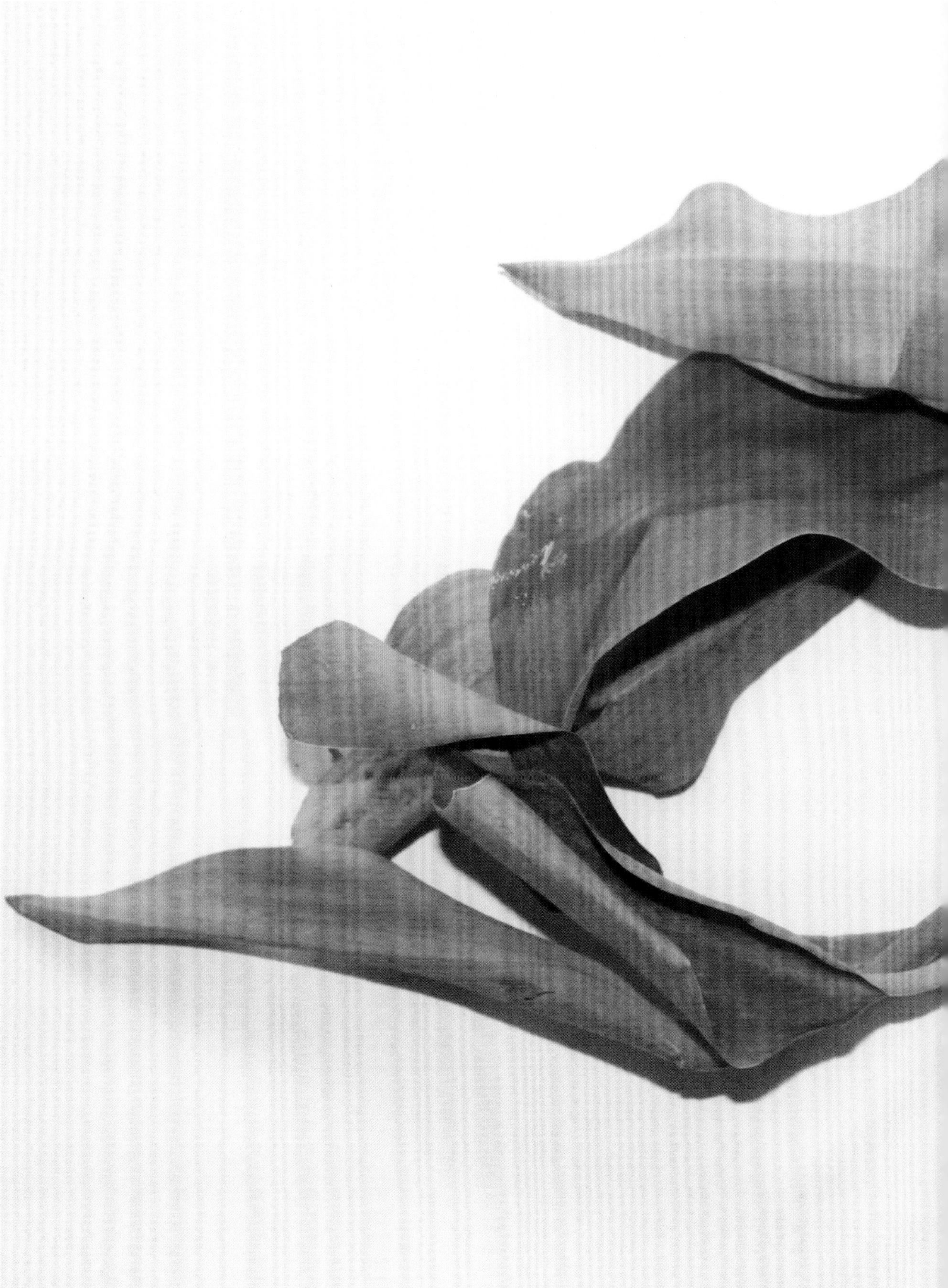

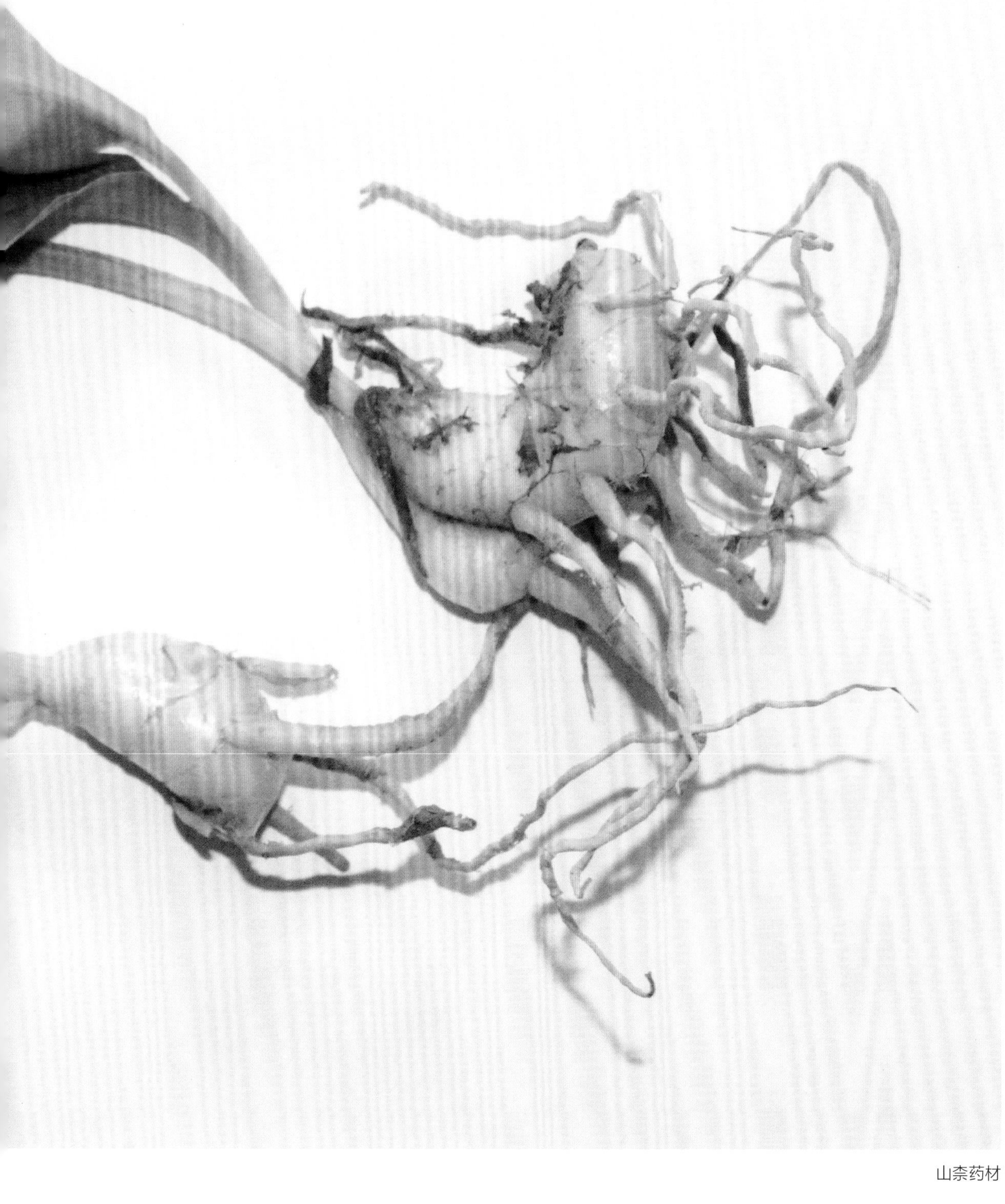

山柰药材

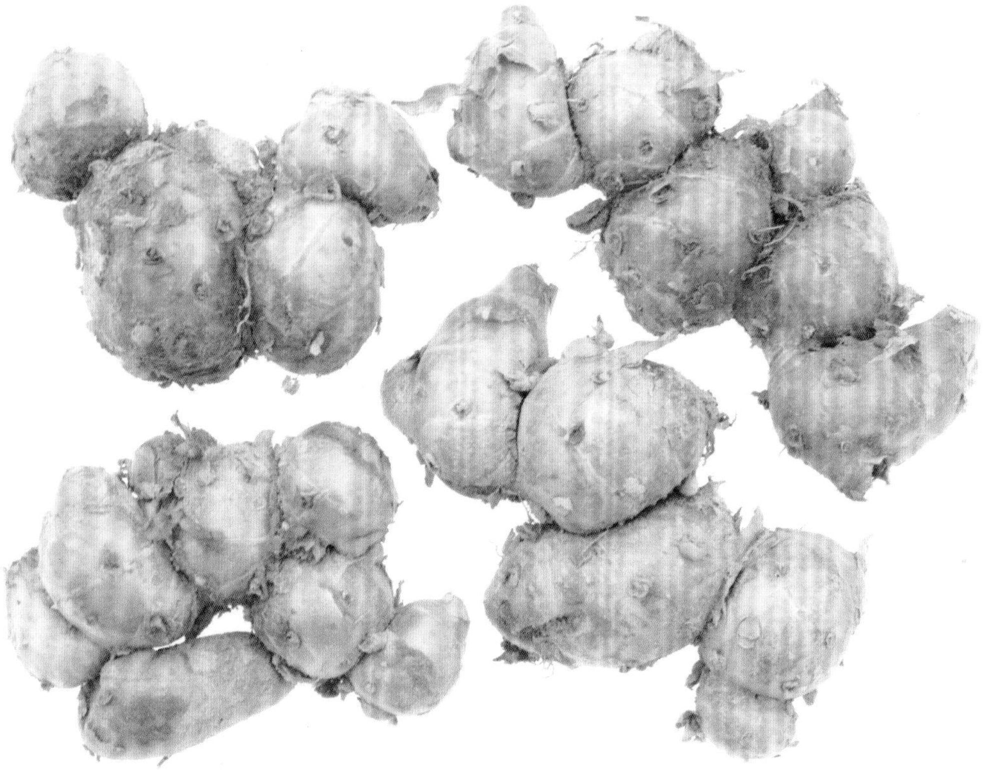

山柰药材

民族药方

1．心腹冷痛 山柰、丁香、当归、甘草各等份。共为细末，醋糊丸，如梧桐子大，每服 30 丸，酒下。

2．感冒食滞，胸腹胀满，腹痛泄泻 山柰 15 g，山苍子根 6 g，南五味子根 9 g，乌药 4.5 g，陈茶叶 3 g。研细末，每次 15 g，开水泡或水煎数沸后取汁服。

3．牙痛 山柰（用面裹煨熟）6 g，麝香 1.5 g。研为细末，每次 1 g，口含温水，搽于牙痛处，漱口吐去。

4．风虫牙痛 山柰、甘松各 3 g，肥皂荚（去心）1 个。将山柰、甘松置于肥皂荚中，花椒、盐不限量，以塞满肥皂荚为度，用面粉包裹，烧红，研为末，每日擦牙。

5．面上雀斑 山柰子、鹰粪、密陀僧、蓖麻子各等份。研匀，以乳汁调之，夜涂旦洗去。

使用注意

阴虚血亏、胃有郁火者忌用。

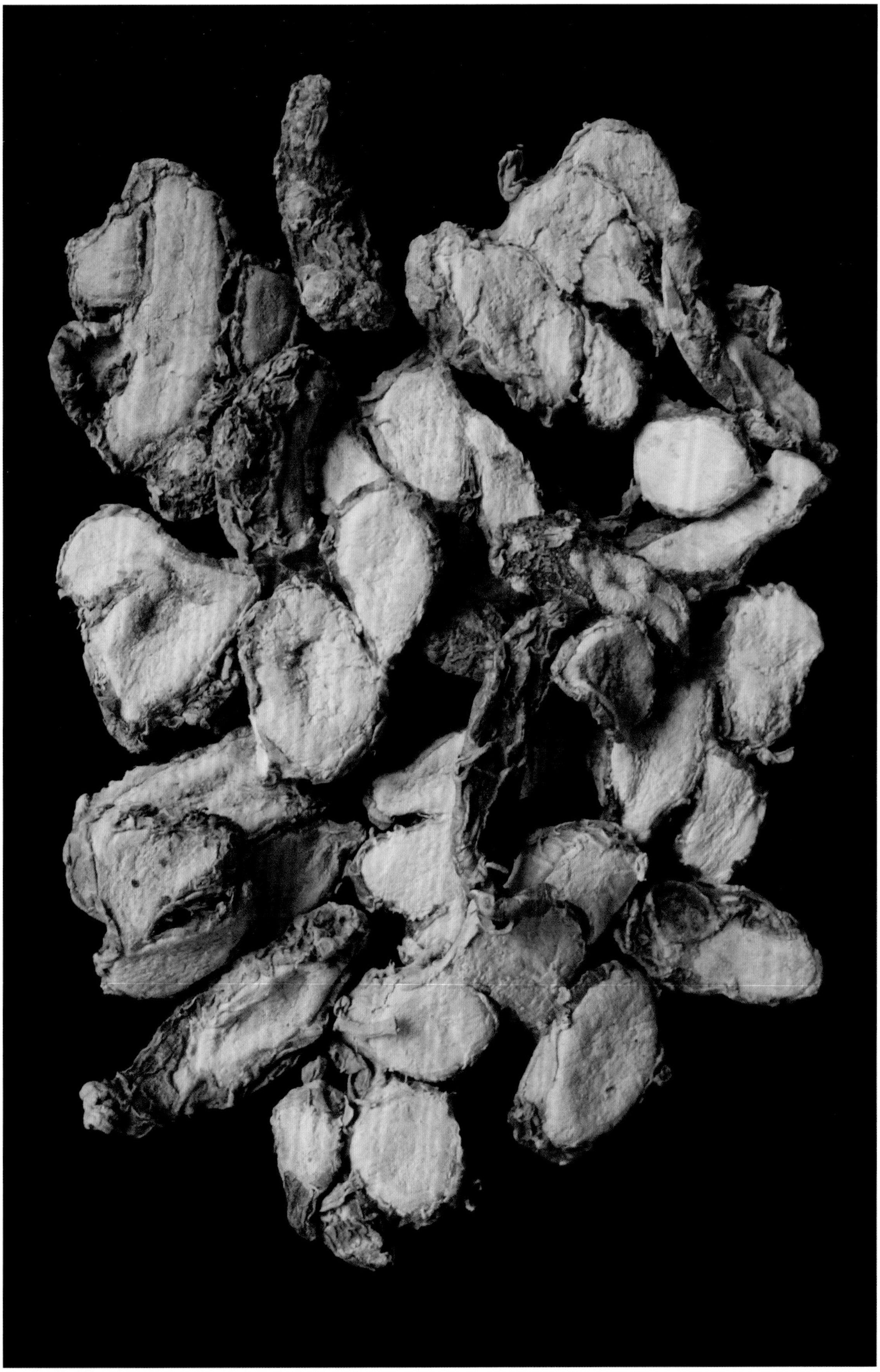

山柰饮片

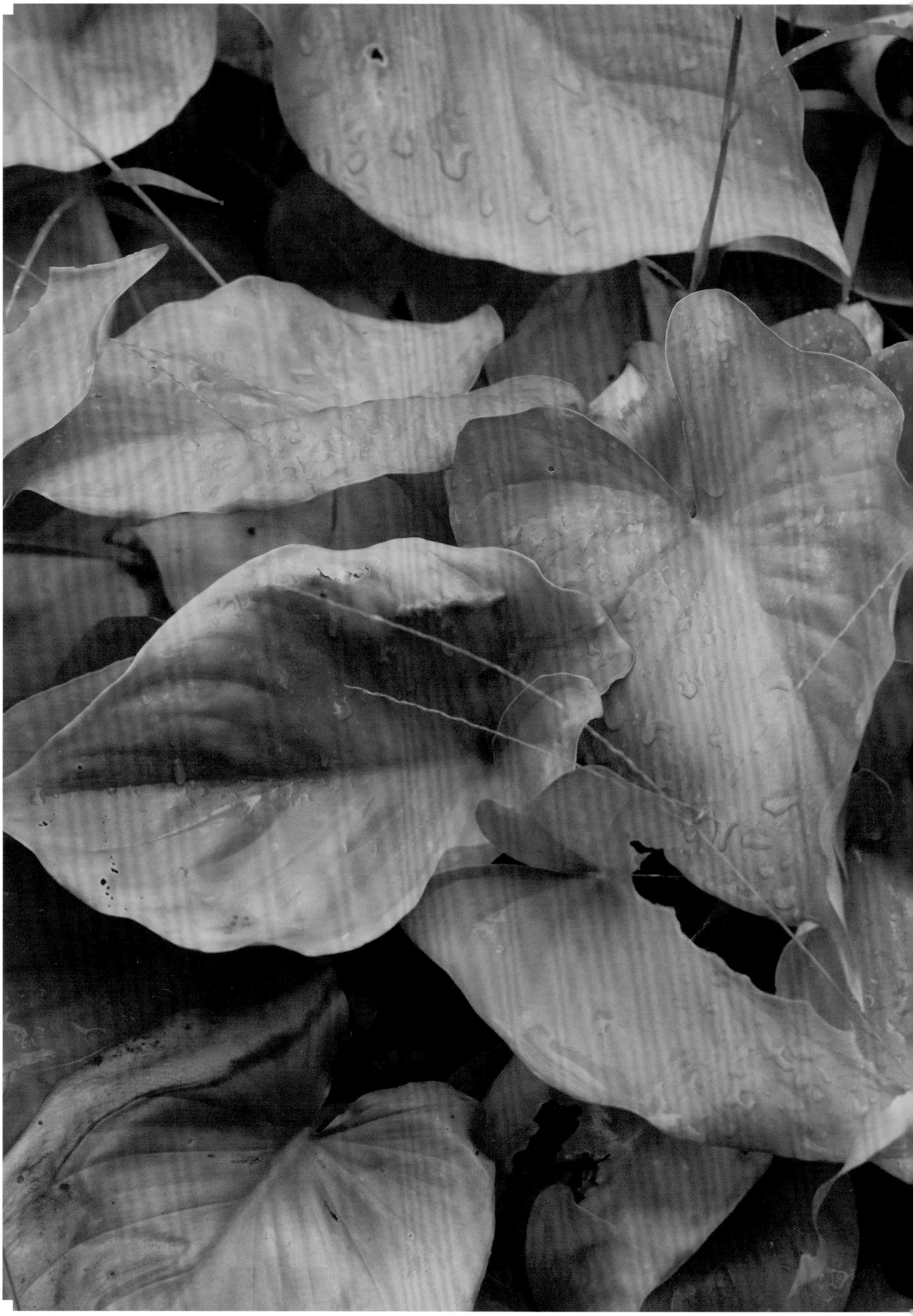

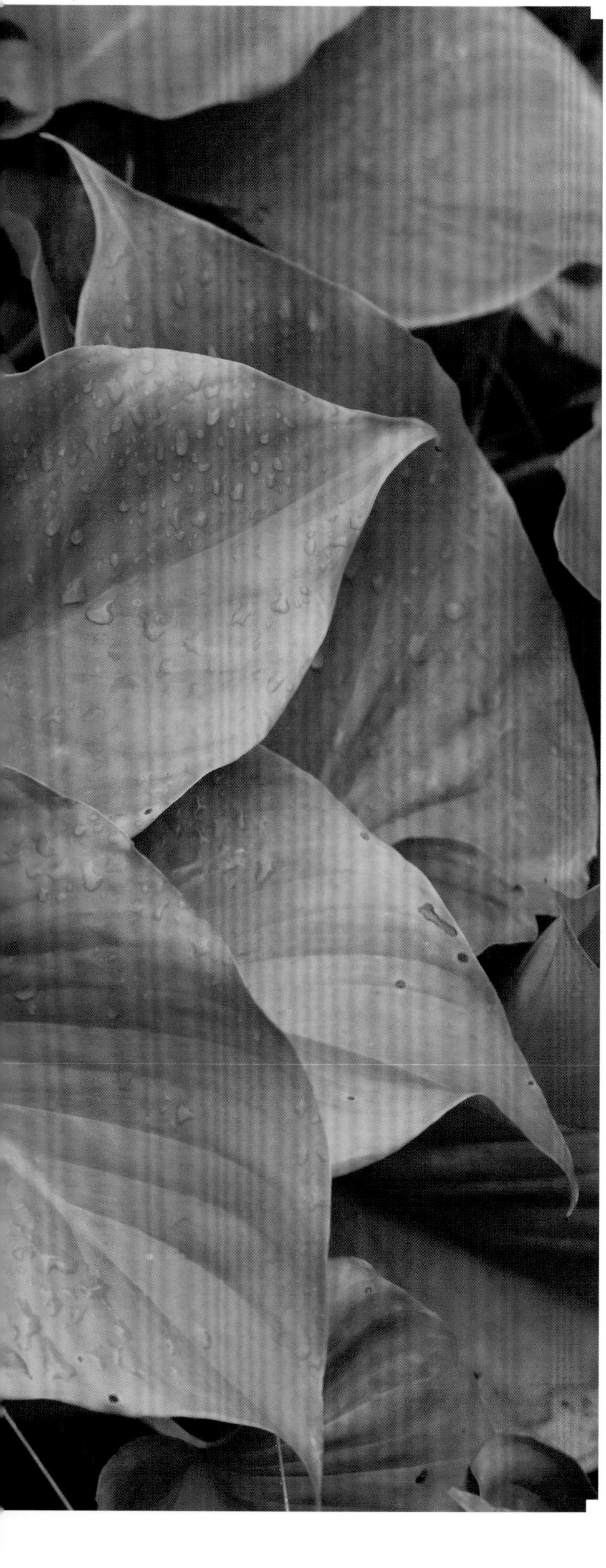

千年健

【壮药名】棵色针。

【别　名】香芋、团芋、年见、假艿芋、千年见、一包针、千颗针。

【来　源】本品为天南星科植物千年健 *Homalomena occulta*（Lour.）Schott 的干燥根茎。

【性味归经】味苦、微麻，气香，性温。归肝、肾经。

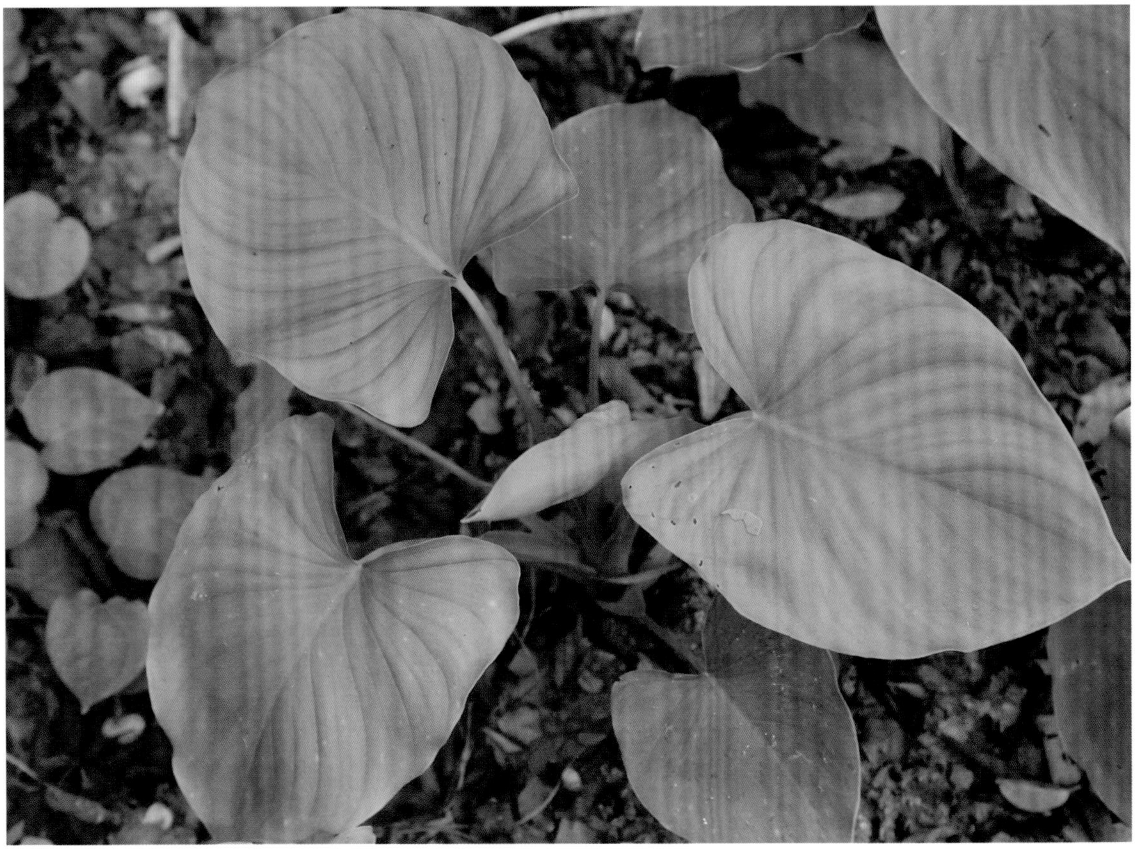

千年健

识别特征

多年生草本。根茎匍匐，粗约 1.5 cm。肉质根圆柱形，粗 3 ~ 4 mm，密被淡褐色短绒毛，须根稀少，纤维状。常具高 30 ~ 50 cm 的直立地上茎。鳞叶线状披针形，长 15 ~ 16 cm，基部宽约 2.5 cm，向上渐狭，锐尖。叶柄长 25 ~ 40 cm，下部具宽 3 ~ 5 mm 的鞘，叶片膜质至纸质，箭状心形至心形，长 15 ~ 30 cm，宽 10 ~ 28 cm，先端骤狭渐尖，Ⅰ级侧脉 7 对，Ⅱ、Ⅲ级侧脉多数，细弱，花序 1 ~ 3，生长于鳞叶腋，序柄短于叶柄，长 10 ~ 15 cm；佛焰苞绿白色，长圆形至椭圆形，长 5 ~ 6.5 cm，花前席卷成纺锤形，粗 3 ~ 3.2 cm，盛花时上部略展开成短舟状，具长约 1 cm 的喙；肉穗花序具短梗或无，长 3 ~ 5 cm；雌花序长 1 ~ 1.5 cm，粗 4 ~ 5 mm，雄花序长 2 ~ 3 cm，粗 3 ~ 4 mm；子房长圆形，基部一侧具假雄蕊 1 枚，柱头盘状；子房 3 室，种子褐色，长圆形。花期 7—9 月。

生境分布

生长于海拔 100 ~ 1000 m 的山谷、溪河边、林下。分布于海南、广西和云南等省区。

千年健

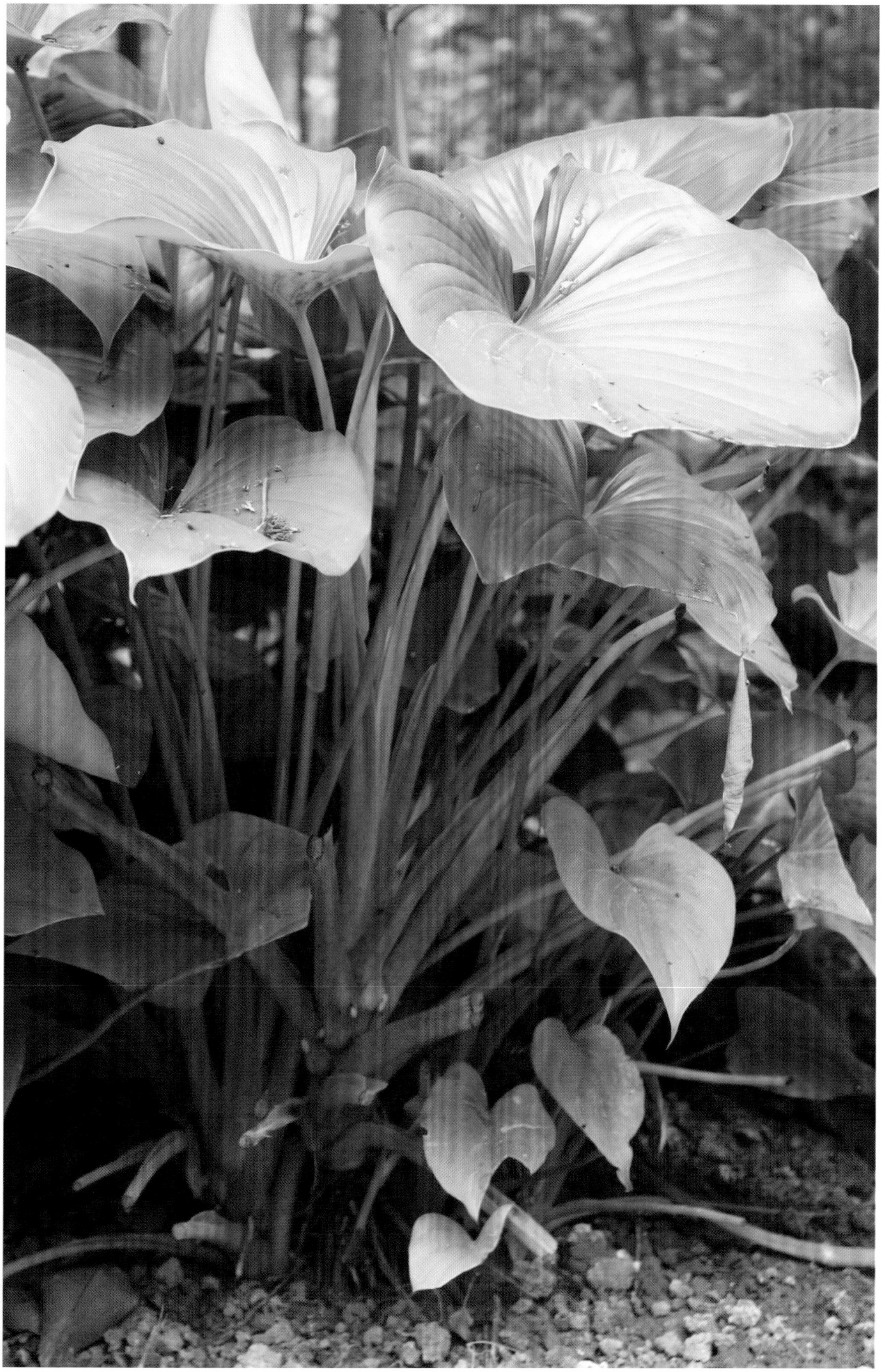

千年健

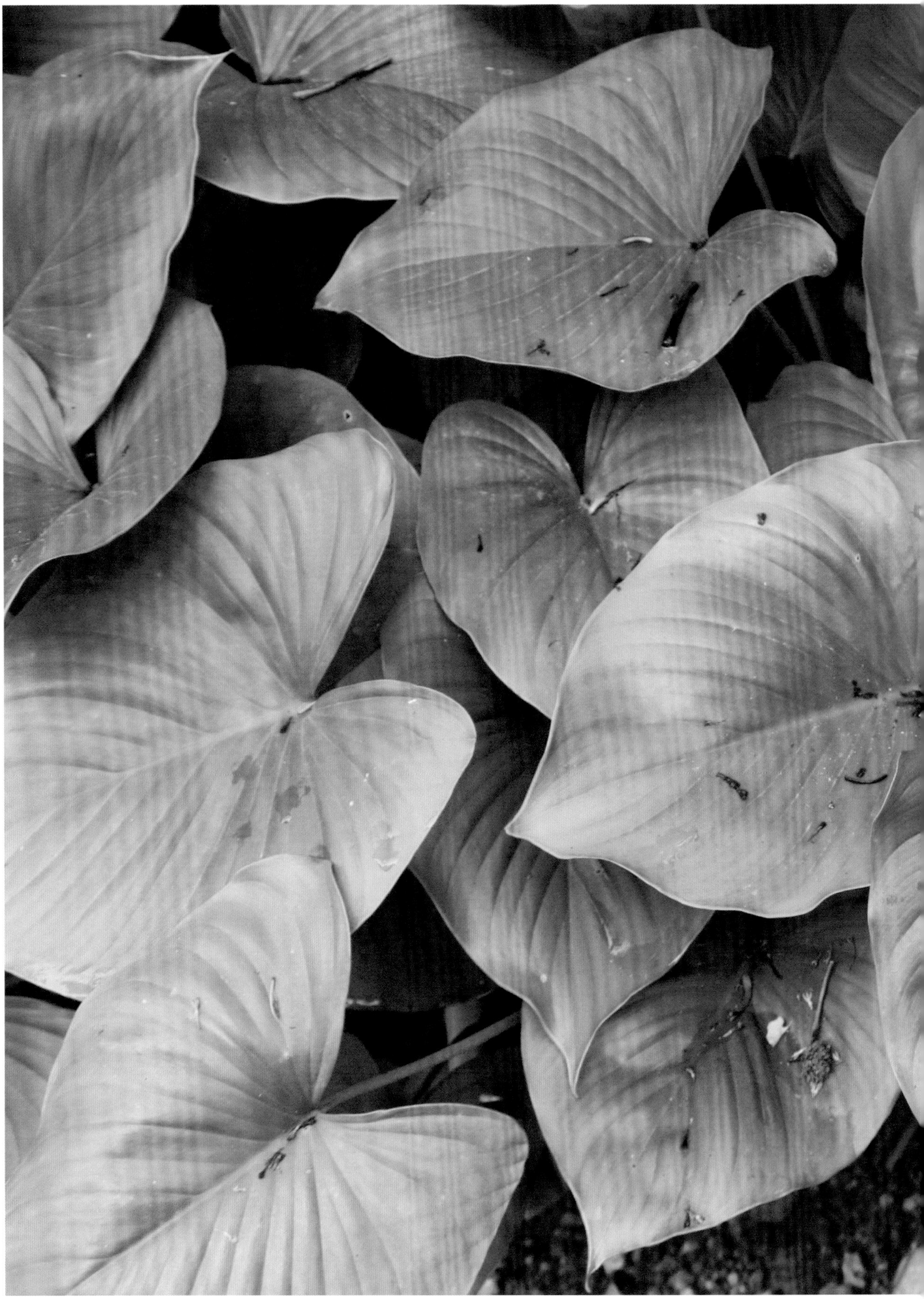

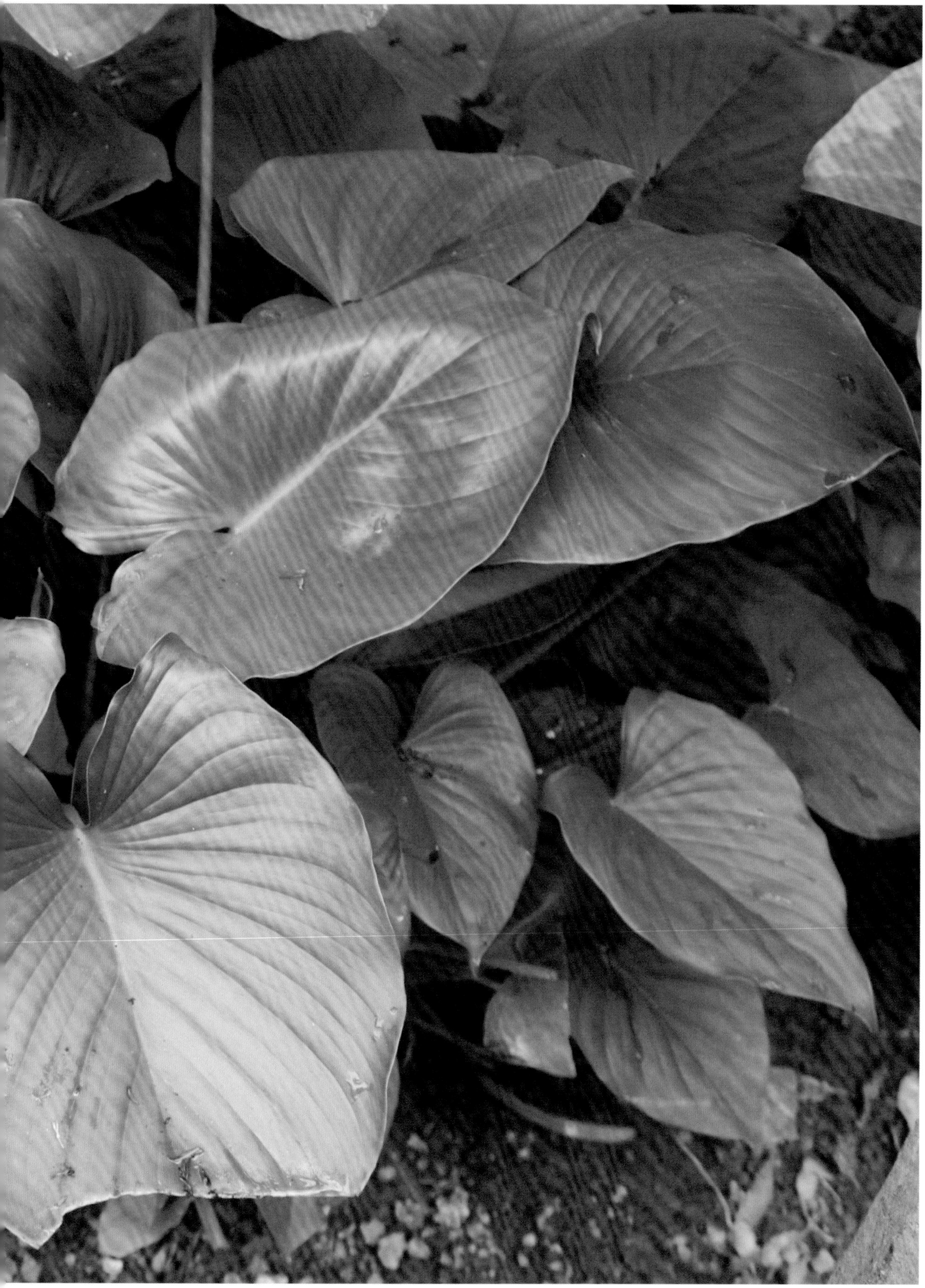

千年健

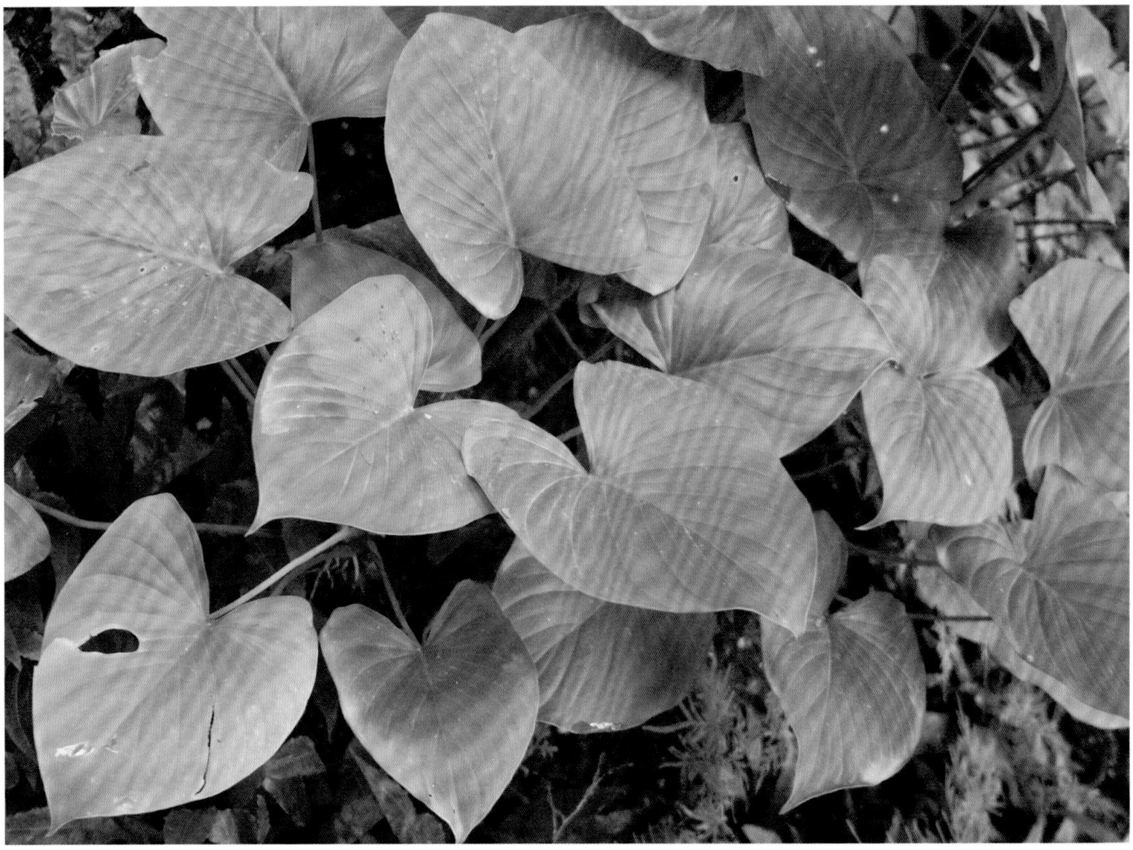

千年健

采收加工

春、秋二季采收，洗净，用水稍浸，捞出，切片，晒干，鲜品随用随采。

药材鉴别

本品根茎呈圆柱形，稍弯曲，有的略扁，长 15 ~ 40 cm，直径 0.8 ~ 1.5 cm。表面黄棕色至红棕色，粗糙，有多数扭曲的纵沟纹、圆形根痕及黄色针状纤维束。质硬而脆，折断面红褐色，黄色针状纤维束多而明显，相对另一断面呈多数针眼状小孔及有少数针状纤维束，气香，味辛、微苦。

功效主治

调补水血，除风止痛，续筋接骨。主治心慌心悸，头痛头昏，跌打损伤，骨折，风寒湿痹证，肢体关节酸痛，屈伸不利。

用法用量

内服：5 ~ 15 g，煎汤。外用：鲜品适量，捣敷；或加酒炒热敷。

民族药方

1．心慌心悸，头痛头昏 千年健、马齿苋、红甘蔗根各 10 g。水煎服。

2．头痛头昏 鲜千年健适量。捣烂，加五宝药散，外敷；或加酒炒热，外敷。

3．跌打损伤，骨折，风寒湿痹证，肢体关节酸痛，屈伸不利 鲜千年健适量。捣烂，加酒炒热，外敷。

4．风寒筋骨疼痛、拘挛麻木 千年健、追地风各 10 g，老鹳草 30 g。共研细粉，每服 3 g。

5．固精 千年健、远志、茯神、当归身各等份。研细末，炼蜜为丸，梧子大，每酒服 50 丸。

使用注意

阴虚血亏及胃有郁火者禁服。

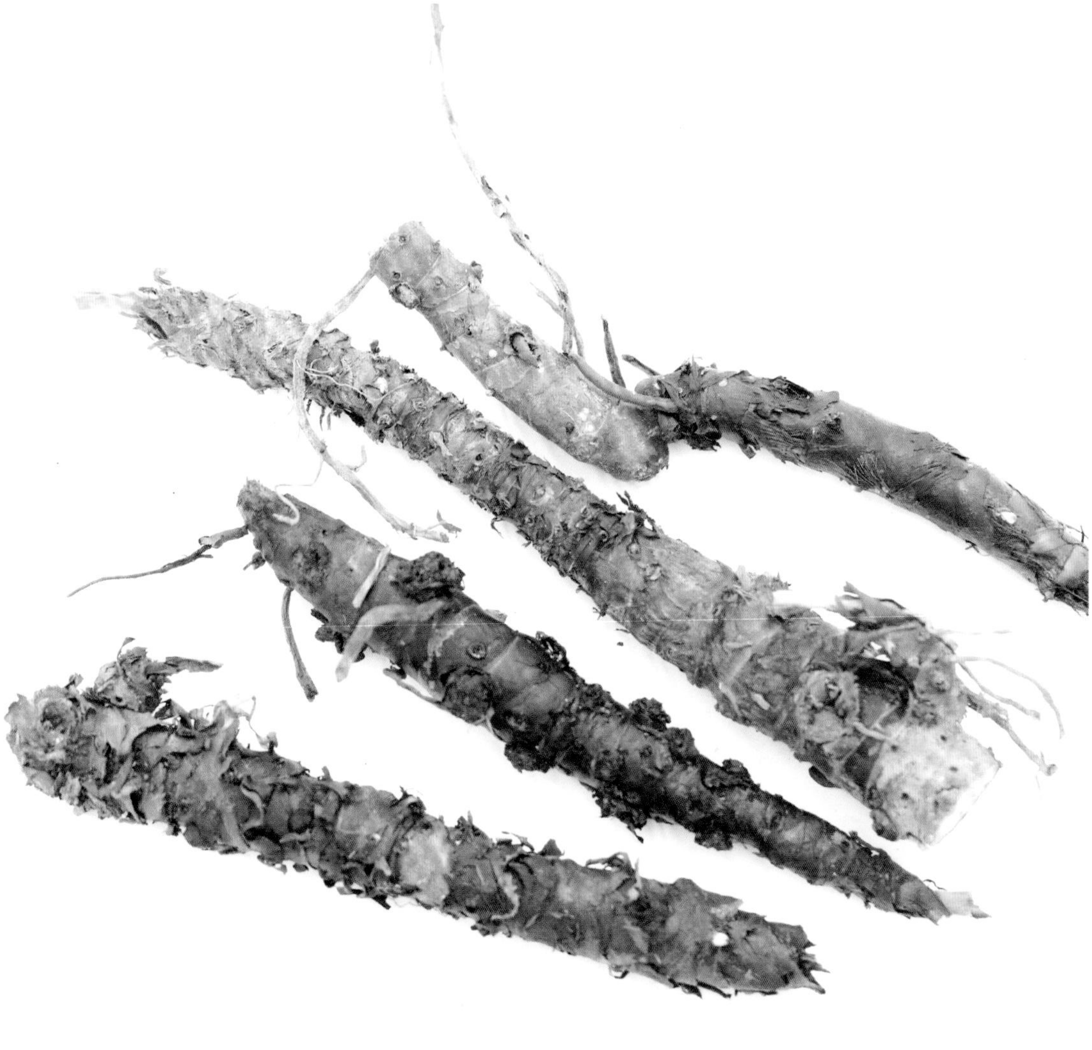

千年健

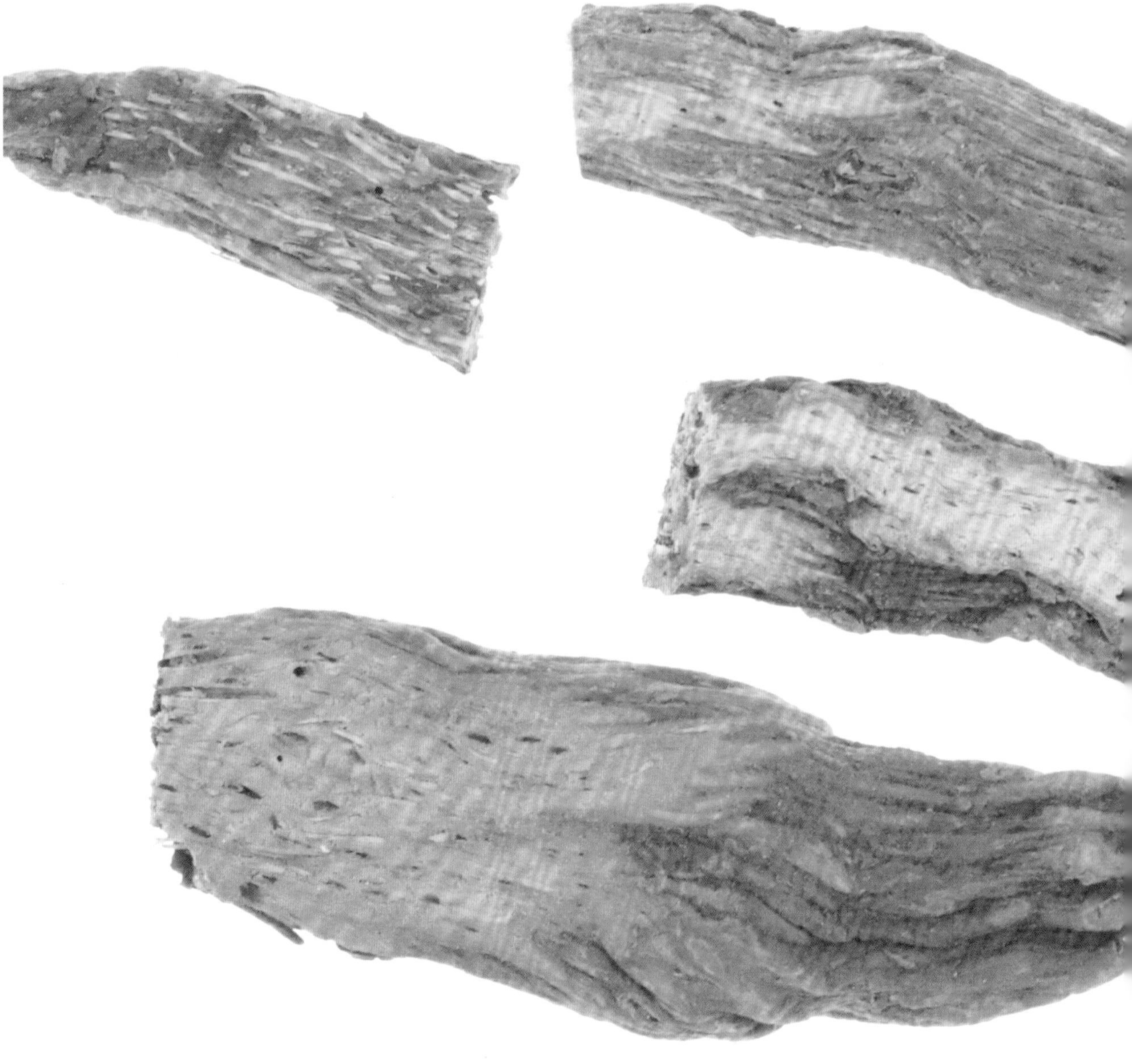

千年健

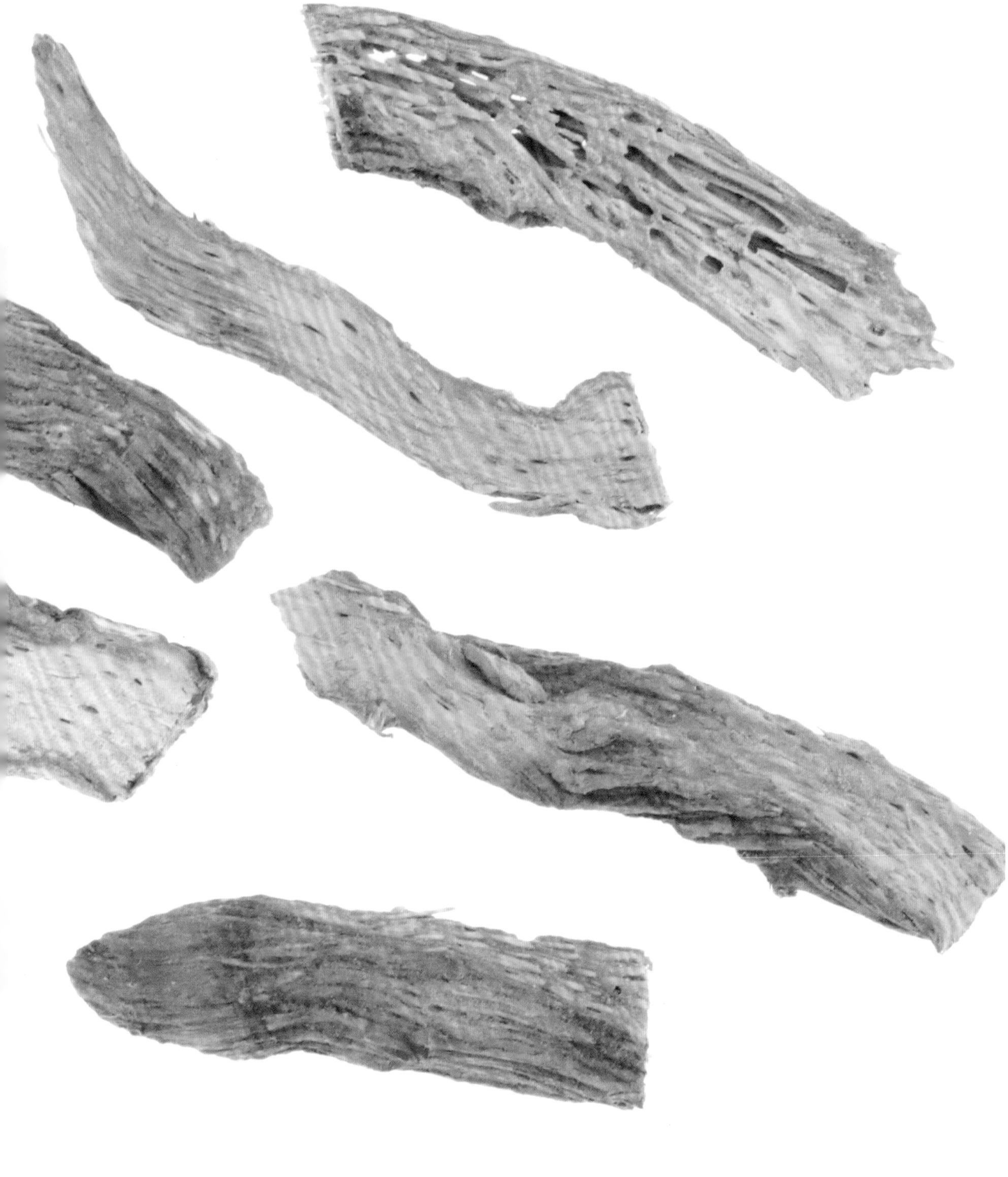

千年健饮片

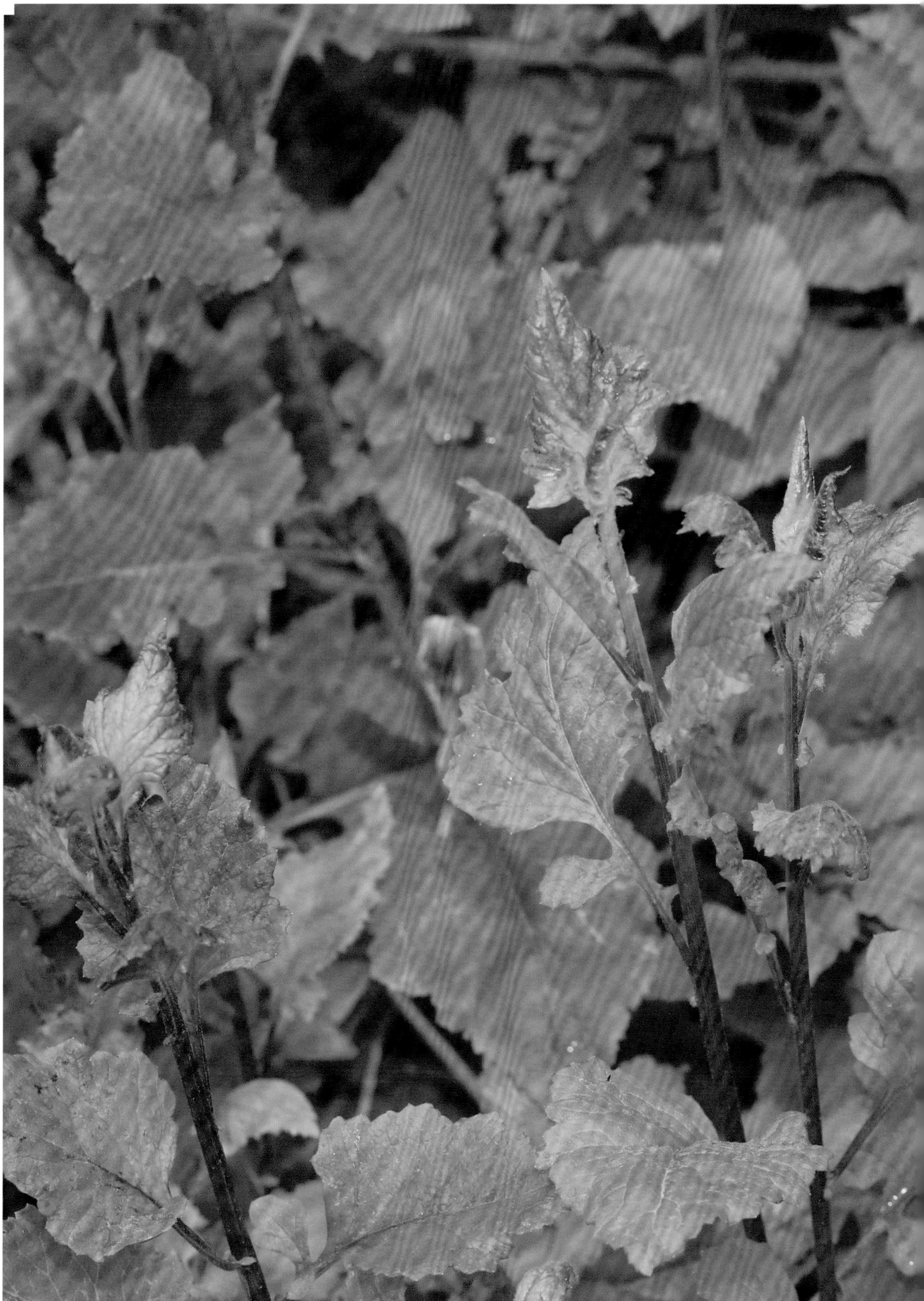

千里光

【壮药名】棵旦染。

【别　名】千里及、九里明、九领光、一扫光、天青红、白苏杆。

【来　源】本品为菊科植物千里光 *Senecio scandens* Buch-Ham. 的全草。

【性味归经】味苦，性寒。归肺、肝经。

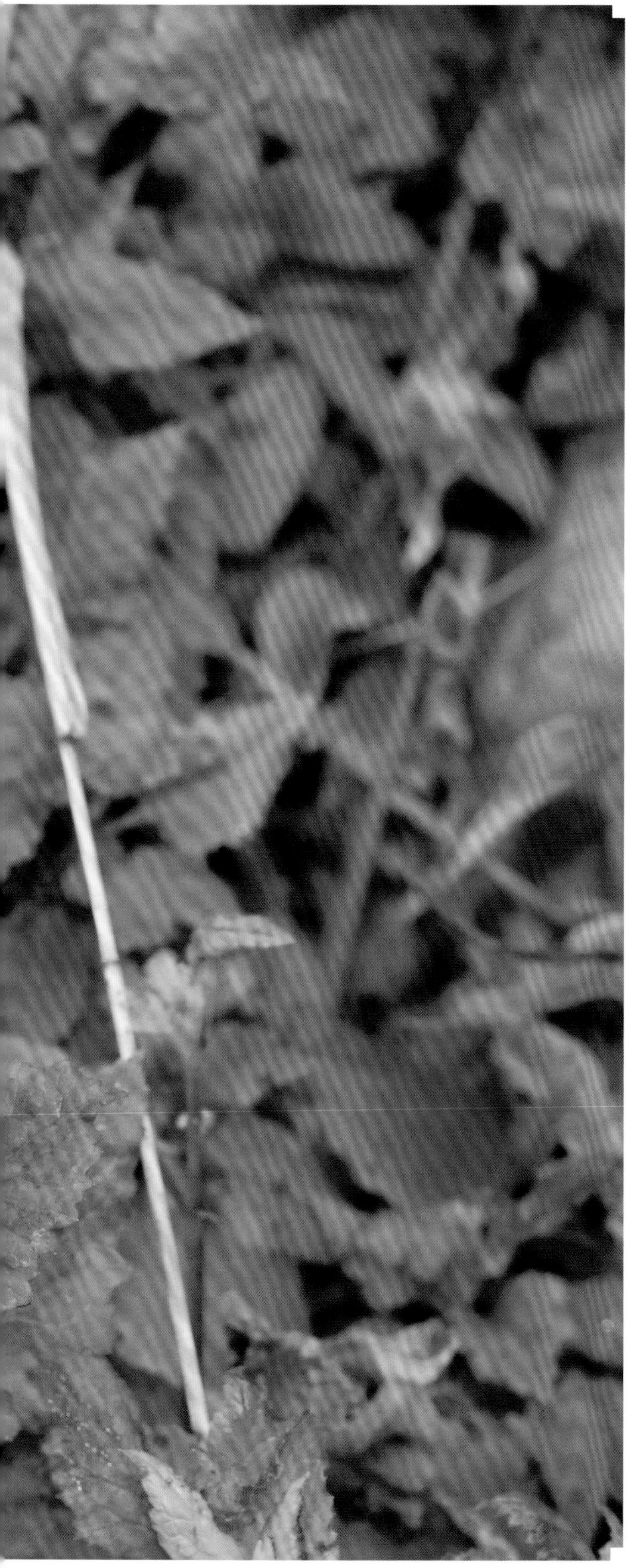

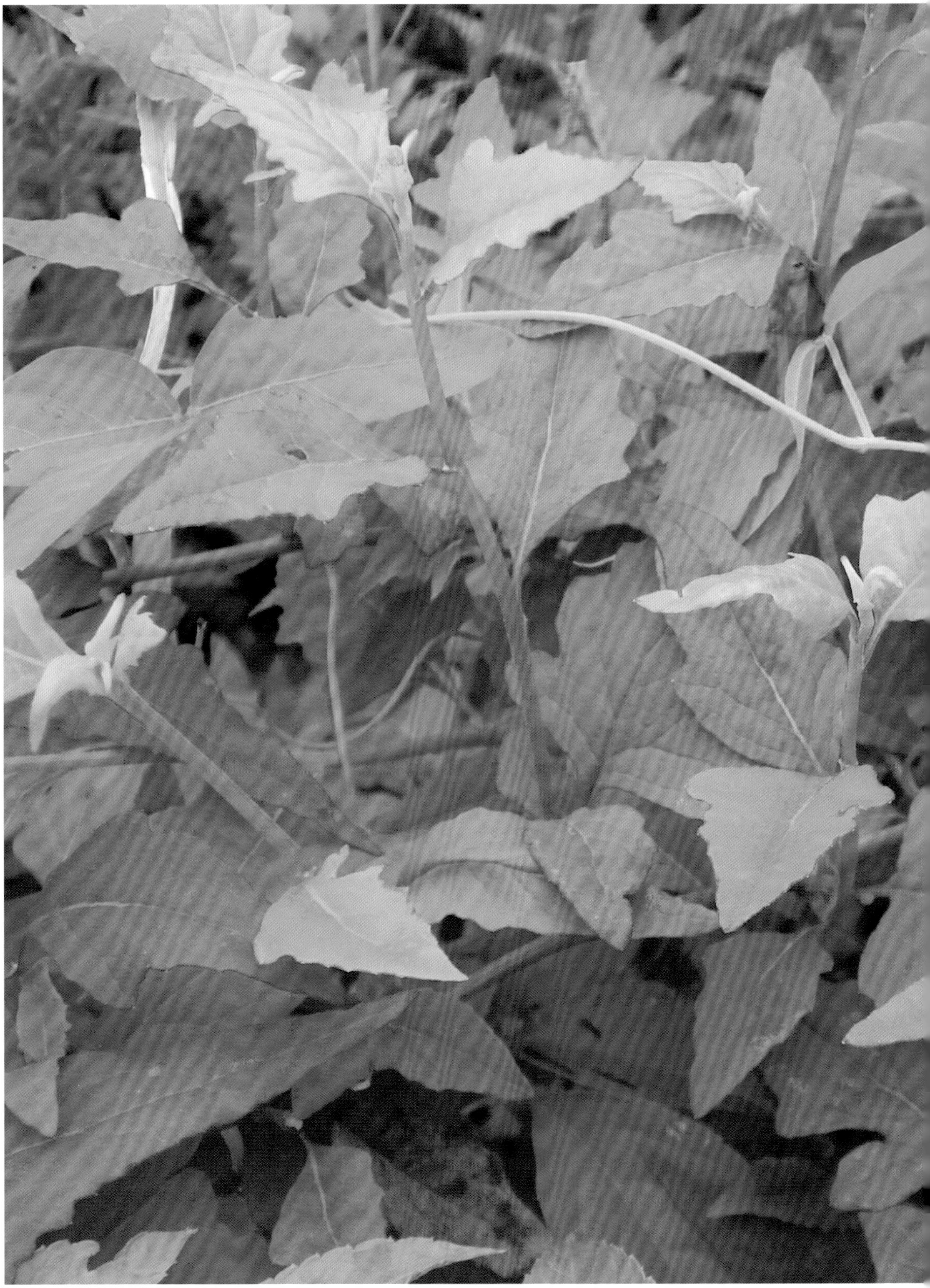

千里光

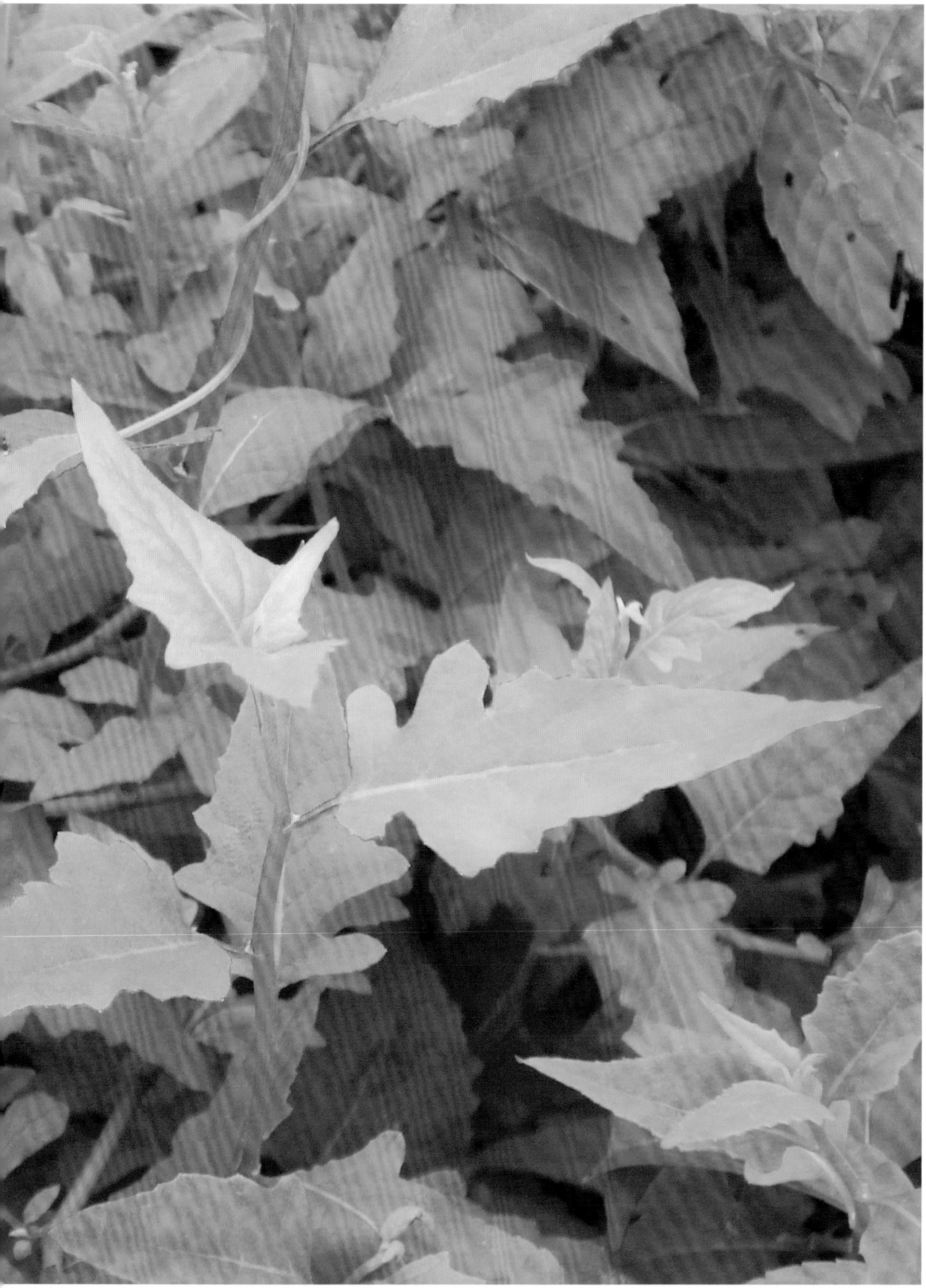

千里光

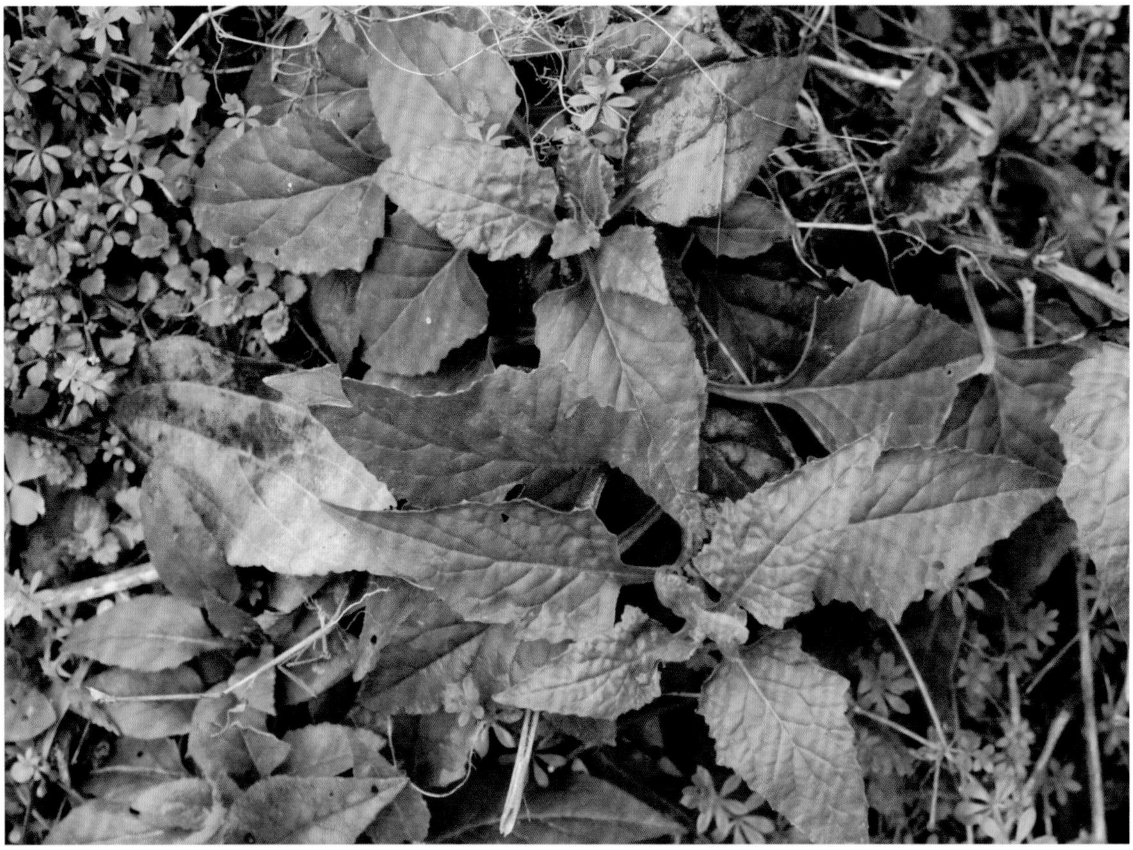

千里光

识别特征

多年生攀缘草本植物，高 2 ~ 5 m，根状茎圆柱形，木质，下有多条粗根及少量须根。茎老时木质，圆柱形，细长曲折，呈攀缘状，上部多分枝，密被柔毛或无毛。叶互生，长三角形或卵状披针形，长 6 ~ 11 cm，宽 2.5 ~ 4.5 cm，先端渐尖，基部戟形至宽楔形，边缘具不规则撕状齿或波状齿，两面被短柔毛。头状花序顶生，排列成伞房状。花黄色；总苞圆柱珠筒状，总苞片 1 层，苞片 10 ~ 12 片，条披针形或狭椭圆形，先端尖，长 5 ~ 6 mm，宽 2 ~ 3 mm；边花舌状，雌性，8 ~ 9 朵，长 9 ~ 10 mm，宽 2 ~ 3 mm；中央花筒状，两性，多数，长 6 ~ 7 mm，瘦果圆筒形，长约 3 mm，被细毛；冠毛白色，长约 7 mm。花期 10 月至翌年 3 月，果期 2—5 月。

生境分布

生长于海拔 500 ~ 3000 m 的山坡林间、灌木丛、沟谷、河滩、沟旁、路边及荒野。分布于华东、中南、西南及河北、陕西、甘肃等地。

采收加工

夏、秋二季收割全草，洗净，晒干或鲜用。

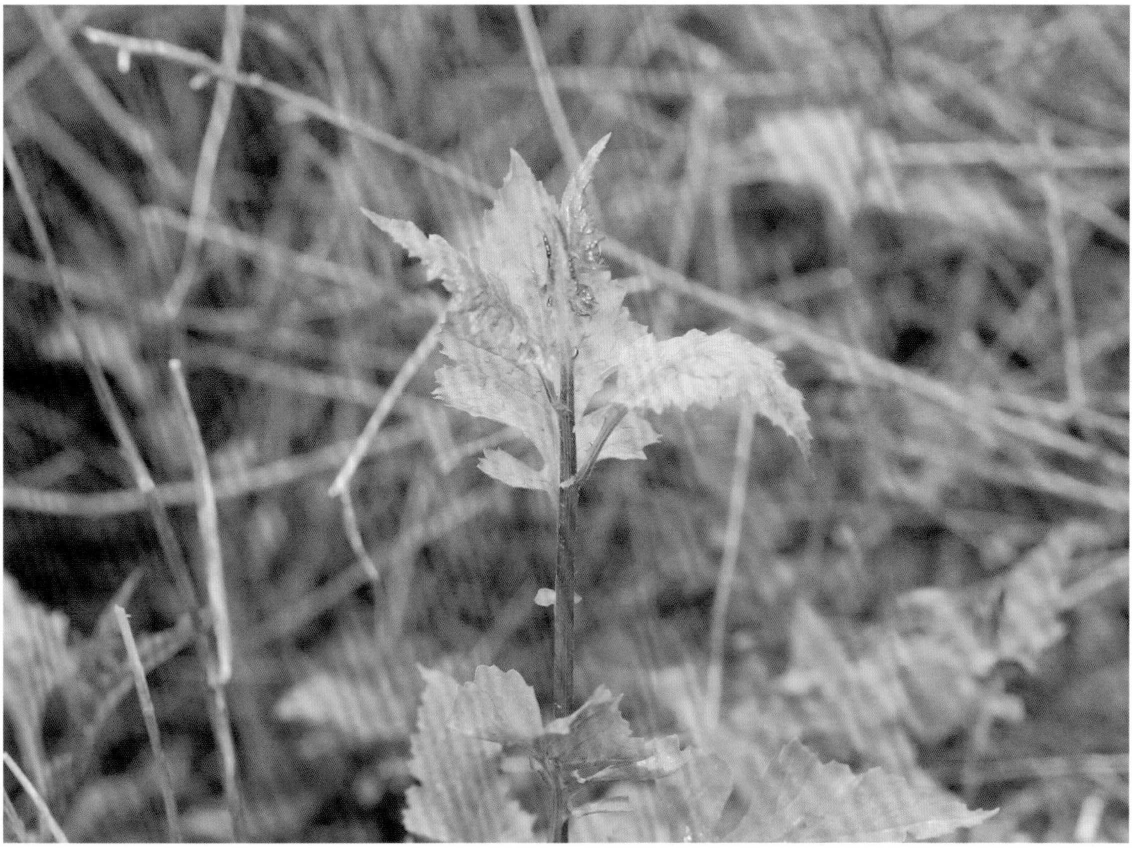

千里光

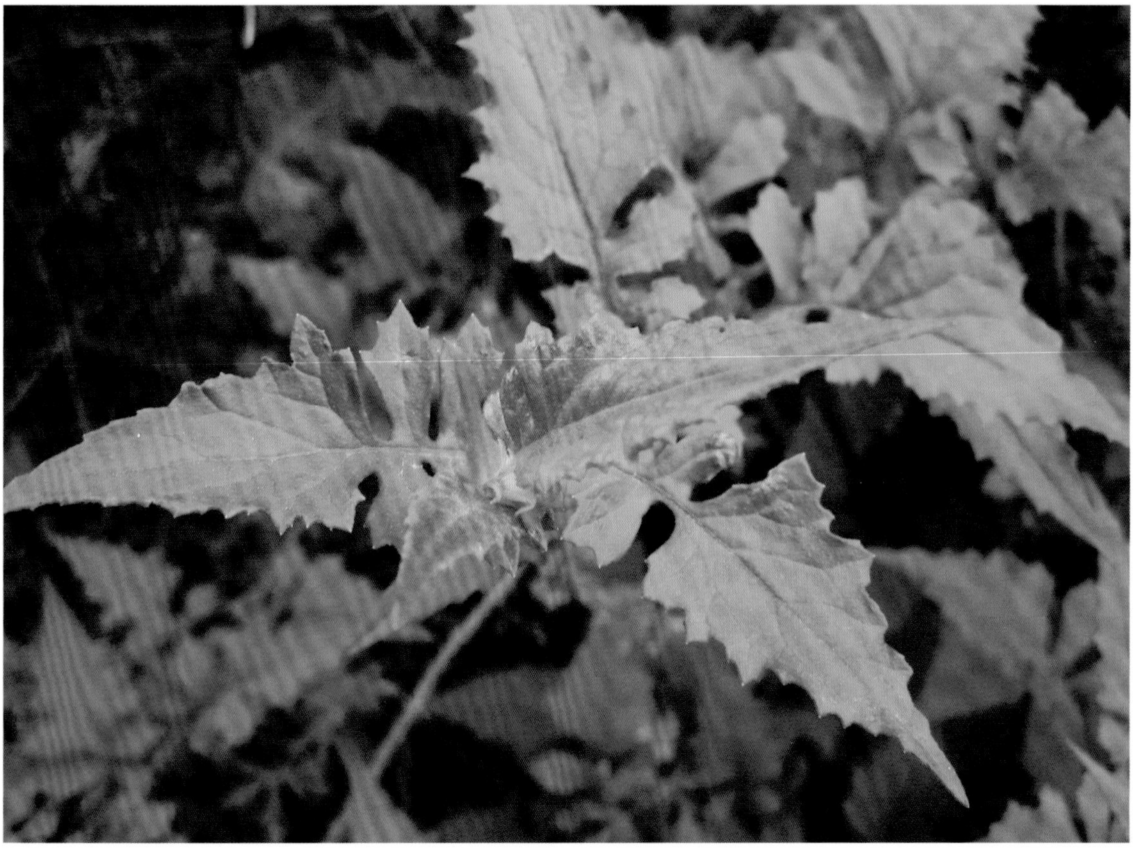

千里光

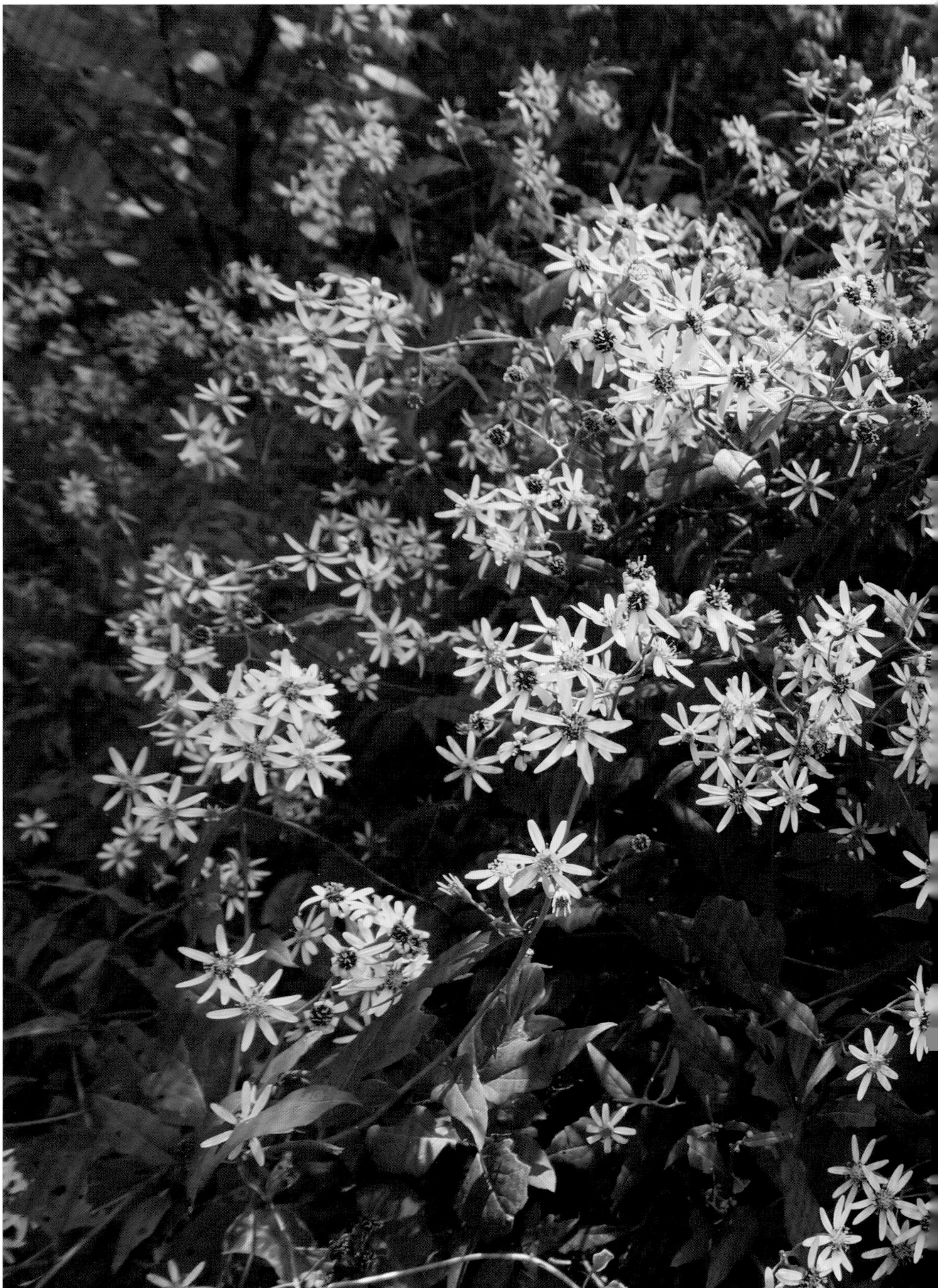

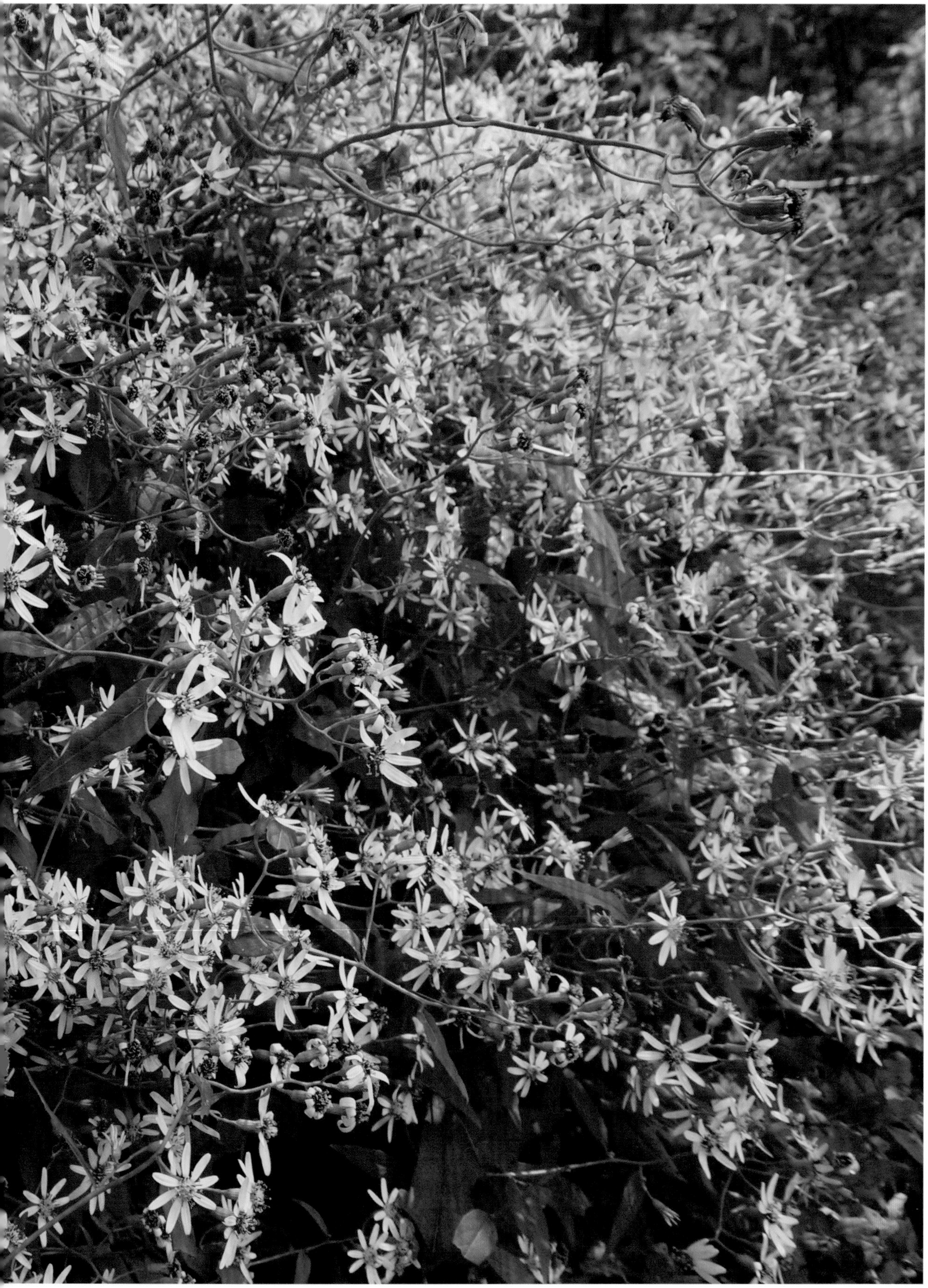

千里光

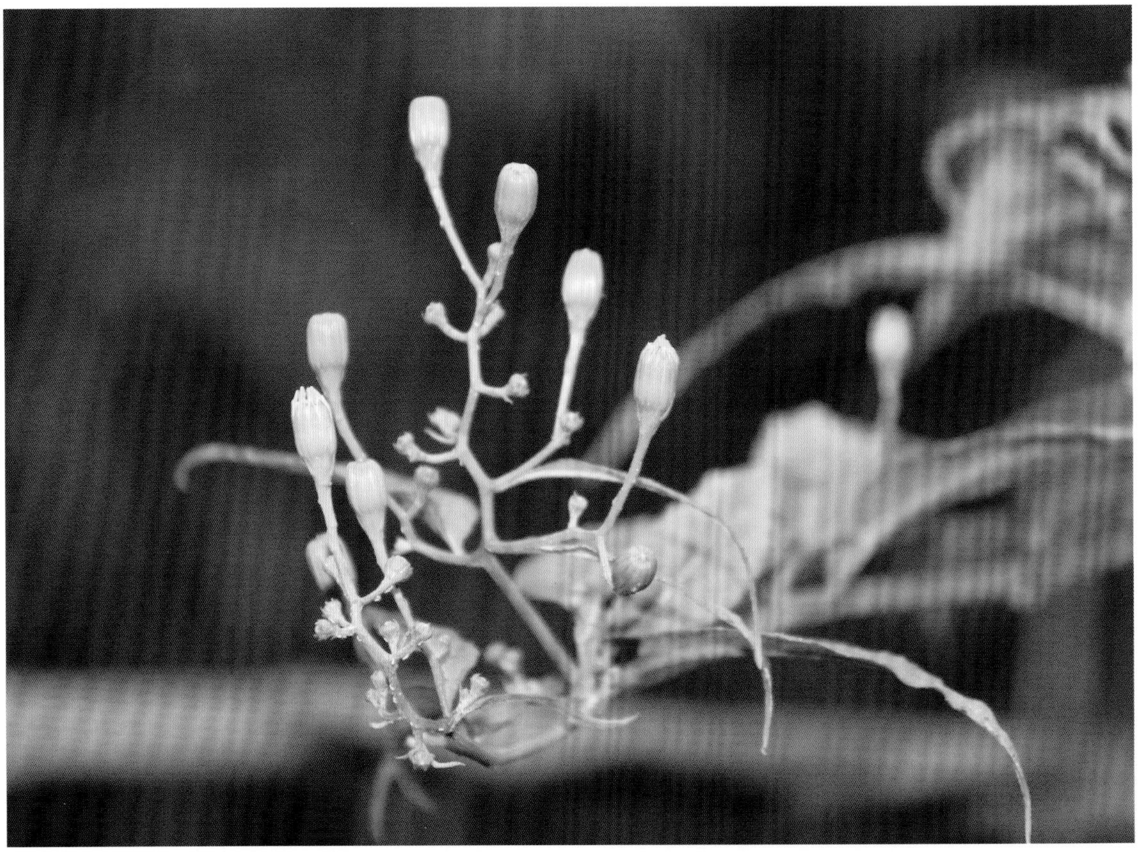

千里光

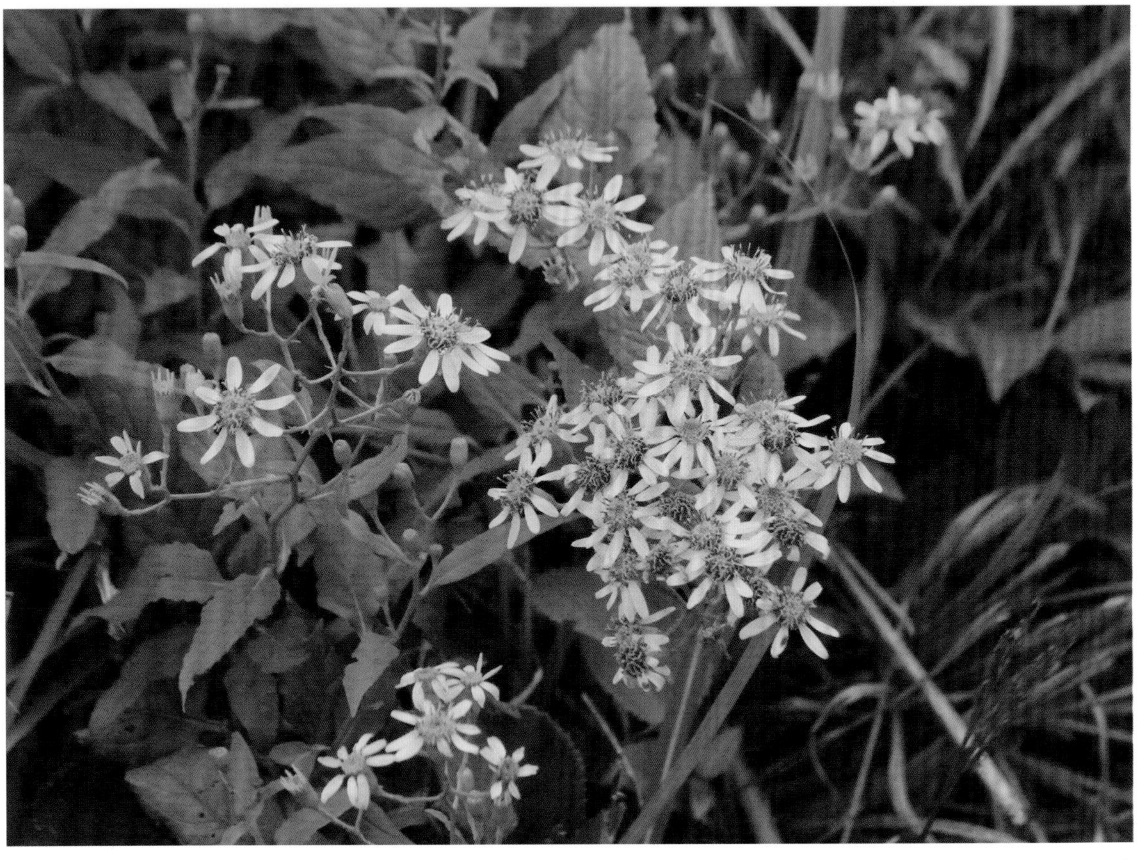

千里光

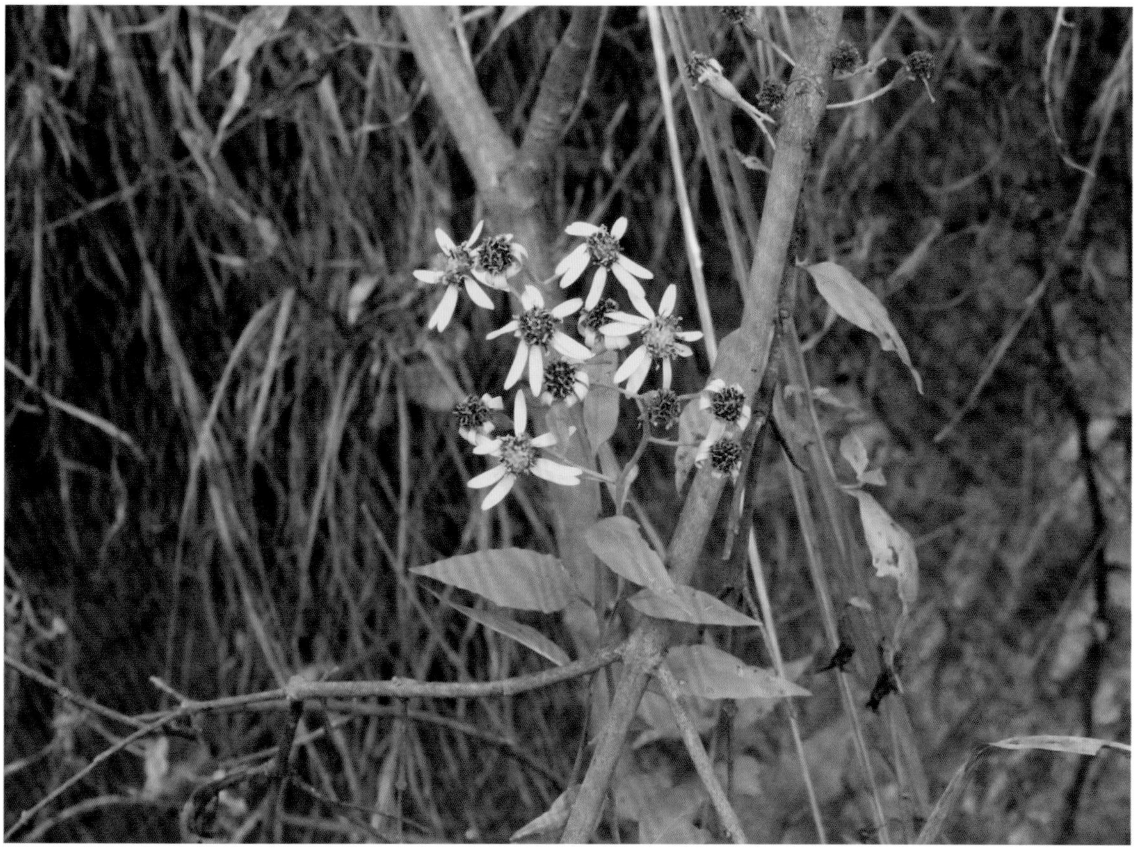

千里光

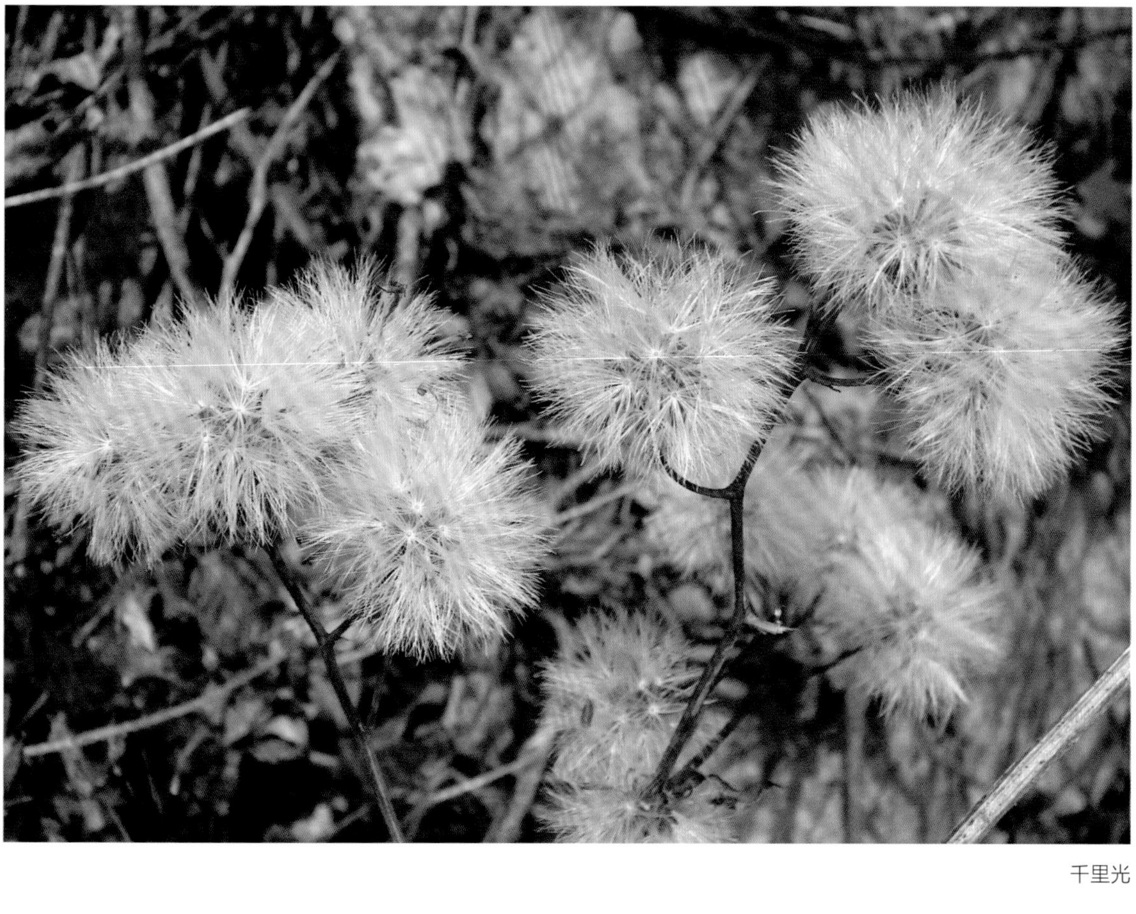

千里光

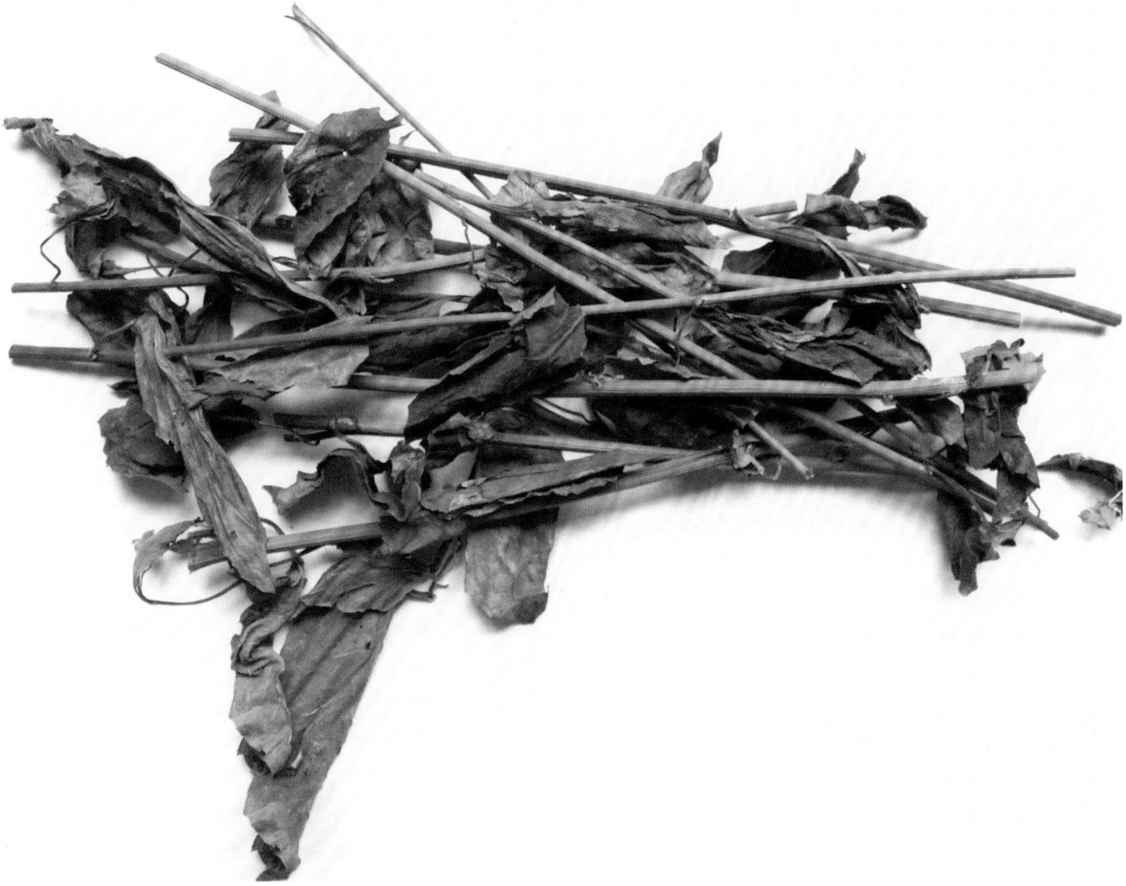

千里光药材

药材鉴别

本品茎呈圆柱形，细长，稍曲折，上部分枝，表面灰绿色或深棕色，具纵棱，基部木质，断面髓部白色。叶互生，多蜷缩，展平呈多边卵形或卵披针形，边缘具不规则齿裂，暗绿色或棕灰色，两面有细柔毛。顶生伞房状头状花序，花黄色。气微，味苦。

功效主治

清热解毒，明目退翳，杀虫止痒。主治上呼吸道感染，扁桃体炎，肺炎，肠炎，急性角膜炎，角膜溃疡，变应性接触性皮炎，湿疹，滴虫阴道炎。

用法用量

内服：15 ~ 30 g，鲜品 50 g，煎服。外用：适量，煎水洗，捣烂外敷或捣汁涂。

民族药方

1．鹅掌风，头癣，干湿癣疮　千里光、苍耳子全草各等份。煎汁浓缩成膏，搽或擦患处。

2．疟疾 千里光、红糖、甜酒糟各等份。水煎服。

3．痔疮 千里光、冰片各15 g，田螺1个。共捣烂，敷于患处。

4．皮肤瘙痒，湿疹，风疹 千里光、及己各15 g，杠板归30 g，合萌60 g。用水煎汤洗患处。

5．阴囊皮肤流水、奇痒 千里光、乌桕油各适量。捣烂，水煎去渣，再用文火煎成稠膏状，调乌桕油，涂患处。

6．脚趾间湿痒，肛门痒，阴道痒 千里光适量。煎水洗患处。

7．痈疽疮毒 千里光（鲜）50 g。水煎服。另用千里光（鲜）适量。水煎外洗；再用千里光（鲜）适量。捣烂外敷。

8．疥疮，肿毒 千里光适量。水煎浓外敷。另取千里光50 g。水煎服。

9．流行性感冒 鲜千里光50 ~ 100 g。水煎服。

10．预防中暑 千里光25 ~ 40 g。泡开水代茶饮。

使用注意

中寒泄泻者勿服。

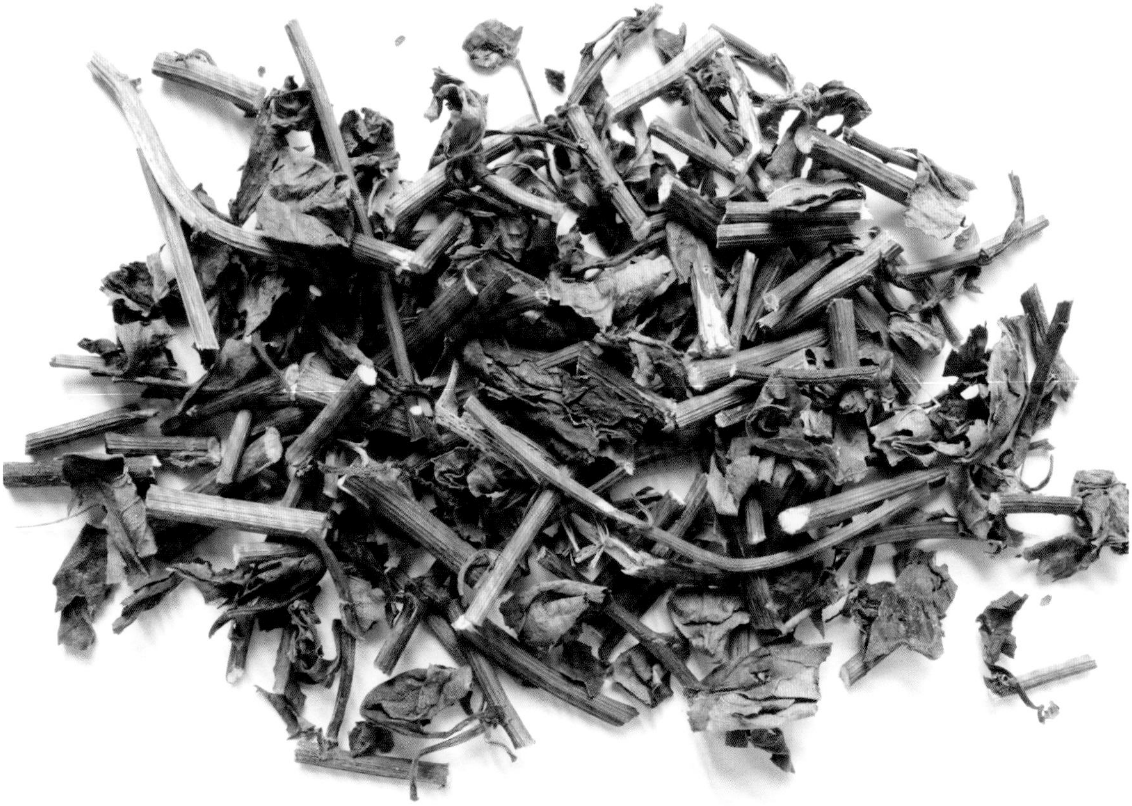

千里光饮片

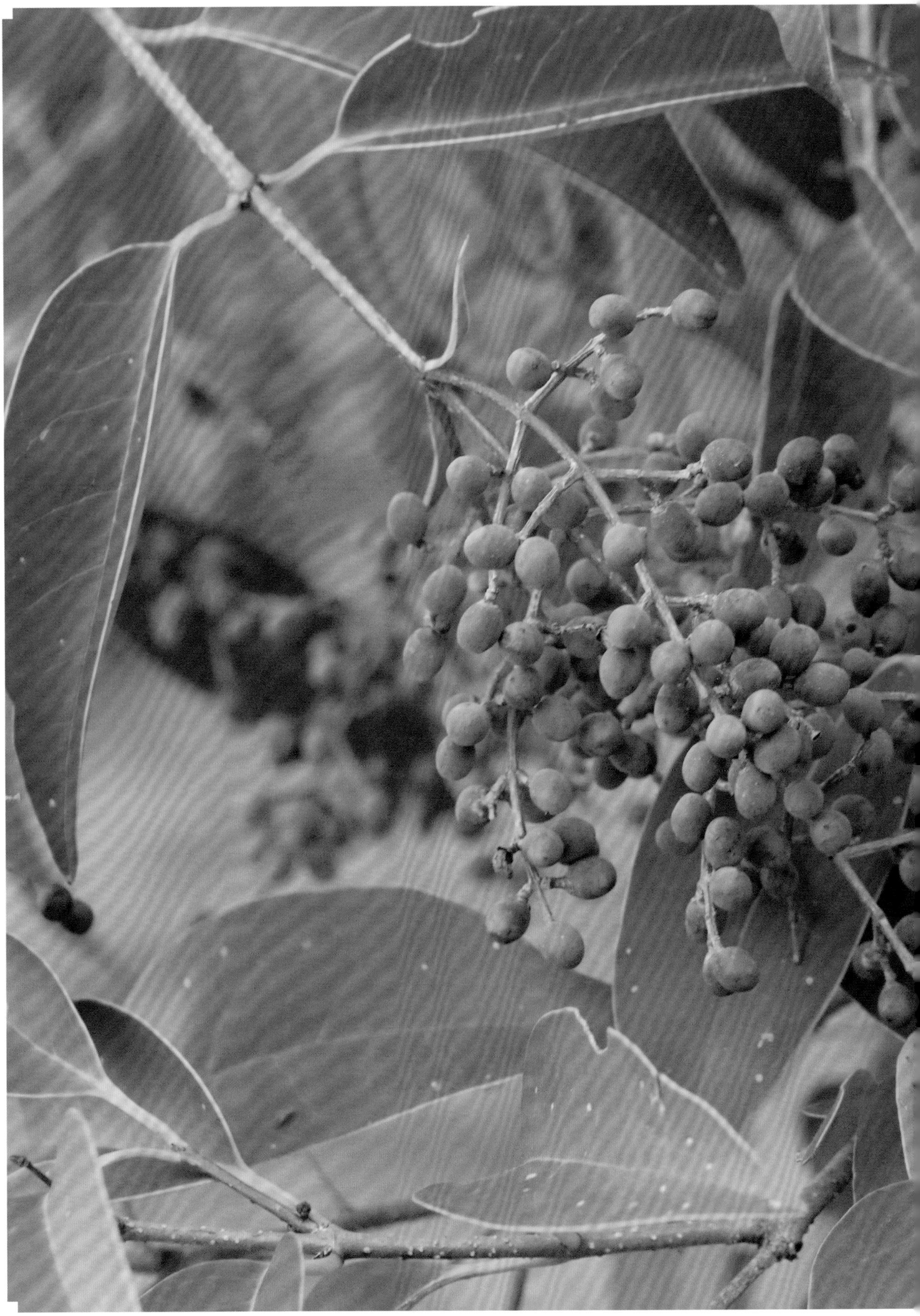

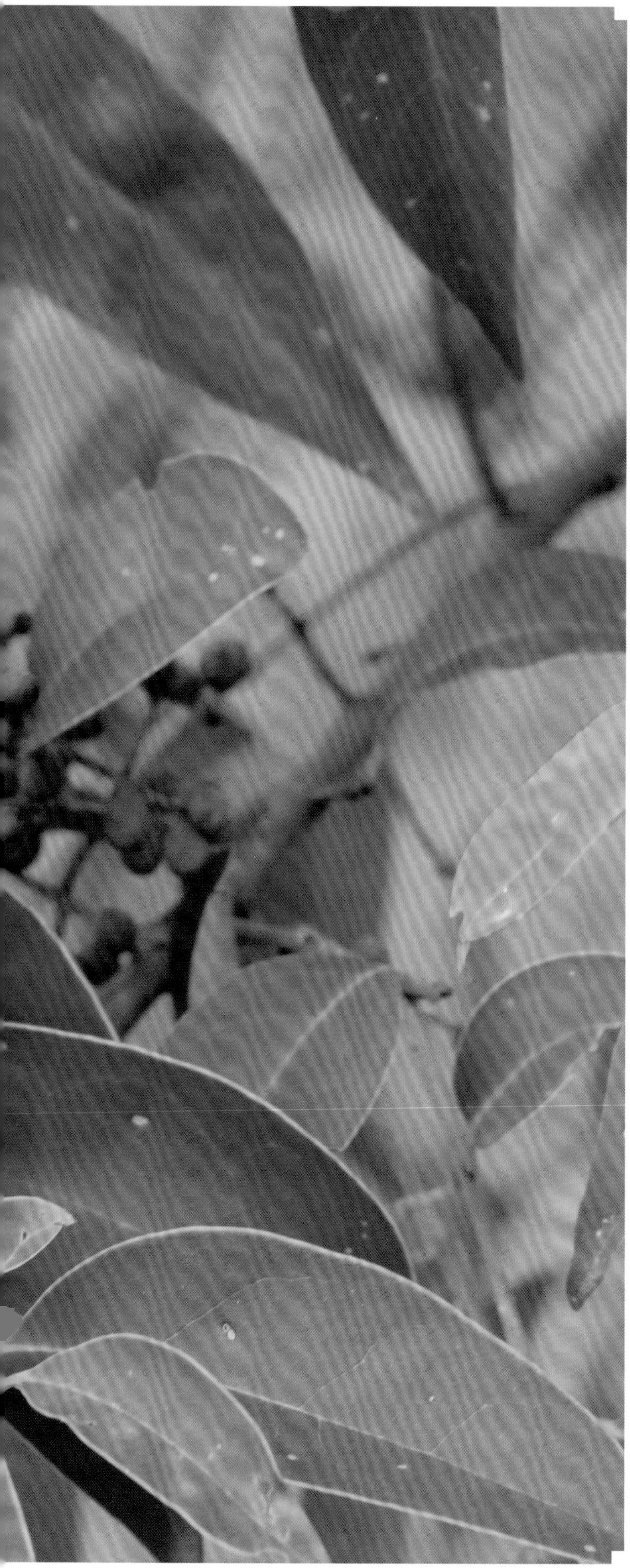

女贞子

【壮药名】美贞。

【别　名】鼠梓子、冬青子、女贞实、爆格蚤、白蜡树子。

【来　源】本品为木犀科植物女贞 *Ligustrum lucidum* Ait. 的干燥成熟果实。

【性味归经】味甘、苦，性凉。归肝、肾经。

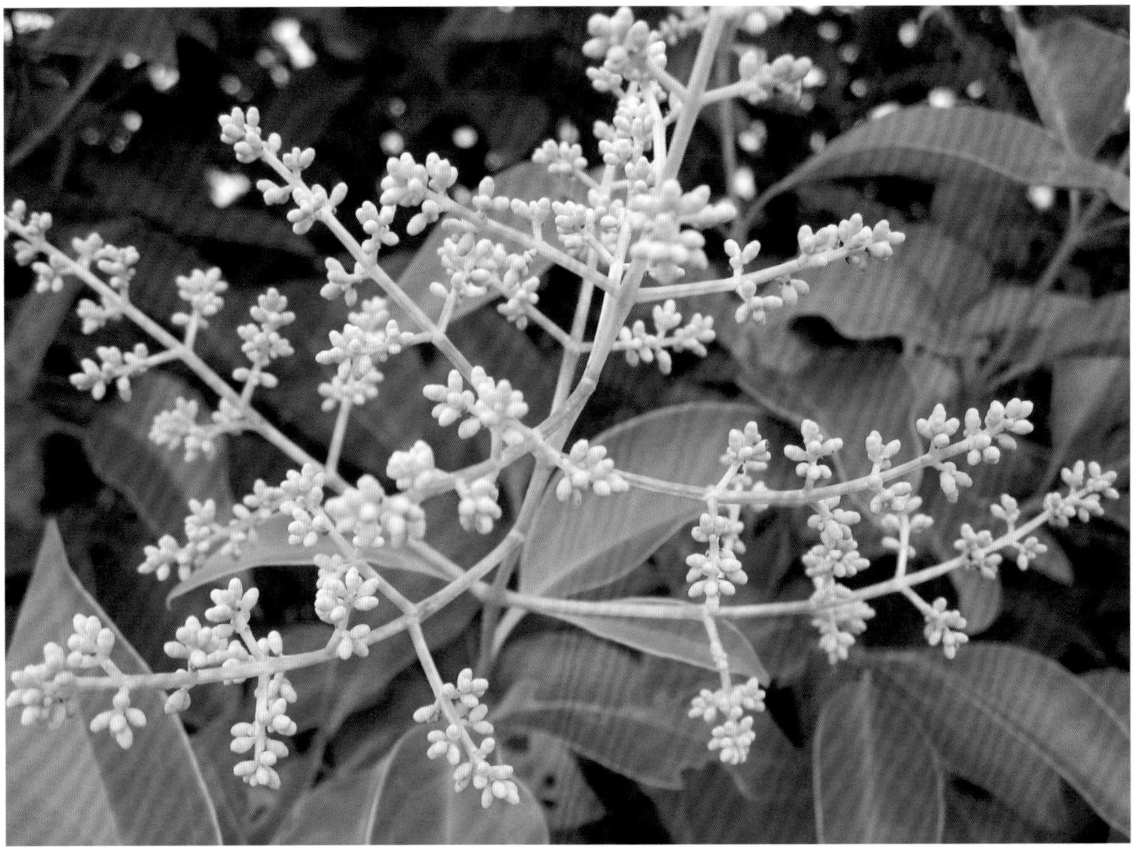

女贞

识别特征

常绿大灌木或小乔木，高达 10 m。树皮灰色至浅灰褐色，枝条光滑，具皮孔。叶对生，叶柄长 1 ~ 2 cm，上面有槽；叶片革质，卵形至卵状披针形，长 5 ~ 14 cm，宽 3.5 ~ 6 cm，先端渐尖至锐尖，基部阔楔形，全缘，上面深绿色，有光泽，下面淡绿色，密布细小的透明腺点，主脉明显。圆锥花序顶生，长 10 ~ 15 cm，直径 8 ~ 17 cm；总花梗长约 4 cm，或无；苞片叶状，线状披针形，无柄，早落，小苞卵状三角形；小花梗极短或几无；花萼钟状，长约 1.5 mm，4 浅裂；花冠管约与裂片等长，裂片 4，长方卵形，长约 2 mm，白色；雄蕊 2，着生于花冠管喉部，花丝细，伸出花冠外；雌蕊 1，子房上位，球形，2 室，花柱圆柱状，柱头浅 2 裂。浆果状核果，长椭圆形，长 6 ~ 12 mm，幼时绿色，熟时蓝黑色。种子 1 ~ 2 枚，长椭圆形。花期 6—7 月，果期 8—12 月。

生境分布

生长于海拔 2900 m 以下的疏林或密林中，亦多栽培于庭院或路旁。分布于华东、华南、西南及华中各地。主要分布于浙江、江苏、湖南、福建、广西、江西、四川等省区。

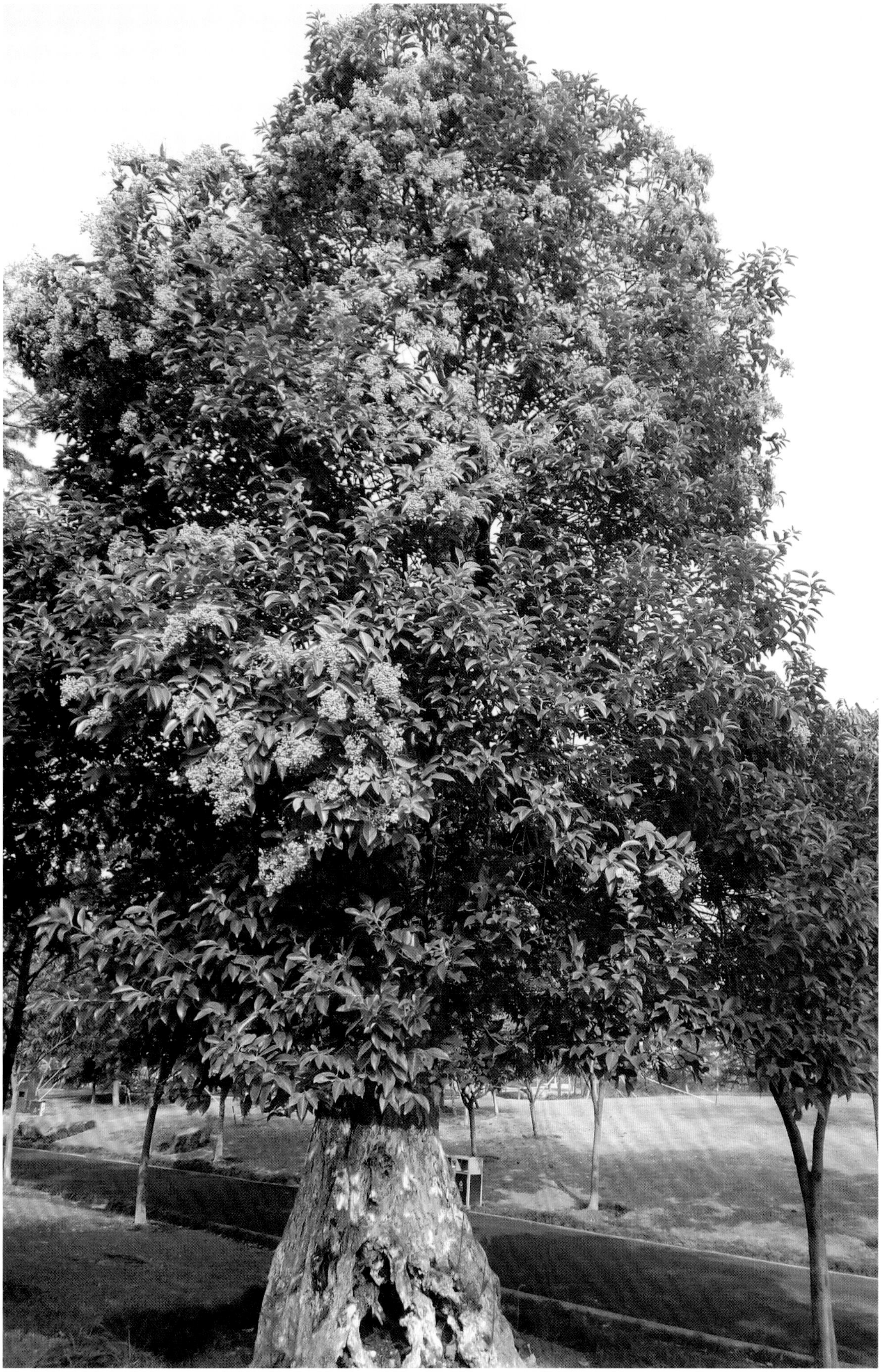

女贞

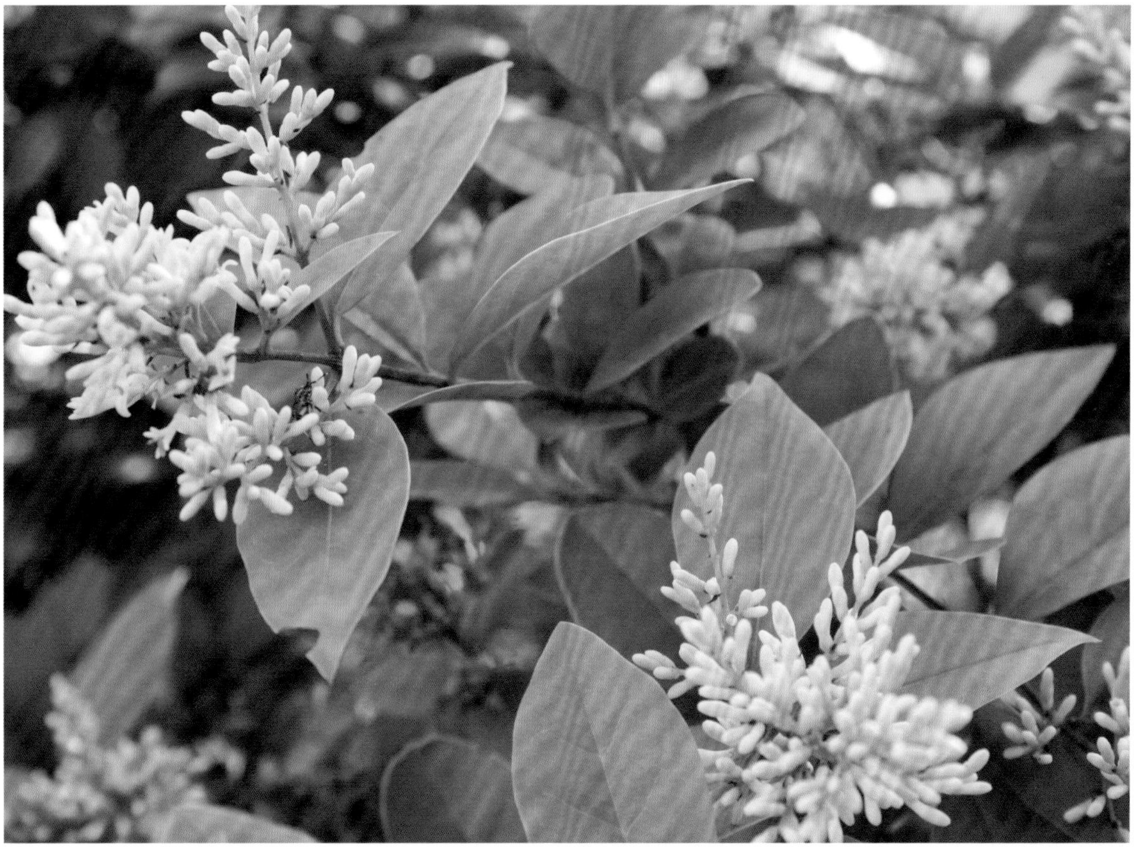

女贞

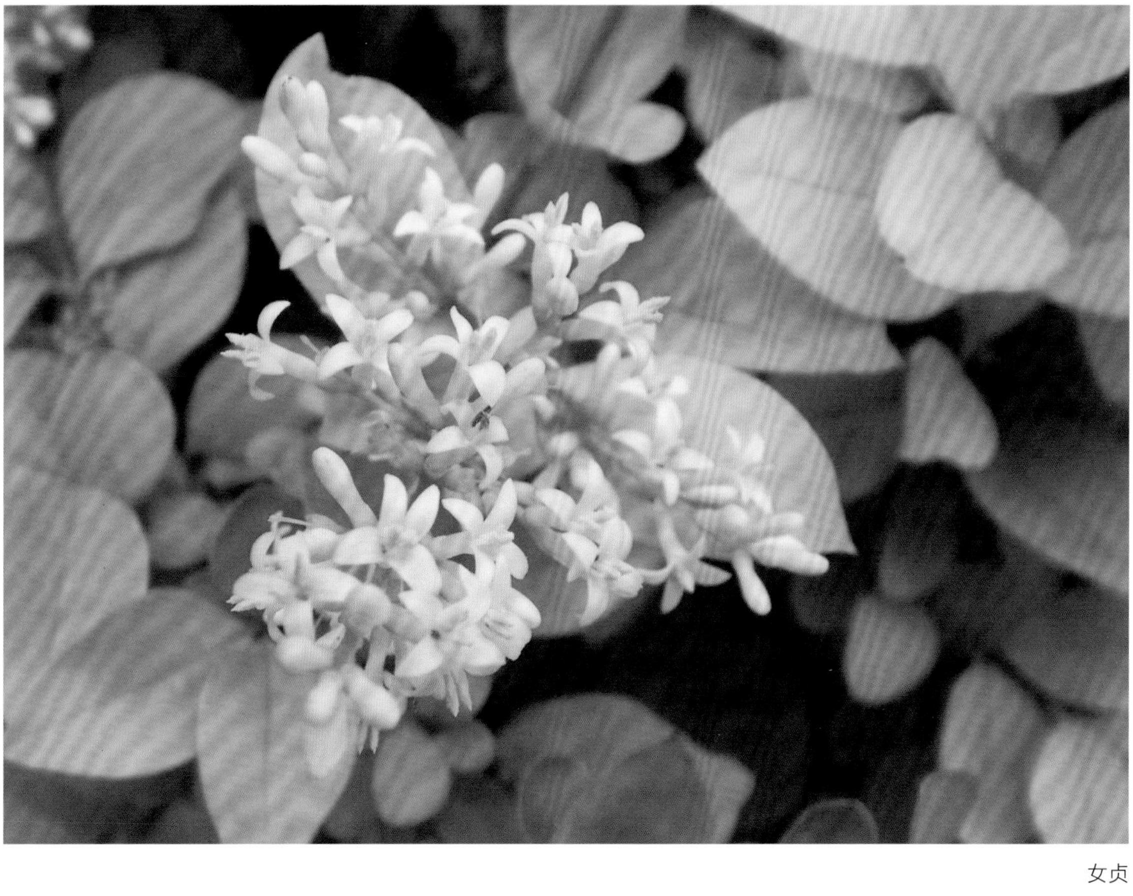

女贞

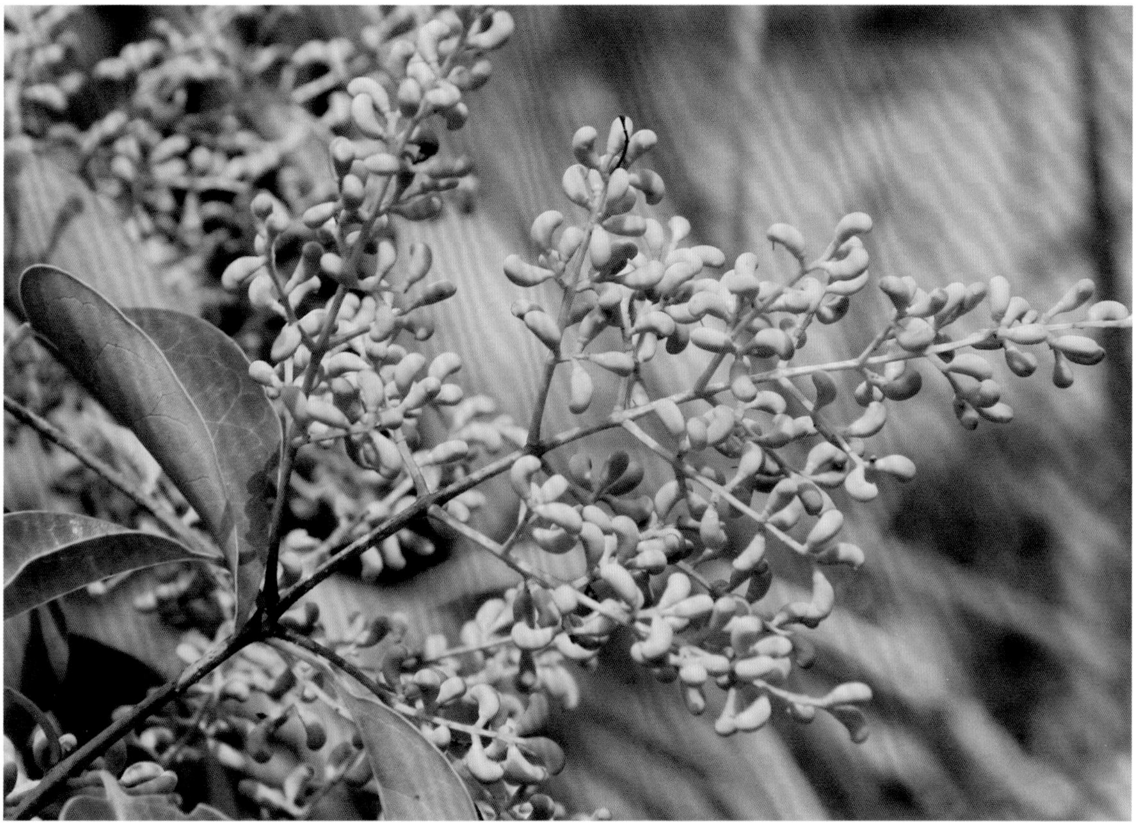

女贞

采收加工

冬季果实成熟时采收，稍蒸或置沸水中略烫后，干燥，生用或酒制用。

药材鉴别

本品呈卵形、椭圆形或肾形，长 6 ~ 8.5 mm，直径 3.5 ~ 5.5 mm。表面黑紫色或灰黑色，皱缩不平，基部有果梗痕或具宿萼及短梗。体轻。外果皮薄，中果皮较松软，易剥离，内果皮木质，黄棕色，具纵棱，破开后种子通常为 1 粒，肾形，紫黑色，油性。气微，味甘、微苦涩。以粒大、饱满、色黑紫者为佳。

功效主治

滋补肝肾，乌须明目。主治肝肾阴虚，眩晕耳鸣，腰膝酸软，须发早白，目暗不明，内热消渴，骨蒸潮热。

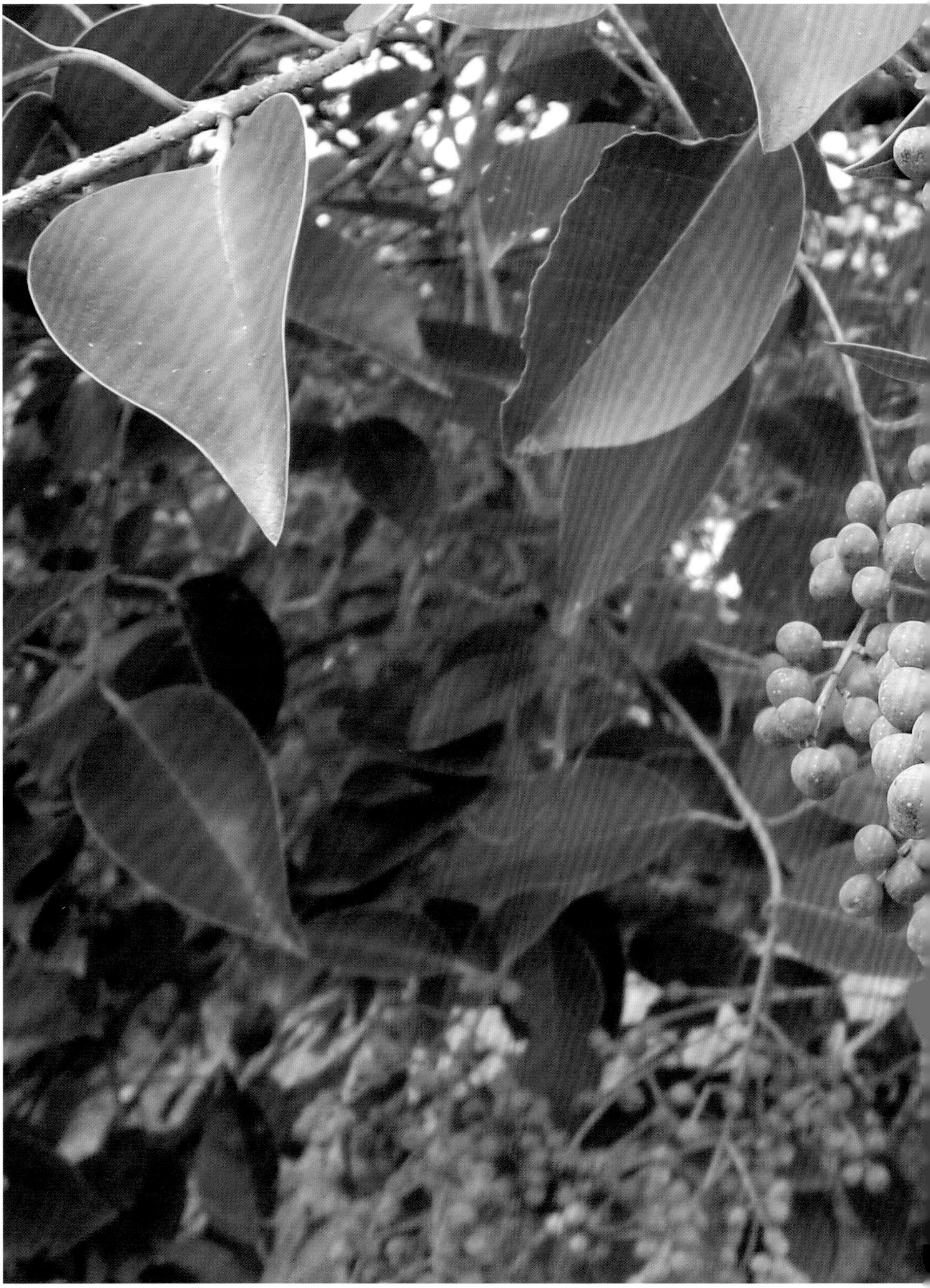

女贞子

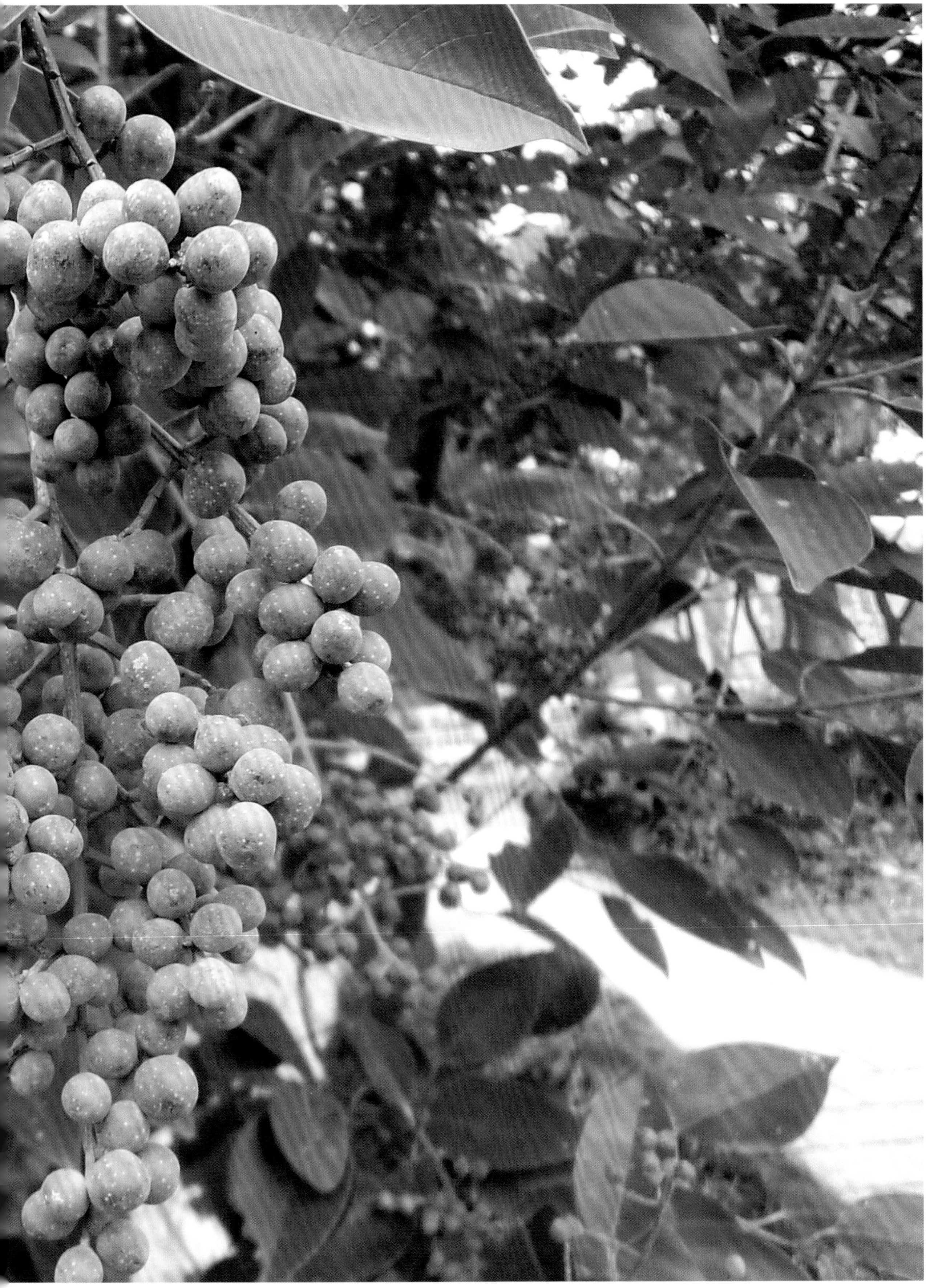

女贞

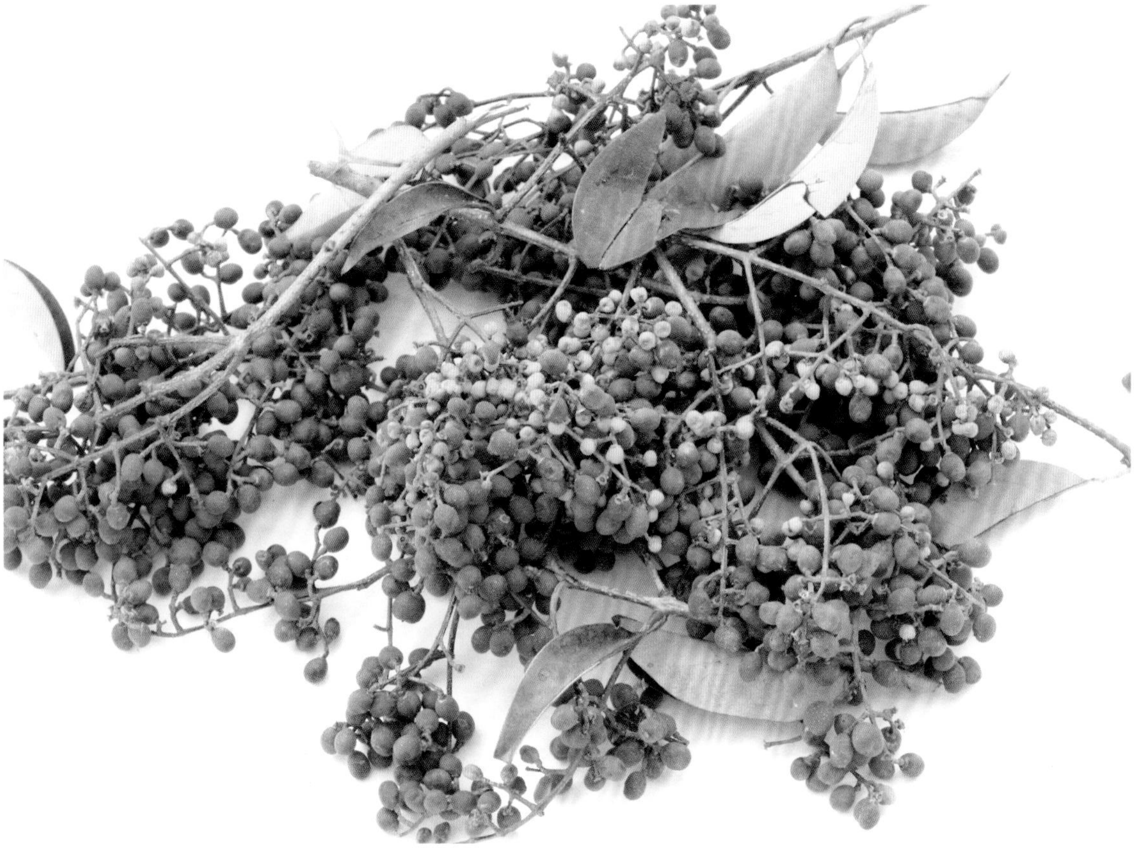

女贞子药材

药理作用

本品可增强人体非特异性免疫功能，对异常的免疫功能具有双向调节作用；对化学治疗和放射治疗所致的白细胞减少有明显的作用；可降低实验动物的血清胆固醇，有预防和消减动脉粥样硬化斑块以及降低斑块厚度的作用，能减少冠状动脉粥样硬化病变数并减轻其阻塞程度；能明显降低高龄鼠脑、肝中丙二醛含量，提高超氧化物歧化酶（SOD）活性，具有一定抗衰老作用；有强心、利尿、降血糖及保肝作用；并有止咳、缓泄、抗菌、抗肿瘤作用。

用法用量

内服：6 ~ 12 g，煎服。因其主要成分齐墩果酸不易溶于水，故以入丸剂为佳。本品以黄酒拌后蒸制，可增强滋补肝肾作用，并使苦寒之性减弱，避免滑肠。

民族药方

1．神经衰弱　女贞子、墨旱莲、桑椹各 25 ~ 50 g。水煎服。或女贞子 1000 g，浸米酒 1000 ml，每日酌量饮服。

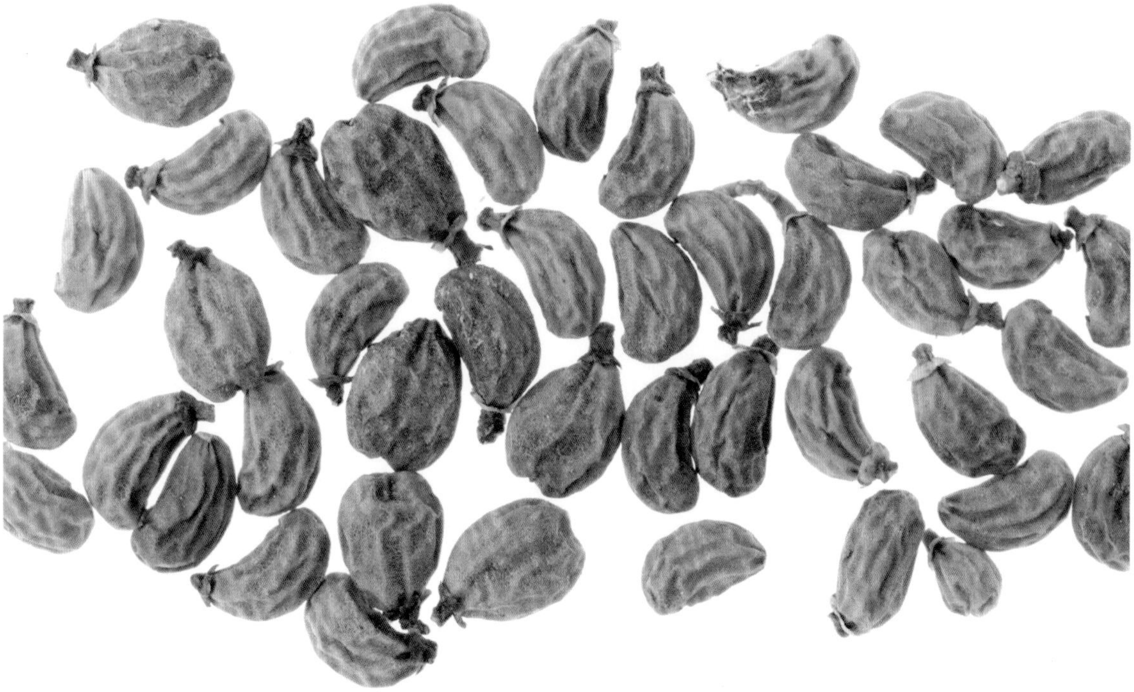

女贞子药材

2．视神经炎　女贞子、草决明、青葙子各 50 g。水煎服。

3．头发早白　女贞子、桑椹各适量。同泡酒，经常饮用。

4．阴血不足、视力减退　女贞子 30 g，枸杞子 15 g，菊花 6 g。水煎服，分 2 次服，每日 1 剂。

5．虚损有热、白发　女贞子、当归各 15 g，墨旱莲、桑椹、制何首乌各 10 g。水煎服，每日 1 剂。

6．脱发　女贞子 15 g，熟地黄 30 g，制首乌 20 g。水煎服。

7．白发，斑秃，全秃　女贞子 500 g，巨胜子 250 g。熬膏，每次 20 ml，温水送下，每日 2 ~ 3 次。

8．化疗或放疗后白细胞减少症　女贞子、桑椹各 15 g，枸杞子 30 g，黄芪 20 g。水煎服。

9．高脂血症　女贞子 30 g，焦、生桂枝各 15 g。水煎服，早晨和晚上分 2 次服，连续服用 30 日。

使用注意

脾胃虚寒泄泻及阳虚者忌服。

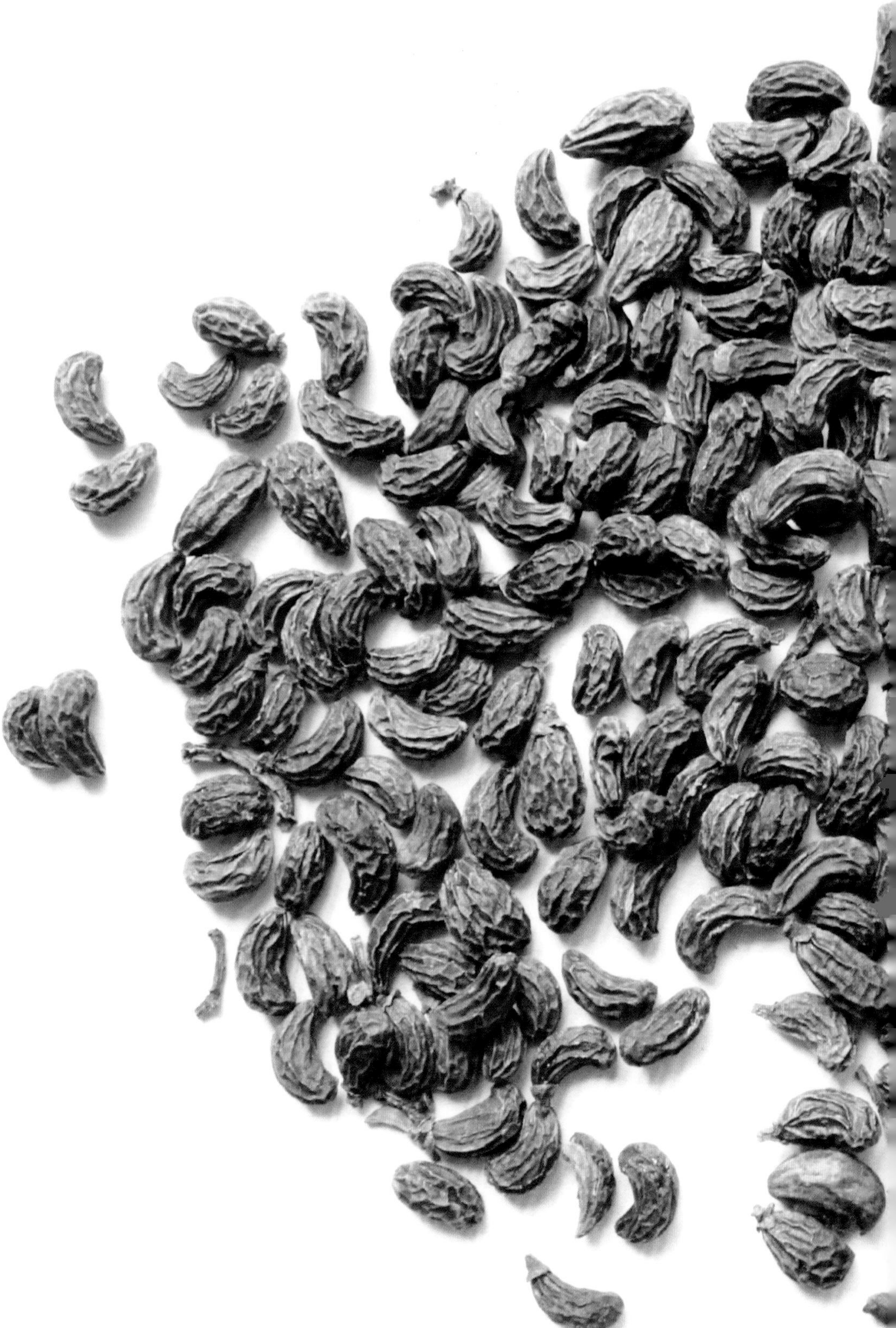

女贞子

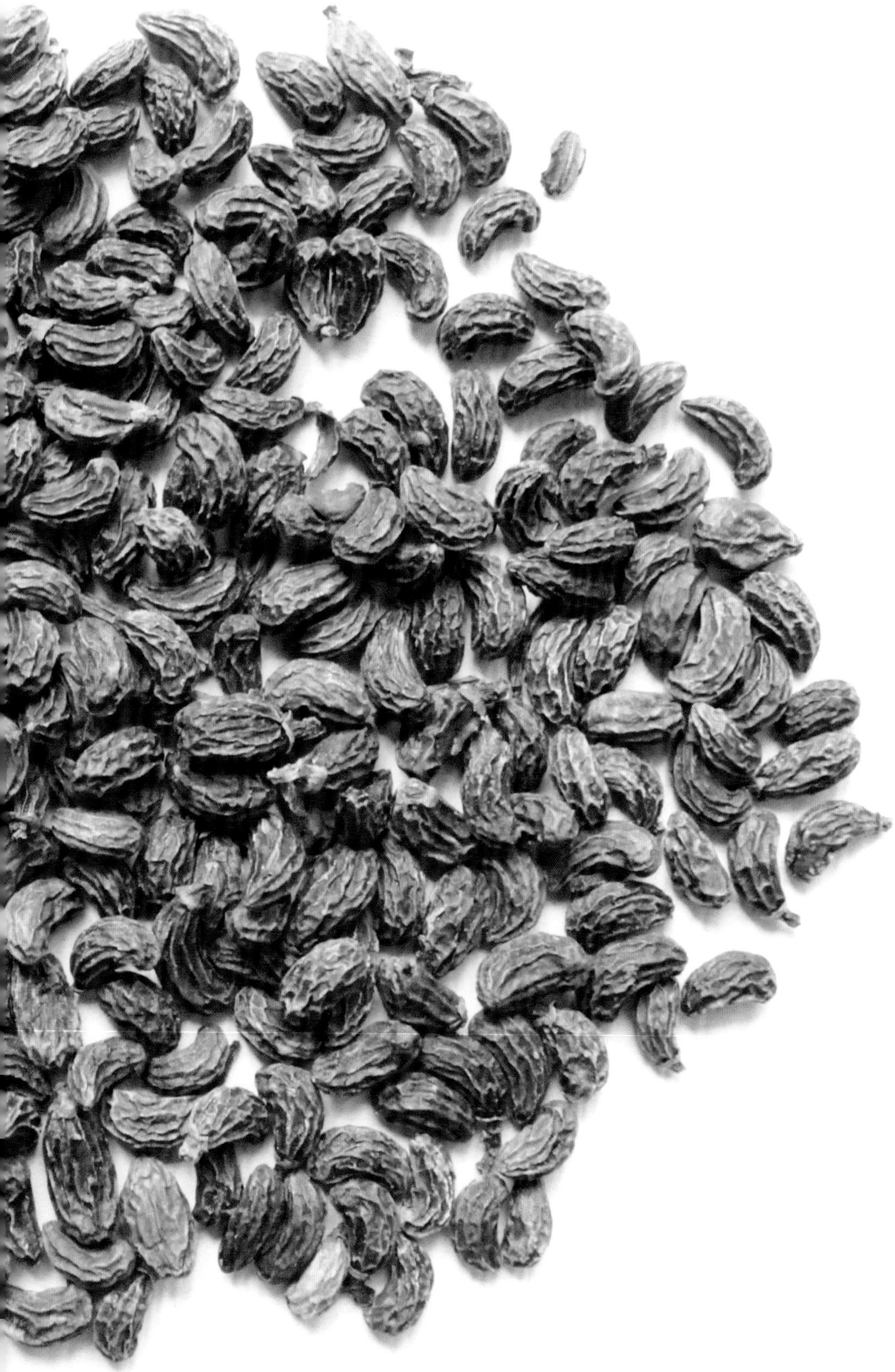

女贞子饮片

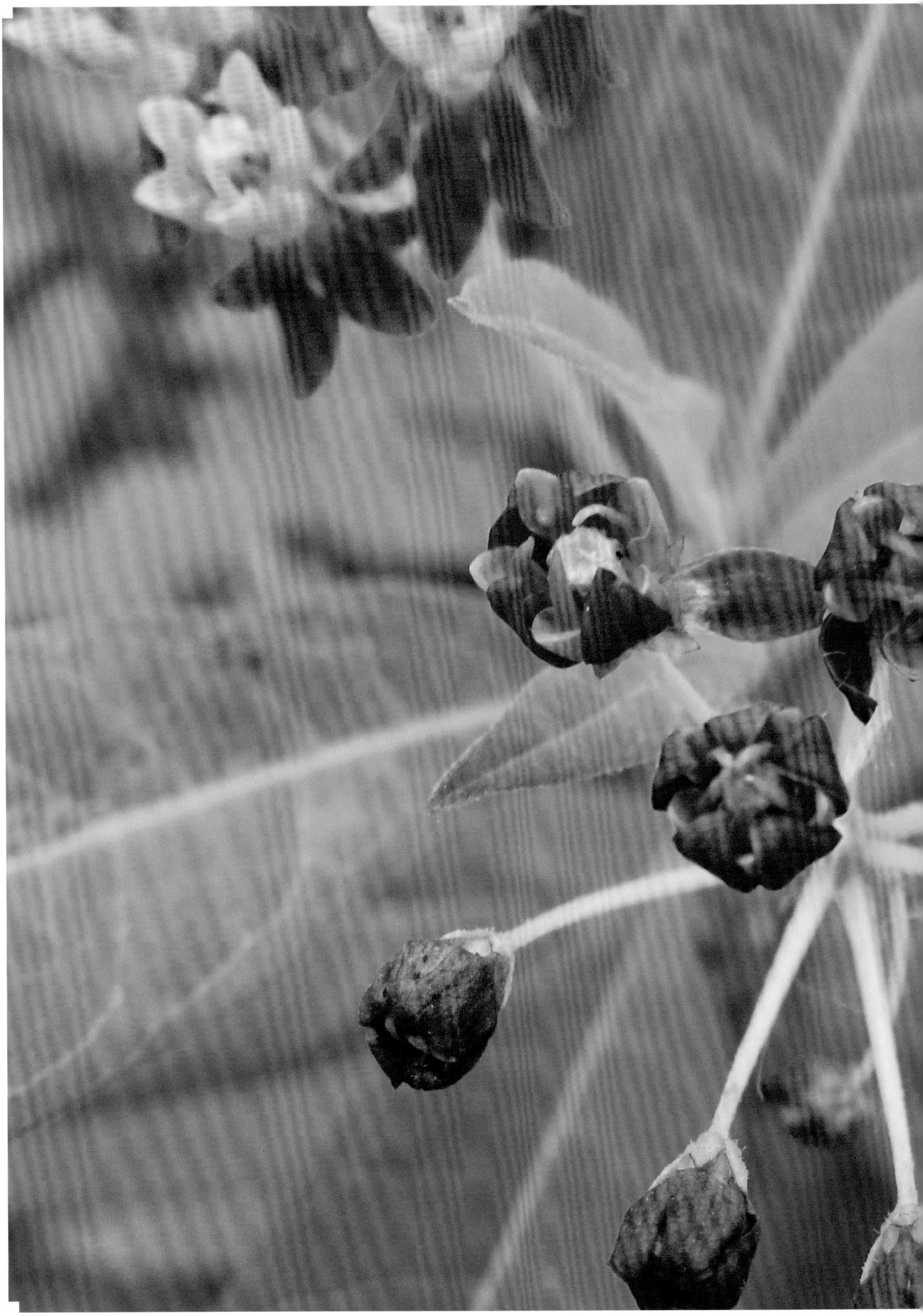

马利筋

【壮药名】苟羊忍。

【别　　名】金凤花、芳草花、尖尾凤、莲生桂子花。

【来　　源】本品为萝摩科植物马利筋 *Asclepias curassavica* L. 的全草。

【性味归经】味甘，性凉。有小毒。归肺、心包、大肠经。

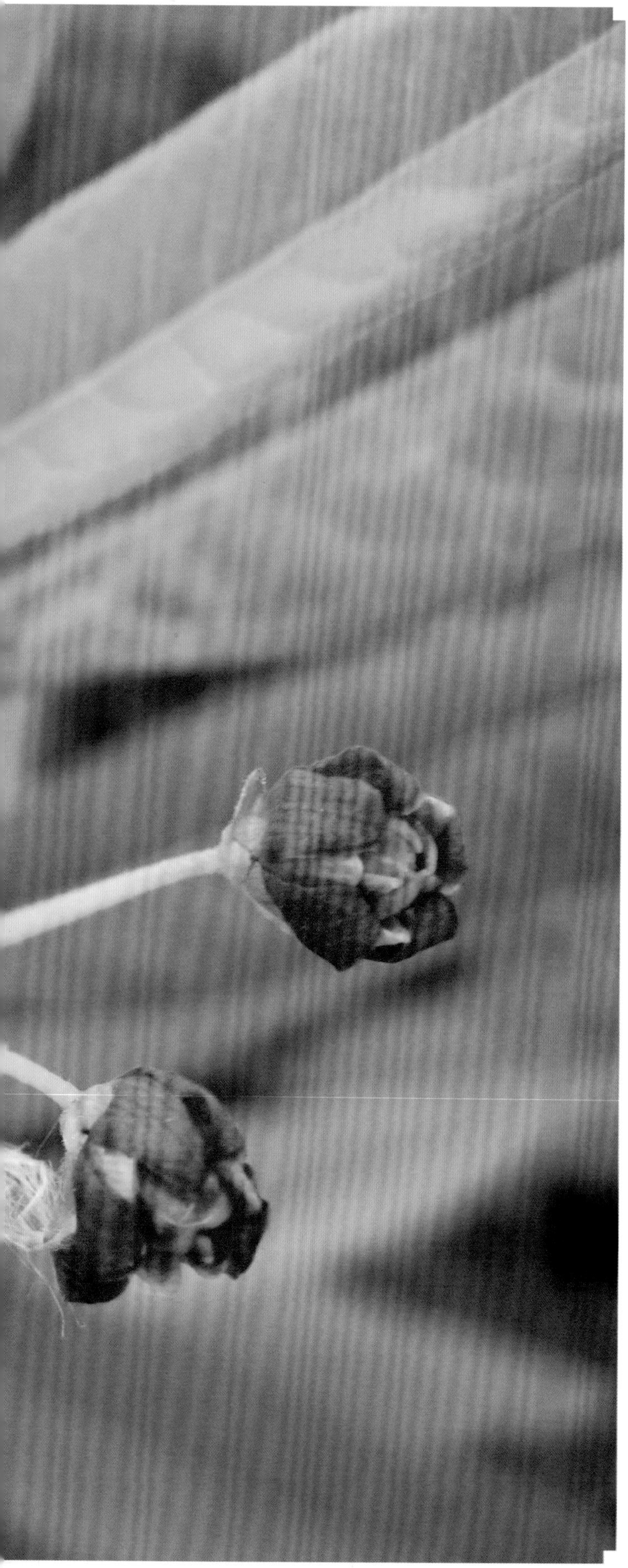

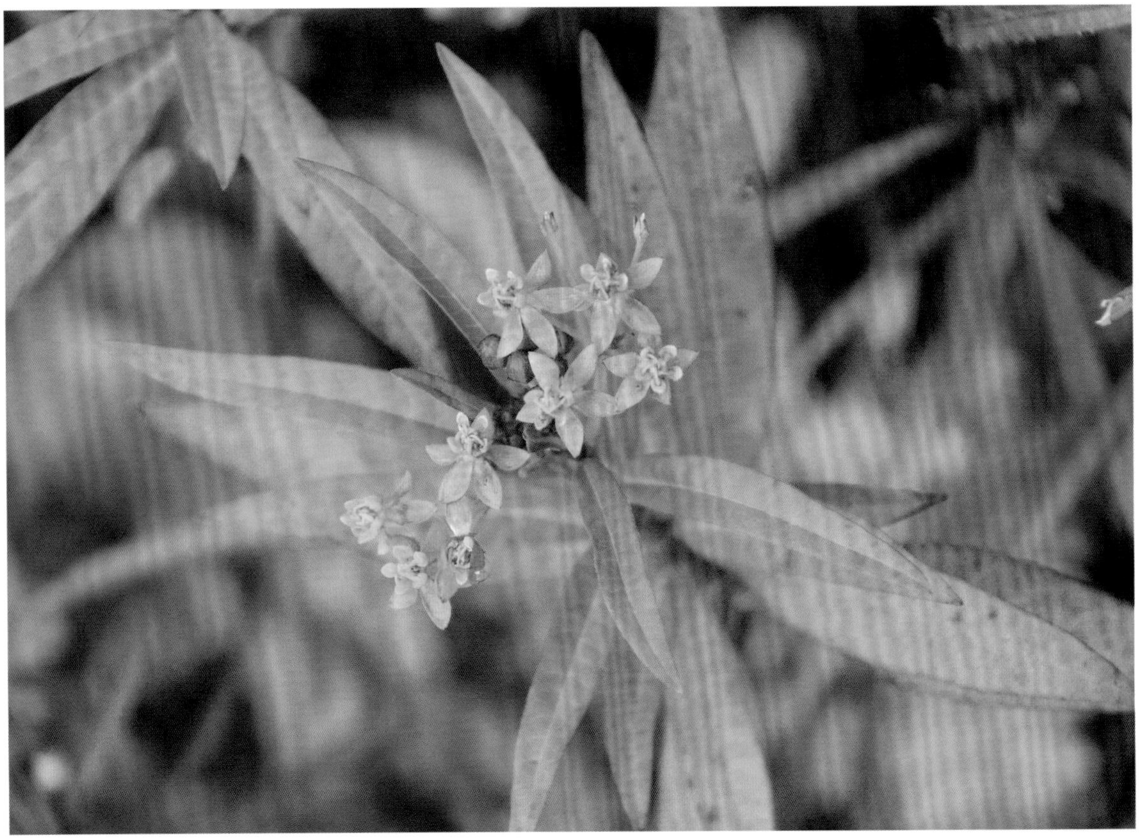

马利筋

识别特征

多年生草本，有乳汁，高 0.5 ~ 1 m，节明显，幼枝被白色柔毛。叶对生，披针形至长椭圆状披针形，长 7 ~ 12 cm，宽 1 ~ 2 cm，先端渐尖，基部狭窄成柄，全缘，沿中脉被细柔毛；叶柄长约 1 cm，被柔毛。伞形花序腋生或顶生，有梗；苞片细小，线形；萼 5 深裂，线状披针形；花冠 5 深裂，长卵圆形或长椭圆形，紫红色；副花冠 5 枚，匙形，中间有一角状物突起，下部与雄蕊柱合生；雄蕊 5，花丝联合成管状，花药 2 室；雌蕊由 2 枚离生心皮组成，黄绿色，藏于雄蕊柱内，柱头连合。蓇葖果形如鹤嘴，长 5 ~ 8 cm，沿腹缝线裂开。种子多数，棕黑色，扁平，先端有一束白色种毛。花期几乎全年，果期 5—12 月。

生境分布

生长于原野、河边、路旁、荒地，庭园亦有栽培供观赏。主要分布于云南思茅、普洱、景谷、孟连、镇沅、江城及西双版纳州的勐腊，江苏、福建、广东、广西、贵州亦有分布。

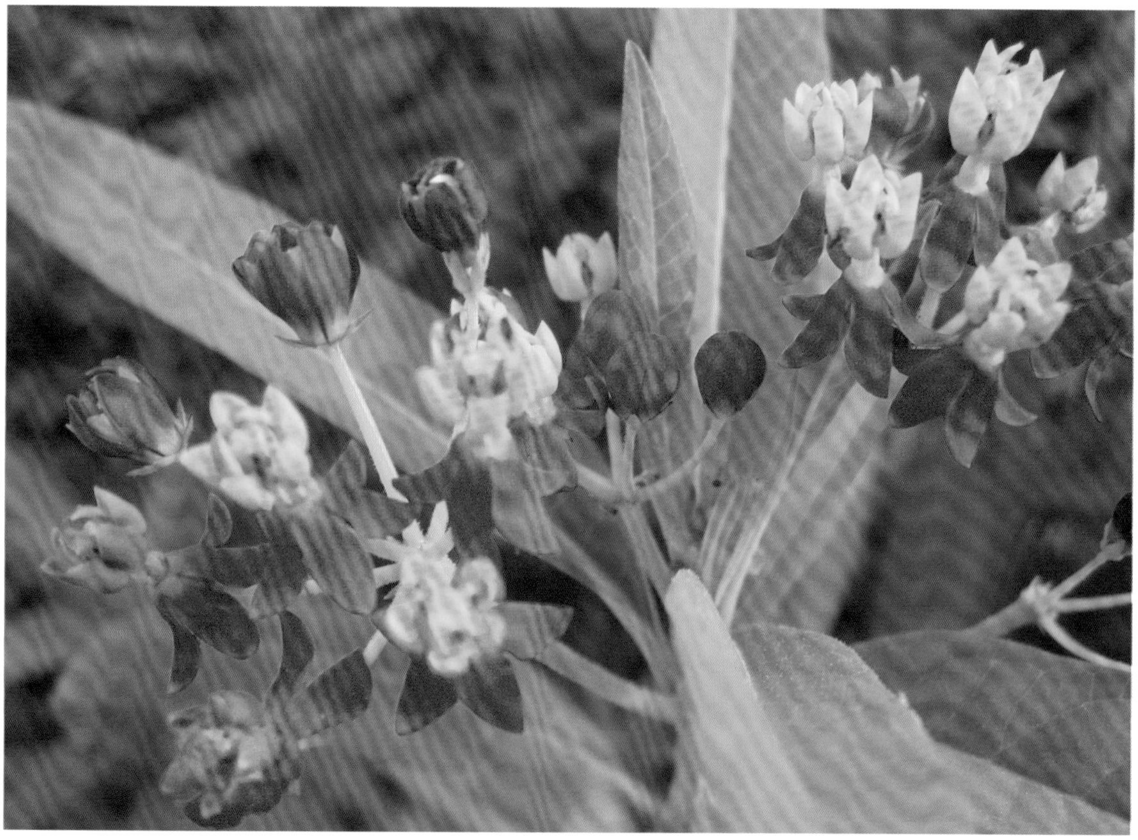

马利筋

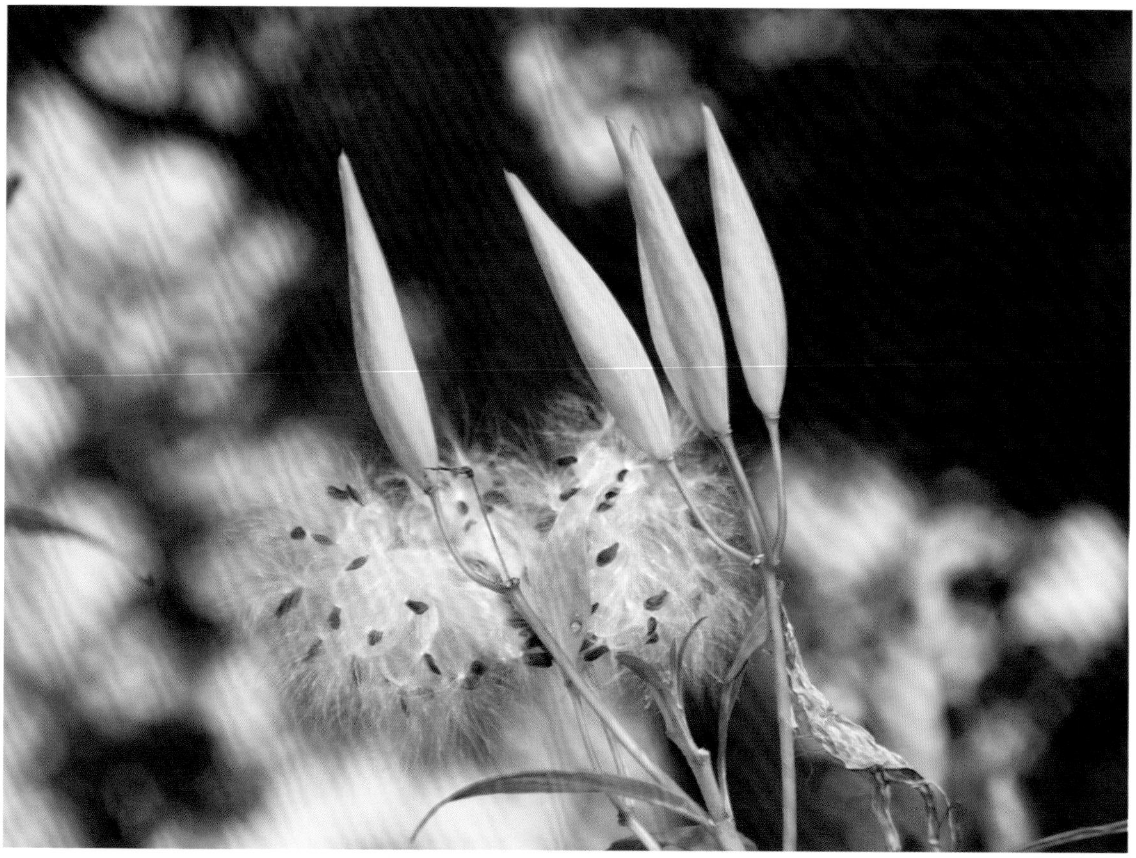

马利筋

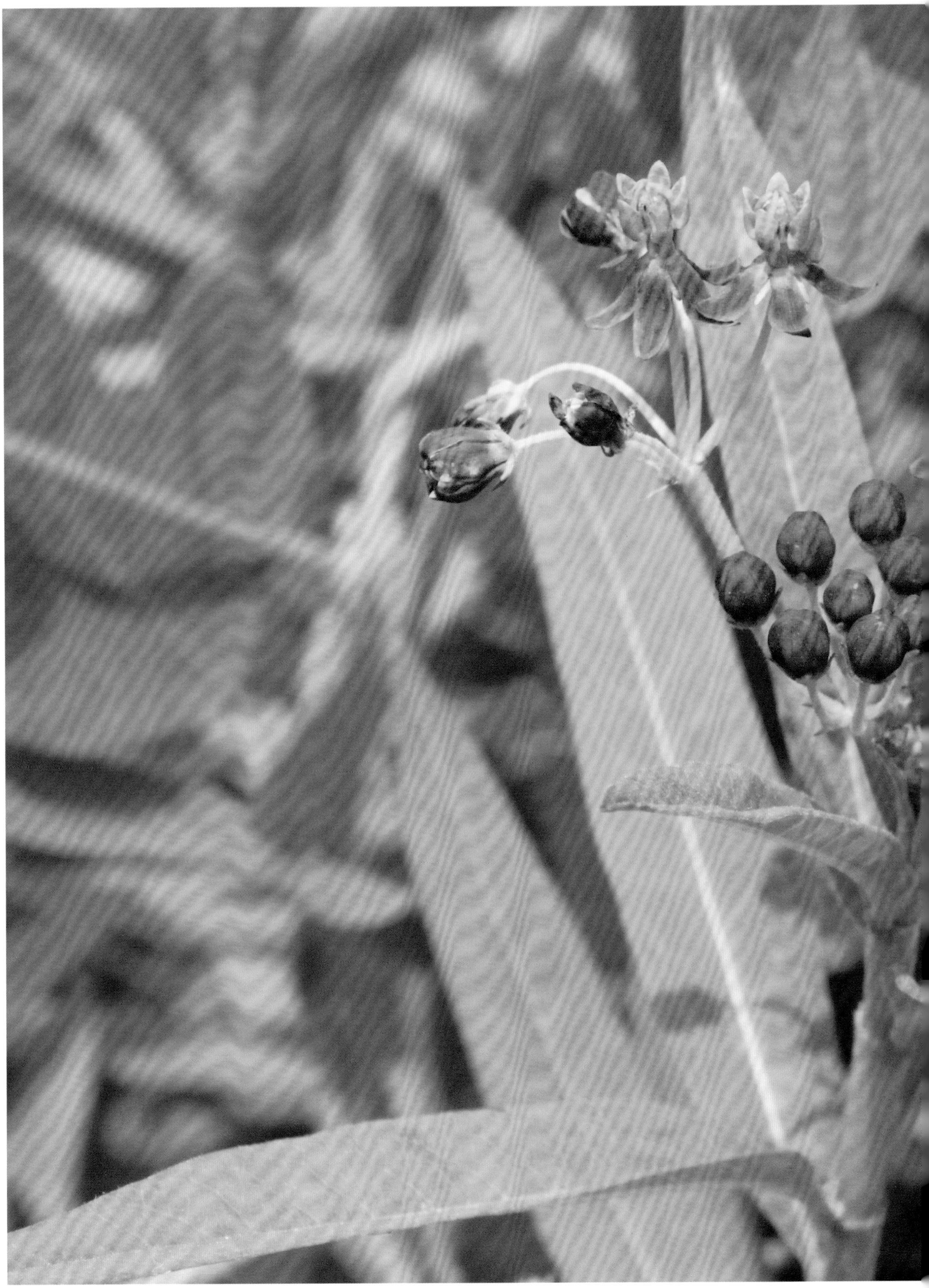

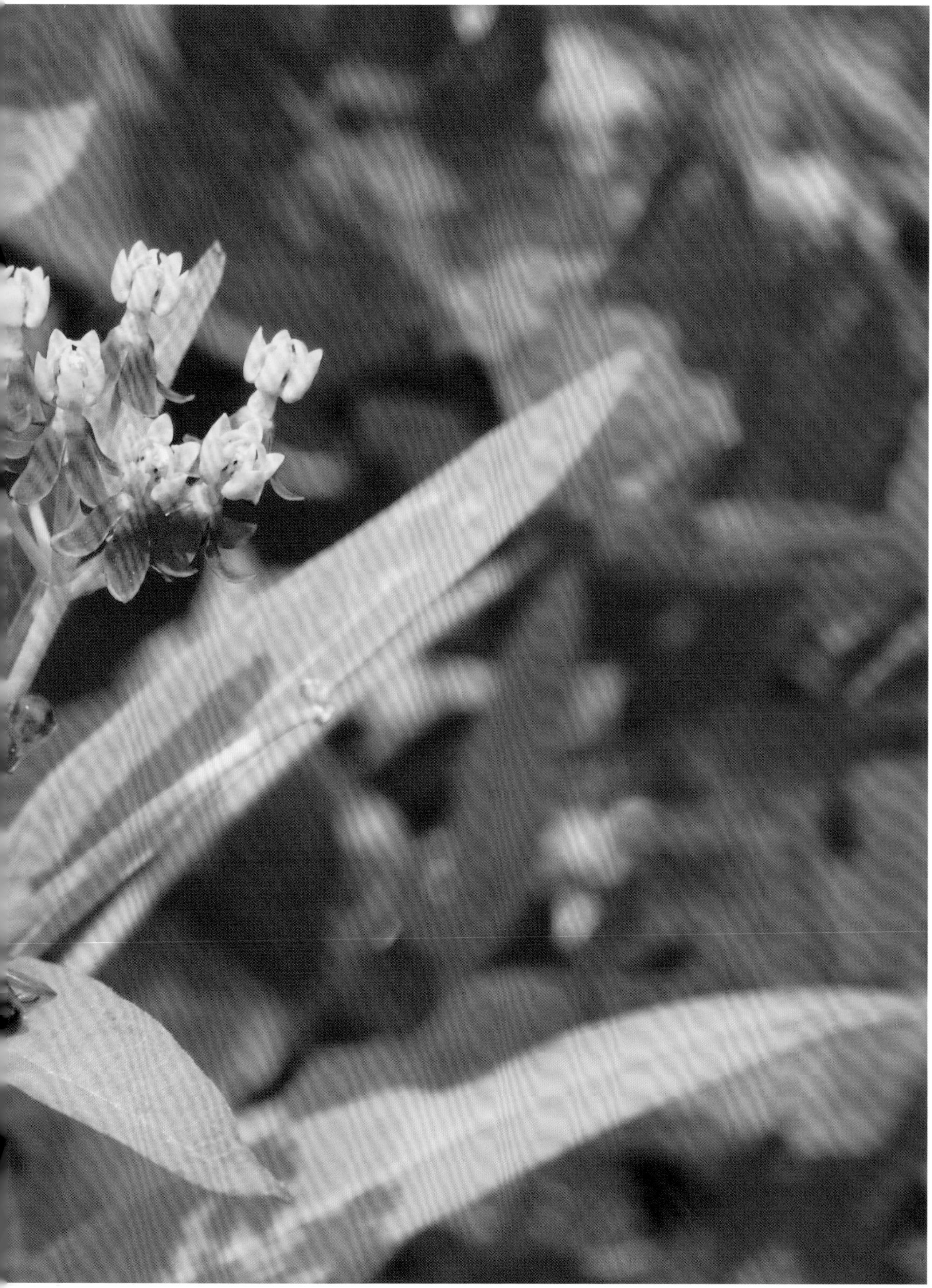

马利筋

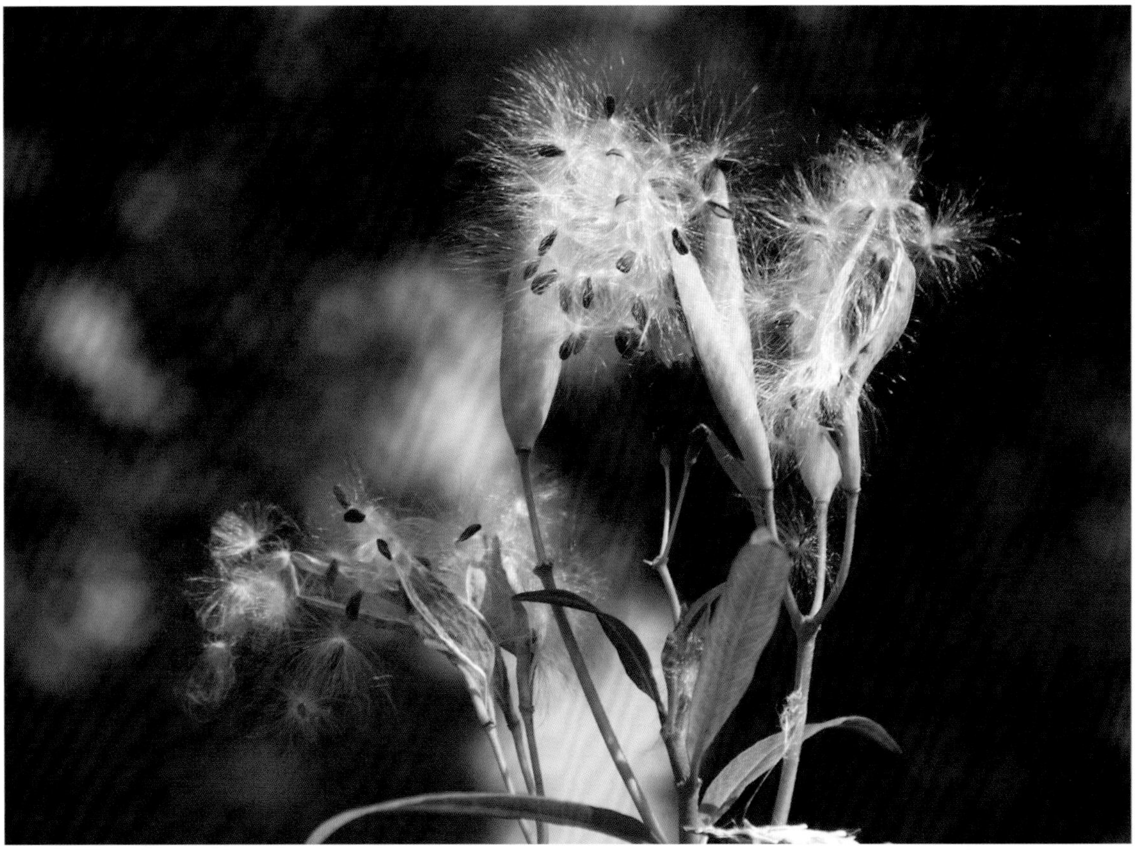

马利筋

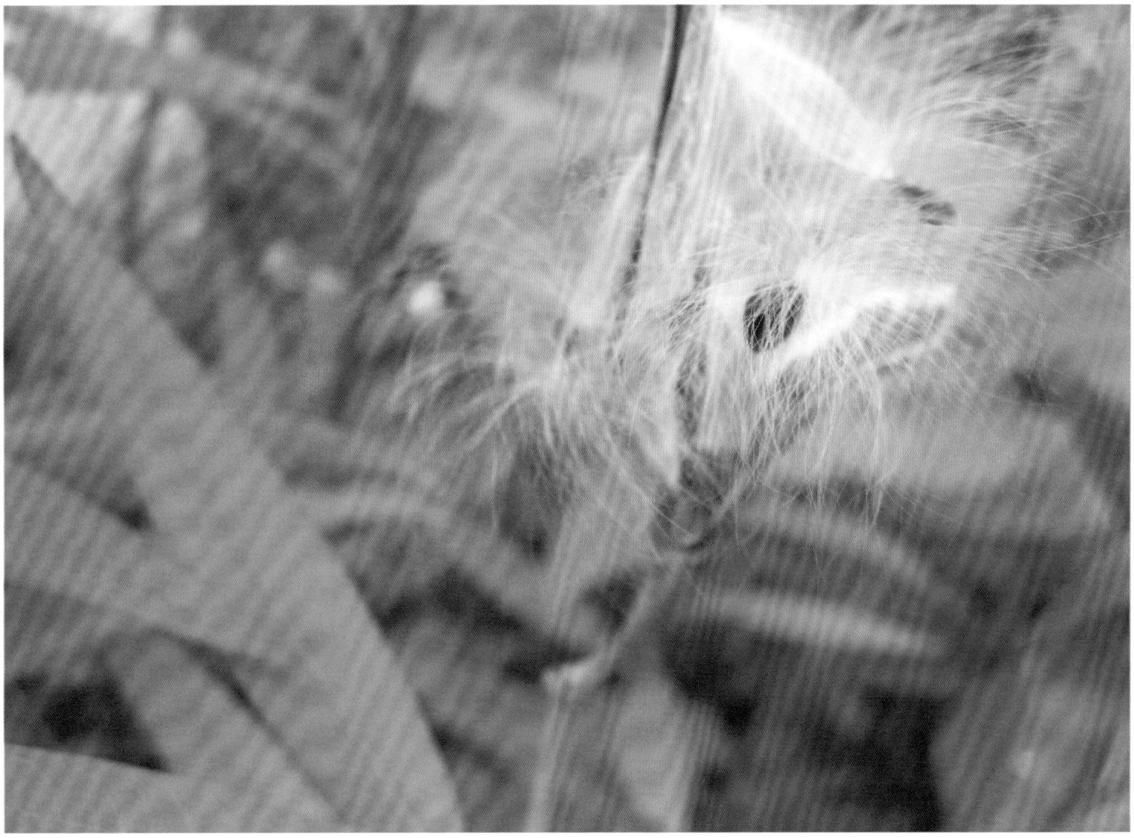

马利筋

采收加工

夏秋采收，洗净晒干备用。

药材鉴别

本品茎直，较光滑。单叶对生，叶片披针形，先端急尖，基部楔形，全缘。有的可见伞形花序，花梗被毛，或披针形蓇葖果，内有许多具白色绢毛的种子。气特异，味微苦。

功效主治

调经止血，清火退热，消肿止痛，止咳化痰，驱虫。主治痛经，月经不调，咳嗽，咯血，胸闷腹痛，骨折，跌打损伤，小便热涩疼痛，尿路结石，蛔虫症，恶疮。

药理作用

1. 抗癌作用：本品醇提取物体外试验对人鼻咽癌 KB 细胞有明显的抑制作用，其所含有的牛角瓜苷为细胞毒成分之一。

2. 催吐作用：本品根茎有催吐作用。

3. 其他作用：本品叶茎水提取物可使大鼠后肢灌流量明显增加，对豚鼠离体子宫有轻度抑制作用，但对豚鼠回肠、蟾蜍直肠、犬血压无明显影响。

用法用量

内服：25 ~ 50 g，煎汤。外用：鲜品适量，捣碎包敷患处。

民族药方

1．痛经　马利筋 50 g，胡椒少许。水煎服。

2．咳嗽，咯血，胸闷腹痛　马利筋、黄芪各 40 g，重楼 10 g。水煎服，每日 3 次。

3．骨折，跌打损伤　马利筋、青竹标、大力王鲜品各适量。捣碎包敷患处。

4．乳腺炎，痈疖　马利筋 10 ~ 15 g。水煎服。

5．刀枪伤　马利筋鲜品适量。捣烂外敷。

使用注意

宜慎服，体质虚弱者禁服。本品全株有毒，其白色乳汁毒性更大。

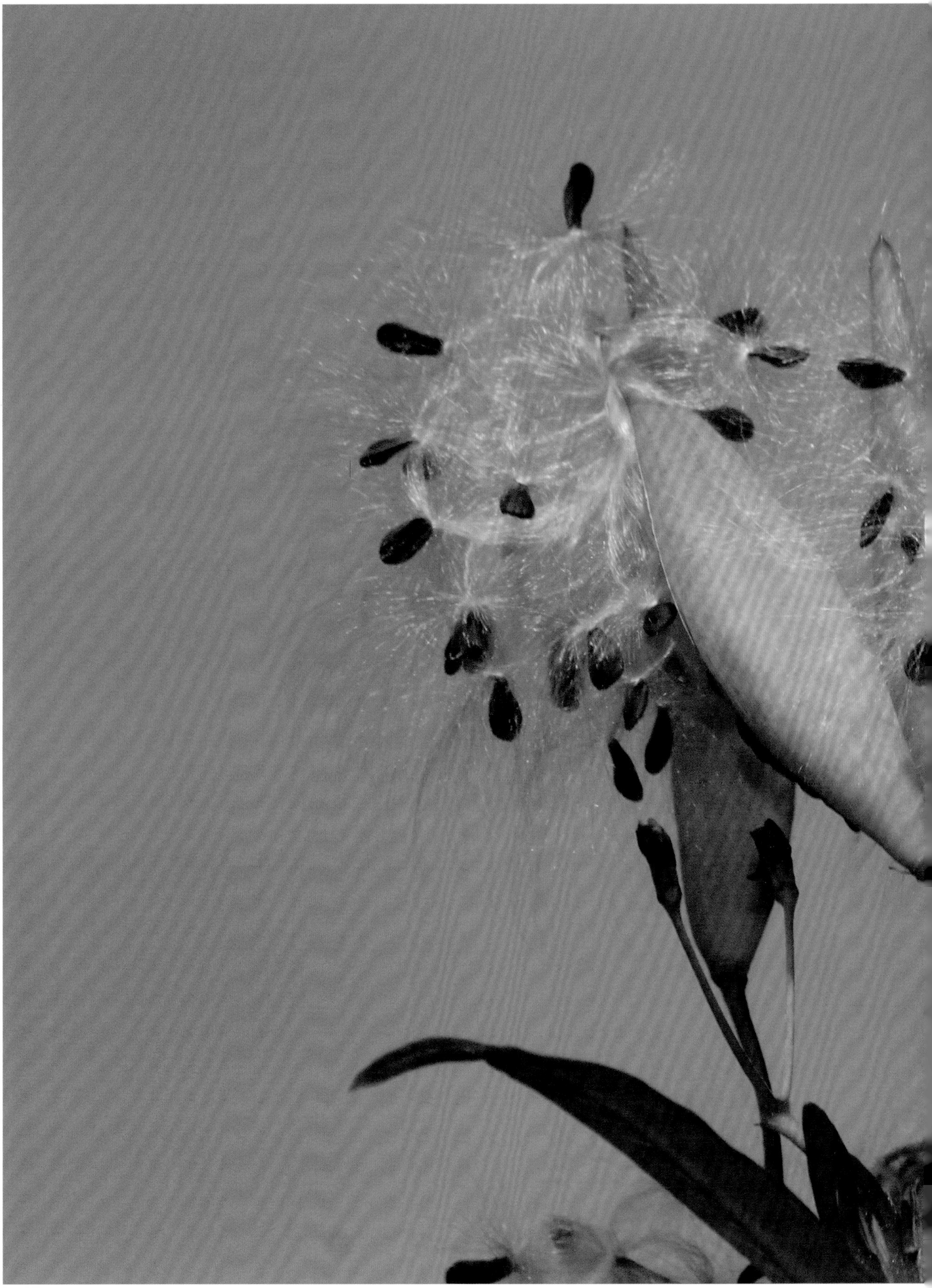

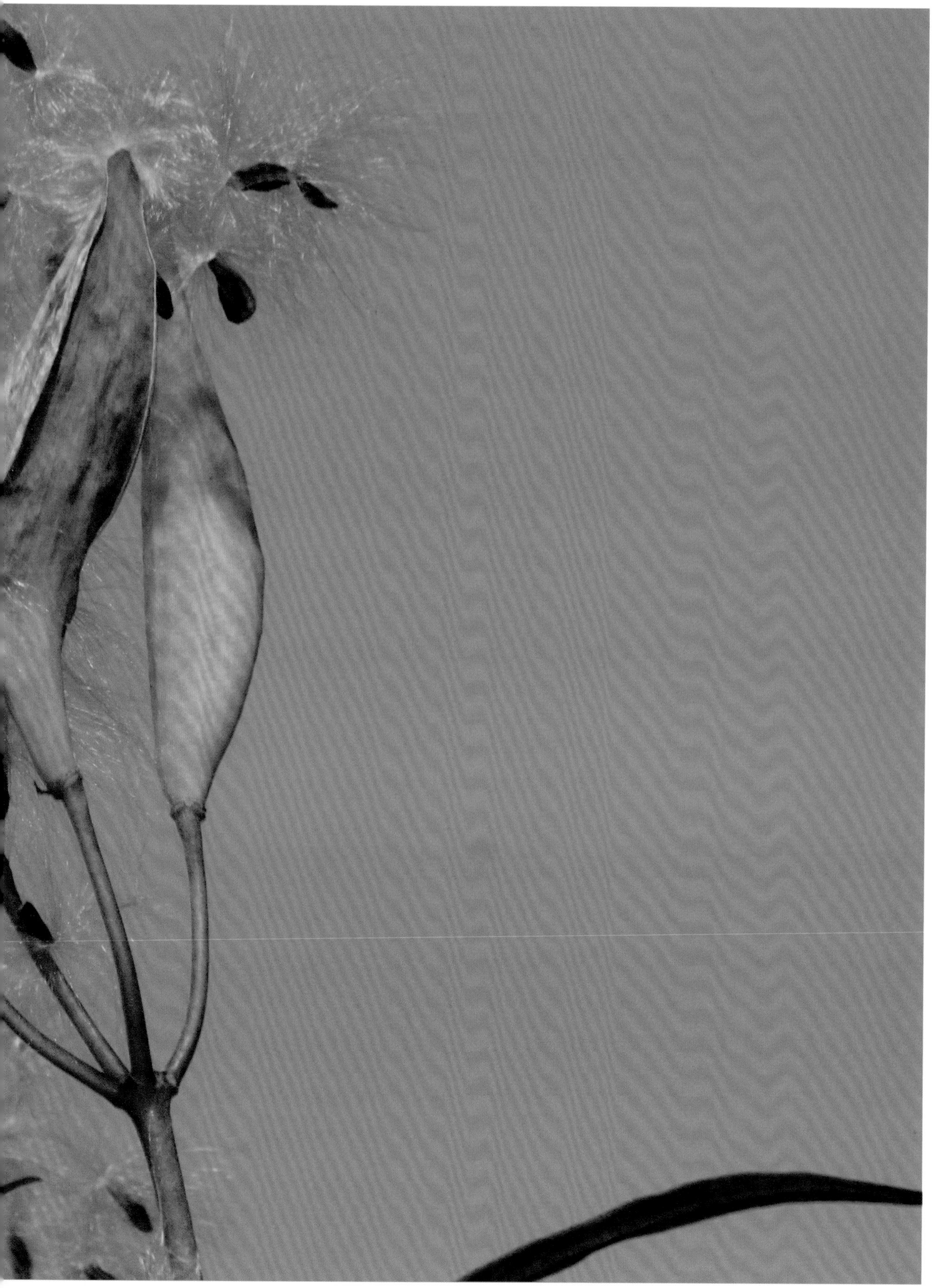

马利筋

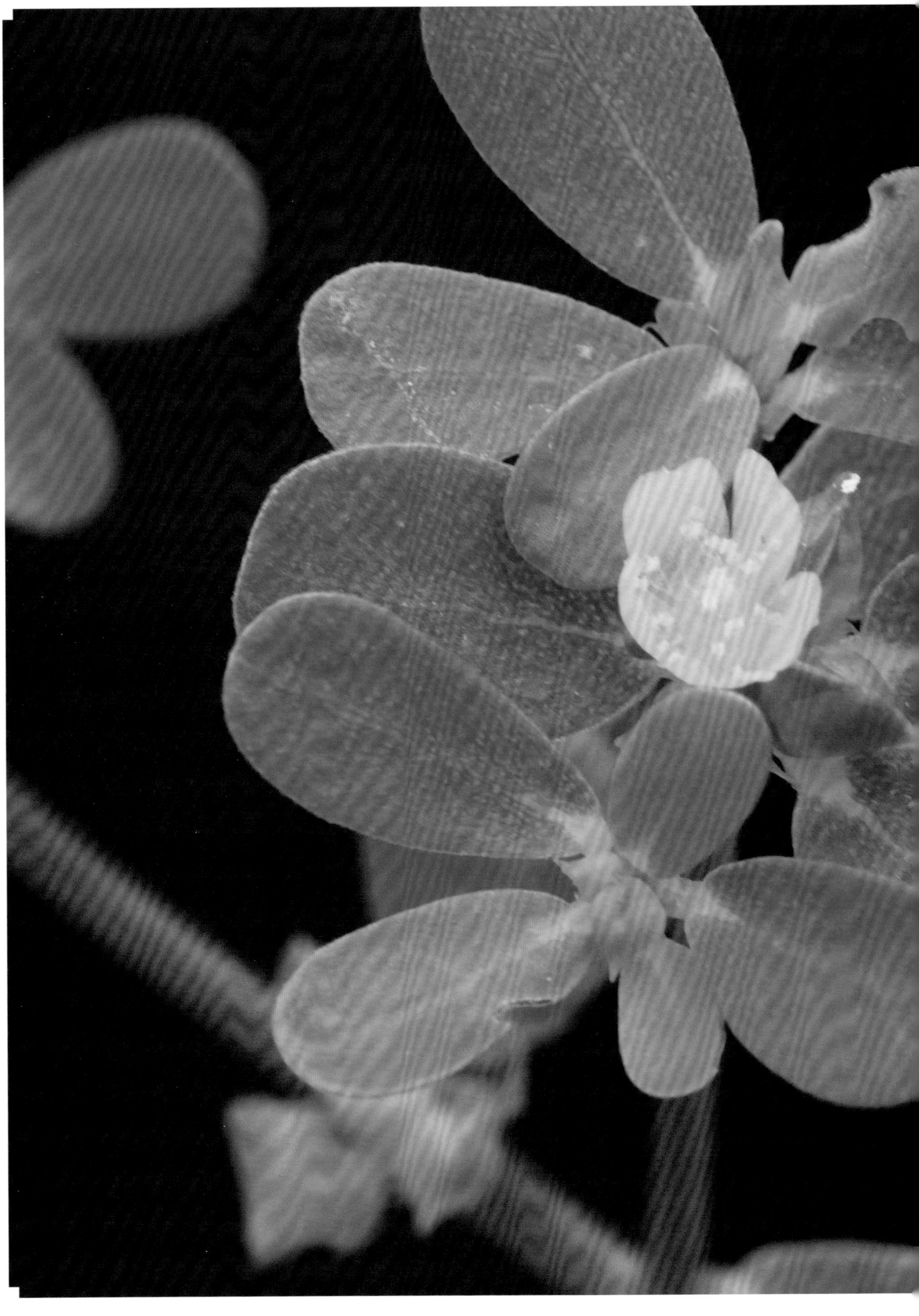

马齿苋

【壮药名】碰皮。

【别　名】马齿菜、马苋菜、瓜仁菜、瓜子菜、马蛇子菜。

【来　源】本品为马齿苋科植物马齿苋 *Portulaca oleracea* L. 的全草。

【性味归经】味酸，性冷。归肝、大肠经。

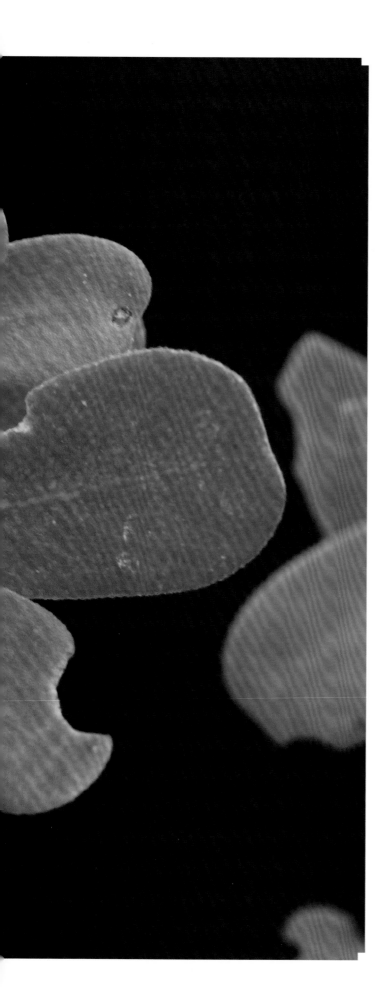

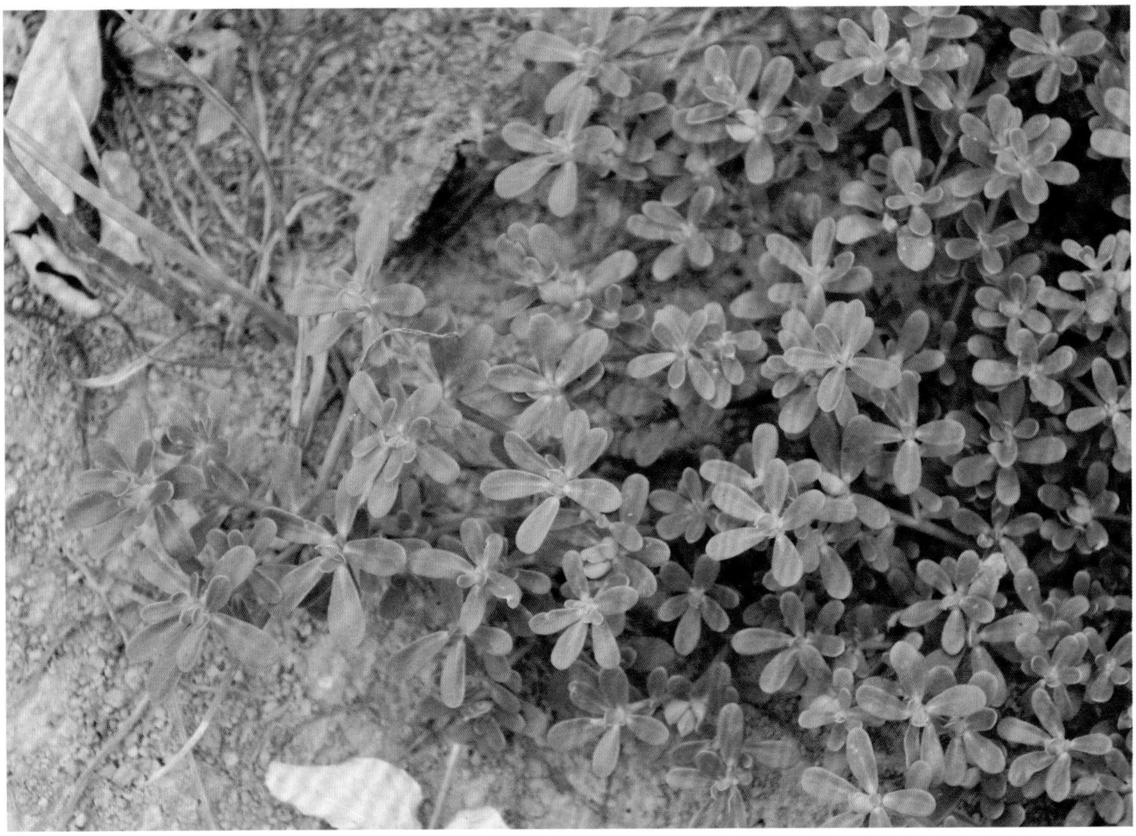

马齿苋

识别特征

一年生草本植物，肥厚多汁，无毛，高 10 ~ 30 cm，茎圆柱形，下部平卧，上部斜生或直立，多分枝，向阳面常带淡褐红色。叶互生或近对生，倒卵形，长圆形或匙形，长 1 ~ 3 cm，宽 5 ~ 15 mm，先端圆钝，有时微缺，基部狭窄成短柄，上面绿色，下面暗红色。花常 3 ~ 5 朵簇生长于枝端；总苞片 4 ~ 5 枚，三角状卵形；萼片 2，对生，卵形，长宽约 4 cm；花瓣 5，淡黄色，倒卵形，基部与萼片同生于子房上；雄蕊 8 ~ 12，花药黄色；雌蕊 1，子房半下位，花柱 4 ~ 5 裂，线形，伸出雌蕊外。蒴果短圆锥形，长约5 mm，棕色，盖裂；种子黑色，直径约1 mm，表面具细点。花期5—8月，果期7—10月。

生境分布

生长于田野路边及庭院废墟等向阳处。分布于全国各地。

采收加工

夏、秋二季采集，除去泥沙，用沸水略烫或略蒸晒干或鲜用。

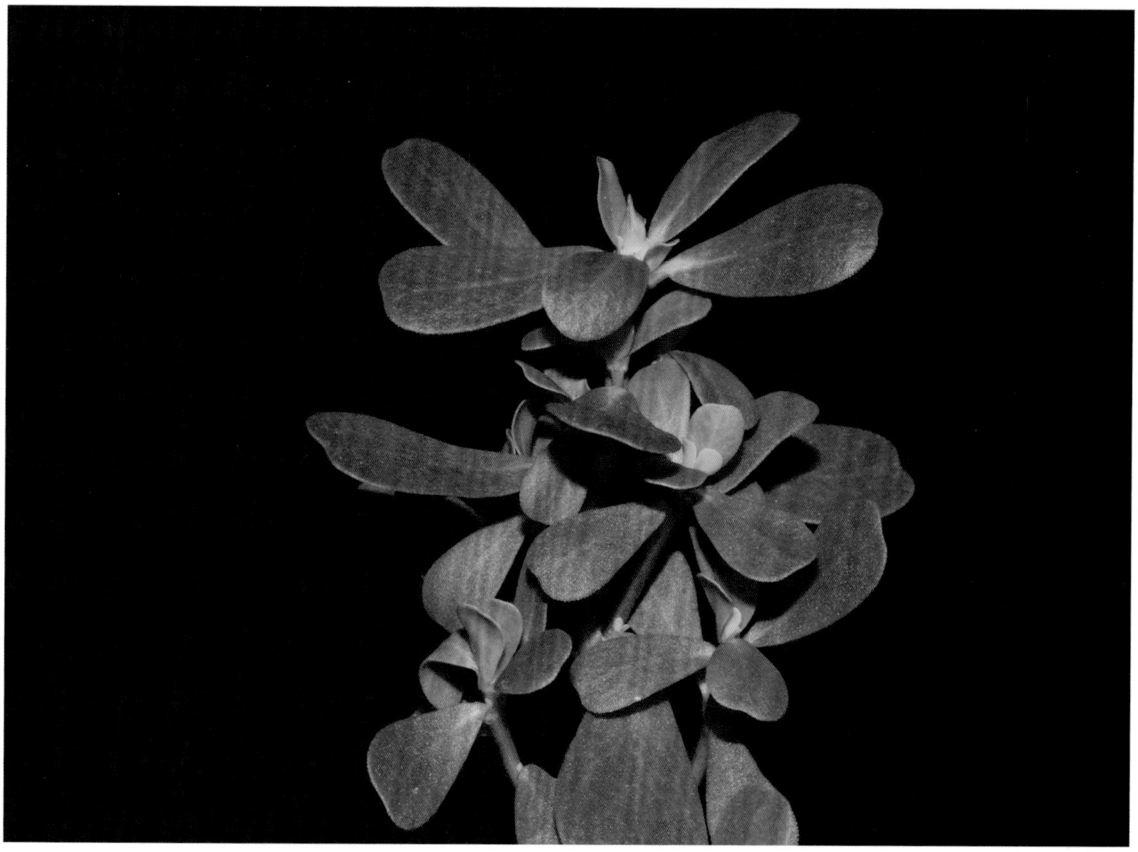

马齿苋

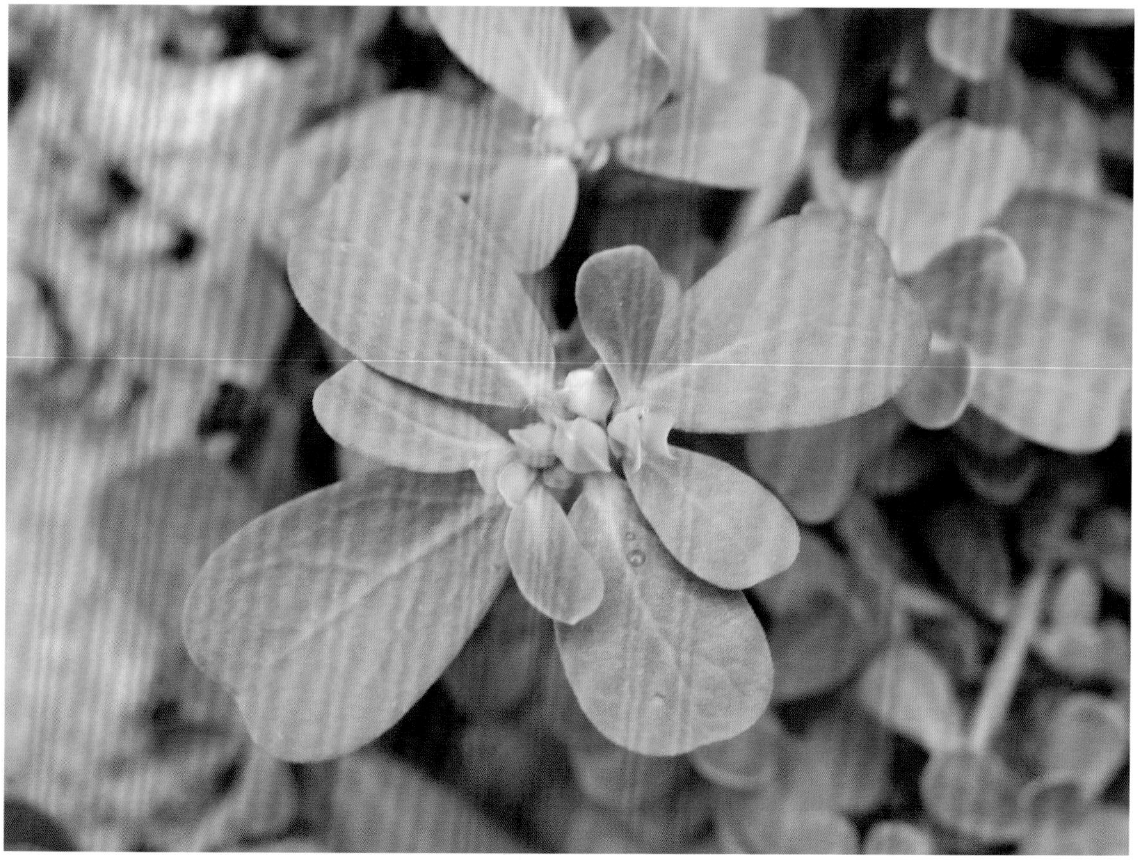

马齿苋

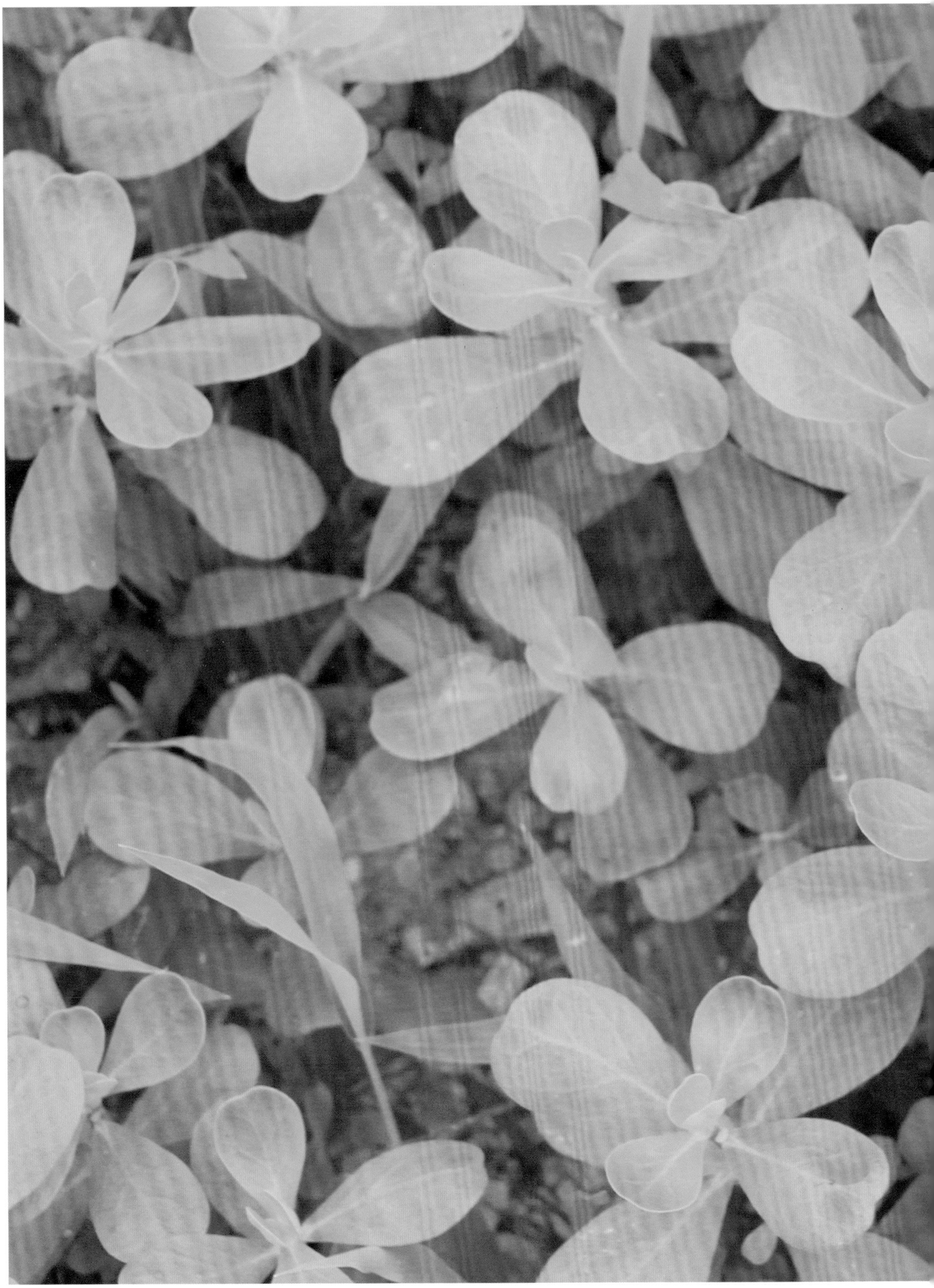

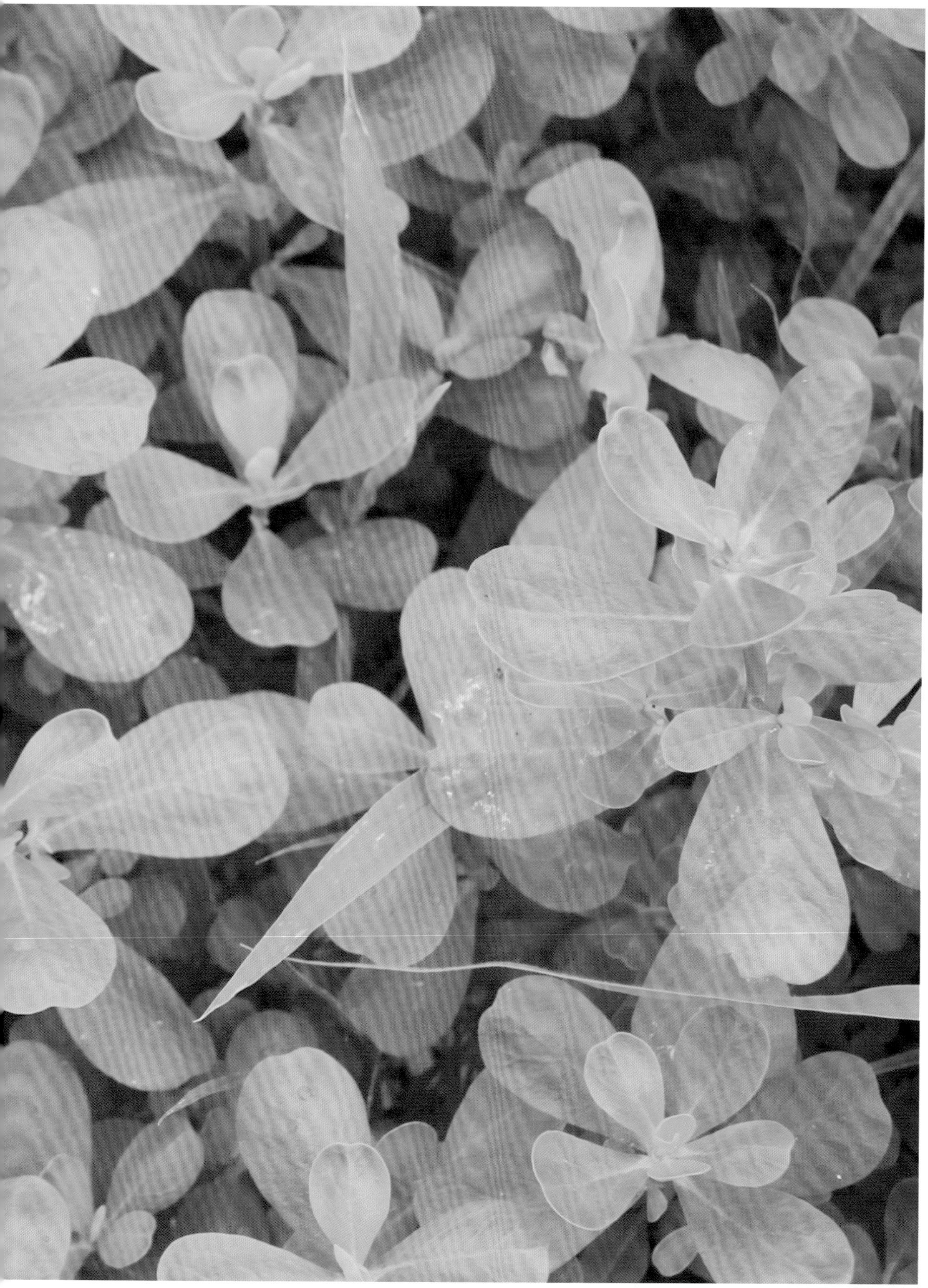

马齿苋

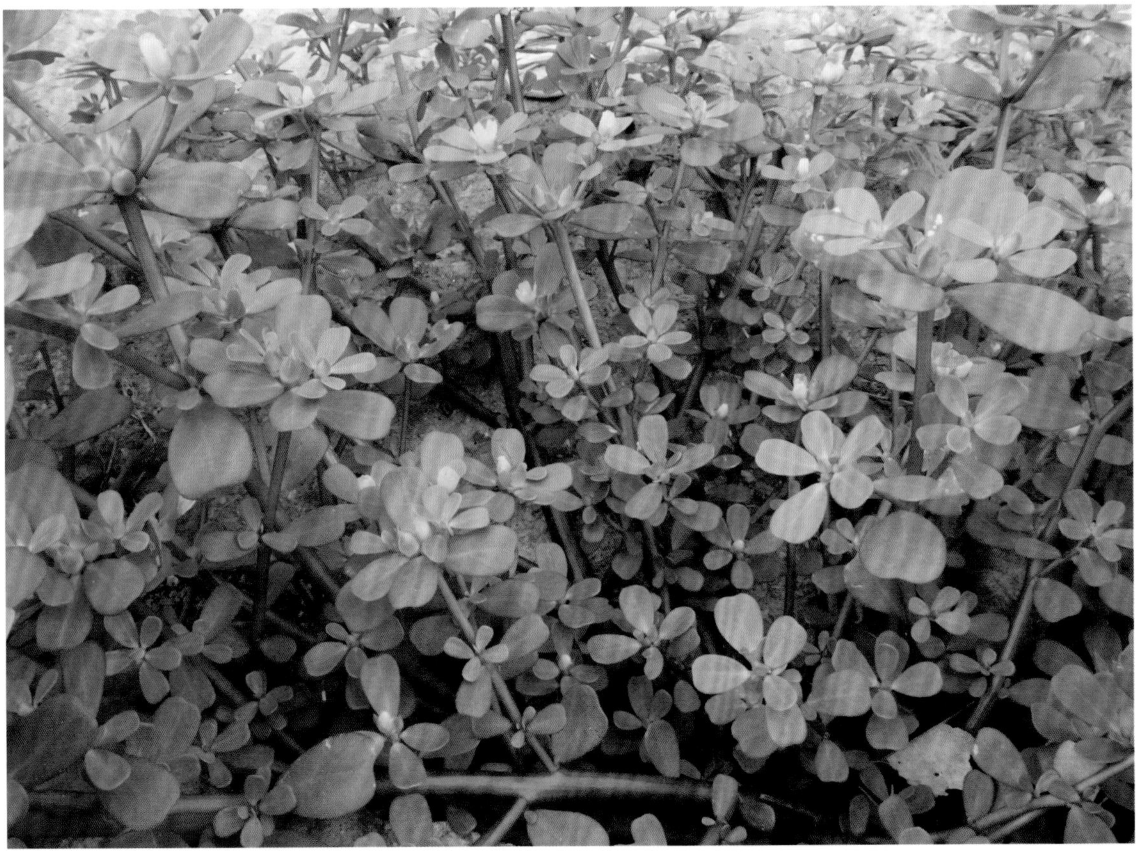

马齿苋

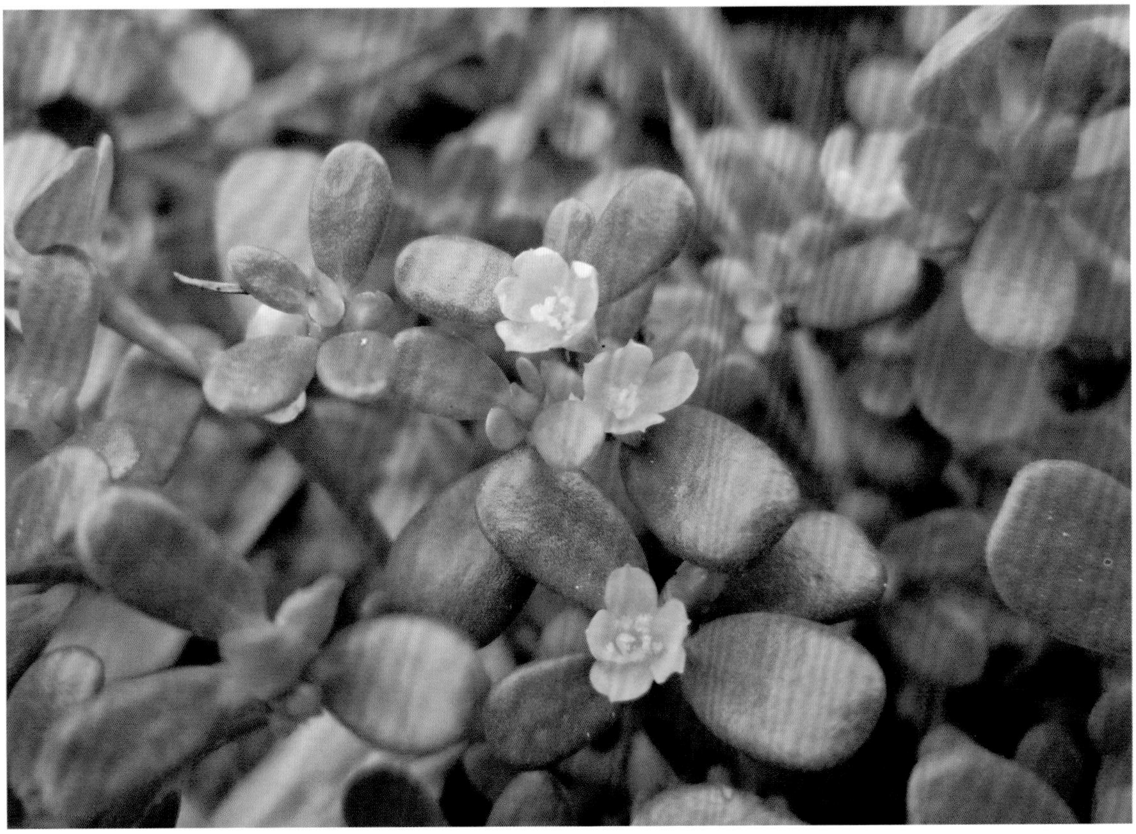

马齿苋

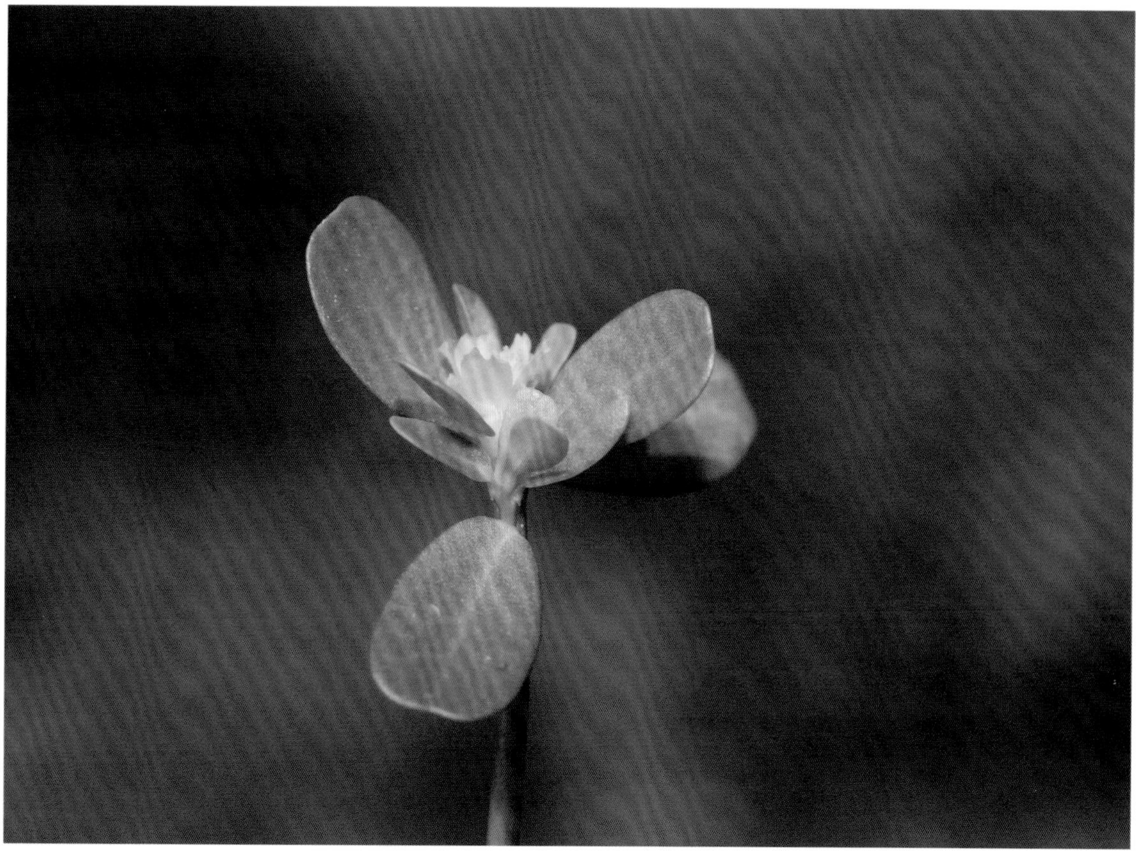

马齿苋

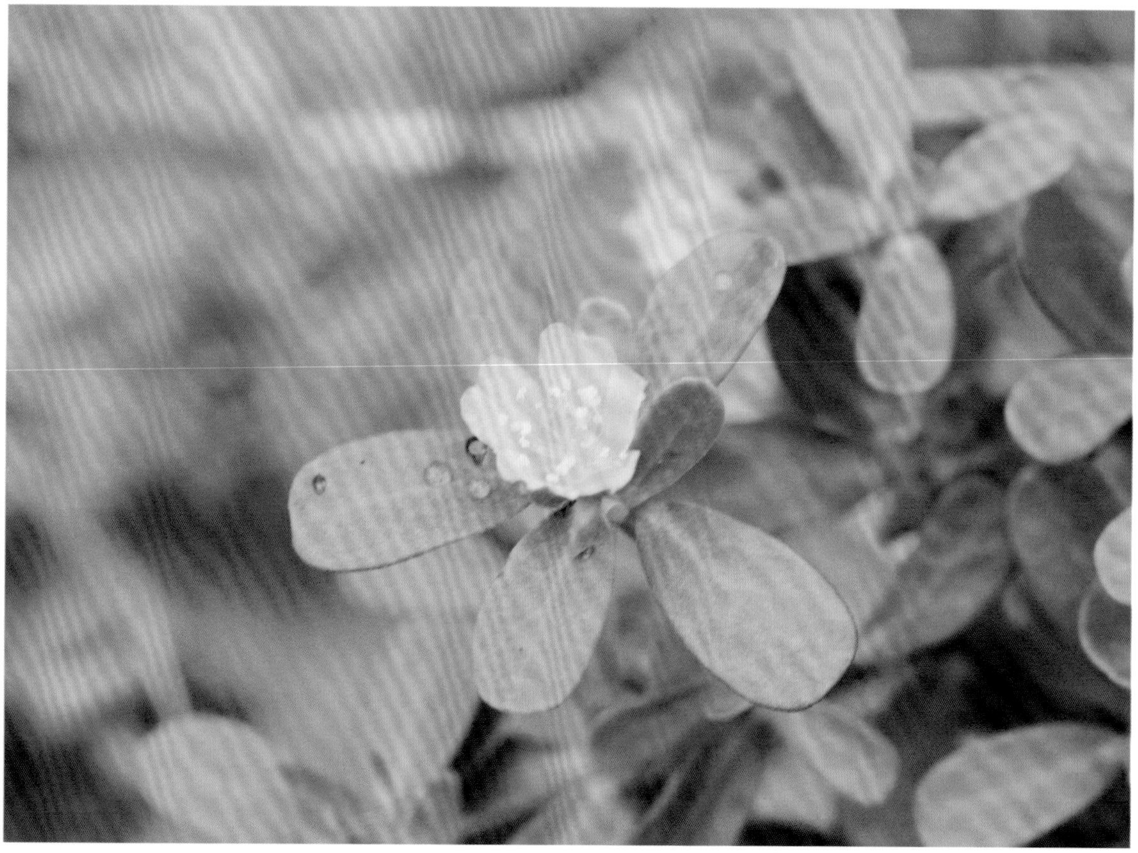

马齿苋

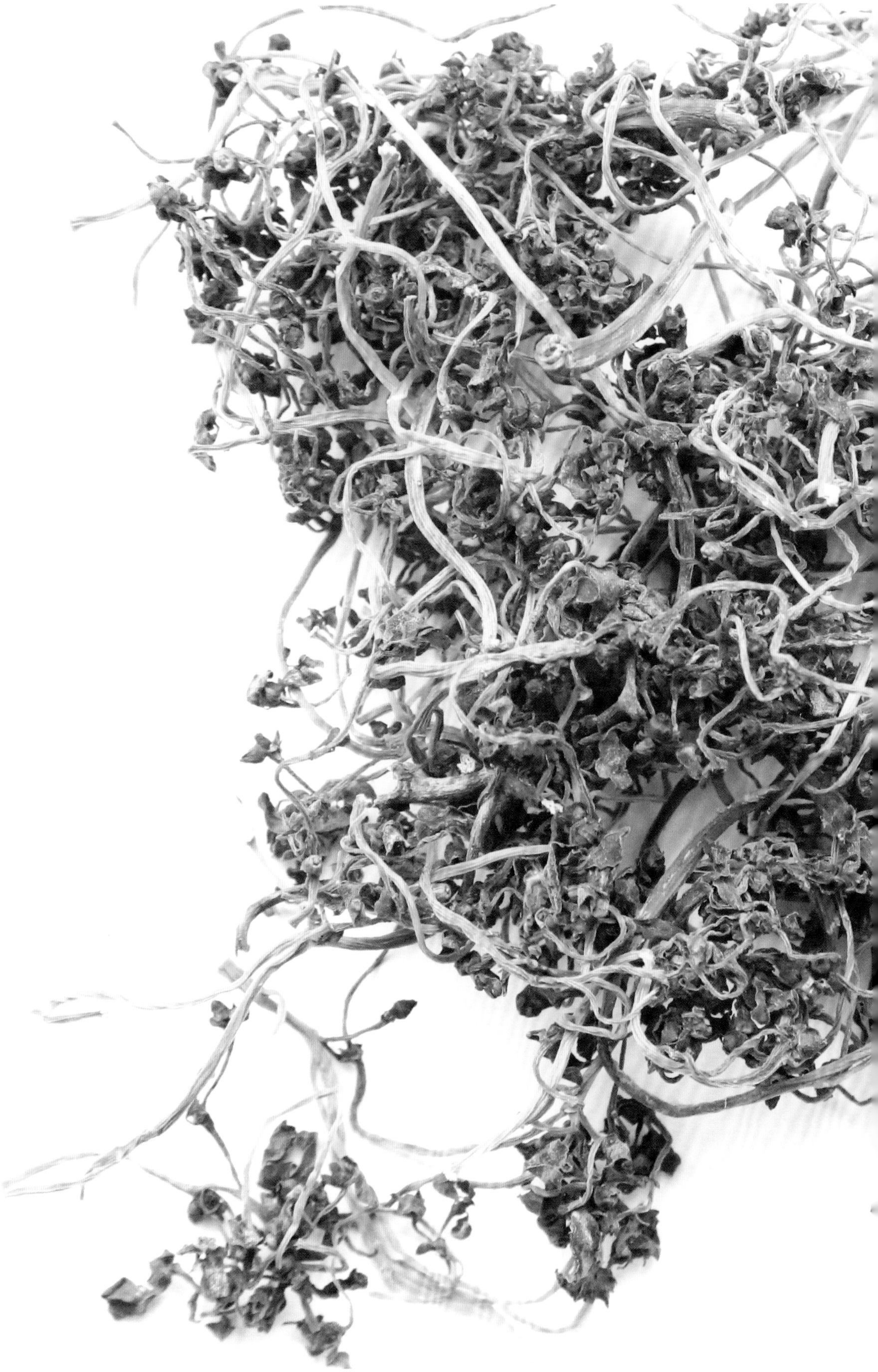

马齿苋

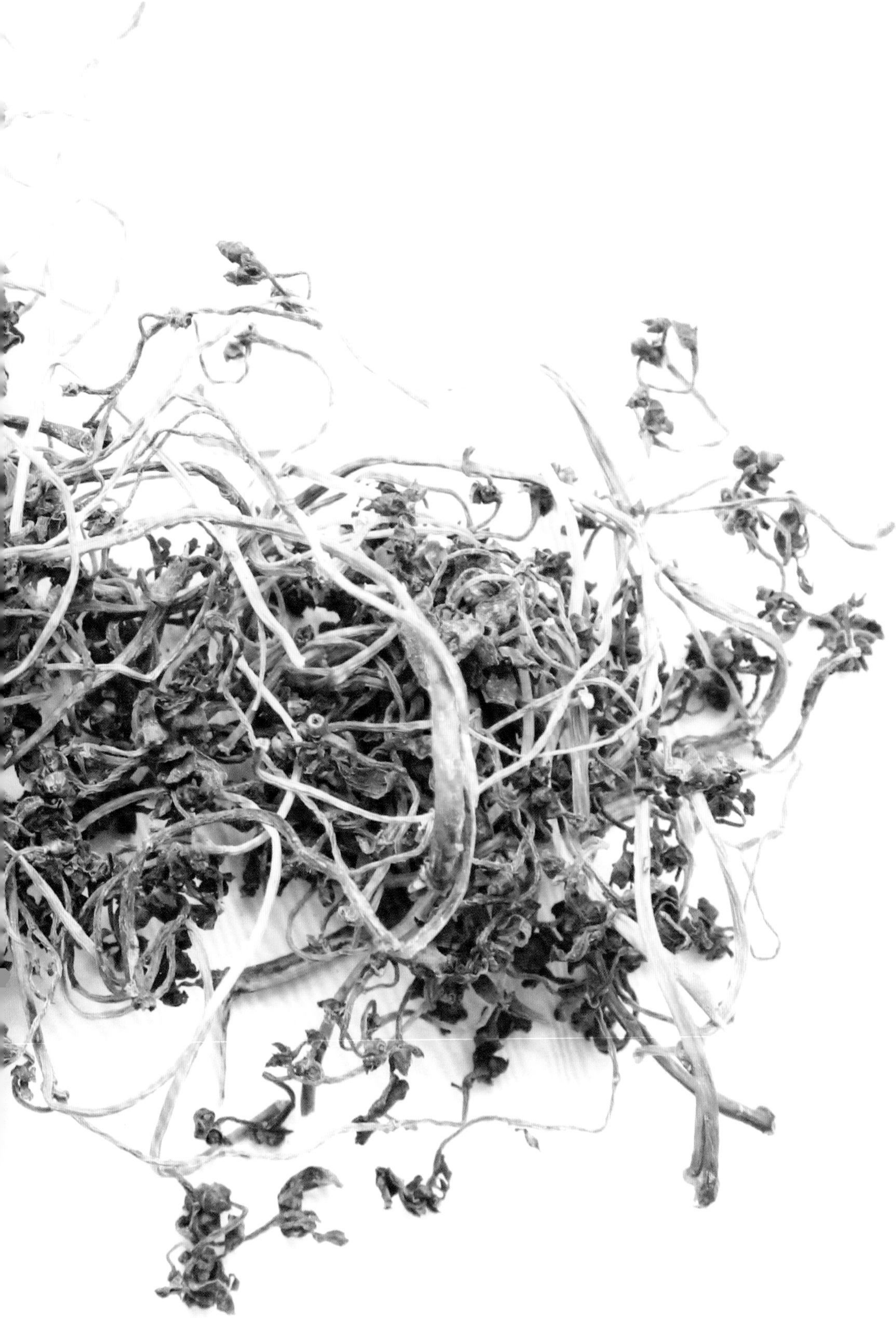

马齿苋饮片

药材鉴别

本品全草多皱缩卷曲成团。茎圆柱形，长 10 ~ 25 cm，直径 1 ~ 3 mm，表面黄棕色至棕褐色，有明显扭曲的纵沟纹。叶易破碎或脱落，完整叶片倒卵形，绿褐色，长 1.0 ~ 2.5 cm，宽 0.5 ~ 1.5 cm，先端钝平或微缺，全缘。花少见，黄色，生于枝端。蒴果圆锥形，长约 5 mm，帽状盖裂，内含多数黑色细小种子，气微，味微酸而带黏性。以株小、质嫩、整齐少碎、叶多、青绿色、无杂质者为佳。

功效主治

清热解毒，凉血止痢，除湿通淋。主治热毒泻痢，湿热淋证，尿闭，赤白带下，崩漏，痔血，疮疡痈疖，丹毒，瘰疬，湿癣，白秃。

用法用量

内服：10 ~ 15 g，鲜品 30 ~ 60 g，煎汤；或绞汁。外用：适量，捣烂外敷；烧灰研末调敷；或煎水洗。

民族药方

1. 痢疾 ①马齿苋、小贯众各 15 g，青藤香 9 g。水煎服，每日 3 次。②马齿苋 30 g，绿豆适量，便血者加仙鹤草 30 g。水煎服，每日 3 次。

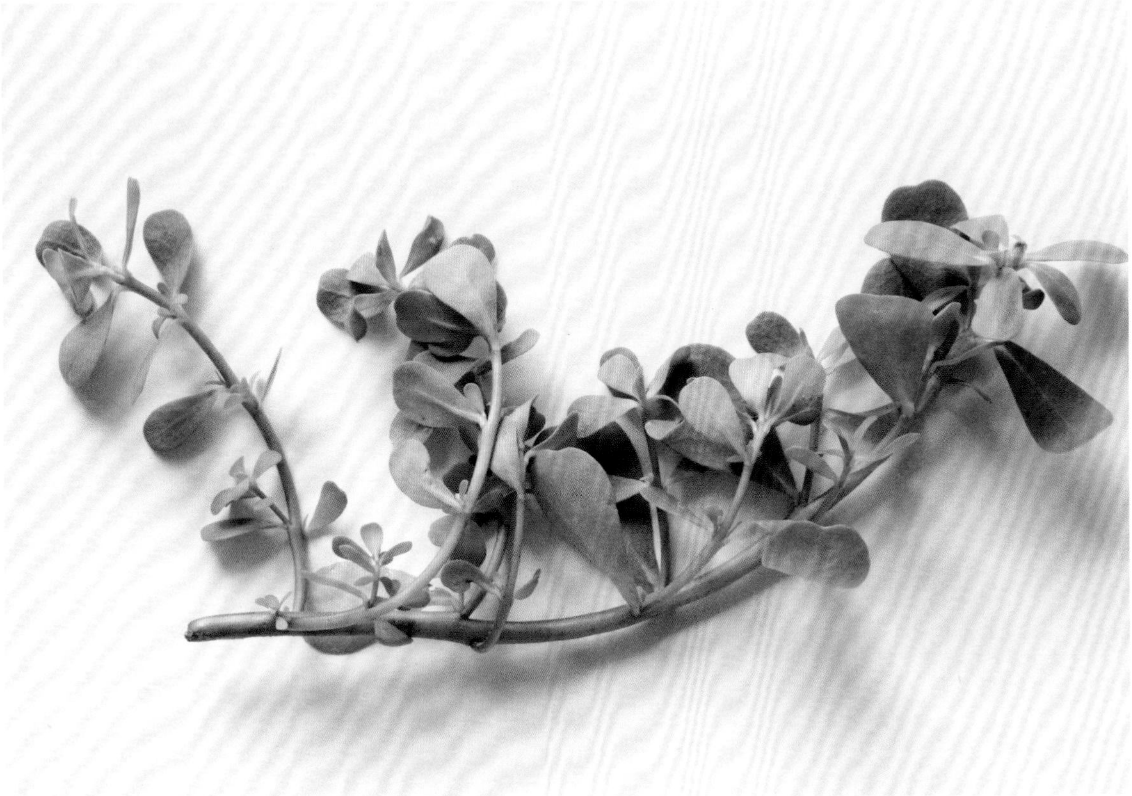

马齿苋药材

2．腹泻，腹痛 鲜马齿苋 30 g。水煎服。

3．中暑吐泻 马齿苋 15 g，加红糖适量。水煎服。

4．无名肿毒 鲜马齿苋适量。捣烂包患处。

5．食物中毒 马齿苋、崩大碗、墨旱莲各 30 ~ 50 g，甘草 10 g。水煎服，每日 1 剂。

6．带状疱疹 鲜马齿苋适量。捣烂外搽患处，每日 5 ~ 6 次。

7．小儿腹泻 鲜马齿苋 20 g。水煎服。

8．痔疮出血 马齿苋 60 g，杨梅树根皮 30 g，椿树皮、土槐树根皮各 15 g。水煎服，每日 3 次。

9．百日咳 鲜马齿苋 200 ~ 300 g。水煎 2 次浓缩至 100 ~ 150 ml，每日 1 剂，分 3 次口服，7 日为 1 个疗程。

10．高脂血症，动脉硬化 去根鲜马齿苋 250 g。用家用搅拌器打成浆，直接饮用。可长期服用，效果良好。

11．急性尿路感染 马齿苋 120 ~ 150 g或鲜品 300 g，红糖 90 g。水煎 30 分钟，取药汁约 500 ml，趁热服下并卧床发汗，每日 3 次，每日 1 剂。

使用注意

脾虚便溏者及孕妇慎服。

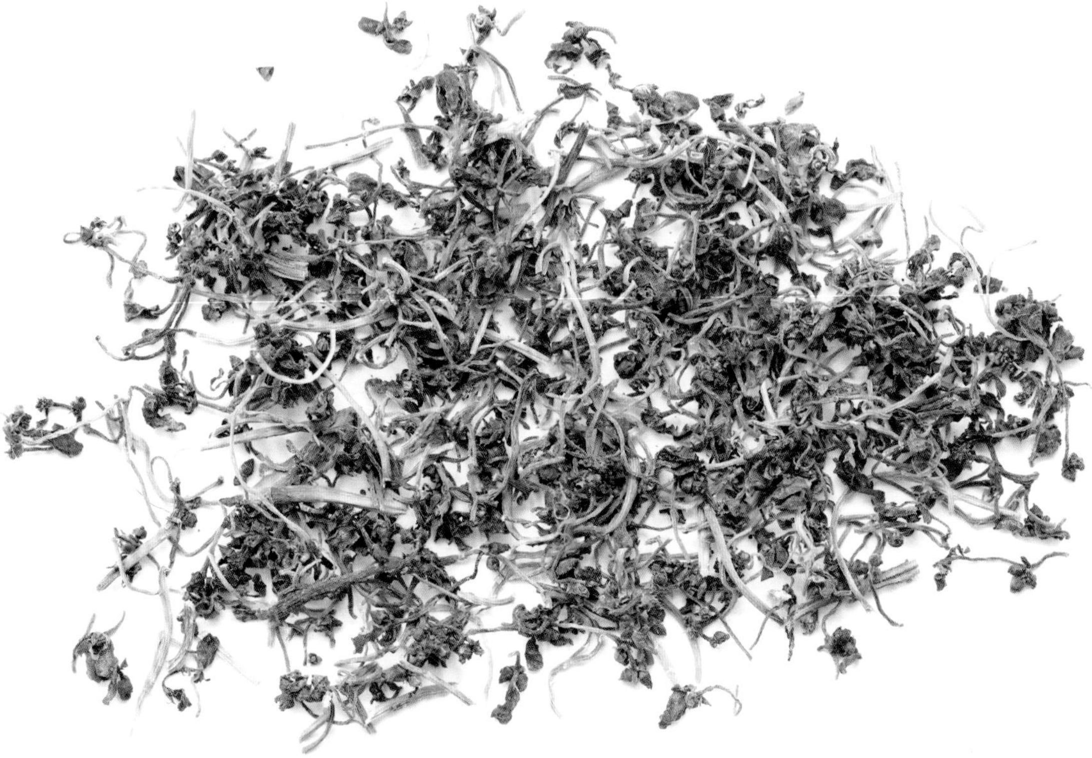

马齿苋饮片

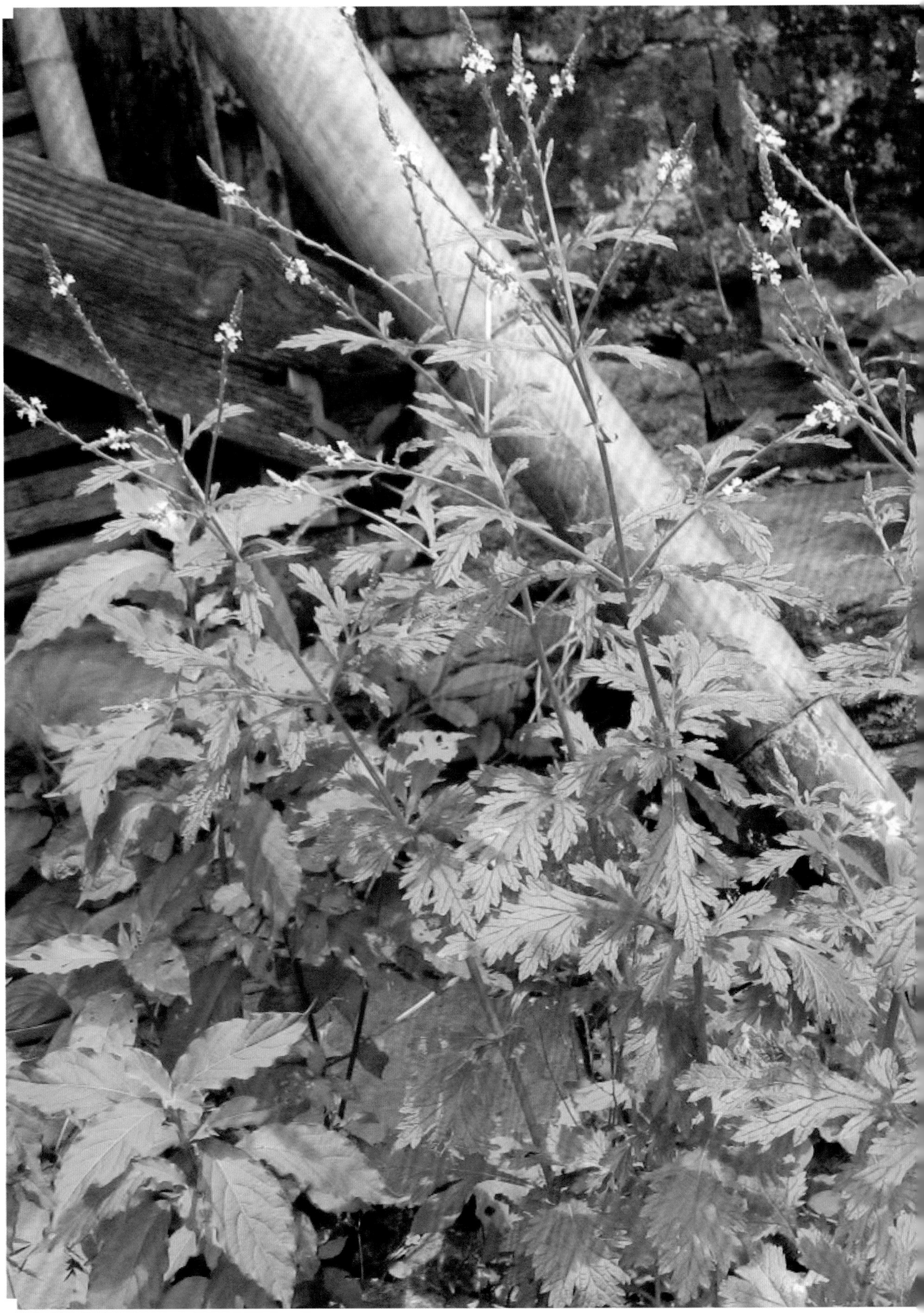

马鞭草

【壮药名】加洛根。

【别　名】凤颈草、狗牙草、鹤膝风、退血草、疟马鞭、野荆芥、红藤草。

【来　源】本品为马鞭草科植物马鞭草 *Verbena officinalis* L. 的全草。

【性味归经】味苦，涩，性冷。归肝、脾经。

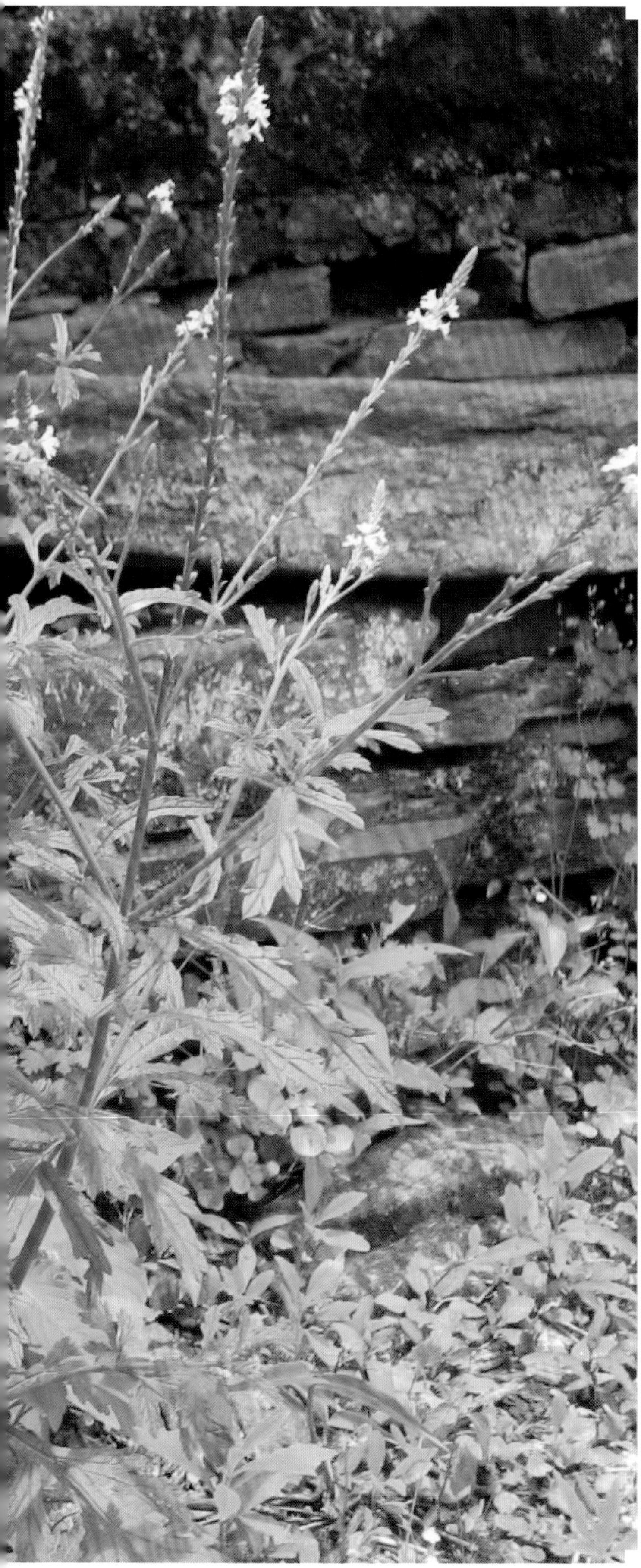

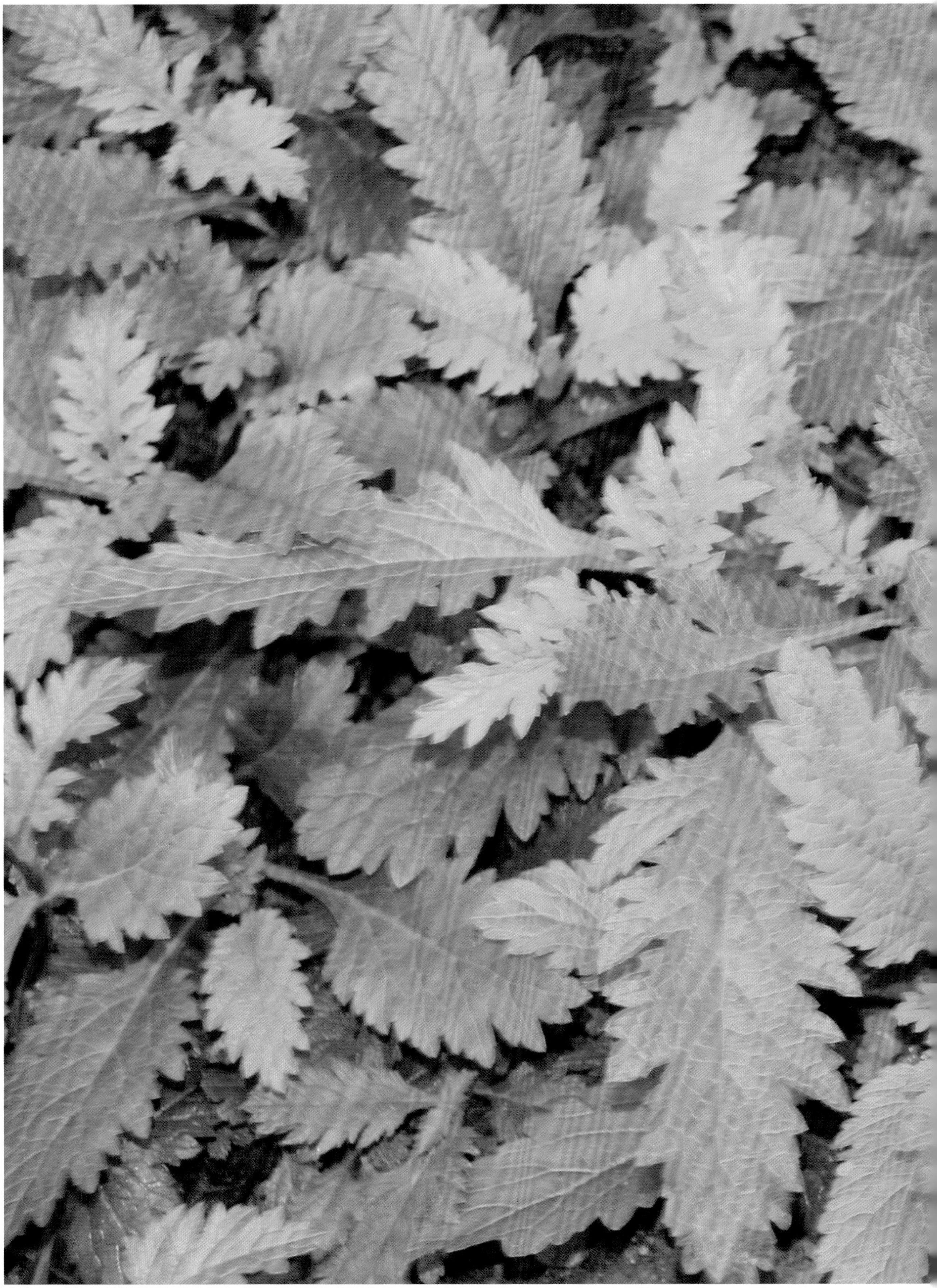

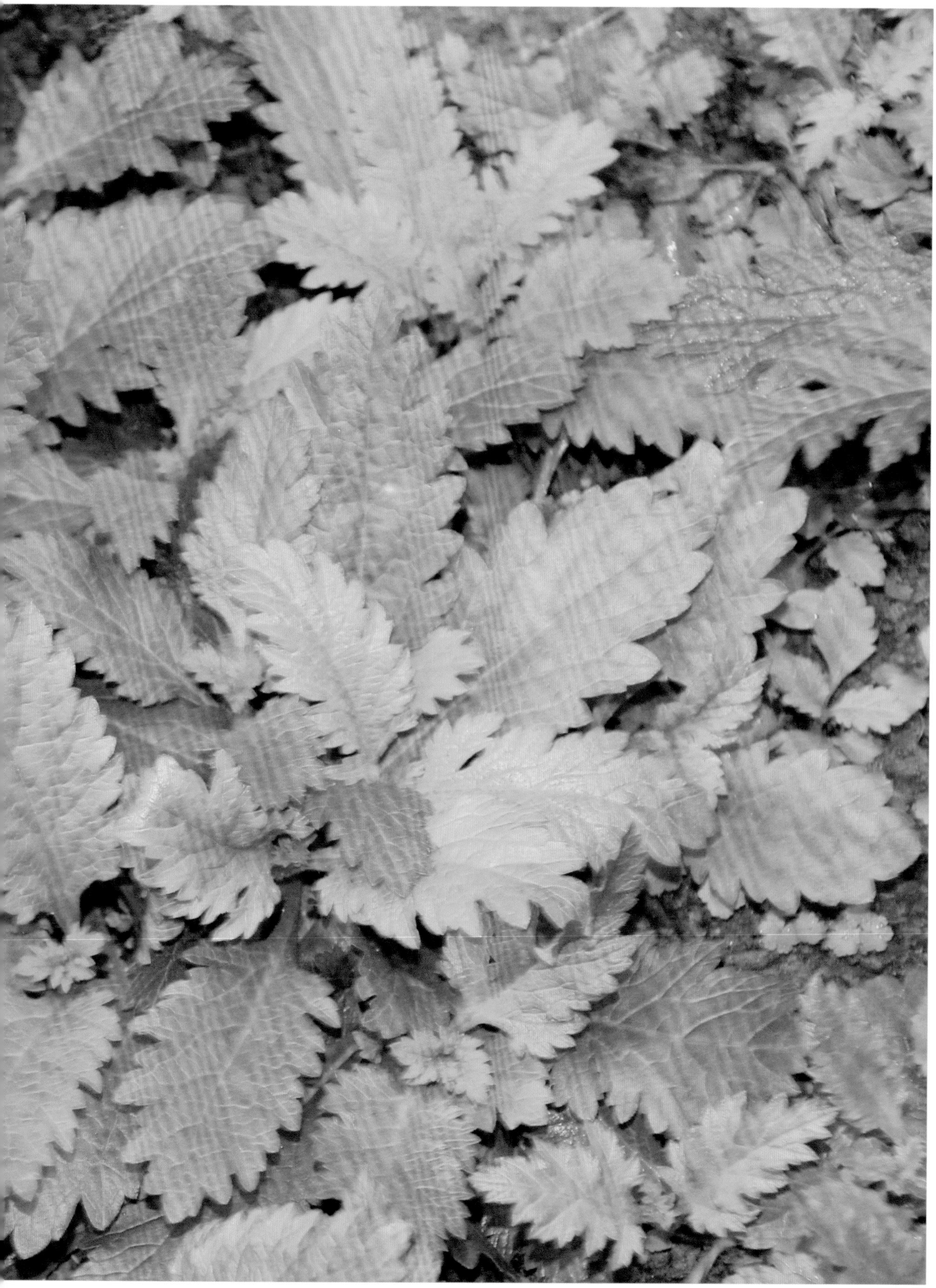
马鞭草

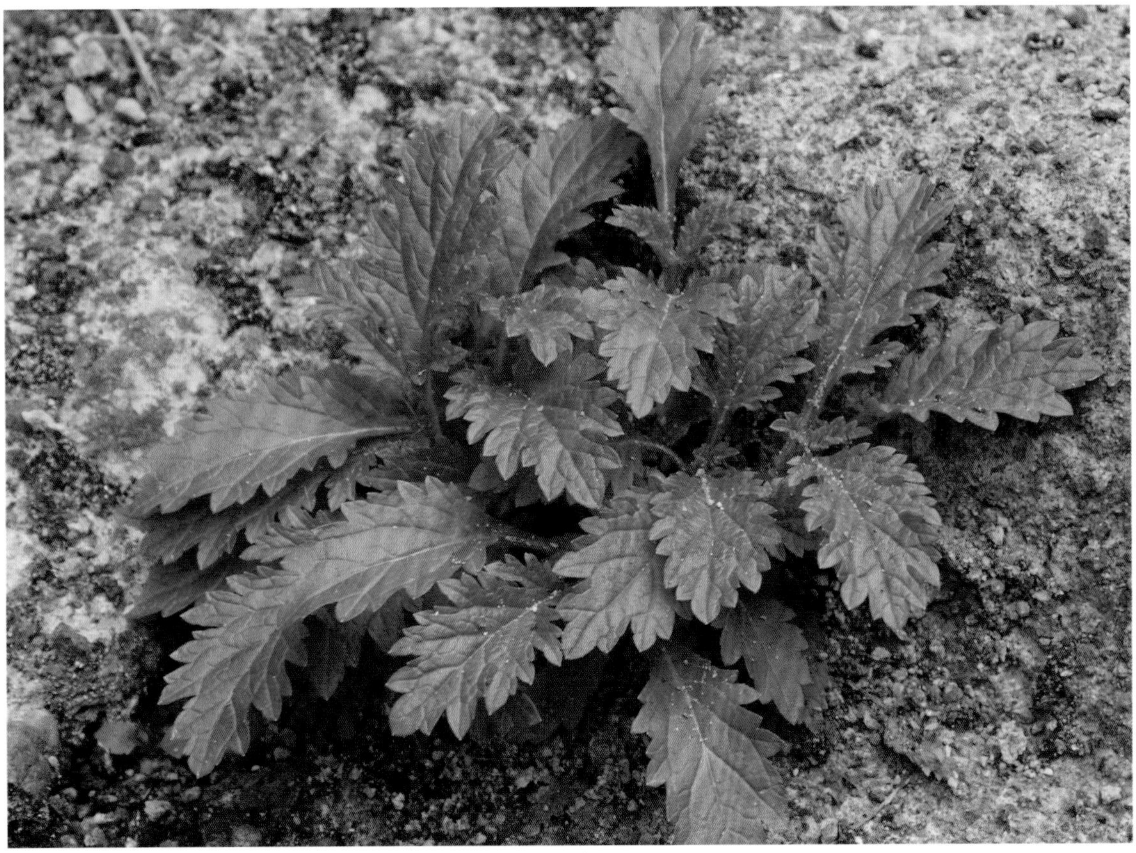

马鞭草

识别特征

多年生草本植物，高 30 ~ 120 cm。茎直立，多分枝，四棱形，枝、节上具硬毛。叶对生，叶片卵圆形至长椭圆形，长 3 ~ 8 cm，宽 1 ~ 5 cm，基生叶羽状分裂，茎生叶多为 3 深裂，裂片圆披针形，裂片边缘具粗齿状裂缺，两面被硬毛。穗状花序顶生或腋生，花小，紫蓝色，花间距随花轴生长由密而疏；苞片 1，披针形，花萼筒状，先端 5 齿，被硬毛；花冠唇形，裂片 5，类圆形；雄蕊 4，不外露；雌蕊 1，子房上位。蒴果柱形，成熟时裂开，内存小坚果 4。花期 6—8 月，果期 7—10 月。

生境分布

生长于山坡、草地或林边。分布于西南、中南及山西、陕西、甘肃、新疆、浙江、江苏、安徽、江西、福建等地。

采收加工

6—9 月开花时采收，挖取全草，除净泥土和杂质，晒干。

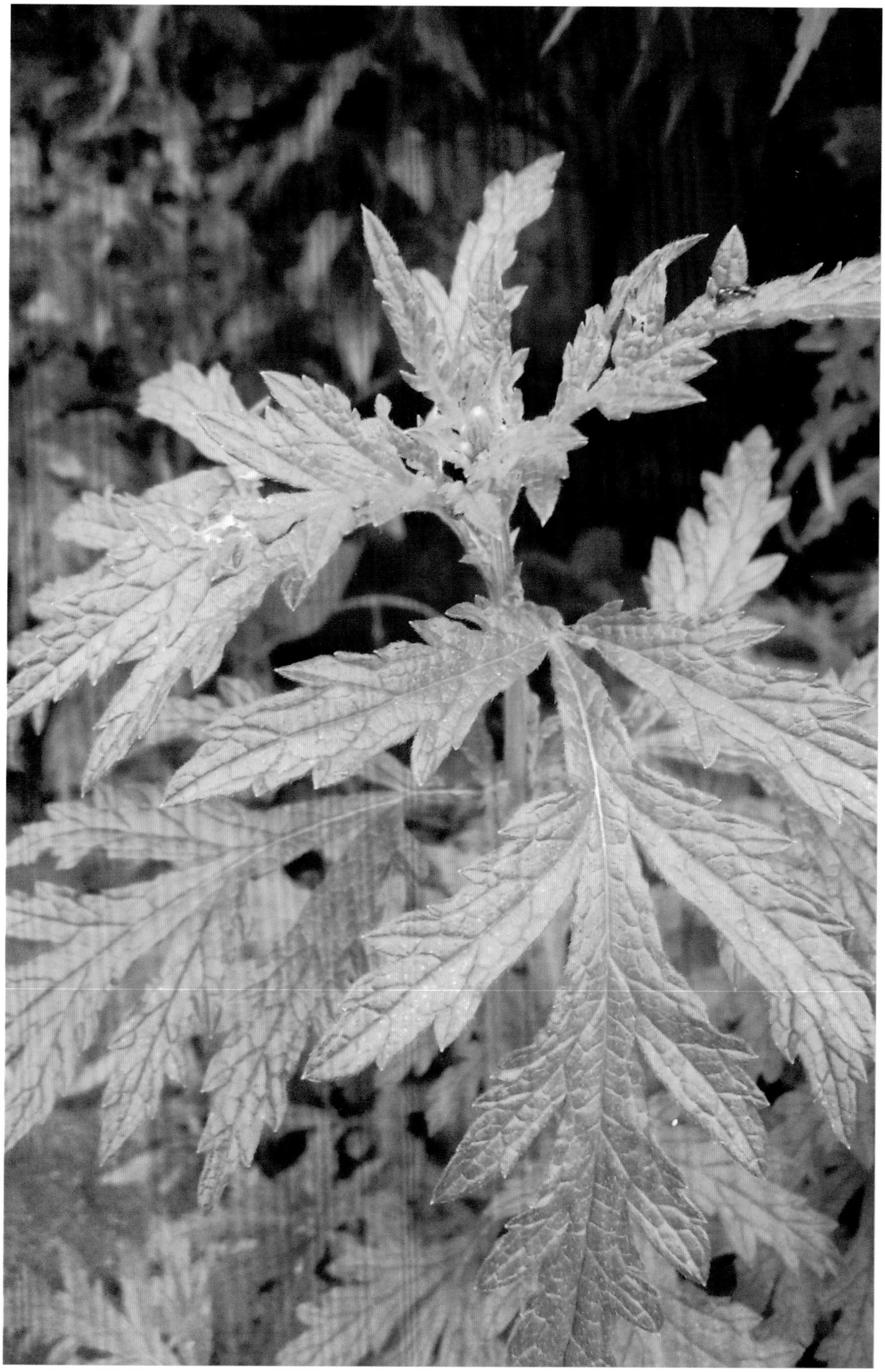

马鞭草

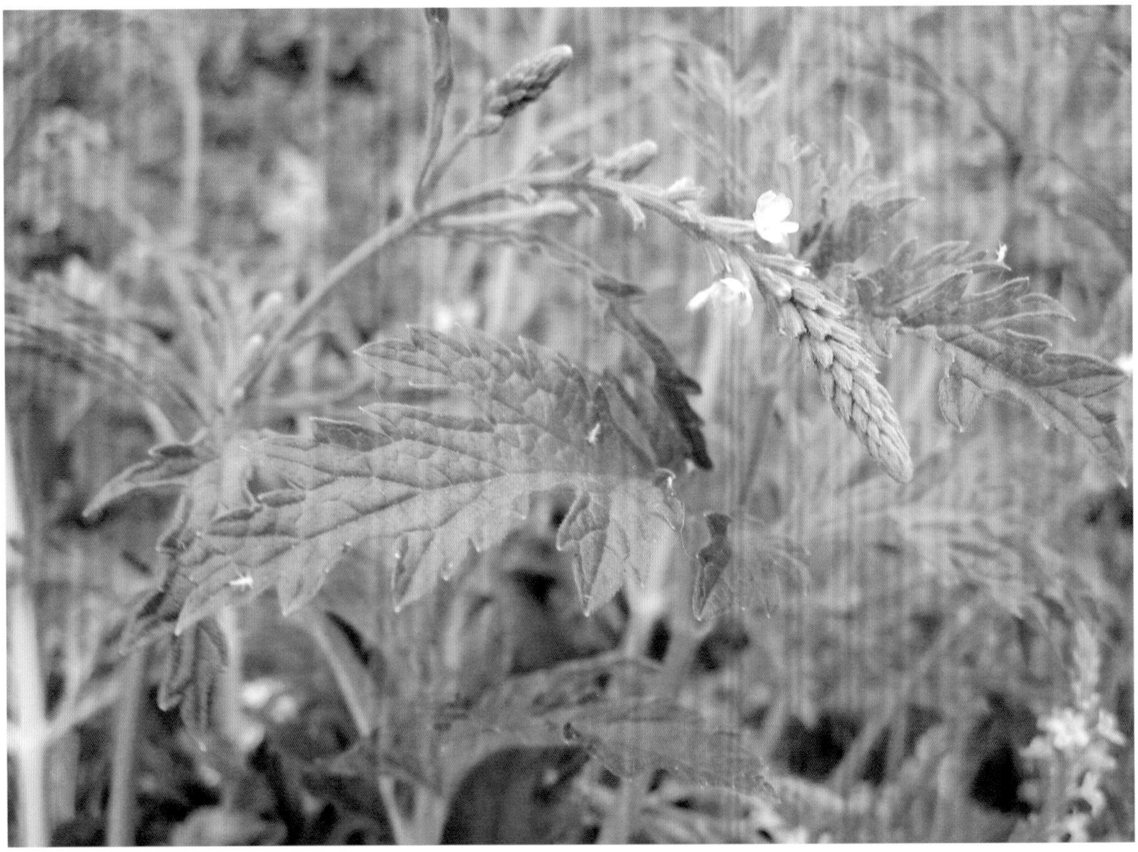

马鞭草

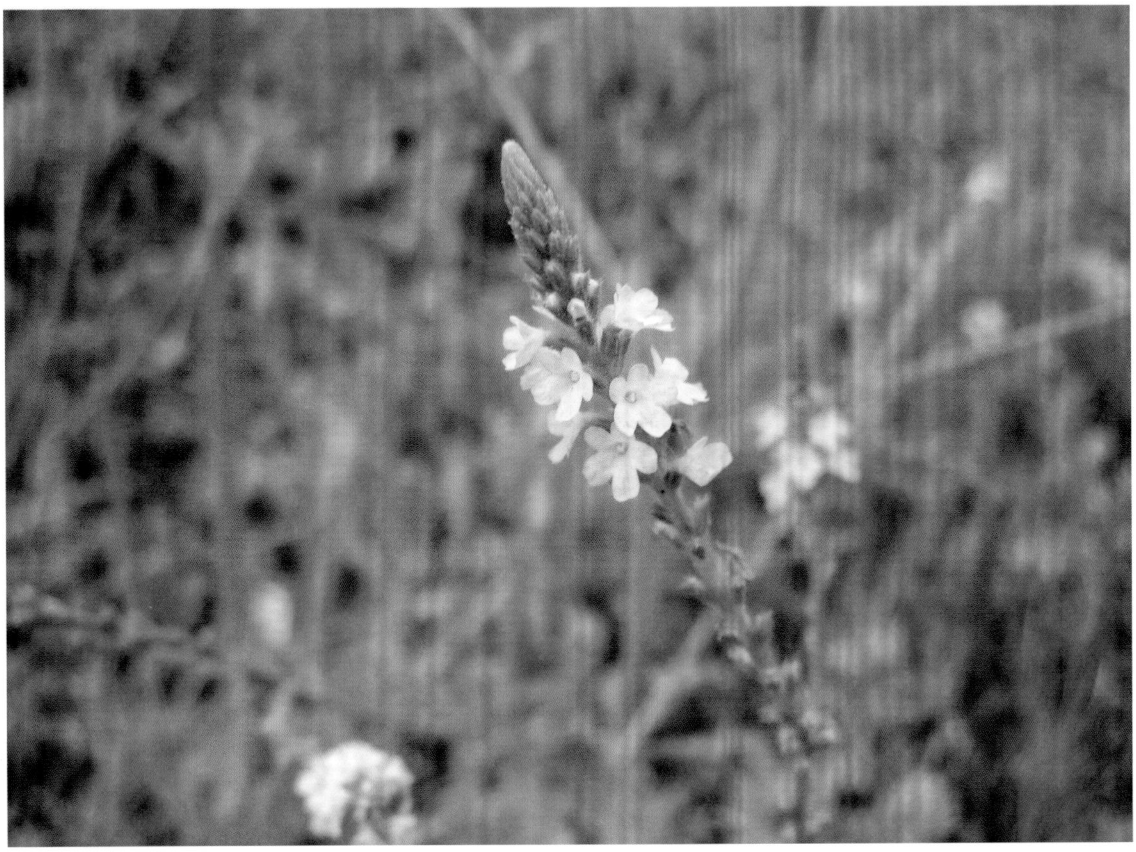

马鞭草

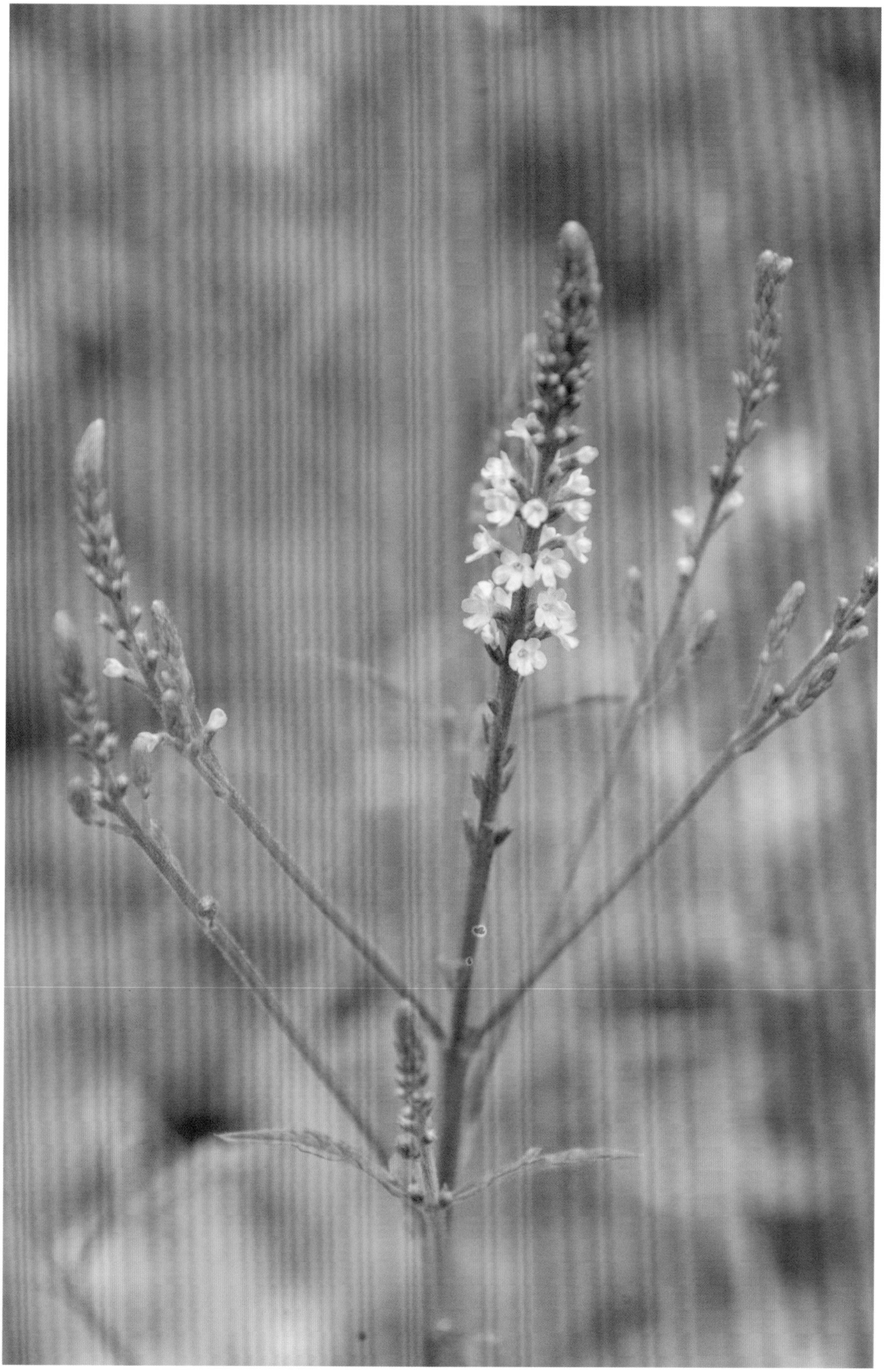

马鞭草

药材鉴别

本品根茎呈圆柱形，着生须根多数，土黄色。茎四棱柱形，表面黄绿色或灰绿色，有纵沟，具疏毛；质硬，易折断，断面纤维状，中空或留存白色茎髓。叶对生，多残破，两面具毛，灰绿色或棕黄色。花序穗状，花小密排，花瓣棕色；果序穗状，果实稀排，宿萼灰绿色，内有小坚果4，棕色。气微，味微苦。

功效主治

清热解毒，活血止痛，利水消肿，截疟。主治外感发热，湿热黄疸，肝炎，泌尿道感染，水肿，咽喉肿痛，月经不调，经闭，腹痛，疟疾，痈肿疮毒，跌打损伤，骨折。

用法用量

内服：10 ~ 30 g，煎服。外用：适量，捣烂外敷或煎水洗。

民族药方

1．流行性感冒　①马鞭草、板蓝根、车前草各15 g，银花藤20 g，夏枯草10 g，鱼鳅串12 g。水煎服，每日3次。②马鞭草15 g，虎杖、大青叶各10 g。姜、葱为引，水煎服，每日1剂，连服1 ~ 3剂。

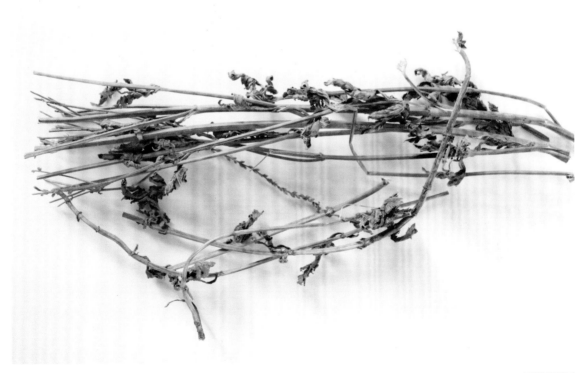

马鞭草药材

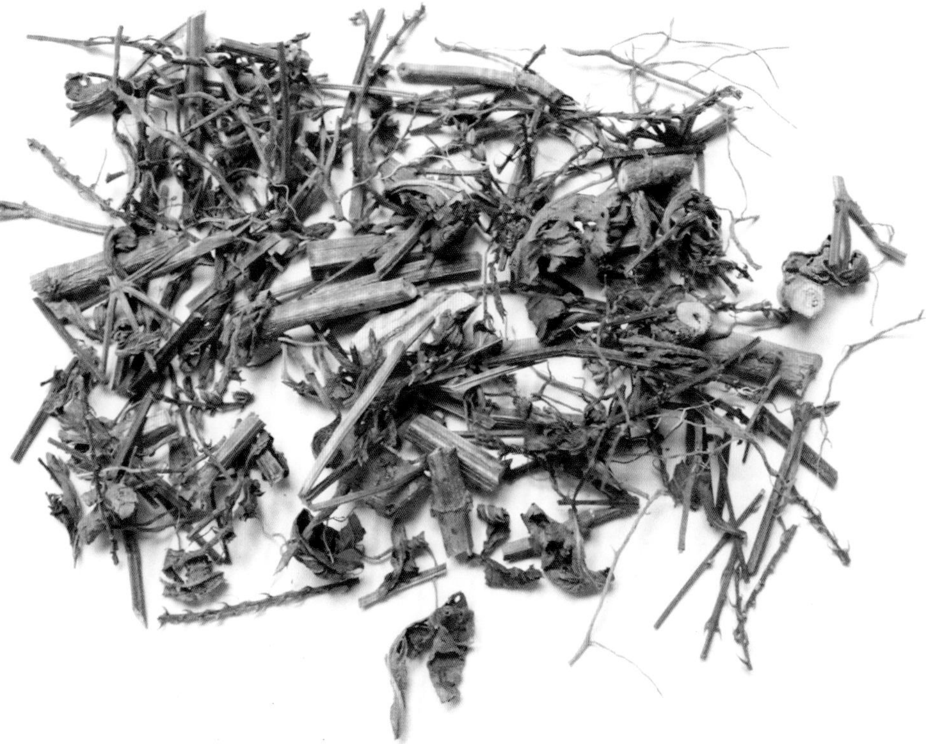

马鞭草饮片

2．肝炎　马鞭草、山栀茶各50 g，栀子7颗，车前草25 g。水煎服，分3次服，每日1剂。

3．腹痛　马鞭草15 g。水煎服。

4．急性胃肠炎　鲜马鞭草60 g，鲜鱼腥草30 g。洗净，捣烂，加冷开水适量，搅匀后，绞取药汁，服药水，每日2次。

5．腰痛　马鞭草20 g，岩马桑30 g。水煎服。

6．筋骨疼痛　鲜马鞭草20 g。捣烂敷患处。

7．黄水疮　马鞭草、地蜂子、花椒、龙衣、对嘴泡根各等份。研末外敷。

8．真菌性阴道炎　①马鞭草30 g。加水煎煮、去渣，温水坐浴，浸泡阴道10分钟，同时用手指套以消毒纱布清洗阴道皱褶，每日1次，5次为1个疗程。②紫花地丁、马鞭草各30 g。煎液灌洗外阴及阴道，每日1剂。

9．牙周炎，牙髓炎，牙槽脓肿　马鞭草50 g。切碎晒干备用，水煎服，每日1剂。

10．咽喉肿痛　鲜马鞭草适量。捣汁，加人乳适量，调匀含咽。

11．黄疸　马鞭草100 g。水煎调糖服；肝肿痛者加山楂根或山楂15 g。

使用注意

孕妇慎服。

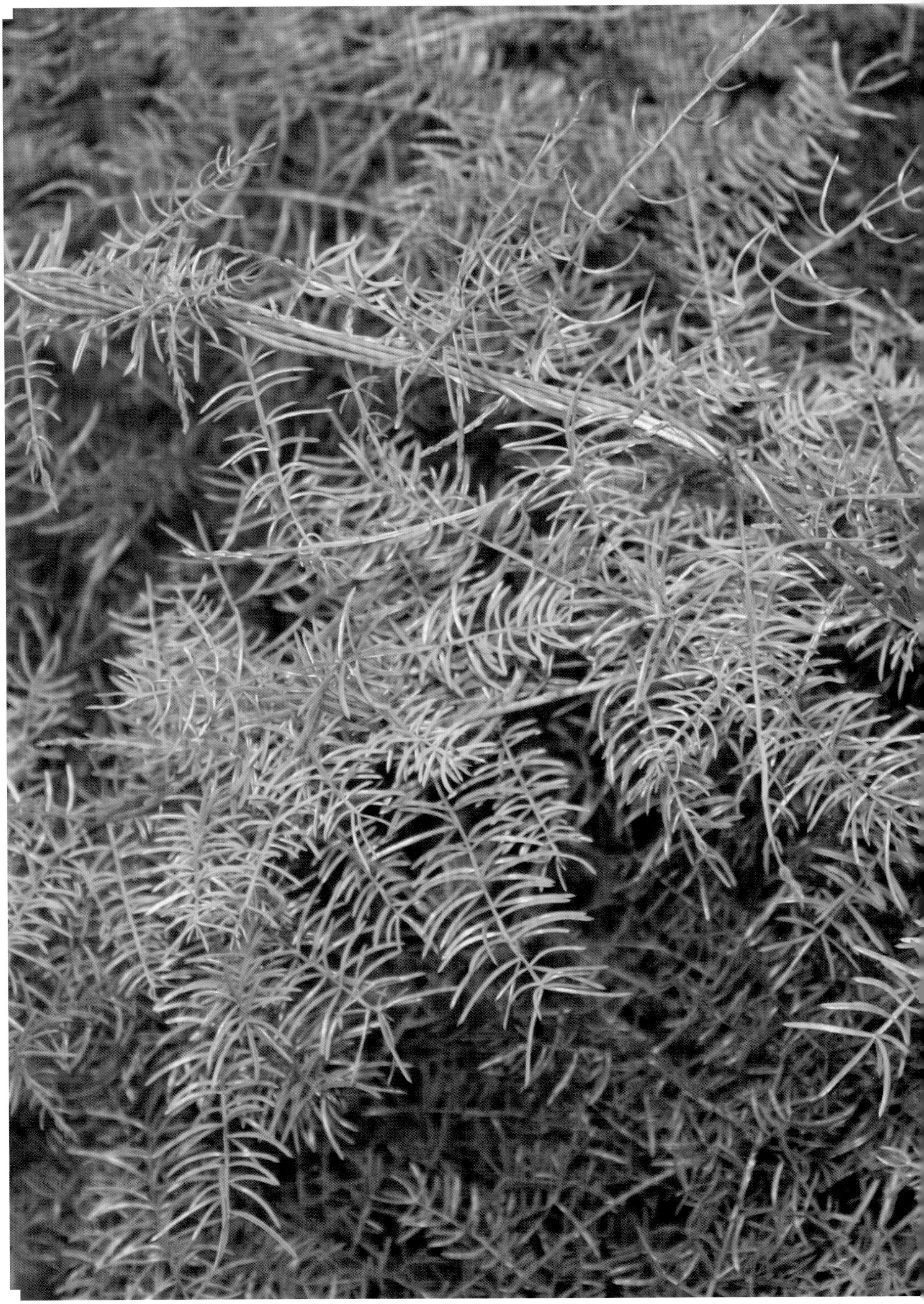

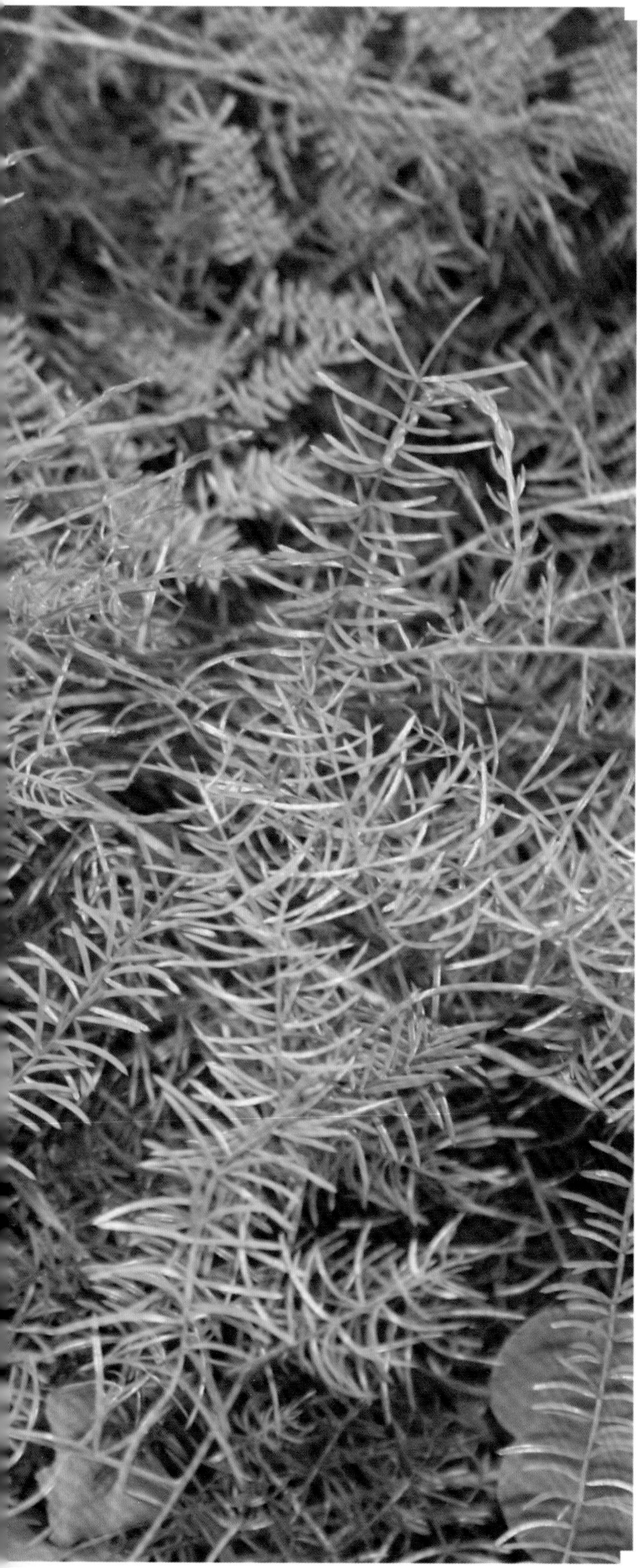

天冬

【壮药名】赫日严。

【别　名】天门冬、明天冬、天冬草、倪铃、丝冬、赶条蛇。

【来　源】本品为百合科植物天冬 *Asparagus cochinchinensis*（Lour.）Merr. 的干燥块根。

【性味归经】味甘、苦，性寒。归肺、肾经。

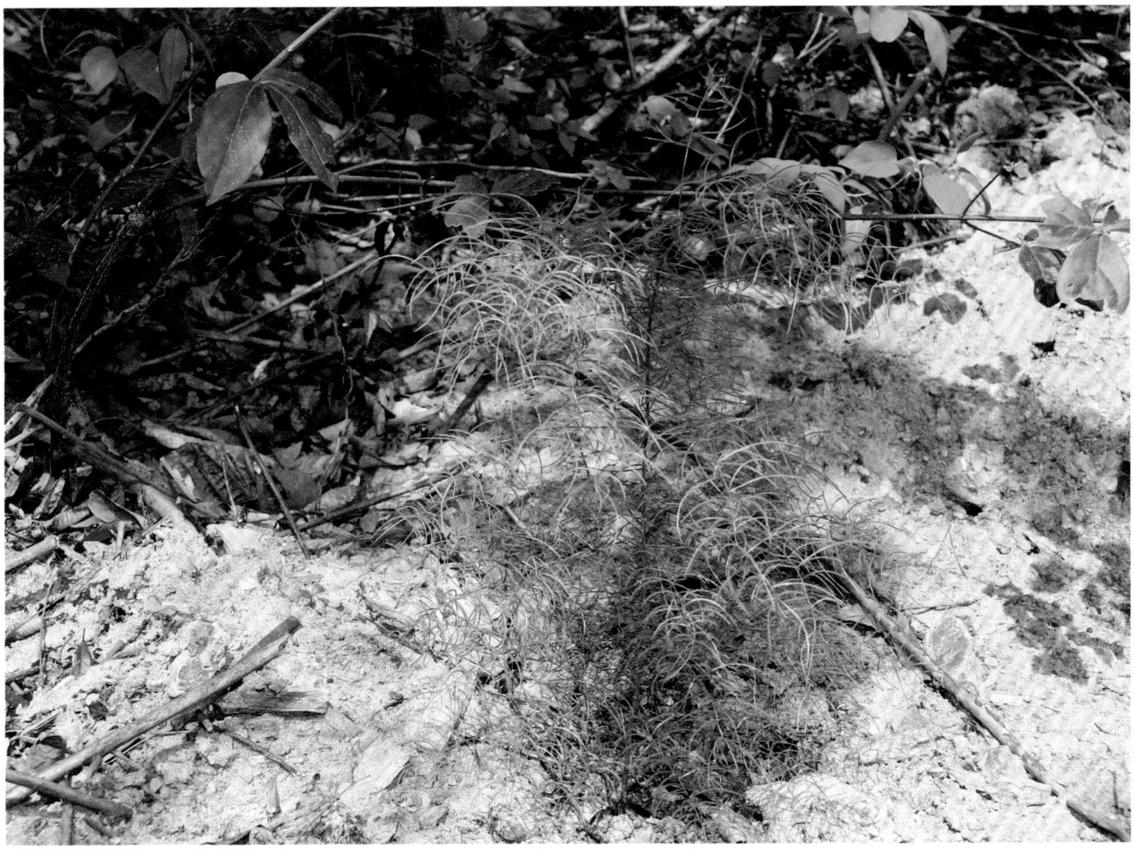

天冬

识别特征

攀援状多年生草本。块根肉质，簇生，长椭圆形或纺锤形，灰黄色。茎细，常扭曲多分枝，有纵槽纹。主茎鳞片状叶，顶端尖长，叶基部长为 2.5 ~ 3 cm，木质倒生刺，在分枝上的刺较短或不明显，叶状枝 2 ~ 3 枚簇生叶腋，扁平有棱，镰刀状。花通常 2 朵腋生，淡绿色，单性，雌雄异株，雄花花被 6，雄蕊 6 枚，雌花与雄花大小相似，具 6 枚退化雄蕊。浆果球形，熟时红色，有种子 1 粒。花期 5—7 月，果期 8 月。

生境分布

生长于阴湿的山野林边、山坡草丛或丘陵地带灌木丛中。分布于贵州、四川、广西、浙江、云南等省区。陕西、甘肃、湖北、安徽、河南、江西也有少量分布。

采收加工

秋、冬二季采挖，洗净，除去茎基和须根，置沸水中煮或蒸至透心，趁热除去外皮，洗净干燥。

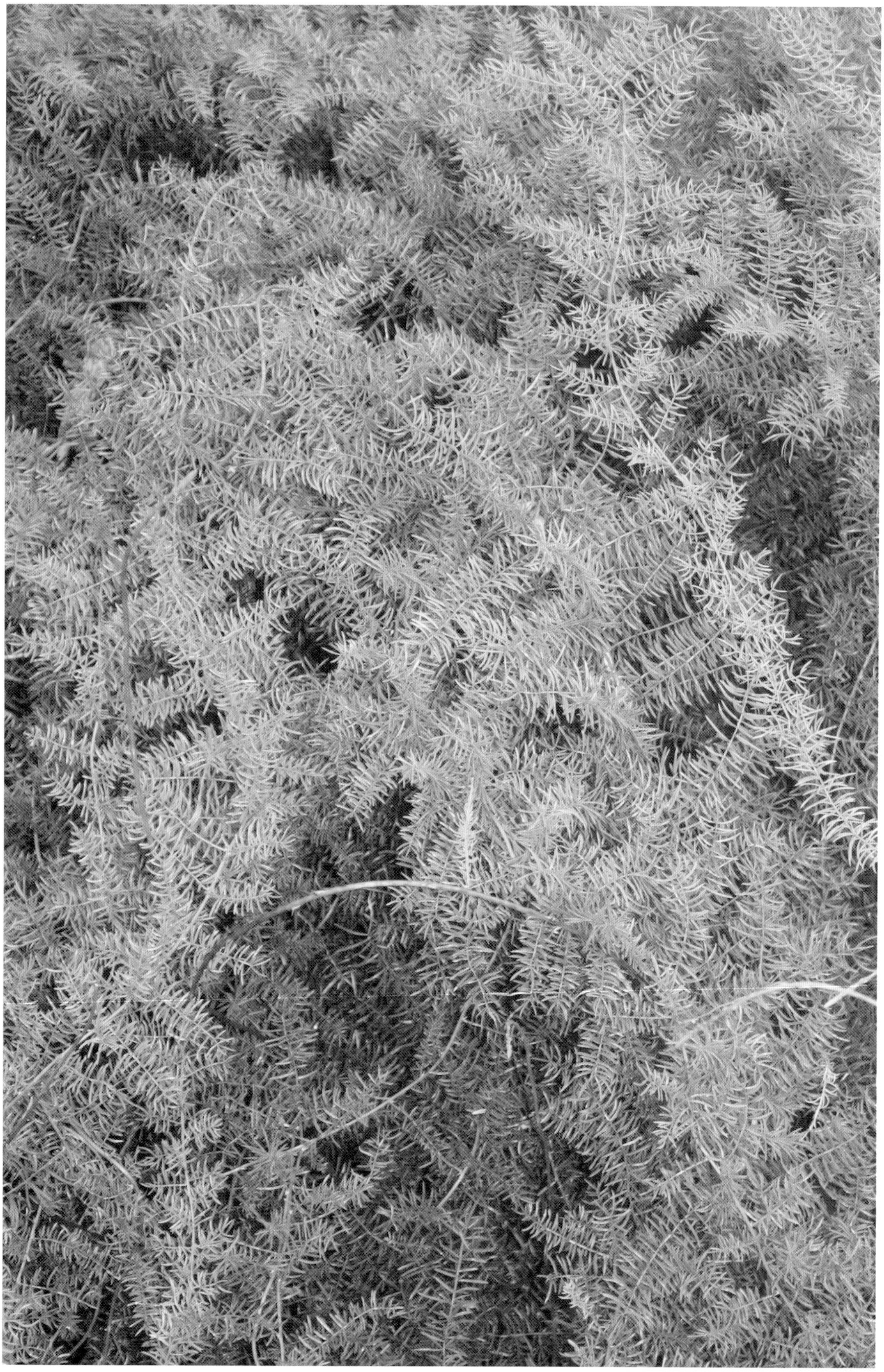

天冬

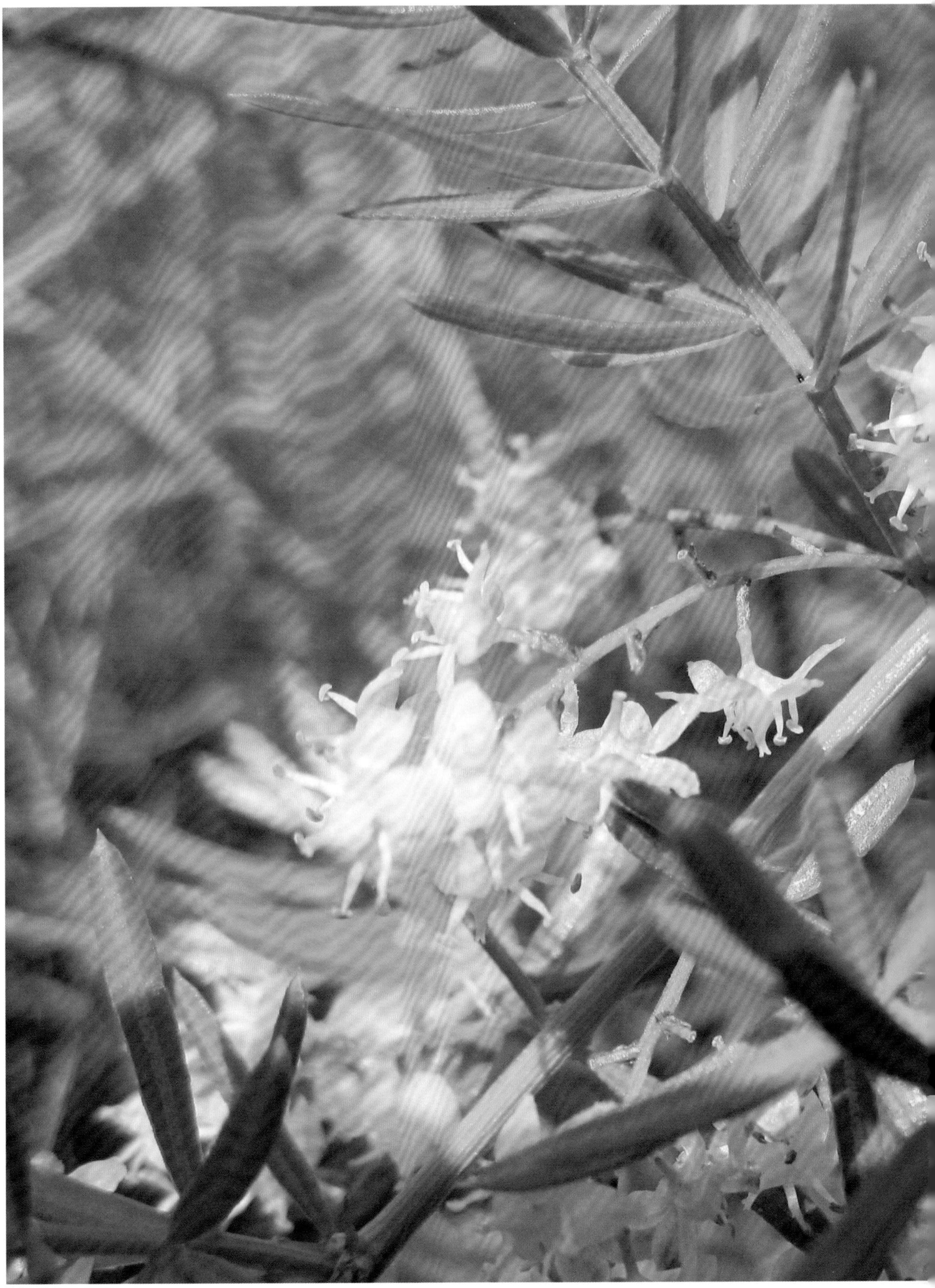

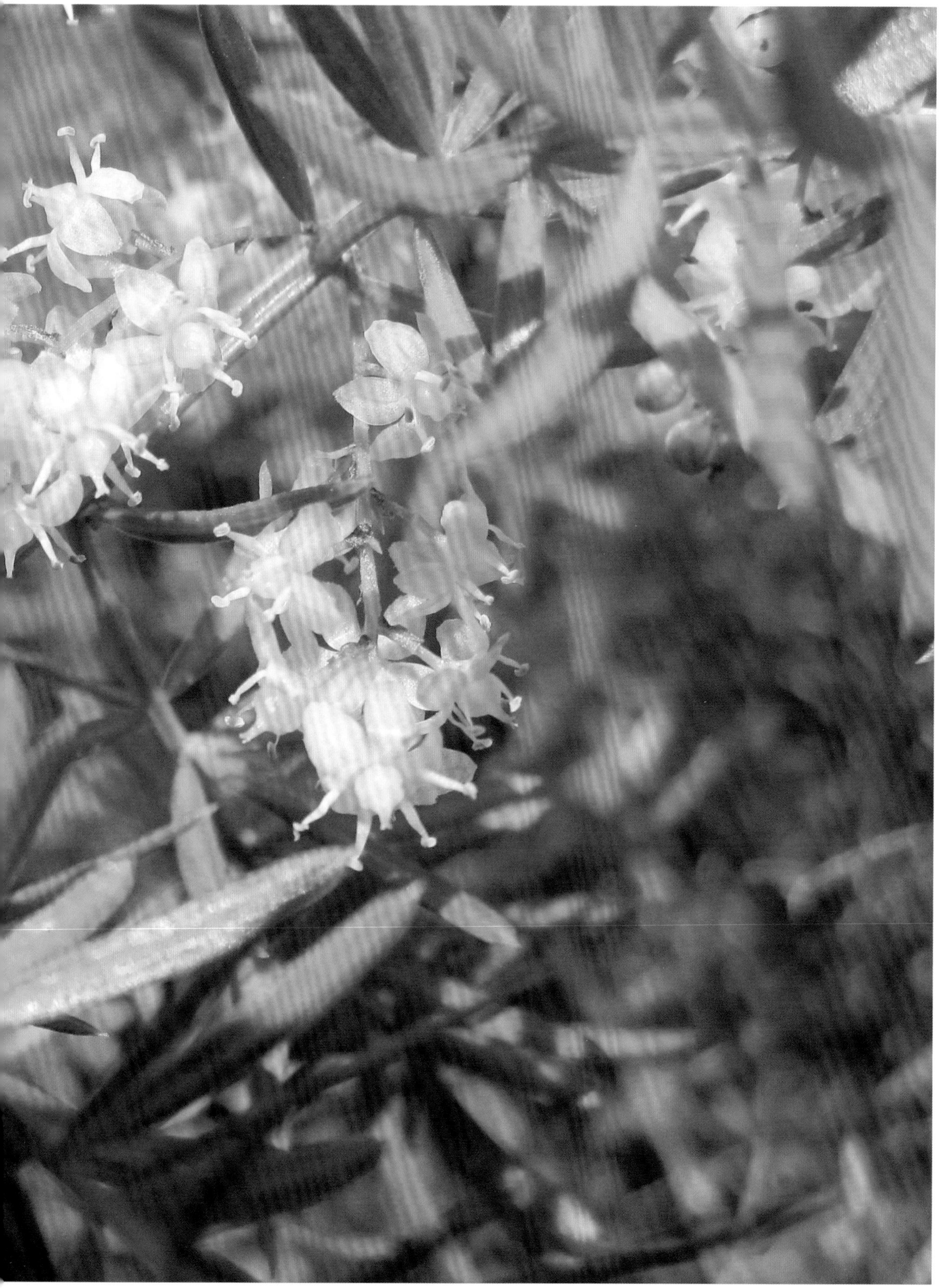

天冬

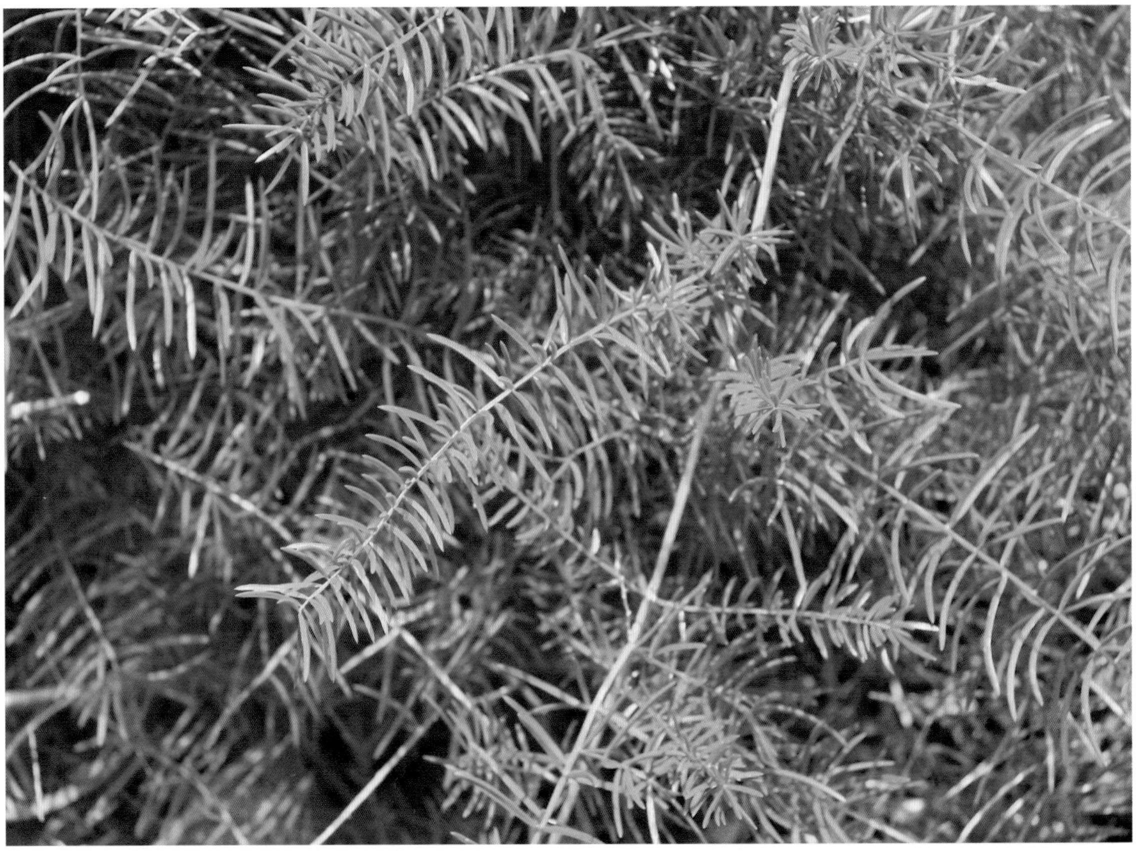
天冬

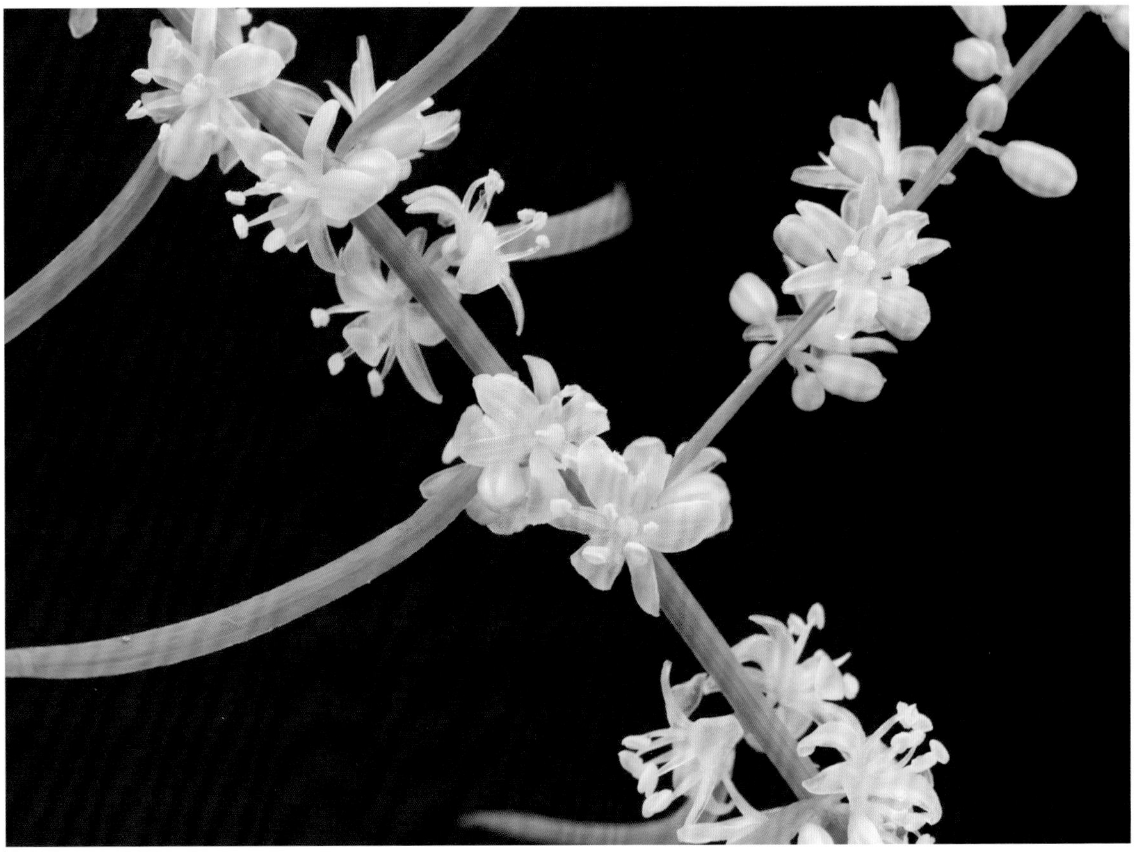
天冬

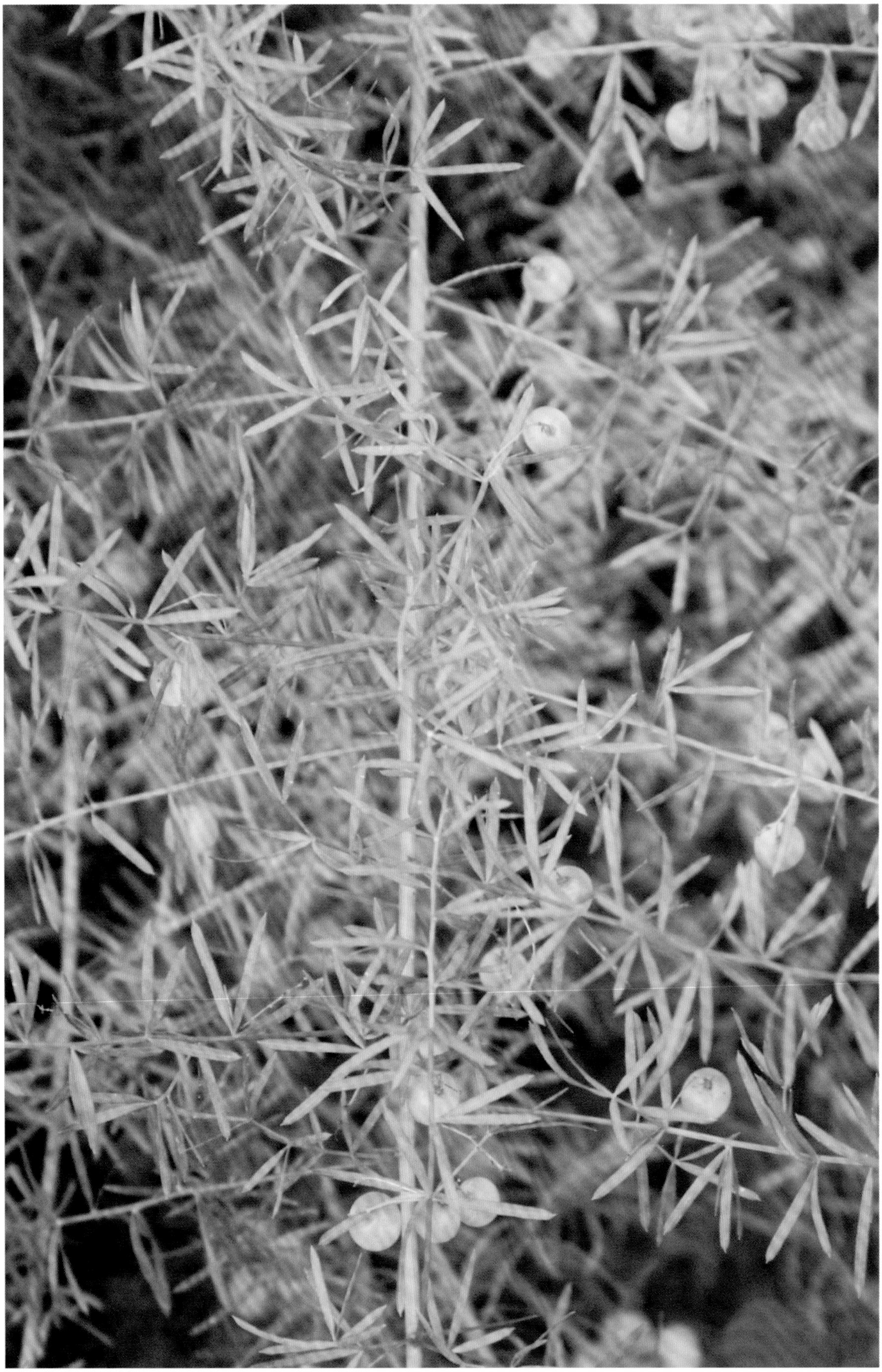

天冬

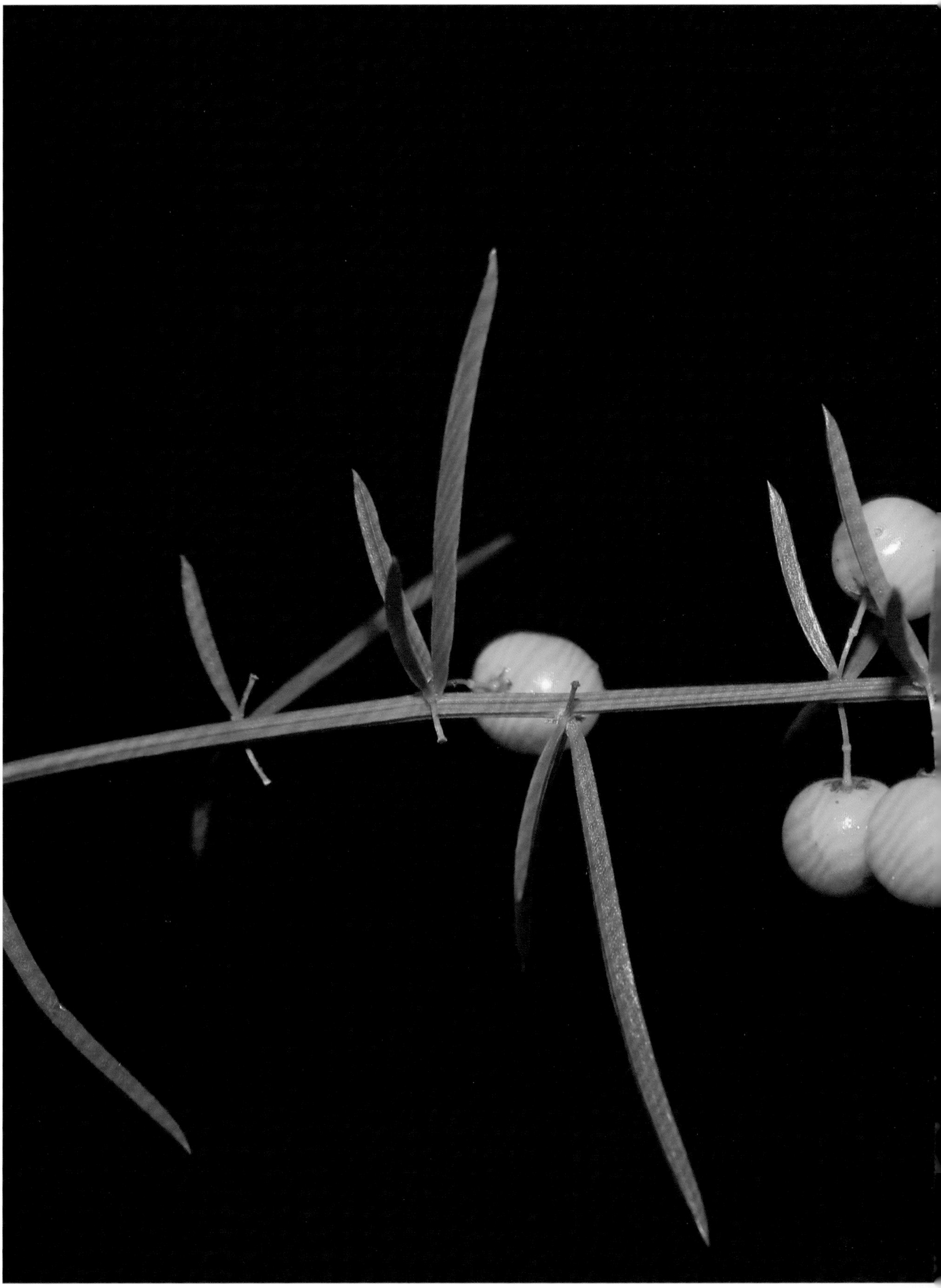

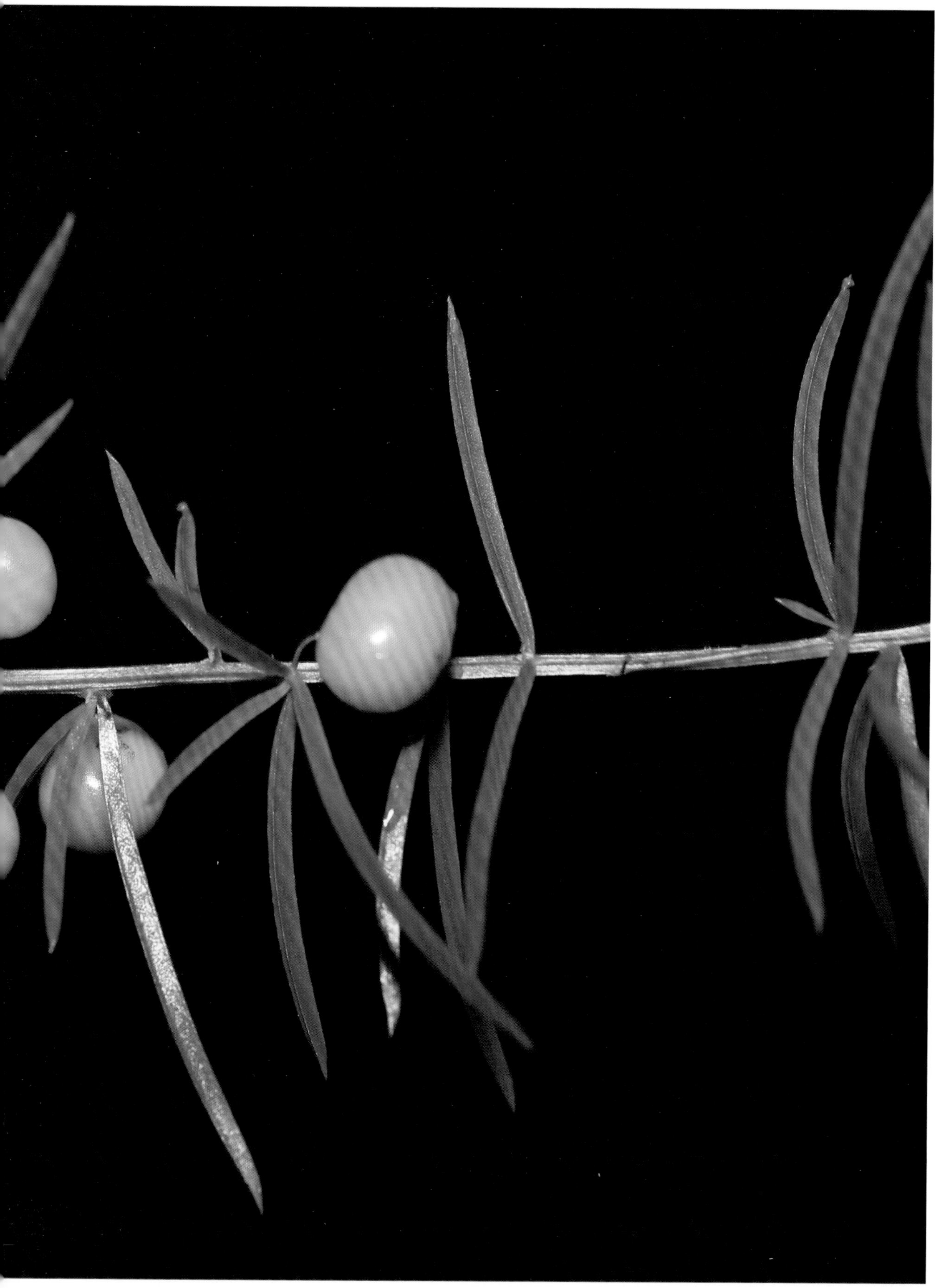

天冬

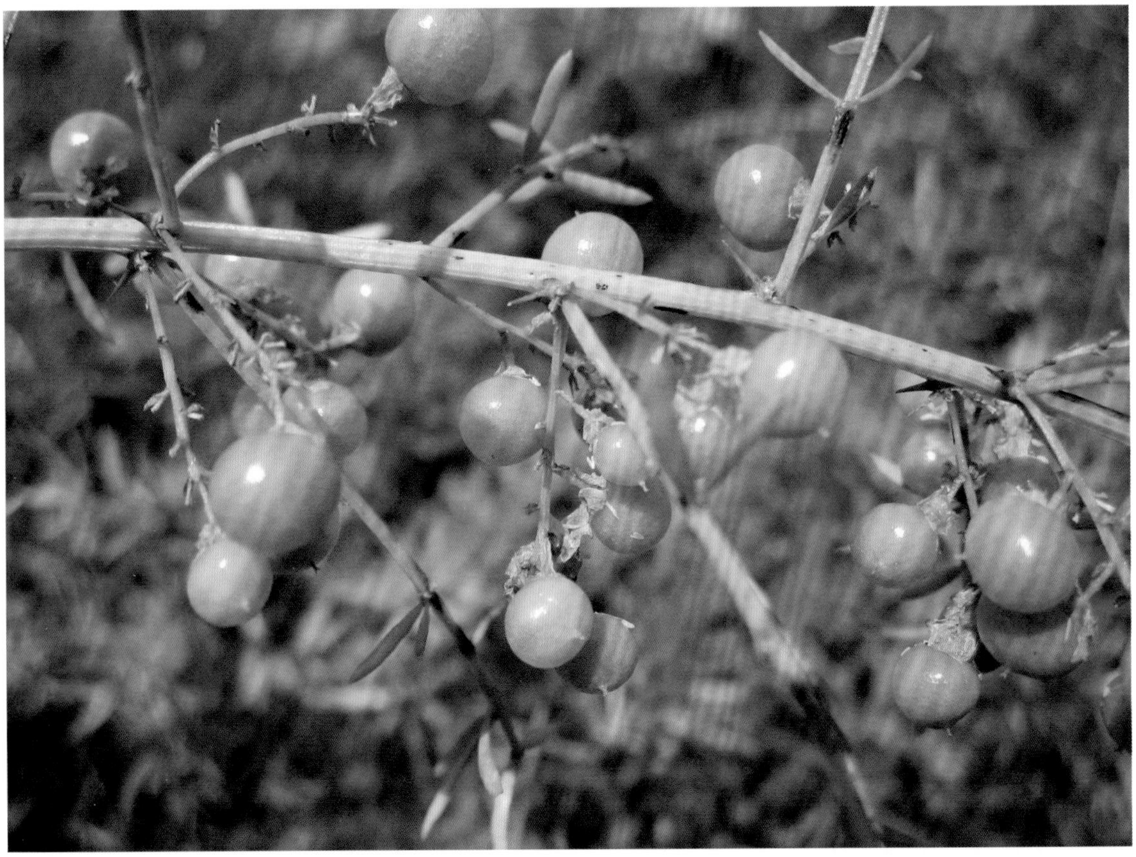

天冬

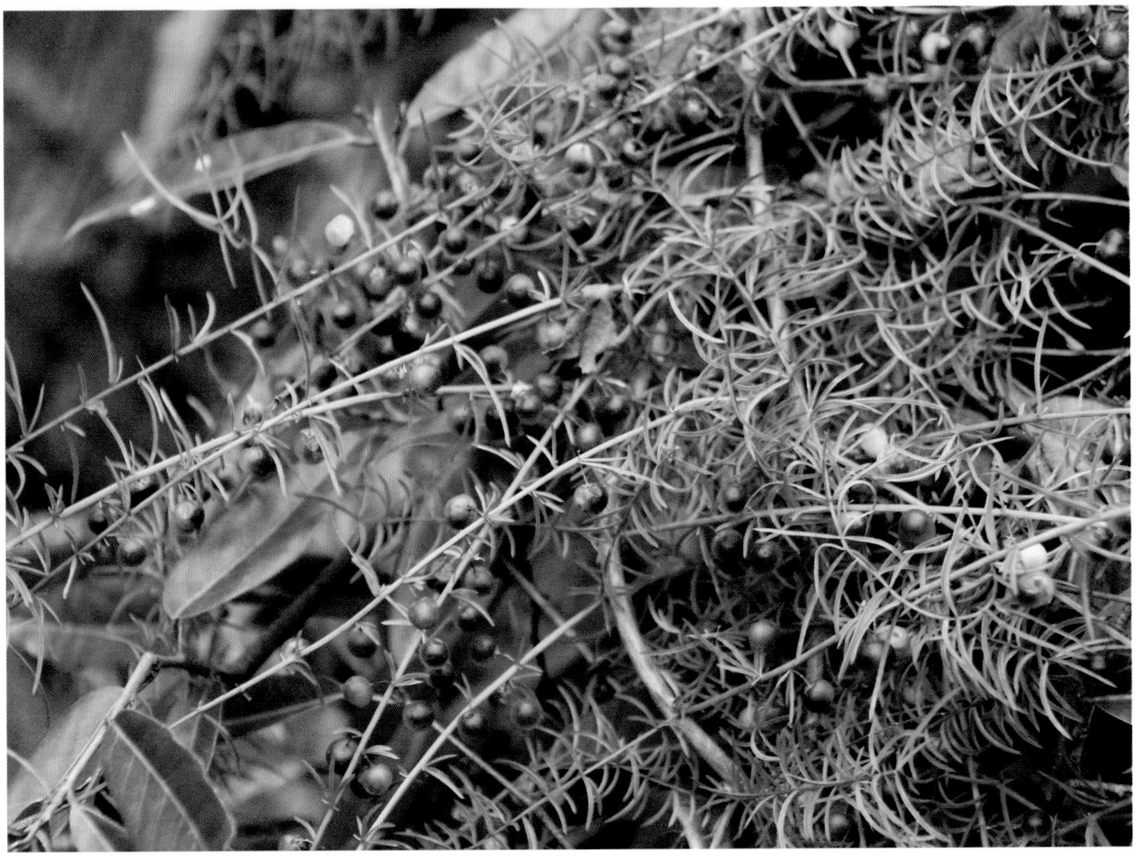

天冬

药材鉴别

本品呈长纺锤形，略弯曲。外表皮黄白色至淡黄棕色，半透明，光滑或具深浅不一的纵皱褶，偶有灰棕色外皮残存。质硬或柔润，有黏性，切面角质样，中柱黄白色。气微，味甜、微苦。

功效主治

养阴清热，润肺滋肾。主治肺燥干咳，虚劳咳嗽，津伤口渴，心烦失眠，内热消渴，肠燥便秘，白喉。

用法用量

内服：6 ~ 15 g，煎服。

民族药方

1．疝气　鲜天冬 25 ~ 50 g。去皮，水煎服，酒为引。

2．催乳　天冬 100 g。炖肉服。

3．风癫发作（耳如蝉鸣，两胁牵痛）　天冬（去心、皮）适量。晒干，捣为末，每次 1 匙，酒送服，每日 3 次。

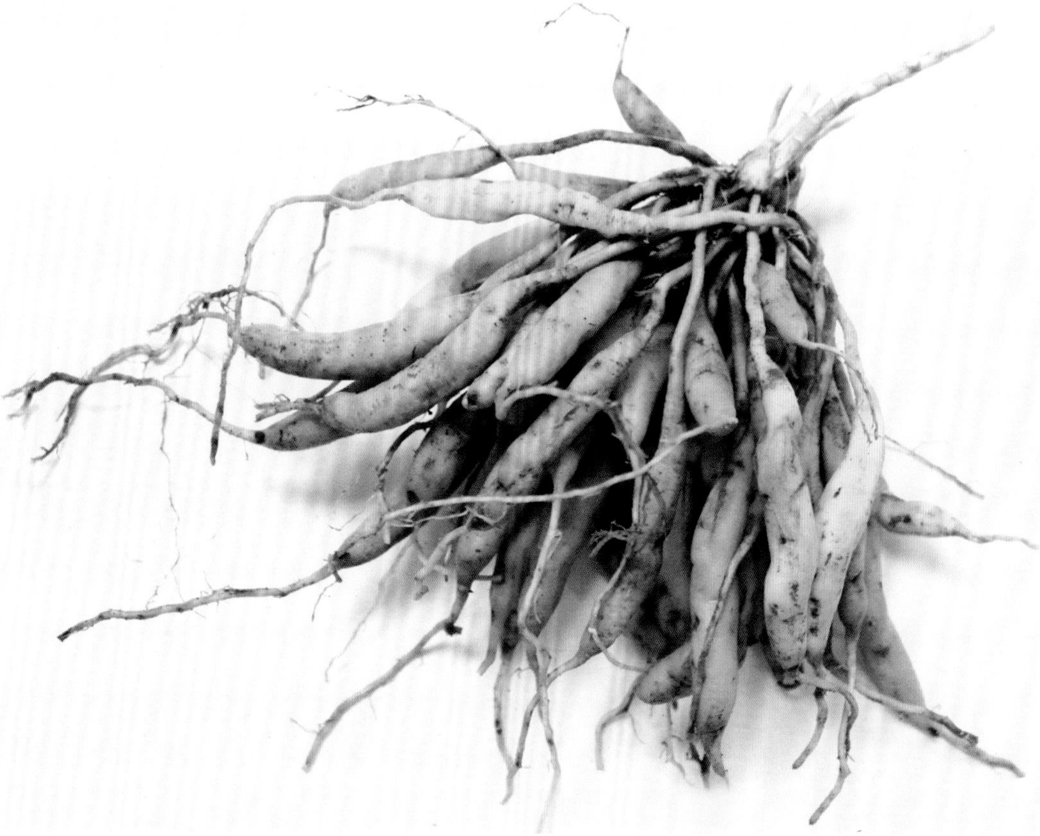

天冬药材

4．心烦 天冬、麦冬各 15 g，水杨柳 9 g。水煎服。

5．扁桃体炎，咽喉肿痛 天冬、山豆根、麦冬、桔梗、板蓝根各 9 g，甘草 6 g。水煎服。

6．高血压 天冬、白芍、玄参、龙骨、牡蛎、龟甲各 15 g，赭石、牛膝各 30 g，胆南星 6 g。水煎取汁 250 ml，每日 1 剂，分 2 ~ 4 次服用。

7．食管癌放射治疗后引起的放射性食管炎 天冬、金银花各 30 g，蜂蜜 20 g。将天冬、金银花洗净，入锅加水适量，煎煮 30 分钟，去渣取汁，待药汁转温后调入蜂蜜即成。代茶频饮，每日 1 剂。

8．甲状腺功能亢进症 天冬、麦冬、昆布、沙参、海藻、天花粉、生地黄各 15 g，五倍子、大贝母各 10 g。水煎取药汁，每日 1 剂，分 2 次服用。

9．血热型月经过多 天冬 15 ~ 30 g，白糖适量。将天冬放入砂锅，加水 500 ml 煎成 250 ml，趁沸加入白糖，调匀即成。月经前每日 1 剂，分 3 次温饮。连服 3 ~ 4 剂。

10．白带过多，腰腿酸痛，身重无力 天冬、黄精、手掌参、肉豆蔻、丁香、沉香各 25 g，豆蔻 150 g。制成散剂，每次 1.5 ~ 3 g，每日 2 ~ 3 次，温开水或羊肉汤送服。

11．肾寒，遗精，下淋，腰痛 天冬、红花、冬葵果、玉竹、紫茉莉、蒺藜（制）各 15 g，全石榴 50 g，豆蔻 25 g，荜茇、黄精各 20 g，肉桂 5 g。制成水丸，每次 1.5 ~ 3 g，每日 1 ~ 2 次，温开水送服。

使用注意

脾胃虚寒、大便溏薄及感冒风寒或痰饮湿浊咳嗽者忌服。

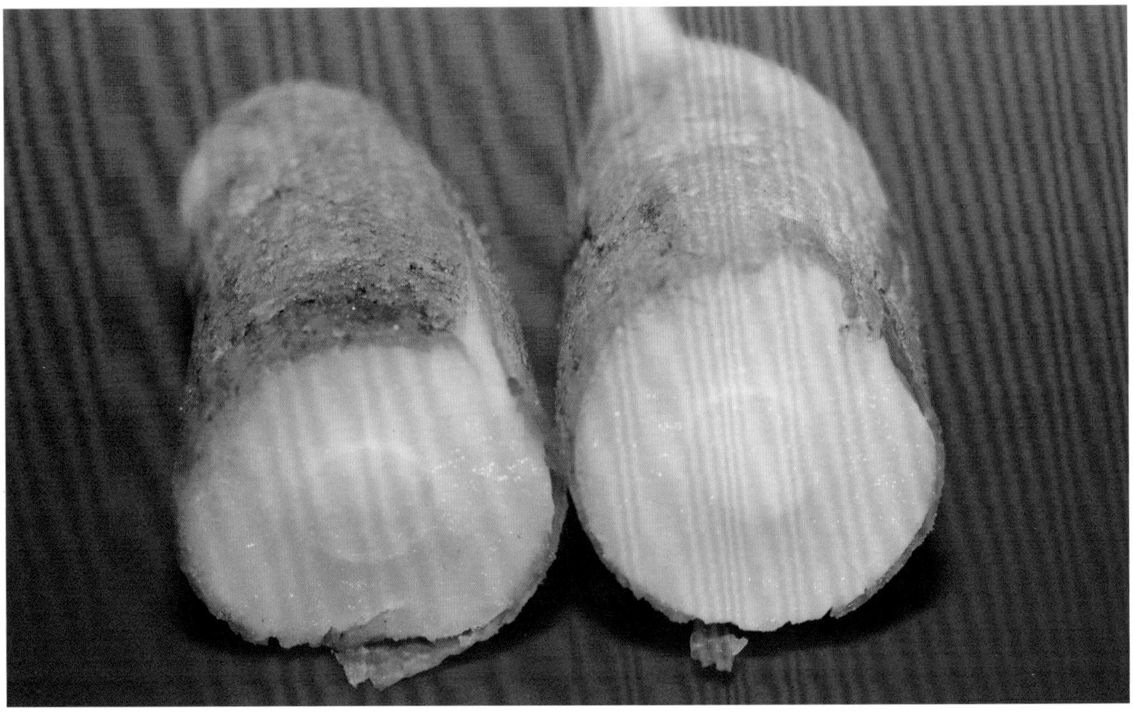

天冬药材

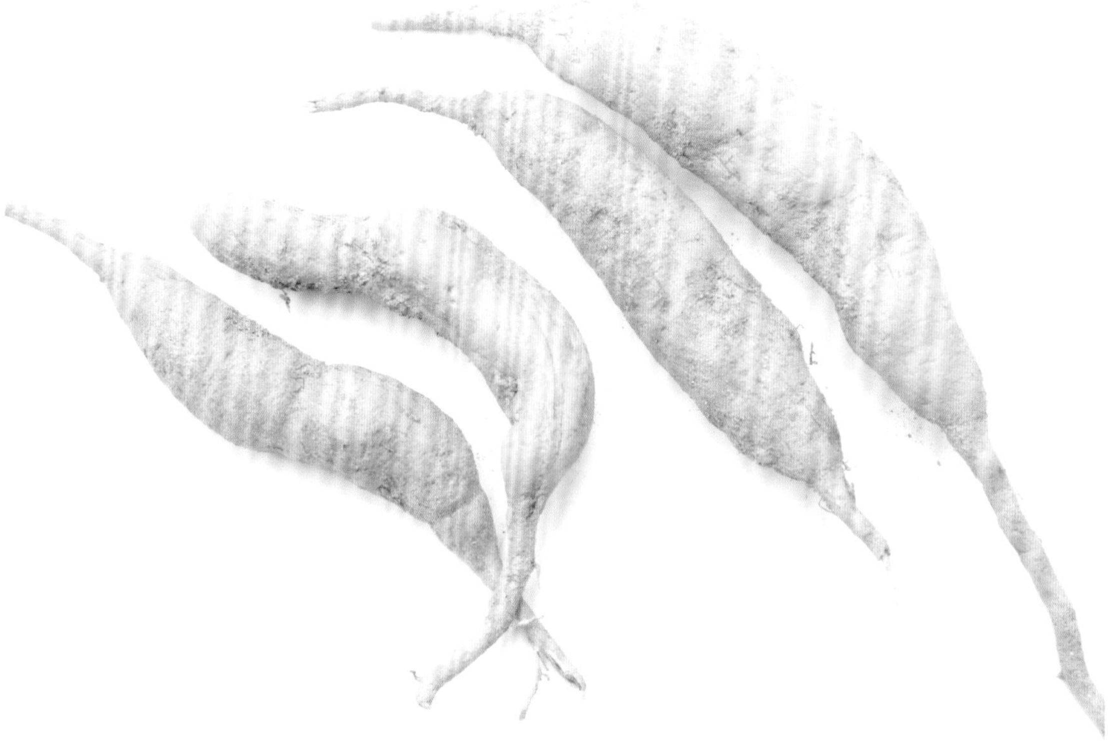

天冬药材

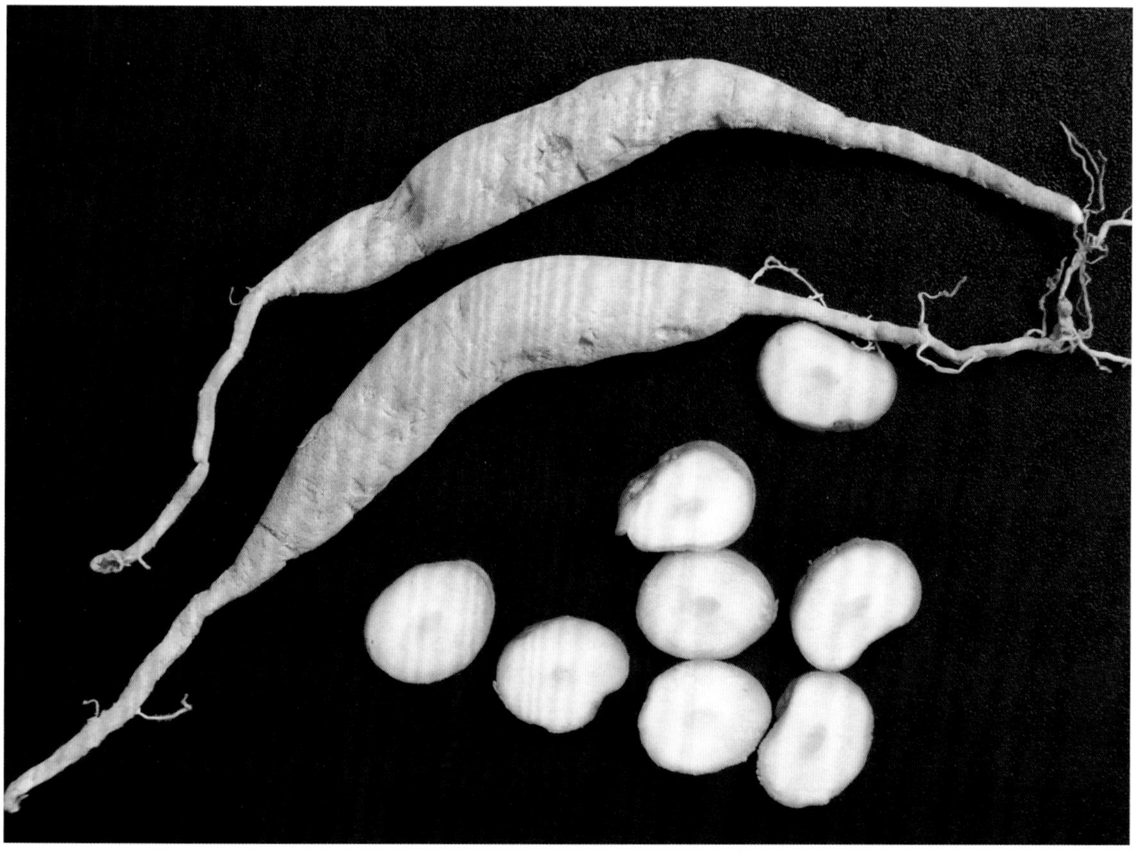

天冬饮片

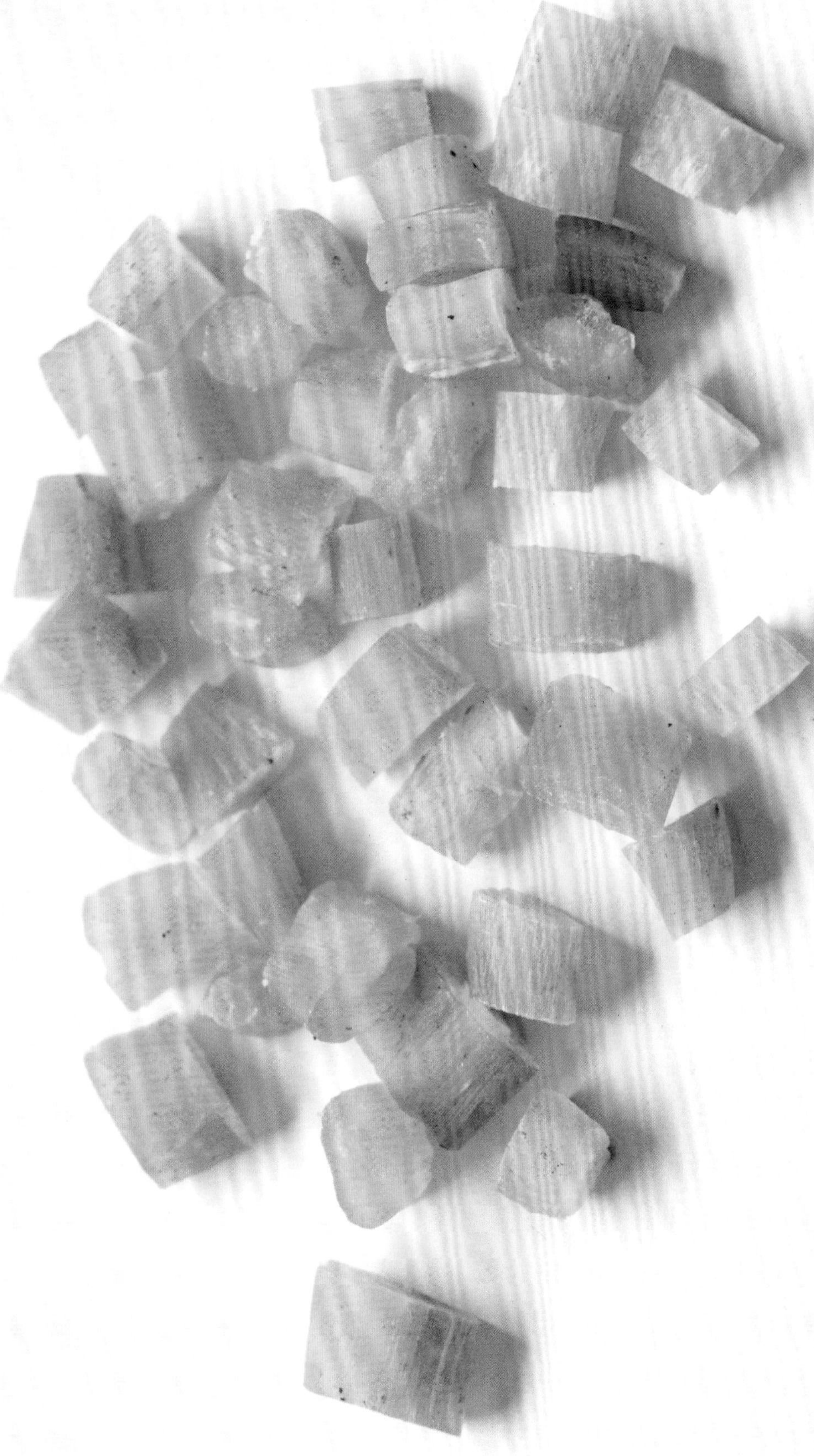

天冬饮片

图书在版编目（C I P）数据

中国民族药用植物图典．壮族卷 / 肖培根，诸国本总主编．— 长沙 ：湖南科学技术出版社，2023.10
ISBN 978-7-5710-2532-8

Ⅰ．①中… Ⅱ．①肖… ②诸… Ⅲ．①民族地区－药用植物－中国－图集②壮族－中草药－图集 Ⅳ．①R282.71-64

中国国家版本馆 CIP 数据核字(2023)第 196870 号

“十四五”时期国家重点出版物出版专项规划项目
ZHONGGUO MINZU YAOYONG ZHIWU TUDIAN ZHUANGZUJUAN DI-YI CE
中国民族药用植物图典 壮族卷 第一册
总 主 编：肖培根　诸国本
主　　编：彭　勇　谢　宇　李海霞
出 版 人：潘晓山
责任编辑：李　忠　杨　颖
出版发行：湖南科学技术出版社
社　　址：长沙市芙蓉中路一段 416 号泊富国际金融中心
网　　址：http://www.hnstp.com
湖南科学技术出版社天猫旗舰店网址：
http://hnkjcbs.tmall.com
邮购联系：0731-84375808
印　　刷：长沙新湘诚印刷有限公司
（印装质量问题请直接与本厂联系）
厂　　址：长沙市开福区伍家岭街道新码头路 9 号
邮　　编：410008
版　　次：2023 年 10 月第 1 版
印　　次：2023 年 10 月第 1 次印刷
开　　本：889mm×1194mm　1/16
印　　张：23
字　　数：393 千字
书　　号：ISBN 978-7-5710-2532-8
定　　价：1980.00 元(共八册)
（版权所有 • 翻印必究）